# MANUAL DE
# TÉCNICAS DE TERAPIA COMPORTAMENTAL CONTEXTUAL

# MANUAL DE
# TÉCNICAS DE TERAPIA COMPORTAMENTAL CONTEXTUAL

Editores

Paulo R. Abreu

Juliana H. S. S. Abreu

manole
editora

Capa: Ricardo Yoshiaki Nitta Rodrigues
Imagem da capa: istockphoto.com
Projeto gráfico: Departamento Editorial da Editora Manole
Editoração eletrônica: R G Passo

**CIP-BRASIL. CATALOGAÇÃO NA PUBLICAÇÃO**
**SINDICATO NACIONAL DOS EDITORES DE LIVROS, RJ**

M251

Manual de técnicas de terapia comportamental contextual / editores Paulo R. Abreu, Juliana H. dos S. S. Abreu. - 1. ed. - Barueri [SP] : Manole, 2025.
23 cm.

Inclui bibliografia e índice
ISBN 978-85-204-6065-8

1. Psicoterapia. 2. Terapia do comportamento. 3. Terapia cognitiva. I. Abreu, Paulo R. II. Abreu, Juliana H. dos S. S.

CDD: 616.89142
24-92627 CDU: 615.851:159.9.019.4

Meri Gleice Rodrigues de Souza - Bibliotecária - CRB-7/6439



1ª edição – 2025.

**Editora Manole Ltda.**
Alameda Rio Negro, 967, conj. 717
Alphaville Industrial – Barueri – SP - Brasil
CEP: 06454-000
Fone: (11) 4196-6000
www.manole.com.br | https://atendimento.manole.com.br/

Impresso no Brasil | *Printed in Brazil*

# Editores

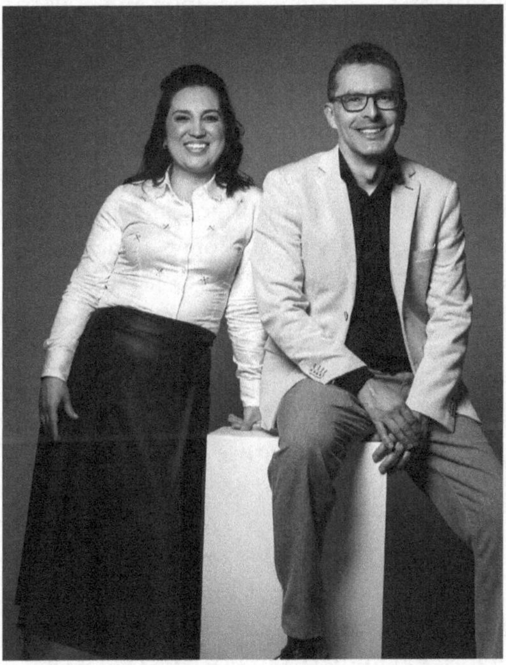

## Paulo Roberto Abreu

Psicólogo clínico, coordenador, *Behavioral Activation Trainner* e professor dos cursos de pós-graduação do Instituto de Análise do Comportamento de Curitiba (IACC). Doutor pelo Departamento de Psicologia Experimental da Universidade de São Paulo (USP). Especialista em Terapia Comportamental e Cognitiva pela USP. Formação em Terapia Comportamental Dialética (DBT) pelo Behavioral Tech/The Linehan Institute. Foi editor chefe da Revista Brasileira de Terapia Comportamental e Cognitiva. É ainda professor dos cursos de Especialização em Terapia Comportamental do Hospital Universitário da USP (HU-USP), Formação e da Especialização de Terapia Comportamental e Cognitiva em Saúde Mental do Ambulatório de Ansiedade, Instituto de Psiquiatria, do Hospital das Clínicas da Faculdade de Medicina da

USP (AMBAN-IPq-HCFMUSP). É também docente internacional de cursos de pós-graduação. Professor do Master en Terapias Contextuales y de Tercera Generación, do ÍTACA Salud, Espanha. Professor do Master en Terapias Conductuales en Infantojuveniles y Adultos, do Instituto de Terapias Cognitivo Conductuales (ITECOC), México. Professor do Formación en Terapia Dialéctica Conductual (DBT) e Entrenamiento en Activación Conductual, do Instituto Contextual Roots, Perú. Autor de artigos científicos nacionais e internacionais sobre depressão, terapias comportamentais contextuais e análise do comportamento.

## Juliana Helena dos Santos Silvério Abreu

Psicóloga clínica, coordenadora, *Behavioral Activation Trainner* e professora dos cursos de pós-graduação do Instituto de Análise do Comportamento de Curitiba (IACC). Mestre em Psicologia Experimental pela Pontifícia Universidade Católica de São Paulo (PUC-SP). Doutora pelo Departamento de Psicologia Experimental do Instituto de Psicologia da Universidade de São Paulo (USP). Especialista em Terapia Comportamental e Cognitiva pela USP. É ainda professora do curso de Especialização em Terapia Comportamental do Hospital Universitário da USP (HU-USP), da Formação e da Especialização de Terapia Comportamental e Cognitiva em Saúde Mental do Ambulatório de Ansiedade, Instituto de Psiquiatria, do Hospital das Clínicas da Faculdade de Medicina da USP (AMBAN-IPq-HCFMUSP). Professora do Intensivo en Terapias Conductuales y Contextuales en Múltiples Aplicaciones Clínicas, do Instituto de Terapias Cognitivo Conductuales (ITECOC) no México. Professora do Master en Terapias Conductuales en Infantojuveniles y Adultos, do Instituto de Terapias Cognitivo Conductuales (ITECOC) no México. Autora de artigos científicos sobre depressão, terapias comportamentais contextuais e análise do comportamento.

# Autores

## Ana Carolina Aquino de Sousa

Especialista em Terapia Comportamental (Pontifícia Universidade Católica de Goiás – PUC-GO). Formação em Psicologia do Sono (Universidade de São Paulo). Mestra em Psicologia (PUC-GO). Professora universitária. Professora de pós-graduação em Terapias Comportamentais. Supervisora clínica. Psicóloga clínica com ênfase nas Terapias Comportamentais Contextuais, desde 2001. Sócia Cofundadora do Instituto de Psicologia Comportamental. Fundadora e diretora do DBT Centro-Oeste. Treinamento Intensivo em DBT pela Behavioral Tech.

## Artur Vandré Pitanga

Doutor e Mestre em Psicologia Clínica (Pontifícia Universidade Católica de Goiás – PUC-GO). Docente no curso de graduação em Psicologia da Universidade Evangélica de Goiás. Orientador e pesquisador em programas de iniciação científica e estágio supervisionado. Professor orientador da Liga Acadêmica de Behaviorismo (LAB) na Universidade Evangélica de Goiás. Atua como terapeuta comportamental de adultos e casais com ênfase em terapias comportamentais contextuais em Anápolis, GO.

## Bolivar Cibils Filho

Psicólogo. Mestre e Doutorando em Psicologia Clínica (Pontifícia Universidade Católica do Rio Grande do Sul – PUCRS). Especialista em Terapias Cognitivo-comportamentais (Grupo Wainer). Possui treinamento em Terapia Focada na Compaixão pela Compassionate Mind Foundation e aprimoramento no tratamento de transtornos alimentares pelo AMBULIM (Instituto de Psiquiatria do Hospital das Clínicas da Faculdade de Medicina da Universidade de São Paulo – IPq-HCFMUSP). Professor e Supervisor Clínico em cursos de pós-graduação. Realiza pesquisas nas áreas de imagem corporal, transtornos alimentares, autocompaixão e uso de tecnologias.

### Brisa Burgos Dias Macedo

Psicóloga clínica. Diretora Geral da Leve.si DBT. Mestre em Ciências (Faculdade de Filosofia, Ciências e Letras de Ribeirão Preto da Universidade de São Paulo – FFCLRP-USP). Doutoranda em Ciências (Faculdade de Medicina de Ribeirão Preto – FMRP-USP). Especialista e Proficiente em TCC (Unichristus/CTC-VEDA). Especialista e com Treinamento intensivo em DBT (DBT BRASIL/CTC VEDA). Mentora e Treinadora em Treinamento (Behavioral Tech/DBT Brasil). Co-coordenadora do braço de DBT do Ambulatório para o Desenvolvimento dos Relacionamentos e das Emoções (ADRE-DBT-IPq-HCFMUSP). Professora e Supervisora de pós-graudação (CTC Veda/DBT Brasil).

### Carlos Alberto Dorneles Nonnenmacher

Psicólogo (Universidade FEEVALE-RS). Possui treinamentos e formação continuada em Terapia Focada na Compaixão (TFC) (Compassionate Mind Foundation-UK, Chairwork-UK). Professor/Supervisor convidado em cursos de extensão, formação e especialização sobre a temática da TFC. Coautor de capítulos e artigos nos temas de TFC e autocompaixão. Especialista em Terapia do Esquema (Cognitivo). Atua em consultório particular como psicoterapeuta clínico para adultos.

### Daniel Afonso Assaz

Psicólogo (Universidade de São Paulo – USP) e Doutor em Psicologia Clínica (USP). Terapeuta comportamental e supervisor clínico em consultório particular. Pesquisador autônomo, com ênfase no processo de mudança clínica na ACT e na FAP. Docente em cursos de formação e especialização em terapias comportamentais contextuais.

### Érica Panzani Duran

Psicóloga. Doutora em Órgãos e Sistemas (Universidade Federal da Bahia – UFBA). Mestre em Ciências da Saúde (Faculdade de Medicina da Universidade de São Paulo – FMUSP). Especialista em Terapia Cognitiva (FACAT), Especialista em Terapia Comportamental Cognitiva em Saúde Mental (AMBAN-FMUSP). Formação em Terapia de Esquemas (Wainer Psicologia). Formação em Terapia Cognitiva Processual. Mentora em Terapia Comportamental Dialética (DBT Brasil/Behavioral Tech). Professora e Supervisora do Programa de Ansiedade AMBAN (Instituto de Psiquiatria do Hospital das Clínicas da FMUSP – IPq-HCFMUSP).

## Erika Leonardo de Souza

Mestre em Psicologia Clínica (Instituto de Psicologia da Universidade de São Paulo – IP-USP) e em Ciências (Faculdade de Medicina da USP). Psicoterapeuta – Terapia Focada na Compaixão. Professora Certificada de *Mindfulness* e Compaixão para a Saúde e *Mindfulness* e Compaixão para o Estresse pelo RespiraVida Breathworks. *Certified Teacher* do Programa de *Mindfulness* e Autocompaixão Mindful Self-Compassion pela Universidade da Califórnia San Diego (UCSD) e líder do Programa no Brasil. Professora de cursos de formação e pós-graduação em terapias contextuais, ministrando aulas sobre *Mindfulness*, processos de aceitação e autocompaixão. Professora e Supervisora do curso de Formação em Terapia Focada na Compaixão da Wainer. Fundadora do Conectta *Mindfulness* e Compaixão. Presidente da ACBS Brasil (2024-2025).

## Fabiane Ferraz Silveira Fogaça

Psicóloga (Universidade Estadual Paulista – UNESP-Bauru). Mestre em Psicologia do Desenvolvimento e Aprendizagem (UNESP- Bauru) e Doutora em Psicologia (Universidade Federal de São Carlos – UFSCar), com estágio sanduíche na University of Nevada, Reno (Behavior Analysis Program, Capes/Fulbright). Professora Auxiliar II do Departamento de Psicologia da Unitau, Editora-Adjunta da *Revista Brasileira de Terapia Comportamental e Cognitiva*. Terapeuta Analítico-Comportamental e Supervisora de casos clínicos. Tem experiência nos seguintes temas: Treino de pais, Habilidades sociais, Regulação emocional, TEA nível 1, FAP e Ansiedade social

## Gabriela Reis de Salles

Psicóloga clínica. Mestra em Psicologia (Universidade Federal de Juiz de Fora). Especialista em Terapia Cognitivo-Comportamental (Núcleo de Estudos e Intervenções em Saúde Mental). Formação em Terapia do Esquema (Curso Razão). Formação em Terapia Comportamental Dialética (VilaELO). Formação em *Mindfulness-Based Cognitive Therapy* (MBCT) – University of Oxford (UK) e Universidade Federal de São Paulo (UNIFESP).

## Jorge Ramirez-Landaeta

Psicólogo clínico, Pós-doutor em Psicologia pela Universidade Federal de Santa Catarina (UFSC). Doutor em Educação/Doutor em Psicologia (UFSC). Coautor de alguns dos primeiros capítulos sobre Terapia Focada na Compaixão em português no Brasil e também possui diversas publicações científicas. Professor, Livre-docência no Brasil e na América-Latina. Realiza pesquisas nas áreas metodológica, clínica e organizacional.

### Karen Messas Cicuto

Psicóloga clínica (Pontifícia Universidade Católica de São Paulo - PUC-SP). Mestre em Saúde Coletiva (Universidade Federal de São Paulo - UNIFESP). Especialista em Terapia Cognitivo-Comportamental (IPq-HCFMUSP). Especialista em Neuropsicologia (INESP). Aprimoramento Psicologia Clínica (PUC-SP). Formação em *Mindfulness-Based Cognitive Therapy* (MBCT) - University of Oxford (UK) e Universidade Federal de São Paulo (UNIFESP). Formação em *Mindfulness-Based Health Promotion* (MBHP) (Mente Aberta - UNIFESP). Formação *Mindfulness Supervision Training - Mindfulness Network* (UK). Coordenação formação de MBCT no Brasil - parceria Oxford/UNIFESP. Professora de MBCT do Access MBCT. Professora e supervisora de MBCT.

### Kênia Izabel David Silva de Resende

Psicóloga clínica. Professora e supervisora. Doutora em Psicologia: Cognição e Comportamento (Universidade Federal de Minas Gerais - UFMG). Mestra em Psicologia: Saúde Mental (Universidade Federal de São João del-Rei - UFSJ). Formação em Terapia Focada na Compaixão pelo Instituto Cultivar la Mente (Chile) e Conectta Mindfulness & Compaixão (Brasil). Formação em Terapia Cognitivo-Comportamental pelo CESDE/BH e AMBAN-IPq-HCFMUSP. Instrutora certificada para o ensino de *mindfulness* (Centro de Promoção de Mindfulness e Conexão Humana). Professora Adjunta da Pós-graduação IEC PUC Minas e PUC Virtual.

### Mara Regina Soares Wanderley Lins

Psicóloga. Doutora em Psicologia Clínica. Mestre em Psicologia Social. Especialista em Terapia de Casal e Família. Primeira terapeuta da América Latina com treinamento completo em *Integrative Behavioral Couple Therapy* (IBCT) com os criadores do modelo. Docente e Supervisora de cursos de pós-graduação. Diretora da Faculdade do Centro de Estudos da Família e do Indivíduo (FACEFI). Ex-Presidente Chapter da ACBS-Brasil. Membro da equipe CEFI Contextus. Tradutora de livros e autora de capítulos de livros sobre a IBCT.

### Maria Claudia Rodrigues

Psicóloga Clínica pela Universidade de São Paulo (USP-RP). Mestre e Doutora em Saúde Mental pela Faculdade de Medicina de Ribeirão Preto (FMRP-USP). Especialista em intervenções à dependência de substâncias e transtornos do impulso pelo Hospital das Clínicas da Faculdade de Medicina de Ribeirão Preto (HC-FMRP-USP). Especialista em Terapia Cognitivo-Comportamental pelo Centro de Terapia Cognitiva Veda. Formação em *Dialectical Behavior Therapy* pela VilaELO. Colaboradora no HC-FMRP-USP. Instrutora de *Mindfulness* -

*Mindfulness-Based Cognitive Therapy*, pela University of Oxford (UK) e Universidade Federal de São Paulo (UNIFESP).

## Mariana Ladeira de Azevedo

Psicóloga clínica. Mestra em Psicologia (Universidade Federal de Santa Catarina – UFSC). Especialista em Terapia Cognitivo-Comportamental (Cognitivo). *Trained Teacher Certificate* em *Mindfulness-Based Cognitive Therapy* (MBCT) - University of Oxford (UK). Formação em *Mindfulness-Based Cognitive Therapy* (MBCT) – University of Oxford (UK) e Universidade Federal de São Paulo (UNIFESP). Formação em *Mindfulness-Based Health Promotion* (MBHP) – UNIFESP. Formação em *Mindfulness-Based Stress Reduciton* (MBSR) - UC San Diego Center for Mindfulness (USA). Formação em *Mindfulness Teaching in the Workplace* – University of Oxford (UK). Professora de MBCT registrada no Access MBCT. Fundadora do Eumindful.com.

## Priscila Rolim de Moura

Doutoranda em Psicologia Clínica (Pontifícia Universidade Católica de Goiás – PUC-GO). Mestre em Psicologia Clínica (Leiden University). Especialista em Terapia de Casal e Família (PUC-MG). Especialista em Terapia Cognitivo Comportamental (Hospital das Clínicas da Faculdade de Medicina da Universidade de São Paulo – HCFMUSP). Terapeuta em Psicoterapia Analítica Funcional (FAP) (University of Washington, Seattle).

## Rodrigo Nunes Xavier

Psicólogo e supervisor clínico em prática privada. Professor na Formação, no Treinamento Vivencial e orientador de pesquisa em Psicoterapia Analítica Funcional na Especialização em Análise Comportamental Clínica do Instituto Brasiliense de Análise do Comportamento. *Trainer* de Psicoterapia Analítica Funcional (University of Washington). Mestre e Doutor em Psicologia Clínica (Universidade de São Paulo). Psicólogo (Universidade Federal de Mato Grosso do Sul).

## Rogéria Adriana de Bastos Antunes

Psicóloga clínica. Doutoranda em Ciências do Comportamento (UnB). Psicóloga e Mestre em Psicologia (UniCEUB). Licenciada em Pedagogia (Michelângelo). Especialista em Terapia de Aceitação e Compromisso (CECONTE), Formação em Terapia de Aceitação e Compromisso (Atitude). Atualização em ACT (EEP-HCFMUSP), Formação em Análise Comportamental Clínica (IBAC). Formação em *Mindfulness* Funcional (EMF). Especialista em Educação à Distância (UCB) e Especialista em Psicopedagogia (IESB). Autora do livro *Vivi e seus valores: a ACT na prática de crianças e adolescentes.*

## Sandiléia Pfeiffer

Psicóloga clínica. Mestre em Psicologia Clínica (Pontifícia Universidade Católica o Rio Grande do Sul – PUCRS). Diplomada em Terapia Focada na Compaixão pela Compassionate Mind Foundation (UK). Treinamentos em TFC pela Compassionate Mind Foundation (UK). Formação em Terapia do Esquema (Wainer Psicologia Cognitiva). Aperfeiçoamento em Terapias Cognitivo-Comportamentais (Wainer Psicologia Cognitiva). Prêmio Monográfico Bernard Rangé (FBTC – 2021).

## Taisa Borges Grün

Psicóloga (Universidade Federal do Paraná – UFPR). Doutora em Psicologia pela Universidad Complutense de Madrid. Máster em Metodología de las Ciencias del Comportamiento y de la Salud, Universidad Autónoma de Madrid. Mestre em Psicologia pela Pontifícia Universidade Católica de Campinas. Formação em Terapia Focada na Compaixão pelo Instituto Cultivar la Mente (Chile). Co-autora de alguns dos primeiros capítulos sobre TFC no Brasil. Professora de pós-graduação presencial e à distância. Atua como psicóloga clínica para adultos.

## Tatiana Cohab Khafif

Psicóloga clínica. Mestre e Doutoranda em Psiquiatria (Universidade de São Paulo – USP). Especialista em Terapia de Aceitação e Compromisso (CECONTE) e em Análise do Comportamento Aplicada à Infância Adolescência e Parentalidade (Instituto Par). Membra da Força-Tarefa de Psicoterapia da Sociedade Internacional do Transtorno Bipolar (ISBD) e do Laboratório de Saúde e Comportamento da Universidade de Duke (EUA).

## Tatiana de Abreu Braga

Psicóloga clínica. Mestre em Saúde Mental (FFCLRP-USP), Especialista e Proficiente em TCC (ITC/CTC-VEDA). Especialista e com Treinamento intensivo em DBT (DBT BRASIL/CTC VEDA). Mentora em Terapia Comportamental Dialética (Behavioral Tech/DBT Brasil). Coordenadora do braço de DBT Standard da LEVE.SI DBT. Professora e Supervisora de pós graudação (CTC Veda/DBT Brasil).

## Thais Cristine Martins

Psicóloga clínica. Especialista em Clínica Analítico-Comportamental (Núcleo Paradigma de Análise do Comportamento – atual Instituto Par). Mestre em

Psicologia Experimental: Análise do Comportamento (Pontifícia Universidade Católica de São Paulo – PUCSP). Formação em Terapia de Aceitação e Compromisso (Hospital das Clínicas da Faculdade de Medicina da Universidade de São Paulo – HCFMUSP). Formação em Terapias Comportamentais Contextuais (Núcleo Paradigma de Análise do Comportamento). Treinamento Intensivo em Terapia de Ativação Comportamental (IACC). Formação em Terapia Focada na Compaixão (Conectta Mindfulness & Compaixão em parceria com Gonzalo Brito Pons). Instrutora do Programa de Qualidade de Vida Baseado em Mindfulness (CPM).

## Thyale Brizolara Nunes

Doutoranda pela Instituto de Psiquiatra da Faculade de Medicina da Universidade de São Paulo. Mestra pelo Instituto de Psicologia da Universidade Federal da Bahia (UFBA). Especialista em Saúde Mental pelo Programa de Residência do Hospital das Clínicas da UFBA. Especialista em Análise do Comportamento Aplicada para Autismo e Deficiência Intelectual pela Universidade Candido Mendes. Profissional treinada em Terapia Comportamental Dialética (DBT) pelo Behavioral Tech. Integrante do corpo de Mentores e Treinadores em Treinamento do Behavioral Tech e DBT Brasil. Treinamento Intensivo em DBT para adolescentes, famílias e casais pelo DBT-Linehan Board of Certification/ Center for DBT and Families.Treinamento Intensivo em Terapia Comportamental Dialética para traumas (DBT PE) pelo Harned consulting.

# Dedicatória

Para Alice e Benício

Tubarão, baleia e tartaruga
Abram caminho e venham assistir
Aos dois velozes e graciosos peixinhos
Eles passam de dia
Ou mesmo sob a luz da lua
Deixam marolas e bolinhas na água
Constroem faróis de areia na praia

# Sumário

# Apresentação

As terapias comportamentais modernas apresentam caracterizações etiológicas próprias para os transtornos e problemas do comportamento, derivando intervenções fundamentadas em sólida pesquisa experimental. Rapidamente esse campo se destacou dentro do universo mais amplo das terapias cognitivo-comportamentais e também das terapias comportamentais baseadas na análise funcional, logo lançando-se como uma tradição de psicologia autônoma e com agenda de pesquisa própria – devido às suas características distintas para entender o sofrimento psicológico humano e de intervir clinicamente. Essas abordagens passaram a ser chamadas de terapias comportamentais contextuais ou terapias de terceira onda.

Trouxemos para o *Manual de Técnicas de Terapia Comportamental Contextual* algumas das principais terapias contextuais, como a ativação comportamental (BA-IACC), a psicoterapia analítica funcional (FAP), a terapia de aceitação e compromisso (ACT), a terapia comportamental dialética (DBT), a terapia focada na compaixão (TFC), a terapia comportamental integrativa de casal (IBCT) e a terapia cognitiva baseada em *mindfulness* (MBCT). O livro pretende abordar suas principais técnicas terapêuticas, entendidas aqui amplamente como procedimentos clínicos estruturados e replicáveis, que compõem uma tecnologia comportamental fundamentada em dados de investigações experimentais de processos psicológicos, mas também a partir de dados de ensaios clínicos controlados, como a análise de componentes. Esse conceito mais abrangente envolve as técnicas tradicionais, mas também os componentes das terapias, a exemplo da resolução da problemas, da intervenção em comportamentos suicidas e autolesivos, do *mindfulness* ou das intervenções baseadas no self compassivo.

O leitor poderá encontrar em cada capítulo a apresentação das diversas técnicas, sempre com as suas aplicações devidamente descritas e fundamentadas. Para esse propósito trouxemos uma divisão compreensiva, estruturada em seção (p. ex., ACT, DBT, BA-IACC, FAP), de cada terapia específica, e suas técnicas componentes, subdivididas por capítulos. Cada seção se inicia com uma apresentação geral do sistema de psicoterapia, para a seguir mergulhar nas diferentes técnicas, capítulo a capítulo. Ademais, cada técnica é abordada de acordo com a (1) descrição do problema ou propósito para o qual a técnica foi formulada; (2) sua descrição técnica, (3) aplicação da intervenção; (4) exemplo clínico; (5) problemas da aplicação e soluções, além das (6) referências fundamentais.

O manual contempla propósitos clínicos comuns, como os enunciados pelas vertentes mais modernas da terapia baseada em processos, da conceituação e intervenção transdiagnósticas, da prática em psicologia baseada em evidências (PBE) e do integracionismo da quarta geração de terapias comportamentais (Abreu & Abreu, 2017). Desse modo, permite a aplicação das técnicas isoladamente ou de modo integrado, sob conceituação de caso transdiagnóstica e/ou funcionalista, e/ou integracionista.

Entendemos que talvez esse seja um caminho sem volta para o progresso das psicoterapias. Qual seja, o de compor tratamentos mais personalizados para as pessoas em sofrimento psicológico, em sintonia com as demandas únicas, cultura e recursos de cada cliente.

**Paulo Roberto Abreu e Juliana Helena dos Santos Silvério Abreu**
Instituto de Análise do Comportamento de Curitiba (IACC)

## REFERÊNCIA

1. Abreu, P., & Abreu, J. (2017). La cuarta generación de terapias conductuales. Revista Brasileira de Terapia Comportamental e Cognitiva, 19(3), 190-211. https://doi.org/10.31505/rbtcc.v19i3.1069.

Seção I

# TÉCNICAS DA TERAPIA DE ACEITAÇÃO E COMPROMISSO (ACT)

# 1
# Apresentação da terapia de aceitação e compromisso

Tatiana Cohab Khafif

Caro leitor, se você busca um grande resumo do que é a terapia de aceitação e compromisso (ACT) e dos voos que ela alçou nas últimas décadas, este texto certamente será útil para você. O objetivo aqui não é esmiuçar as particularidades da ACT nem destrinchar as técnicas que a compõem – isso você encontrará nos capítulos a seguir. Nessa apresentação, você encontrará uma breve história da evolução filosófica e conceitual desta psicoterapia ao longo das décadas, levando à proposta da psicopatologia pelas lentes da ACT e aos mecanismos psicológicos envolvidos nela, assim como um suscinto resumo das pesquisas e evidências científicas que sustentam a ACT. Vamos lá?

A terapia de aceitação e compromisso (ACT – do inglês *acceptance and commitment therapy*, pronunciada "actí ou "ékt") é uma modalidade de psicoterapia baseada em evidência (PBE), relativamente nova, e parte das terapias contextuais, ou de "terceira onda", dentro das terapias cognitivas e comportamentais (Hayes et al., 2004). A ACT é baseada no contextualismo funcional e na teoria das molduras relacionais (RFT – do inglês *relational frame theory)*, que se trata de um programa de pesquisa básica sobre a forma como a linguagem e a cognição humana funciona (Biglan e Hayes, 1996; Hayes et al., 2001).

A premissa básica da RFT é que o comportamento humano é amplamente governado por redes verbais de relações mútuas, denominadas molduras relacionais (Hayes et al., 2001). Em termos comuns, a RFT sustenta que a linguagem e o raciocínio lógico são desenvolvidos desde os primeiros anos de vida, por meio de relações estabelecidas, pelo bebê, entre diferentes objetos, e a partir destas relações – e não somente do contato direto com cada objeto – é que vai sendo criada uma relação com o mundo. Vamos a um exemplo?

Maurício, um bebê de 1 ano e 3 meses, aprende a dizer "água" quando vê o seu copinho de água. Neste momento, é treinada uma relação entre o objeto copinho e a palavra água e surge (é derivada) uma relação entre a palavra água e o objeto copinho.

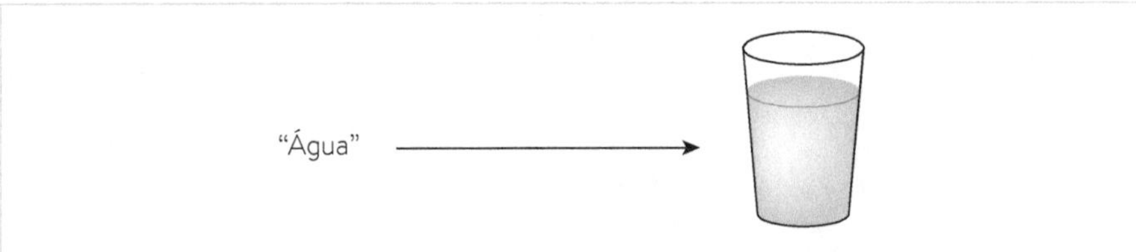


**Figura 1** Relação treinada (seta contínua) entre a palavra "água" e o copinho de água.

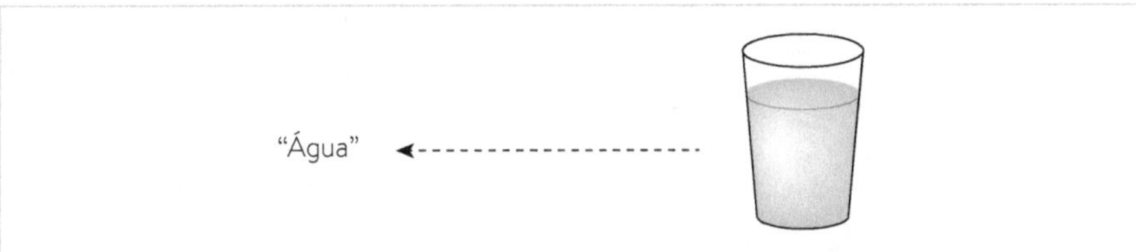


**Figura 2** Relação derivada (seta pontilhada) entre o copinho de água e a palavra "água".

Isso leva ao que chamamos de uma "rede verbal de relação mútua": a palavra "água" está relacionada ao objeto copinho de água, tanto quanto o objeto copinho de água está relacionado à palavra "água".

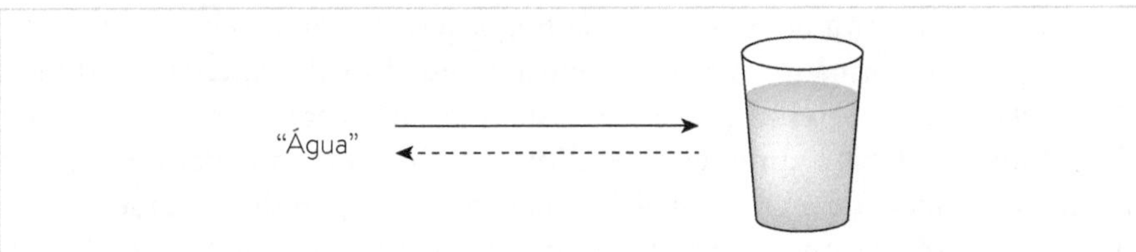


**Figura 3** Relações mútuas (treinada e derivada) entre a palavra "água" e o copinho de água.

Dessa forma, quando Maurício estiver na presença do copinho de água, provavelmente dirá "água", assim como quando alguém disser a palavra "água" Maurício procurará pelo copinho de água.

Podemos ir além: a partir desta única relação mútua entre a palavra "água" e o objeto copinho de água, Maurício aprenderá a derivar outras relações, da palavra "água" e do objeto copinho de água, com outros objetos que "também são água", sem que essas relações sejam especificamente treinadas.

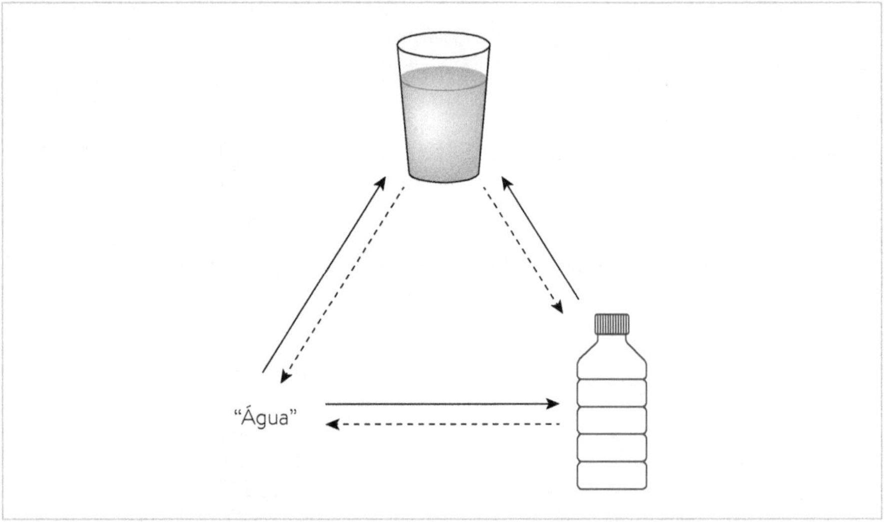


**Figura 4** Relações mútuas (treinadas e derivadas) entre a palavra "água", o copinho de água e a garrafa de água.

Dessa forma, tanto o vocabulário quanto o modo como Maurício se relaciona com os objetos ao seu redor vão se formando, de maneira cada vez mais complexa e específica.

Estas relações compõem o cerne da linguagem e cognição humana, e permitem que seres humanos aprendam sem a necessidade de experiências diretas (Hayes et al., 2001). Seres humanos em idade verbal não necessitam experimentar algo diretamente para aprender a relacionar-se com ele, uma vez que podem aprender por meio de regras verbais. Não precisamos aprender, na prática e por experiência própria, que ao atravessar uma avenida com o semáforo verde para os carros podemos ser atropelados; é possível seguir uma regra verbal ensinada por outra pessoa.

Entretanto, as pesquisas em RFT sugerem que muitas das ferramentas e regras verbais muito úteis para solucionar problemas no mundo externo (como não atravessar uma avenida com o sinal verde para os carros) podem nos levar a armadilhas que geram sofrimento quando aplicadas ao mundo interno (Hayes et al., 2005).

Da perspectiva da ACT e da RFT, a fonte primária do sofrimento psicológico e da psicopatologia é a inflexibilidade psicológica; ou seja, a forma pela qual a linguagem e a cognição interagem com contingências diretas do ambiente, de modo a produzir uma diminuição na sensibilidade do indivíduo a essas contingências ambientais (Hayes et al., 2006). Isso acaba por diminuir a capacidade de alteração comportamental a serviço de fins valorosos a longo prazo, assim como a aceitação de eventos privados aversivos (pensamentos, sentimentos, sensações desagradáveis), quando tentativas de controlá-los são contraproducentes a longo prazo e afastam o indivíduo de ações comprometidas com seus valores (Hayes et al., 2011; Hayes et al., 2006). Vamos a outro exemplo?

Zac, um menino de 8 anos, adora estar com seus amigos e tem um grande sonho de se tornar jogador profissional de futebol. Ele treina com o pai todas as tardes, quando o pai volta do trabalho. Zac tem boas habilidades com a bola e consegue fazer dribles e gols com facilidade. No entanto, também tem muito medo de que os amigos riam dele e digam que ele não se tornará um jogador profissional. Assim, toda vez que os amigos o chamam para jogar futebol no recreio, ele acaba por recusar o convite e opta por se sentar e assisti-los jogar ou brincar de outra atividade com outros amigos.

Ao observar o comportamento de Zac diante do convite dos amigos para jogar futebol (algo que é prazeroso e valoroso para ele), podemos notar uma importante rigidez psicológica e comportamental. Se conversarmos com Zac, ele provavelmente nos contará que quando os amigos o chamam para jogar futebol ele tem pensamentos do tipo "se eu errar eles vão rir de mim / eu preciso treinar muito mais e estar muito melhor antes de jogar com eles / se eu fizer um passe errado eles vão dizer que eu nunca vou ser profissional", e diante desses pensamentos (que naquele momento apresentam uma real possibilidade) Zac opta por não jogar. No entanto, quando escolhe não jogar futebol com os amigos para não correr o risco de sofrer as consequências das quais ele tem medo (que os amigos riam dele e digam que não vai se tornar jogador profissional), Zac perde a oportunidade de se relacionar com a contingência ambiental que de fato ocorre, de descobrir na prática o que ocorrerá (pode ser que os amigos não riam dele, pode ser que ele se divirta). Ou seja, ele fica tão sob controle da regra "não posso jogar para não rirem de mim" que deixa de se engajar em uma ação claramente direcionada a algo que é valoroso para ele (jogar futebol, estar com os amigos), o que a longo prazo o afasta de seus valores e objetivos (jogar futebol profissionalmente).

As regras que aprendemos podem ser muito úteis e até garantir a nossa sobrevivência, como é o caso da regra que vimos acima, de não atravessar a avenida com o semáforo verde para os carros. Não precisamos experimentar atravessar uma grande avenida com o semáforo verde para os carros e sermos atropelados para constatar que isso de fato é perigoso e que a regra condiz com a contingência ambiental. No entanto, em outros casos, como no exemplo do

Zac, ficar sob controle exclusivo de uma regra pode diminuir a variabilidade comportamental e impedir o indivíduo de entrar em contato com contingências prazerosas e valorosas.

Assim, o trabalho terapêutico na ACT pode ser resumido em dois princípios: (1) a clarificação de valores e de ações em concordância com tais valores; e (2) promoção da desfusão, de modo que o indivíduo seja capaz de se engajar com ações comprometidas com seus valores ainda que eventos aversivos privados (p. ex., dor, ansiedade, depressão) estejam presentes (Ruiz, 2010). O principal objetivo da ACT pode ser entendido como ajudar o cliente a criar uma vida rica, plena e significativa, aceitando a dor que inevitavelmente vem com ela, o que segundo Russ Harris, psiquiatra e autor de diversos livros de ACT, pode ser resumido como "abrace os seus demônios e siga o seu coração".

Dessa forma, a ACT sugere que resultados almejados em estudos de intervenção, assim como na prática clínica, não foquem seus esforços exclusivamente na eliminação ou redução de sintomas, mas também (e talvez principalmente) na melhora do funcionamento e na qualidade de vida do cliente.

O modelo de flexibilidade psicológica, proposto pela ACT, e resumido didaticamente no Hexágono da Flexibilidade Psicológica – o Hexaflex (Figura 5), é composto por seis componentes distintos: aceitação (i. e., disponibilidade para entrar em contato plenamente com experiências indesejadas); contato com o momento presente (i. e., estar em contato e ter consciência das próprias experiências), *self* como contexto (i. e., manter uma perspectiva de si que permeie e contemple todas as experiências vividas); desfusão (i. e., ser capaz de olhar com certo afastamento para experiências indesejadas sem prender-se a elas); ação com compromisso (i. e., engajar-se em comportamentos que aproximam o indivíduo de aspectos importantes de sua vida); e valores (i. e., manter-se conectado às áreas importantes de sua vida, dando direções a seus comportamentos) (Hayes et al., 2011).

Por outro lado, o modelo da ACT propõe seis componentes opostos que compõem a inflexibilidade psicológica: esquiva experiencial (i. e., tentativas de se distanciar de experiências internas indesejadas); falta de contato com o momento presente (i. e., não prestar atenção às próprias experiências em qualquer dado momento); *self* como conteúdo (i. e., realizar julgamentos sobre si com base nas experiências vividas, o que resulta em uma visão estreitada de si); fusão cognitiva (i. e., prender-se a experiências internas); inação (i. e., incapacidade de se comportar de maneira consistente com o que é importante na vida); falta de contato com valores (i. e., estar desconectado com as áreas da vida que são de maior importância para si próprio) (Hayes et al., 2011). Dentro do modelo da ACT, as dimensões da flexibilidade psicológica são críticas para a promoção da saúde mental e do bem-estar psicológico, enquanto as dimensões da infle-

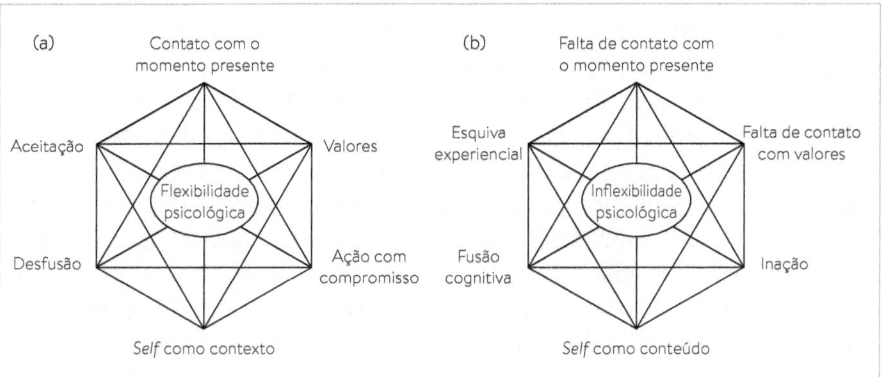


**Figura 5** Modelo de Flexibilidade Psicológica (Hexaflex) da terapia de aceitação e compromisso (ACT).

xibilidade são consideradas elementos-chave para o mal-estar psicológico e desenvolvimento da psicopatologia.

Não obstante, é importante compreender que dentro da prática clínica é difícil, se não impossível, estabelecer distinções absolutas entre os diferentes processos, e que essas divisões têm um propósito exclusivamente didático. Vocês perceberão, nos capítulos a seguir, que a maioria das técnicas voltadas para o treino de uma habilidade ou processo específico acabará por abarcar também outros processos.

Em um nível prático, o modelo do Hexaflex fornece a pesquisadores e terapeutas ACT um conjunto de seis mecanismos potenciais para a mudança, e seus seis contrapontos, oferecendo um método fundamentado na teoria, de modo a desconstruir a abordagem terapêutica, revelando os principais componentes responsáveis por gerar mudanças terapêuticas. Dessa forma, o Hexaflex oferece doze diferentes dimensões concretas, que possibilitam estudar potenciais moderadores da resposta ao tratamento, por meio de questionários e escalas específicas de cada uma delas.

E como a ACT pode ser considerada uma PBE, vamos às evidências científicas? Nos últimos trinta anos, desde a publicação do primeiro estudo sobre ACT, mais de 325 ensaios clínicos randomizados foram conduzidos, ao redor do mundo, apontando primordialmente para a eficácia da ACT (Zettle e Hayes, 1986; Hayes et al., 2019). Recentemente, uma revisão das metanálises relacionadas ACT foi publicada no *Journal of Contextual Behavioral Science*, visando investigar os valores agregados de tamanho de efeito da ACT *vs.* grupo-controle, classificando por condições psicopatológicas (Gloster et al., 2020). Neste estudo, foram incluídas apenas metanálises que controlavam para tamanho e efeito, e onde a ACT foi testada isoladamente; os achados nele descritos consistem na análise de 20 estudos de metanálise, baseados em 133 estudos e 12.277 sujeitos, realizados entre 1986 e 2018 (Gloster et al., 2020).

Seis de nove metanálises que reportaram os efeitos da ACT na depressão demonstraram tamanhos de efeito significativos pequenos ou médios, favorecendo a ACT em relação a outras intervenções de psicoterapia (exceto a terapia cognitivo-comportamental) e tratamento medicamentoso padrão, com a melhora da depressão como desfecho primário (Gloster et al., 2020). Em relação a transtornos de ansiedade, seis de sete metanálises demonstraram tamanhos de efeito significativos de pequeno a médio, favorecendo a ACT em relação às condições-controle (Gloster et al., 2020). Para o uso de substâncias, duas de três metanálises favoreceram significativamente a ACT em relação a intervenções ativas, com tamanhos de efeito pequenos (Gloster et al., 2020). Uma metanálise encontrou evidências fortes a favor da ACT para o tratamento de dor crônica (Gloster et al., 2020). Cinco metanálises examinaram os efeitos da ACT de maneira transdiagnóstica, todas encontrando tamanhos de efeitos significativos de pequeno a grande a favor da ACT, com uma média de tamanho de efeito pequeno (Gloster et al., 2020). Em relação a outras condições, como transtornos alimentares, psicose, estresse, queixas somáticas e condições físicas, cinco de seis metanálises encontraram tamanhos de efeito significativo de pequeno a médio a favor da ACT em comparação a grupos-controle (Gloster et al., 2020).

Em relação aos diferentes resultados almejados pela intervenção de ACT, todas as seis metanálises examinadas encontraram efeitos significativos com tamanho médio positivos da ACT em relação a melhoras na qualidade de vida em relação a grupos-controle ativos e inativos (Gloster et al., 2020). Também foram encontrados efeitos positivos, com tamanhos de pequeno a grande da ACT, em duas metanálises, para a melhora da flexibilidade psicológica (Gloster et al., 2020).

Achados da ACT ao longo de trinta anos sugerem que esta seja uma terapia eficaz para diferentes diagnósticos psiquiátricos, tais como depressão, ansiedade, uso de substâncias, dor crônica e transtornos alimentares (Gloster et al., 2020).

Nos capítulos a seguir você encontrará um aprofundamento sobre as diferentes técnicas e intervenções possíveis, dentro da ACT e do modelo do Hexaflex, de modo a aproximar a teoria da prática clínica.

## REFERÊNCIAS

1. Biglan, A., & Hayes, S. C. (1996). Should the behavioral sciences become more pragmatic? The case for functional contextualism in research on human behavior. *Applied and Preventive Psychology: Current Scientific Perspectives, 5*, 47-57.
2. Hayes, S. C., Barnes-Holmes, D., & Roche, B. (2001). *Relational Frame Theory. A post-skinnerian account of human language and cognition*. New York: Kluwer Academic.

3. Hayes, S. C., Luoma, J. B., Bond, F., Masuda, A., & Lillis, J. (2006). Acceptance and Commitment Therapy: Model, processes and outcomes. *Behaviour Research and Therapy, 44*, 1-25.
4. Hayes, S. C. (2005). Get out of your mind and into your life: The new acceptance and commitment therapy. New Harbinger Publications.
5. Hayes, S. C., Strosahl, K. D., & Wilson, K. G. (2011). Acceptance and commitment therapy: The process and practice of mindful change. New York, NY: Guildford Press.
6. Gloster, A. T., Walder, N., Levin, M., Twohig, M., & Karekla, M. (2020). The empirical status of acceptance and commitment therapy: A review of meta-analyses. *Journal of Contextual Behavioral Science, 18,* 181-192.
7. Ruiz, F. J. (2010). A Review of Acceptance and Commitment Therapy (ACT) Empirical Evidence: Correlational, Experimental Psychopathology, Component and Outcome Studies. *International Journal of Psychology and Psychological Therapy, 10*(1), 125-162
8. Zettle, R. D., & Hayes, S. C. (1986). Dysfunctional control by client verbal behavior: The context of reason-giving. *The Analysis of Verbal Behavior, 4*(1), 30-38. doi:10.1007/bf03392813

# 2
# Esquiva experiencial

Paulo Roberto Abreu
Juliana Helena dos Santos Silvério Abreu

## DESCRIÇÃO DO PROBLEMA PARA O QUAL A TÉCNICA FOI FORMULADA

A classificação dos eventos da natureza, possível a partir da linguagem e da cognição, possibilitou os avanços das aquisições humanas, como a ciência, política ou engenharia. Inegáveis avanços civilizatórios foram alcançados, todos importantes para a sobrevivência da nossa espécie. Modificamos a natureza e ensinamos os mais novos a como fazê-lo. A formulação de regras, a partir desses aprendizados, tornou possível o controle sobre o comportamento de um ouvinte aprendiz, levando-o a ter ações sem que necessariamente, antes em sua história, tivesse experienciado os mesmos eventos (Skinner, 1986). Assim, ao longo de gerações, com o acúmulo do conhecimento, foi possível a previsão e o controle de inúmeros eventos, desde os sociais até os da natureza.

Contudo, um hiato da evolução humana, herança da linguagem, deixou um desafio que de certa forma explica parte do sofrimento psicológico (Wilson & Hayes, 2018). Humanos verbalmente habilidosos vêm classificando eventos privados no mesmo modelo no qual o fazem com os eventos externos. Da mesma forma que ensinam uns aos outros a evitarem amizades "tóxicas", entendem que é possível evitar igualmente sentimentos "tóxicos". Assim, aprendem e ensinam sobre a qualidade dos sentimentos, pensamentos, imagens e memórias. Avaliam e classificam quais deveriam ser, por exemplo, os sentimentos a serem evitados, e quais seriam os desejáveis. Entendem, portanto, que aqueles poderiam ser previstos, e assim controlados. Ambiente interno e externo se confundem.

De uma perspectiva comportamental, os eventos privados, assim como as respostas abertas que compõem nosso repertório, são comportamentos, produto de uma história filogenética, ontogenética e cultural muito singular (Skinner, 1981). Nesse sentido, são consequência de nossas relações com o ambiente, e não a sua causa. Não é possível mudar diretamente o que se passa privadamente, pois são respostas às nossas relações com o mundo. Assim, ocorre com os sentimentos e os pensamentos. Portanto, eles não seriam passíveis de qualquer controle deliberado.

Os ambientes evolutivos ensinam. Sentimentos relacionados à ansiedade e à tristeza tiveram um importante papel na evolução das espécies por permitirem a sobrevivência e a procriação. Existiu inegável valor adaptativo quando um organismo respondeu ao ambiente hostil com ansiedade, fugindo, lutando ou escapando da ameaça iminente de algum predador. Da mesma forma, foi importante que uma fêmea primata enlutada, quando separada de sua cria, e do alto de sua vulnerabilidade, mantivesse-se reservada de iguais perigos.

Entretanto, o entendimento de que sentimentos e pensamentos podem ser "negativos" atingiu um interesse único a partir do momento em que foram socialmente assumidos como sendo a causa do sofrimento humano. Regras de conduta emocional foram sendo então formuladas e ensinadas. Dias sob sentimentos de ansiedade passaram a ser alguma evidência de vida ruim; ou, no polo oposto, dias alegres viraram justificativas para uma vida boa.

Obviamente essas regras são formuladas com base em avaliações observadas na cultura. Constituíram-se, no entanto, como explicações causais internalistas a partir do ponto em que pensamentos, sentimentos, imagens ou memórias foram assumidos não como estados subjetivos transitórios, mas como fatos em si. E por historicamente experienciarem sentimentos e pensamentos dentro do corpo, as pessoas começaram a avaliar suas vidas como sendo algo "negativo". Esse processo psicológico foi chamado de fusão cognitiva (Hayes et al., 1999).

No contexto de avaliação de eventos privados ocorre a tentativa de suprimi-los, controlá-los ou evitá-los. Chamamos de esquiva experiencial o esforço de controle de sentimentos, pensamentos, memórias e sensações.

Ao classificar e avaliar os eventos privados, ocorre a transformação da função dos estímulos que são relacionados a partir de rótulos como melhor, pior, bom ou ruim, legal ou chato etc. (Hayes et al., 2012). A explicação dada a esse fenômeno relacional gerou a teoria das molduras relacionais (RFT), que tem no histórico de reforçamento social a explicação funcionalmente orientada da aprendizagem (Abreu & Hübner, 2012). Com o passar do tempo, um abrangente conjunto de estímulos privados é relacionado arbitrariamente também a inúmeras circunstâncias externas, gerando um amplo repertório de evitações governado por regras, formuladas a partir de redes verbais de relações mútuas (Hayes et al., 2001).

No sofrimento humano a esquiva experiencial está intrinsicamente relacionada à fusão cognitiva. São dois processos fundamentais descritos no modelo da ACT de psicopatologia baseado na inflexibilidade psicológica (Hayes et al., 2012). Embora não seja possível dissociá-las dos outros processos elencados no modelo Hexaflex (p. ex., contato com o momento presente, perspectiva de *self* e ações valoradas), acreditamos que esse binômio possibilita um parcimonioso emprego em problemas transdiagnósticos.

## DESCRIÇÃO DA TÉCNICA

As intervenções na esquiva experiencial ocorrem por meio de vivências experienciais, parodoxos terapêuticos e pelo uso de metáforas (Hayes et al., 1999). Elas se encontram próximas em um *continuum* das intervenções na fusão cognitiva. Quando atuamos sobre a esquiva experiencial, atuamos muitas vezes também na fusão cognitiva. Assim, uma mesma metáfora pode servir a diferentes propósitos. Neste capítulo daremos ênfase à esquiva experiencial, uma vez que o aprofundamento da desfusão cognitiva será apresentado em um capítulo à parte (Capítulo 4).

O propósito da intervenção sobre a esquiva experiencial é ajudar o cliente a identificar seus esforços de controle de eventos privados como sendo ações inócuas. Os clientes em sofrimento psicológico não desistem do controle, pois ao fazê-lo produzem alívio a partir do reforçamento negativo de curto prazo. A técnica tem a função de levar o cliente ao entendimento dessa relação contingencial, preparando-o para uma postura de aceitação e abertura para novas formas de se relacionar com eventos privados (Hayes et al., 2012).

## INTERVENÇÃO

Hoje são inúmeras as vivências, as metáforas e os exercícios criados para trabalhar os temas da esquiva experiencial. Destacaremos duas que ao nosso ver foram seminais para o desenvolvimento da ACT. São elas: a metáfora do Homem no Buraco (Hayes et al., 1999), aqui listada em uma versão adaptada e mais interativa (Abreu & Abreu, 2020), e o Exercício do Bolo de Chocolate (Hayes et al., 1999).

### Metáfora do Homem no Buraco (adaptada de Abreu & Abreu, 2020)

Terapeuta: Vou pedir agora que você feche os olhos e imagine que está andando em um grande campo aberto e que traz uma venda nos olhos. Dessa forma, não consegue enxergar nada em seu caminho. Assim, vai andando sem direção certa. Você se dá conta nesse momento de que carrega uma mochila nas costas, mas não sabe o que há dentro dela. Esse campo aberto possui inúmeros buracos, todos muito profundos, como se fossem antigos poços artesianos desativados. Você segue andando sem destino, e de repente cai em um dos buracos. Acaba se machucando muito, porém, por sorte não quebra nenhum osso, e tampouco tem qualquer lesão mais grave. O seu primeiro impulso nesse momento é tirar a venda e estudar o buraco em que se encontra. Você se dá conta então de que as grossas pedras justapostas que o circundam estão bastante úmidas e extremamente escorregadias e que, lá muito longe, é possível enxergar a luz. Nesse momento, lembra da mochila que trouxe nas costas e resolve abrir para ver o que tem dentro. Eis que encontra uma picareta.

Então, eu lhe pergunto: o que você faz com essa picareta? Pode abrir os olhos.

Nesse momento, normalmente o cliente responde que tentaria escalar as paredes do buraco usando a picareta como *piolet*, um tipo de equipamento de alpinismo usado para escalada técnica no gelo. O terapeuta avisa que se trata não de duas, mais somente uma picareta. E que se trata não de um *piolet* alpino de alumínio leve de 57 cm, mas de uma picareta de ferro e madeira ao melhor estilo "coveiro de cemitério". Essa picareta é pesada e demandaria um grande espaço para fazer o movimento de pêndulo, além de boa pontaria para acertar as reentrâncias entre as pedras da parede. E mesmo que o cliente consiga fincar a primeira picaretada, ainda assim necessitaria suspender o seu corpo para cima, para que a seguir se apoie em uma das pedras e, assim, sob precário equilíbrio, consiga puxar a picareta e iniciar um certeiro movimento de pêndulo usando apenas umas das mãos. Uma tarefa com pouquíssima chance de sucesso dada a descomunal habilidade exigida; e, dada toda a umidade do buraco, existiria ainda uma forte probabilidade de nova queda - talvez fatal. O cliente, então, diante da estagnação, pode sugerir cavar mais, posto que teria espaço para o movimento de pêndulo vertical, e visto que, ao contrário das pedras nas paredes, o solo macio permitiria o "avanço". O terapeuta alerta o cliente de que o aprofundamento levaria ao distanciamento maior do topo do buraco, além de lhe roubar toda energia que seria preciosa nas próximas horas.

A ideia do uso dessa metáfora é aumentar a consciência do cliente de que, semelhantemente ao comportamento de cavar mais, as esquivas experienciais são respostas inúteis aos problemas, e levam invariavelmente ao agravamento e a sua cronificação.

Assim, espera-se que o cliente regresse para casa desesperançoso, e que esse estado motivacional possa ser contexto criativo para uma abertura à mudança.

Muitas vezes é comum que o cliente comece a fazer um paralelo com as suas diferentes formas de "cavar um buraco na vida". Assim, acaba por descrever as diferentes esquivas experienciais que compõem suas tentativas de controle.

Ao organizar a ampla classe de esquivas experienciais, cliente e terapeuta tem, posteriormente, condições de fazer as análises funcionais. Essas análises denunciarão a inoperância da estratégia de controle e seus reforçadores negativos de curto prazo. Ademais, começamos a "desliteralizar" e enfraquecer o controle das respostas literais, avaliativas, fundamentadas nas regras. Assim, intervimos em aspectos verbais da experiência do cliente.

### "Exercício do Bolo de Chocolate" (adaptado de Hayes et al., 1999)

Terapeuta: Vou pedir agora que você não pense em algo que vou lhe contar... e que não pense por um instante sequer. E lembre-se de que não deve pensar. Imagine um bolo de chocolate saindo do forno. Ele está quentinho e perfumou a casa toda. E vai ser servido bem na hora em que você está com aquela fome. Não pense nesse bolo, eu lhe falei. Imagine agora que você vai partir esse bolo fofo e perfumado e dar a primeira garfada. Quando em contato com a sua boca, você experiencia o sabor do melhor e mais intenso chocolate que já comeu. Você pode fazer isso?

A racional do exercício é destacar a inoperância do alcance limitado da supressão do pensamento, semelhantemente à maneira como é difícil não pensar em algo tão apelativo quanto um gostoso bolo de chocolate.

## EXEMPLO CLÍNICO

Daniel, de 34 anos, chegou à terapia com queixa de transtorno obsessivo-compulsivo (TOC). O cliente vinha tendo muitas discussões com seu pai, com especial destaque para a falta de incentivo na abertura de uma *startup* de comércio exterior. Historicamente, o cliente vivenciou relevante desqualificação paterna ao longo de sua criação. Daniel tinha obsessões que eram pensamentos de morte recorrentes e intrusivos. Os pensamentos não tinham qualquer correlação com uma ideação suicida, plano de suicídio ou tentativa de suicídio. Declarou que a ideia de suicídio lhe despertava, na verdade, um enorme repulsa e perplexidade. Julgava sua vida normal, e sem motivo que fosse justificar tamanha avaliação negativa. Contudo, não conseguiu evitar a invasão repetitiva desses pensamentos.

Seus rituais compulsivos serviam para lhe livrar da aversividade das obsessões. Em geral, envolviam leituras de livros a textos de internet. Os temas das leituras iam da filosofia à religião. Procurava justificativas que fossem fornecer alívio e razão para a sua jornada de vida. Quando se punha a ler, era reforçado negativamente com algum alívio, mas logo o ciclo se reiniciava, sendo então assaltado pelas obsessões. Seus rituais, além de custosos, vinham interferindo no trabalho, minando a motivação e o esforço produtivo. Portanto, impediam-no de entrar em contato com as contingências realmente importantes de seu dia a dia.

Em nossa concepção, as compulsões funcionavam como esquivas experienciais. Ademais, seu caráter verbal mostrava potencial para expansão da rede de relações arbitrárias mútuas e das regras, com diversificação gradual das respostas compulsivas. No resgate histórico foi possível identificar que temas originalmente circunscritos à religião evoluíram para filosofia, e mais recentemente para psicologia, assim como também para a autoajuda. A recorrência do ciclo de obsessões e compulsões sugeria de fato o TOC, diagnóstico corroborado mais tarde por seu médico psiquiatra. Tratava-se de um caso de obsessões e compulsões encobertas.

Ao final da 7ª sessão o terapeuta aplicou a metáfora do Homem no Buraco, com o objetivo de levar o cliente a observar a inoperância dos rituais compulsivos encobertos, assim como também evidenciar algumas das principais esquivas experienciais, como a procura por literatura de filosofia na internet e visitas a sites religiosos.

Por meio do uso da metáfora o terapeuta pôde sensibilizar o cliente para o aumento da rede de relações arbitrárias mútuas. Na metáfora, quanto mais tentou cavar, mais produziu regras engenhosas de como escapar do buraco. Assim procedia também com a procura do sentido da vida com a leitura.

Paradoxalmente, quanto mais se empenhava nos estudos, mais experiência obsessiva-compulsiva produzia. O cliente pôde concluir pela inefetividade de sua estratégia de escape. Notou que ainda que o ritual compulsivo de busca e consumo de literatura resultasse no alívio imediato das obsessões, não funcionava a longo prazo, posto que novamente o ciclo era restabelecido (Martins & Miranda, 2022).

## PROBLEMAS DA APLICAÇÃO E SOLUÇÕES

Uma dificuldade comum da técnica é a de que o cliente, diante dos exercícios e metáforas, continue cético com relação a uma nova forma de lidar com o problema. Nesse sentido pode perseverar na luta contra seus sentimentos, imagens, memórias e pensamentos avaliados como negativos. O terapeuta deve sempre procurar diversificar a estratégia na medida em que isso ocorrer. Deve com isso identificar a metáfora que parece tocar mais o cliente. Após a identificação é interessante que novas metáforas não sejam mais apresentadas.

Um outro cuidado é o de reservar a aplicação da metáfora para um tempo da sessão que seja suficiente e adequado, e que também coincida com o final do encontro. Dessa forma, um obstáculo natural ao ímpeto de racionalização do cliente é colocado.

## REFERÊNCIAS


1. Abreu, P. R., & Hübner, M. M. C. (2012). O comportamento verbal para B. F. Skinner e para S. C. Hayes: Uma síntese com base na mediação social arbitrária do reforçamento. *Acta Comportamentalia, 20*(3), 367-381.
2. Abreu, P. R., & Abreu, J. H. S. S. (2020). Ativação comportamental na depressão. Barueri, SP: Manole.
3. Hayes, S. C., Strosahl, K. D., & Wilson, K. G. (1999). *Acceptance and commitment therapy: An experiential approach to behavior change.* Guilford.
4. Hayes, S. C., Strosahl, K. D., & Wilson, K. G. (2012). *Acceptance and commitment therapy: The process and practice of mindful change* (2nd ed.). Guilford Press.
5. Hayes, S. C., Barnes-Holmes D., & Roche B. (2001). *Relational Frame Theory. A post-skinnerian account of human language and cognition.* New York: Kluwer Academic.
6. Martins, T. C., & Miranda, L. (2022). Transtorno obsessivo-compulsivo: Compreensão e tratamento por meio da terapia de aceitação e compromisso. In: Abreu, P. R., & Abreu, J. H. S. S. (Eds.). *Psicopatologia: Tratamento comportamental contextual* (pp. 26-39). Santana de Parnaíba: Manole.
7. Skinner, B. F. (1981). Selection by consequences. *Science, 213*, 501-504. http://dx.doi.org/10.1126/science.7244649
8. Skinner B. F. (1986). The evolution of verbal behavior. *Journal of the Experimental Analysis of Behavior, 45*(1), 115-122. https://doi.org/10.1901/jeab.1986.45-115.
9. Wilson, D. S., & Hayes, S. C. (2018). Evolution and Contextual Behavioral Science. In: Wilson, D. S., & Hayes, S. C. (Eds). *Evolution and Contextual Behavioral Science* (pp. 1-14). Contextual Press.

# 3

# Aceitação

Tatiana Cohab Khafif

## DESCRIÇÃO DO PROBLEMA PARA O QUAL A TÉCNICA FOI FORMULADA

Para a tua surpresa, leitor, vou iniciar este capítulo de Aceitação falando sobre controle. Mais especificamente, vou te levar em um pequeno passeio na trilha do mito do controle. Você vem comigo?

Imagino que ao longo da tua vida você já tenha ouvido frases como "pare de se desesperar", "deixe de ficar triste", "não ligue", "isso não é nada", "não precisa chorar por isso", "tente se acalmar", e as dezenas de variações que esses conselhos podem ter. Você sabe o que há de errado com estes conselhos? Eles são inúteis. Sabe por quê? Porque por mais que gostemos de acreditar que temos controle sobre o que sentimos e pensamos, a verdade é que esse controle é infinitamente menor e menos eficiente do que queremos acreditar.

Não acredita em mim? Vamos fazer um teste. Quero agora que você levante os olhos do livro e busque o olhar de uma pessoa. Quero que você se apaixone pela primeira pessoa com quem você cruzar o olhar. Não deu, né? Sabe por quê, por que assim como o sentimento de "se apaixonar", outros sentimentos menos agradáveis, como a tristeza, o luto, a angústia, a raiva e a ansiedade, também não estão no nosso controle imediato.

E aí você me olha indignado e me diz que então estou dizendo que você deve se resignar a ter uma vida triste, ansiosa e desesperançosa e que tem que se conformar com a vida como ela é, e eu te olho de volta com um sorriso no rosto e digo "acabamos de cruzar a trilha do mito do controle! Vamos juntos descobrir o que tem do outro lado?".

A grande maioria dos livros de autoajuda que encontramos por aí descreve técnicas e estratégias "infalíveis" em cima da premissa básica de que se você desafiar ou conseguir eliminar pensamentos negativos, e no lugar disso, preencher a sua cabeça com pensamentos e imagens positivas, irá encontrar a felicidade. Quem dera fosse tão simples, estaríamos todos em êxtase! A realidade é que o sofrimento é uma parte inerente da experiência humana, e a tentativa de controlar ou evitar o sofrimento psicológico pode, paradoxalmente, aumentá-lo – além de ser completamente inútil, como vimos acima.

Todos nós, se vivermos o suficiente, vamos sofrer um bocado. Viveremos a morte de algum ente próximo e querido, alguma doença ou transtorno, algum trauma, alguma desilusão amorosa, inúmeras frustrações. Tudo isso é parte do jogo da vida; e de onde eu vejo, a única maneira de não sentir nada disso seja talvez não participar do jogo.

Na ACT usamos com frequência o conceito de esquiva experiencial, que é basicamente um jeito chique e acadêmico de dizer que tentamos não sentir ou evitar (às vezes a todo custo) sensações e experiências desagradáveis. Medo, dor, decepção, frustração, ansiedade, angústia, depressão, quem gosta de sentir tudo isso? Se der para viver a vida que quero viver sem sentir nada disso, serei a primeira a me inscrever para isso. E é aí que mora a pegadinha, bem no meio desta frase. "Se der para viver a vida que quero viver sem sentir nada disso, serei a primeira a me inscrever para isso." Talvez até dê para viver sem sentir nada disso, mas certamente não a vida que você quer viver. Você verá mais sobre isso a seguir, no capítulo sobre valores, mas a dor e o valor são geralmente duas facetas da mesma moeda, onde há dor pode apostar que haverá algo que importa.

E é então que chegamos ao cerne do problema, pelas lentes da ACT. Do ponto de vista da ACT, diferentemente da maioria das outras terapias ou livros de autoajuda que vemos por aí, o grande problema não são os pensamentos ou sentimentos negativos, ou até os problemas da vida; a verdadeira questão é o que fazemos com eles; ou até o que deixamos de fazer para não sentir ou não aumentá-los. E é aí que cabe a aceitação – aceitação daquilo que claramente não podemos mudar em função de construir uma vida significativa e na direção daquilo que importa para nós (Hayes, 2006). É isso que dentro da ACT iremos chamar de "inflexibilidade psicológica", que acontece, entre outras instâncias, quando ficamos tão empenhados em deixar de sentir algo ruim que deixamos de nos engajar com a vida que está passando na nossa frente (Levin et al., 2014).

## DESCRIÇÃO DA TÉCNICA

Então, meu querido leitor, quando falarmos sobre aceitação, aqui neste capítulo, estaremos falando sobre largar mão do controle, sobre topar sentir a presença de experiências internas desagradáveis, em nome de algo importante, e não sobre resignação ou passividade diante das circunstâncias da vida (Hayes, 2006). O trabalho com aceitação, dentro da ACT, busca aumentar a flexibilidade psicológica do indivíduo, de modo a permitir que ele possa construir uma vida rica e plena e de acordo com aquilo que é valoroso para si, mesmo na presença da dor psicológica – que é inevitável e inerente à experiência humana.

Se tudo isso te causou um pouco de desesperança e desconforto, está tudo bem. Não é fácil perceber que você irá sofrer. Isso dói. É duro mesmo olhar de cara para a dura realidade de que esses sentimentos tão difíceis aí dentro não vão a lugar nenhum, e está tudo bem que isso doa.

## INTERVENÇÃO

A prática da ACT é repleta de metáforas e de exercícios que ajudam a levar seus conceitos básicos para dentro da clínica. Assim, muitas das intervenções sobre aceitação vêm na prática de exercícios experienciais ou de metáforas de imaginação. Ao invés de trazer aqui algumas metáforas clássicas sobre aceitação, que você claramente já viu em outros livros ou cursos sobre ACT, ou que pode facilmente encontrar na internet, descreverei duas metáforas que criei ao longo da minha prática clínica e que têm se mostrado bastante efetivas com os meus clientes.

Com frequência atendo clientes no consultório que se encontram presos em *loopings* de ruminação sobre problemas, ou tentando incansavelmente deixar de sentir algo doloroso. Em alguns casos, metáforas físicas podem ajudar a ilustrar com muita clareza o quão inúteis são estas tentativas de controle deles. Chamo este exercício de "O Desafio da Água com Azeite", ele funciona assim: dou ao meu cliente uma garrafa plástica transparente vazia, uma jarra de água e um pouco de azeite. Ele me olha confuso. Peço a ele que encha metade da garrafa com água e a outra metade com azeite, deixando um espaço com ar em cima. Ele obedece, mas continua a me olhar com certa desconfiança. Em seguida, peço que agite a garrafa vigorosamente, o máximo que puder, de modo que a água e o azeite se tornem uma mistura homogênea. Ele me olha ainda mais desconfiado, e eu digo "agora eu te desafio a separar estes dois líquidos o mais rápido que você puder".

Em geral, os clientes chacoalham um pouco mais a garrafa, viram-na de ponta cabeça, olham por baixo e por cima e depois me olham resignados e admitem que não dá, que teremos que esperar, ao que eu respondo "será que isso não é a mesma coisa que está acontecendo dentro de você? É possível que você esteja tentando separar a água do azeite (p. ex., livrar-se da ansiedade) aí dentro da tua cabeça, agitando a garrafa ainda mais, de modo que os dois líquidos fiquem cada vez mais misturados?".

Assim como a água e o óleo, que naturalmente se separam com o tempo sem intervenção, pode ser mais eficaz aceitar a presença de emoções e pensamentos desagradáveis, permitindo que existam sem tentar suprimi-los ou controlá-los forçadamente. E então estamos prontos para começar a refletir sobre as estratégias que ele está utilizando para gerenciar sintomas psicológicos, e se de fato essas estratégias são eficazes ou se apenas custam o tempo, energia e bem-estar dele, sem trazer de fato alguma melhoria real para a vida.

Outro exercício que gosto muito de fazer dentro do consultório, inclusive com clientes adultos, vem de um livro infantil que leio com frequência com meus filhos. O livro se chama *Eu e Meu Medo* e é da autora Francesca Sanna (Sanna, 2018). O livro conta, de maneira leve e delicada, a história de uma menina que vive com seu pequeno medo. O pequenino medo é uma companhia constante, mas pequena e gerenciável, que a segue discretamente. A menina precisa se mudar para um novo país, enfrentando uma língua que não entende e uma cultura que lhe é estranha. À medida que ela se depara com esses desafios, seu medo começa a crescer, tornando-se cada vez mais invasivo e limitante em sua vida diária.

A menina percebe que seu medo, agora grande e opressor, a impede de fazer novos amigos e de explorar seu novo ambiente. A curta história segue a jornada da menina aprendendo a entender e conviver com seu medo. Ela descobre que, ao compartilhar seus sentimentos com os outros e deixar de obedecer a tudo o que o grande medo quer que ela faça, seu medo começa a diminuir. Então, aprende que todos têm seus próprios medos e que ela não precisa obedecê-lo nem se livrar completamente, mas pode construir uma vida que faz sentido topando a presença do (agora pequeno) medo ao seu lado.

Uso esse livro como metáfora, pois ele traz uma clara ilustração do tamanho que nossos medos (e sentimentos desagradáveis) podem chegar, tornando-se maiores do que nós mesmos, e de como quando vivemos em função deles a vida acaba ficando muito limitada. O fato de ser um livro infantil torna esse exercício rápido, descontraído, divertido e deixa claro, para um adulto, como a tentativa de não sentir a todo custo, seja lutando contra os sentimentos ou obedecendo tudo o que eles nos pedem, por fim acaba apenas por torná-los ainda maiores e nos afastar cada vez mais de viver a vida que desejamos.

Com exercícios como esses, tento mostrar, com certo humor, aos meus clientes, o que eles estão fazendo quando travam incansáveis lutas com seus sentimentos ou quando criam toda uma vida que gira em torno de não senti-lo. Às vezes não basta explicar, precisamos mostrar para o cliente, de outra perspectiva, o que está acontecendo. Eu digo para os meus clientes: "eu sei que você não é bobo, e que se você está sentindo e pensando isso, algo de verdade há nisso. Mas sei também que o que você está fazendo para não sentir não está funcionando, então será que você toparia fazer algo diferente, quem sabe deixar esse pensamento ou sentimento decantando (como a água e o azeite) enquanto olhamos para outra coisa importante?", e assim costumo conseguir abrir um pouquinho de espaço para que ele tolere a presença destes sentimentos enquanto olhamos para aquilo que realmente importa (e que ele pode mudar) em sua vida.

## EXEMPLO CLÍNICO

Vamos a um caso clínico? Noa, uma linda menina de 25 anos, chega ao meu consultório com a queixa de que está em um relacionamento de longa data, mas que está sofrendo muito e não sabe o que fazer. Logo de cara Noa diz que já tentou de tudo, que têm diagnóstico de ansiedade generalizada e toma remédio para isso. Ela diz que fez outra terapia, tentou até terminar com o namorado, mas que nada parece funcionar.

Ao explorar como é esse relacionamento, Noa me descreve um processo de grande insegurança, no qual ela constantemente precisa ser reassegurada pelo namorado de que ele a ama, mas que logo em seguida, assim que algo pequeno acontece (como ele demorar para responder uma mensagem), a insegurança volta com ainda mais força, e é apenas sanada com ele dizendo que a ama muito.

Ao explorar outras áreas da vida de Noa, notamos um padrão de busca de reasseguramento – e, portanto, esquiva de sentir a insegurança – em tantas outras áreas. No trabalho, se ela sente que o chefe a respondeu de maneira ríspida ou seca por mensagem, Noa envia outra mensagem "só para sentir o território" [sic.] e fica tranquila apenas quando sente na resposta do chefe que ele não está bravo com ela. Com as amigas, Noa constantemente as chama para conversar no WhatsApp®, somente para confirmar que ainda gostam dela e não estão bravas (apesar de não identificar motivos para estarem bravas).

Você consegue perceber um padrão? Ao olhar com cuidado para o padrão de inflexibilidade psicológica de Noa, pudemos perceber que o problema do qual ela estava se queixando não estava necessariamente no relacionamento com seu namorado, mas em suas tentativas incansáveis e infrutíferas de não se sentir insegura. Para isso, Noa buscava constantemente um reasseguramento, que por alguns minutos parecia sanar a insegurança, que na próxima oportunidade dava as caras com ainda mais força. O pequeno monstro estava crescendo, e cada vez mais limitava a vida e os relacionamentos de Noa. Ela vivia em uma gangorra, equilibrando agradar o já-não-tão-pequeno monstro e buscar reasseguramento e evitar situações que pudessem deixá-la insegura. À medida que o monstro crescia, a vida de Noa ia ficando pequenina.

Encontrei o olhar inseguro de Noa, que tanto buscava a minha aprovação, e disse "não poderei te dar esse reasseguramento, por mais que isso me doa, precisaremos aprender a conviver com esse sentimento e ainda assim fazer o que importa."

O caminho não é fácil. Trabalhar aceitação implicar se deixar inundar por sentimentos desagradáveis e difíceis. Implica, para o terapeuta, ver o cliente em pleno sofrimento e não tentar tirá-lo de lá, e isso não é fácil. O trabalho da aceitação envolve que tanto o terapeuta quanto o cliente topem sentir desesperança. Topem olhar ao redor e sentir a dor de perceber que isso que está doendo e tão difícil não vai a lugar nenhum. Isso vai na contramão do que aprendemos em nossa vida cotidiana, em que cada problema tem uma solução, e cada busca no Google traz inúmeras formas de resolver problemas práticos.

"Noa, qual é o problema de se sentir insegura? E se você não souber que todos gostam de você? Qual é o problema de se sentir sozinha?", depois de um tempo de terapia, a resposta se tornou "nenhum". Não porque esses sentimentos passaram a ser fáceis ou agradáveis para Noa, mas porque juntas chegamos do outro lado da trilha do mito do controle, e vimos que por mais desagradável e terrível que possa ser sentir esses sentimentos, não há outra escolha se não apenas senti-los e deixá-los decantar, enquanto fazemos algo cheio de sentido e que nos leva ao caminho que desejamos trilhar.

Aceitar, na ACT, é como pegar o medo e colocar no bolso. Não para escondê-lo ou mantê-lo quietinho, mas para levá-lo conosco enquanto seguimos adiante e fazemos o que é relevante. Enquanto vamos, com o medo no bolso, por que não tirar a coragem do outro bolso e segurá-la mais próxima do coração, onde podemos ver e senti-la, ao mesmo tempo que sentimos o tilintar do medo dentro do bolso?

## PROBLEMAS DA APLICAÇÃO E SOLUÇÕES

Na jornada da vida, cada um de nós enfrenta tempestades emocionais que desafiam a nossa paz interior e felicidade. A ACT surge, então, como um farol, guiando-nos através das águas turbulentas das lutas internas, ancorando-nos na aceitação de nossos pensamentos e sentimentos, sem permitir que eles definam quem somos. No entanto, ter clareza da jornada não necessariamente a torna fácil. Um dos desafios mais significativos na aplicação das técnicas de aceitação, dentro da ACT, é a resistência natural que muitos de nós temos à aceitação. Fomos condicionados a lutar contra nossas emoções negativas, a vê-las como inimigas a serem derrotadas, em vez de experiências a serem acolhidas. Essa batalha interna pode tornar a prática da aceitação não apenas contraintuitiva, mas também extremamente difícil.

A solução, como Russ Harris habilmente destaca em *The Happiness Trap* (Harris, 2008), não é buscar a felicidade por meio da eliminação de emoções indesejadas, mas sim cultivar uma relação diferente com nossos pensamentos e sentimentos. Isso envolve a prática de técnicas de *mindfulness*, que nos ensinam a observar nossas experiências internas com curiosidade e sem julgamento. Por meio da defusão cognitiva, descrita no Capítulo 4, aprendemos a nos distanciar de nossos pensamentos, reconhecendo-os como meras palavras em nossa mente, sem o poder de nos controlar. Ao adotar essas práticas, abrimos caminho para uma vida mais rica e significativa, ancorada não na ausência de dificuldades, mas na aceitação plena da vasta gama de experiências humanas, navegando com coragem e compaixão pelas ondas da existência.

## REFERÊNCIAS


1. Levin, M. E., Maclane, C., Daflos, S., Seeley, J., Hayes, S., Biglan, A., & Pistorello, J. (2014). Examining psychological inflexibility as a transdiagnostic process across psychological disorders. *Journal of Contextual Behavioral Science, 3*(3), 155-163.
2. Harris, R. (2008). *The Happiness Trap: How to Stop Struggling and Start Living: A Guide to ACT.* Trumpeter.
3. Hayes, S. C., Luoma, J. B., Bond, F. W., Masuda, A., & Lillis, J. (2006). Acceptance and commitment therapy: Model, processes, and outcomes. *Behaviour research and therapy, 44*(1), 1-25.
4. Sanna, F. (2018). *Eu e meu medo.* Cotia, SP: VR Editora.

# 4

# Desfusão cognitiva

Thais Cristine Martins

## DESCRIÇÃO DO PROBLEMA PARA O QUAL A TÉCNICA FOI FORMULADA

Um dos desafios fundamentais dos seres humanos envolve aprender quando é útil seguir o que seus pensamentos dizem e quando é útil simplesmente manter-se consciente do pensamento como uma ação contínua enquanto presta atenção ao aqui e agora (Hayes et al., 2012). Quando interagimos com nossos pensamentos como se fossem representações literais do mundo interno e externo, e não como uma ação contínua, podemos nos tornar insensíveis a outras fontes mais úteis de estimulação comportamental. A ciência do comportamento já demonstrara que o controle verbal excessivo altera a sensibilidade às contingências diretas (Galizio, 1979; Hayes, Brownstein, Zettle, Rosenfarb & Korn, 1986; Matthews, Shimoff, Catania, & Sagvolden, 1977; Shimoff, Catania, & Matthews, 1981 como citado em Assaz et al., 2018). O efeito final desse processo é que permanecemos pouco sensíveis às experiências diretas (às contingências comportamentais) e muito responsivos ao mundo verbal e/ou privado, o mundo das nossas mentes[1], de modo que, eventualmente, já não conseguimos mais discriminar entre os dois. Fusão cognitiva ocorre quando há essa espécie de mistura entre a experiência direta e os processos verbais, influenciando diversos comportamentos, de maneira que as relações verbais se tornam a principal fonte de regulação do comportamento

1 A palavra mente aqui é utilizada como uma metáfora para se referir ao fluxo contínuo do comportamento verbal encoberto.

global (para uma discussão aprofundada sobre os processos verbais envolvidos nesse padrão de comportamento, recomenda-se a leitura de Assaz et al., 2018).

Fusão cognitiva é, então, um modo de nos relacionarmos com as palavras, ideias, pensamentos como se fossem os próprios eventos aos quais se referem: a partir da nossa capacidade de estabelecer relações entre eventos, relacionamos arbitrariamente as palavras a objetos e eventos e, quando há fusão cognitiva, nos relacionamos com as palavras como se fossem os próprios objetos/eventos aos quais estão relacionadas (Hayes et al., 2012). De um ponto de vista evolutivo, esse processo foi importante para a sobrevivência da espécie e é, ainda, bastante útil em muitos domínios da vida (p. ex., quando estamos diante de situações completamente novas, complexas ou que requerem considerarmos as consequências de longo prazo), por isso se tornou parte do nosso modo padrão de sobrevivência. Trata-se de um processo tão habitual e automático da espécie humana que ocorre involuntariamente, tornando difícil a identificação das reais variáveis às quais estamos respondendo. Na prática, o processo parece invisível, mas é possível aprender a identificá-lo a partir de treinamento específico (Hayes et al., 2012; Luoma et al., 2022).

A fusão cognitiva, assim como os demais processos de inflexibilidade psicológica, não é prejudicial em si. Ela só é considerada prejudicial quando impede que o indivíduo aja na direção de uma vida valorosa, contribuindo para a inflexibilidade psicológica. Ocorre que, frequentemente, quando a fusão está presente, facilmente emitimos comportamentos com função de esquiva experiencial ao nos engajarmos em tentativas de modificar e/ou eliminar experiências privadas indesejadas. Assim, formulamos sentenças/regras[2] sobre o mundo, os pensamentos, os sentimentos e sobre as pessoas e nos comportamos de maneira coerente com essas formulações. Somos capazes de permanecer seguindo essas formulações em função da coerência verbal (Bordieri et al., 2015; Hayes et al., 2012), mesmo quando nossos comportamentos não produzem as consequências desejadas e/ou descritas na sentença. Nesses casos, eventualmente, nossos comportamentos ficam ainda mais rígidos e coerentes com as formulações verbais e perdemos a sensibilidade aos antecedentes e consequências diretas do nosso comportamento (Hayes et al., 2012). É apenas nesse contexto que a fusão cognitiva deve ser alvo de intervenção.

2 Tais regras, em geral, são estruturadas conforme os sistemas culturais nos quais o indivíduo está inserido (sistema familiar, socioeconômico, político, religioso, ético, moral etc.).

## DESCRIÇÃO DA TÉCNICA

Idealmente, podemos aprender a identificar quando a fusão cognitiva contribui para uma rigidez comportamental que nos impede de agir na direção do que realmente importa, e, então, escolher voluntariamente como responder de acordo com sua utilidade em dado contexto. Essa habilidade de observar e perceber o comportamento verbal encoberto (pensamento/cognições) como fluxo contínuo de comportamentos é chamada de desfusão cognitiva, um neologismo da ACT para se referir ao processo contrário à fusão cognitiva (Hayes et al., 2012).

Na literatura da ACT, a desfusão cognitiva ora é apresentada como uma técnica, ora como um processo e ora como o resultado da aplicação de uma técnica (Assaz et al., 2018; Assaz et al., 2023). No presente texto, a desfusão cognitiva será abordada como um processo/repertório comportamental a ser desenvolvido ao longo da vida (e do processo terapêutico). Então, o que precisamos aprender é como desenvolver esse processo continuamente em nossa própria experiência como terapeutas e na experiência do nosso cliente.

É importante ressaltar que a desfusão cognitiva não tem efeito sobre o conteúdo e significado das palavras e pensamentos. Ela apenas reduz a influência dos conteúdos privados sobre outros comportamentos, de modo que outros eventos presentes no momento possam atuar na regulação comportamental (Hayes et al., 2012).

As intervenções para desenvolver desfusão cognitiva se iniciam com a postura do terapeuta, que precisa manter um "diálogo desfusionado" (Hayes et al. 2012), usando a linguagem de maneiras não literais e conduzindo a observação do cliente para as diferenças entre os fatos e as histórias que a mente conta (fatos vs. interpretações/avaliações). Em essência, esse diálogo diminui a literalidade dos pensamentos e separa o conteúdo verbal encoberto (a experiência) do observador (o experimentador) (Hayes et al., 2012; Luoma et al., 2022). Isso quer dizer que a desfusão cognitiva pode ocorrer como um processo contínuo, e o terapeuta deve investir em intervenções para promovê-la sempre que perceber que o cliente está enredado demais com os conteúdos privados e precisa tomar distância observacional deles para poder escolher comportamentos alinhados aos seus valores (p. ex., quando o cliente permanece ocupado demais tentando controlar e modificar seus pensamentos a qualquer custo; quando usa razões verbais para justificar e manter seus comportamentos como estão; quando insiste em estar certo e ter razão a despeito da situação; quando está engajado em defender suas ideias como verdadeiras, ainda que não sejam úteis).

Além disso, o terapeuta pode realizar intervenções que ocorrem no fluxo da conversação (p. ex., pode parafrasear a fala de um cliente dizendo algo como "Veja se eu compreendi: aconteceu X e é como se sua mente estivesse te dizendo que..."

e seguir nessa observação, solicitando que o cliente conte o que mais a mente dele disse sobre a situação). Ele também pode utilizar metáforas e exercícios (p. ex., pode pedir a seu cliente que imagine que está diante de uma tela de cinema e que cada pensamento é uma cena passando nessa tela, e pode, adicionalmente, pedir que o cliente descreva a cena, as emoções evocadas e o que pensou sobre essa cena, bem como que descreva a sensação de observar tudo isso [nesse caso, o terapeuta estaria treinando diferentes níveis de observação dos eventos privados, "afastando" ainda mais o observador das experiências observadas]); pode se referir aos pensamentos como se fossem as lentes de óculos e explorar o que é possível ver a partir de cada lente; pode também olhar para os pensamentos como declarações estampadas em um *outdoor*. Outras estratégias podem envolver cantar os pensamentos em voz alta, atribuir vozes de personagens aos pensamentos, falar os pensamentos bem lentamente ou repetir palavras e frases continuamente até que se tornem apenas um barulho indiferenciado. Habilidades de *mindfulness* também podem ser desenvolvidas para que o cliente aprenda a interagir com os pensamentos apenas observando-os sem julgamentos enquanto ocorrem. Em suma, o terapeuta pode abusar de sua criatividade para promover novos contextos de interações do cliente com os conteúdos privados, diminuindo a probabilidade de que as funções literais dos pensamentos influenciem outros comportamentos e aumentando a probabilidade de que o cliente faça escolhas mais conscientes, flexíveis e direcionadas pela experiência direta, abrindo-se à influência de outras fontes de estimulação (Hayes et al., 2012; Luoma et al., 2022; Assaz et al., 2018).

## INTERVENÇÃO

A literatura da ACT apresenta centenas de intervenções que visam promover a desfusão cognitiva e, conforme já apresentado, pode-se usar a criatividade e fazer qualquer coisa que coloque o pensamento em um novo contexto, alterando sua literalidade (Harris, 2019). Isso posto, a seguir serão apresentadas as ideias de Harris (2019) acerca dos elementos dessas intervenções.

Harris (2019) propõe que as intervenções para promover desfusão cognitiva contêm três elementos fundamentais: "notar, nomear e neutralizar" os eventos privados que têm funcionado como barreira para uma vida significativa. O autor deixa claro que a palavra "neutralizar" aqui é usada para se referir à mudança da função do evento privado promovida pela intervenção realizada. Assim, a intervenção começa com o desenvolvimento da habilidade de notar o evento privado no momento em que ele ocorre. Para evocar essa resposta, o terapeuta pode fazer solicitações como, por exemplo, "Note seus pensamentos agora" ou "O que sua mente está te dizendo agora?" ou "Note a história que sua mente está te contando agora" ou "Note o que sua mente está fazendo nesse momento". Uma vez que o cliente consegue notar a ocorrência do evento privado, o terapeuta pede que o cliente dê um nome ao que ele observou. Esse nome pode ser uma classificação simples (p. ex., "pensamento"; "autojulgamento"; "planejamento"; "lembrança"; "autocrítica"), pode ser uma expressão mais descontraída (p. ex., "pensamento 8 ou 80"; "crítico interno"; "madame perfeitinha"; "senhor sabe-tudo"), pode ser autorreferencial (p. ex., "Eu estou tendo um pensamento que...") ou pode-se usar palavras ou expressões que indicam conhecimento da recorrência de um padrão de pensamento (p. ex., "Lá vem minha mente com essa história de novo", "Aha! Aqui está esse pensamento de novo!", "Aha! Esse eu conheço bem!"). Uma vez tendo notado e nomeado o evento privado, vamos trabalhar para alterar o contexto e, portanto, a função comportamental desse evento. Abaixo, segue uma breve descrição de algumas estratégias que costumam funcionar para promover essa mudança de função:

- Notando os pensamentos em termos de sua utilidade: essa é uma estratégia relativamente simples que altera o contexto relacional de verdadeiro vs. falso para um contexto de funcionalidade. Para isso, o terapeuta pode fazer perguntas sobre a utilidade daquele pensamento em relação à vida que o cliente mais deseja viver, por exemplo: "Se você seguir esse pensamento (deixar que ele dite suas escolhas/comprar essa história/levar esse pensamento muito a sério/acreditar cegamente nele etc.) isso te ajuda a ser a pessoa que você quer ser para si mesmo, para as pessoas e para o mundo?" ou "Seguir esse pensamento/deixar que esse pensamento decida como você deve agir tem funcionado para você viver a vida que mais almeja?".
- Notando os pensamentos como objetos: nessa estratégia, solicita-se que o cliente atribua características físicas ao pensamento, proporcionando um contexto inusitado de interação com esse evento privado, por exemplo, "Se esse pensamento fosse um objeto, de que material ele seria feito? E qual tamanho ele teria? Qual seria a forma desse objeto?" ou "Se esse pensamento fosse uma música, que tipo de música seria? Como seria sua velocidade, seu volume? De qual direção viria essa música? E para qual direção ela seguiria?". Também pode-se pedir que o cliente descreva propriedades simbólicas que esse pensamento parece conter (p. ex., "enxurrada de pensamento", "pensamento pesado", "pensamento chiclete", "pensamento grudento", "pensamento anzol" etc.). Nessa linha, também é possível interagir com esses "objetos" colocando-os em algum lugar da sala (em outra cadeira ou sobre uma mesa, p. ex.). Um excelente exemplo dessa brincadeira pode ser encontrado no livro *Chapeuzinho Amarelo*, de Chico Buarque (2020), no qual o autor brinca com a literalidade das palavras em diversas passagens, transformando-as em

diferentes objetos e outras palavras a partir da recombinação de sílabas e da repetição da palavra.

- Brincando com as propriedades dos pensamentos: novamente, visando proporcionar um contexto inusitado de interação com os pensamentos, o terapeuta pode convidar o cliente a brincar com propriedades captadas por diferentes planos sensoriais, como propriedades visuais, auditivas, olfativas, táteis etc., por exemplo, pedindo ao cliente que faça um desenho que represente esse pensamento de maneira que possa brincar com as formas, cores, texturas, brilho (isso também pode ser feito como um exercício de imaginação), ou pedindo a ele que escreva o pensamento em um papel e experimente colocá-lo bem próximo aos olhos e descrever o que vê, e depois afastá-lo dos olhos e descrever o que vê e, então, colocar o papel em diferentes locais da sala e descrever o que vê; ou pedindo que repita o pensamento várias vezes em voz alta, em voz baixa, sussurrando, gritando, muito rápido, muito lentamente, com a voz de um personagem ou no ritmo de uma música; ou pedindo que note se o pensamento parece com algum movimento, se tem uma direção, velocidade, localização, formato, cheiro, textura etc.
- Transpondo pensamentos: com essas estratégias, desenvolvemos uma visualização do fluxo contínuo de pensamentos e direcionamos a atenção para as características desse fluxo (p. ex., imaginando que os pensamentos são como folhas e galhos sobre as águas de um rio, ou como nuvens no céu, ou como carros em uma rodovia, ou como malas em uma esteira no aeroporto, ou como cenas em uma tela de cinema, entre outros). E novamente, pode-se notar a velocidade desse fluxo, a nitidez e, sobretudo, notar quem está notando esse fluxo (nesse caso, evocando respostas de *self*-como-contexto).
- Acolhendo pensamentos: nessa estratégia, explicamos ao cliente que nossas mentes, muitas vezes, funcionam como uma cuidadora ou cuidador cuja intenção é nos proteger, porém acaba nos privando de experiências importantes; portanto, não pode ser considerada uma boa conselheira. Assim, podemos identificar os pensamentos que nos privam dessas experiências e agradecer nossas mentes por esse cuidado/conselho, e seguir nosso caminho quando não precisamos dessa proteção. Após essa explicação, podemos fazer uma experiência de "levar a mente para passear", na qual o cliente caminha pela sala enquanto o terapeuta faz o papel da mente, dizendo, em voz alta, alguns pensamentos difíceis do cliente e outros pensamentos aleatórios. O trabalho do cliente, aqui, é seguir caminhando, notar os efeitos do pensamento no corpo e agradecer à mente, dizendo (aberta ou encobertamente) "Obrigada por isso". O tom que o cliente vai usar aqui pode ser importante. Alguns preferem um tom sarcástico, outros um tom suave e carinhoso.

Em geral, podemos combinar essas estratégias livremente, conforme o contexto/momento da intervenção. Independentemente do tipo de combinação de estratégias que o terapeuta fizer, é imprescindível que cheque, momento a momento, o que acontece com a experiência do cliente em relação à interação proposta. Indicativos de que a intervenção está cumprindo seu objetivo ocorrem quando o cliente tem experiências de distanciar-se e diferenciar-se do pensamento, notando o pensamento como apenas mais um evento dentre tantos outros que estão presentes a cada momento e, sobretudo, agindo na direção do que importa, ainda que os pensamentos difíceis estejam presentes.

## EXEMPLO CLÍNICO

A descrição que segue é um exemplo de aplicação de uma entre várias intervenções possíveis, visando promover desfusão cognitiva. No caso abordado, essa intervenção foi combinada com várias outras que ocorreram em diferentes sessões. Vale lembrar que a separação entre processos de flexibilidade/inflexibilidade psicológica é apenas didática; portanto, você possivelmente identificará que uma intervenção pode mobilizar diferentes processos.

A cliente é uma mulher de 25 anos, solteira, branca, homossexual, cisgênero, que possui nível superior de escolaridade. Buscou terapia referindo fortes sintomas de ansiedade (sudorese excessiva, tremedeira, náuseas, pensamentos acelerados e catastróficos sobre o futuro). Ela e a terapeuta identificaram um padrão de pensamento que, embora apareça com diferentes roupagens, esteve presente em sua vida desde muito jovem e tem contribuído fortemente para seu sofrimento psicológico: "Eu sou muito ingênua e, por isso, as pessoas querem se aproveitar de mim". Esse padrão evoca diversas estratégias de esquiva social e experiencial que a impedem de viver relacionamentos realmente íntimos, nos quais possa existir confiança mútua e parceria, características que a cliente valoriza muito.

Após a identificação desse padrão, a terapeuta passou a solicitar que a cliente descrevesse algumas situações nas quais esse pensamento apareceu e selecionou a situação mais recente para trabalhar: a própria relação terapêutica. Ocorreu que a cliente assumiu que ainda não conseguia confiar que a terapeuta pudesse ajudá-la. Ao que a terapeuta respondeu: "OK, parece que estamos diante de algo que é muito familiar em sua história: você está aqui, comigo, uma pessoa disposta a te ajudar, mas aí vem a sua mente e te diz: 'cuidado, você é muito ingênua e as pessoas só querem te enganar', então você se afasta. Você consegue notar a presença de algo parecido com isso agora?". A cliente riu e disse que sim, que parecia algo que ela já viveu algumas vezes; então, a terapeuta continuou: "Você aceitaria tentar uma experiência comigo, agora, para ver o que acontece em relação a essa velha situação conhecida?" e a cliente aceitou; então, a terapeuta pegou alguns papéis cortados em pequenos retângulos de 5 cm × 10 cm e escreveu esse primeiro pensamento em um deles: "Eu sou ingênua e as pessoas querem se aproveitar de mim". Entregou esse papel para a cliente e pediu a ela que colocasse em seu colo, lesse e dissesse como se sente ao ler, ao que a cliente respondeu que sentia "medo das pessoas". A terapeuta escreveu essa expressão no próximo papel, entregou à cliente e pediu que dissesse o que lhe vinha à mente ao ler o papel, ao que a cliente respondeu: "que eu sou louca", e assim a intervenção se seguiu, com a terapeuta alternando as solicitações de relatos de pensamentos e de sentimentos, anotando-os em cada papel e entregando os papéis para que a cliente os colocasse no colo.

Em determinado momento, a cliente se emocionou e a terapeuta pediu descrição da emoção. A cliente referiu "vergonha"; então, a terapeuta anotou essa descrição e entregou esse último papel à cliente. Pediu que desse uma boa olhada em todos eles e solicitou: "me conte como está sendo olhar para esses papéis". A cliente respondeu: "É estranho (longa pausa) parece que sou eu, mas, ao mesmo tempo, não sou eu. Como se esses pensamentos fossem uma coisa externa muito pessimista que me deixa ansiosa". A terapeuta, então, achou que seria um bom momento para explicar sobre a função de sobrevivência da mente: "Interessante essa maneira de descrever sua experiência, como se os pensamentos fossem externos. Estou aqui me perguntando o que será que sua mente está tentando fazer por você. Veja, nossas mentes são 'velcro pra coisa ruim e teflon pra coisa boa', porque esse modo de funcionar ajudou nossos antepassados a sobreviverem, fugindo de predadores e se protegendo de outros perigos. Então, até hoje nossas mentes tentam nos proteger. Será que sua mente está tentando te proteger de algo?". Ao que a cliente respondeu: "Acho que sim... sei lá, talvez de ser feita de boba, ou de ser passada para trás, enganada". Então a terapeuta descreveu: "Pode ser isso sim, e veja, enquanto sua mente te dizia essas coisas, o que estávamos fazendo aqui?". Ao que a cliente disse: "Ah, essa coisa de falar e de você escrever nos papéis e me dar". Então a terapeuta colocou: "Sim, parece que, enquanto sua mente te dizia para não confiar em ninguém, você confiou em mim para fazer essa experiência, certo?". A cliente riu e concordou, então a terapeuta a convidou para uma nova experiência: "Bem, parece que sua mente estava te oferecendo essa proteção, mas você não achou que precisava disso agora, já que topou fazer a experiência. Você toparia mais uma coisa agora?". Diante da concordância da cliente, a terapeuta solicitou os papéis e conduziu esse novo exercício: "Vou pedir para você caminhar descalça pela sala e prestar atenção nas sensações das solas dos pés enquanto caminha. Essa é sua única tarefa visível nesse exercício. Enquanto você caminha, vou te falar pausadamente alguns dos pensamentos registados nesses papéis e peço que experimente receber mentalmente cada pensamento com um "Oi!", como quem vê um conhecido, seguido de um "Obrigado", como quem recebe uma gentileza, e um "Tchau", como quem se despede em uma interação atenciosa. Ao fazer o exercício, tente notar se tem algum pensamento que te leva para longe, e, quando isso acontecer, assim que perceber, basta dizer mentalmente "Oi! Obrigada! Tchau" e voltar novamente a atenção para as solas dos pés, OK?".

Então, seguiu-se a experiência durante cerca de cinco minutos. Ao terminar, a terapeuta convidou a cliente para se sentar e contar o que percebeu nessa experiência. A cliente disse que a sensação de que os pensamentos são externos ficou mais "real" e sentiu que dizer o "oi, obrigada e tchau" parece ter ajudado a permanecer concentrada em sua caminhada, sendo que notou ter sido "carregada" por alguns pensamentos, mas assim que percebia, já dizia mentalmente essas palavras e voltava a prestar atenção nas sensações dos pés. A terapeuta, então, convidou a cliente a fazer esse exercício em casa durante a semana por cinco minutos todos os dias e fazer um breve registro sobre o que observou. Nas sessões seguintes, as anotações foram lidas e discutidas, integrando-as às experiências diárias da cliente.

## PROBLEMAS DA APLICAÇÃO E SOLUÇÕES

Um dos principais desafios da aplicação dessas intervenções consiste no fato de que o terapeuta está sujeito aos mesmos processos e pode agir a partir de fusões com razões, justificativas ou mesmo se apegar a defender certas verdades durante a sessão. Assim, o terapeuta precisa praticar a observação de seus pensamentos também durante a sessão, e reconhecer se suas ações estão guiadas por valores ou por fusões e esquivas (Hayes et al., 2012; Luoma et al. 2022; Harris, 2019). Na esteira dessa dificuldade, estaria a decisão do terapeuta de aplicar uma das intervenções expostas aqui sem antes testá-la na própria experiência. Isso quer dizer que é recomendável que o terapeuta se exponha a qualquer uma dessas intervenções antes de propô-la em sessão; assim, ao explorar a experiência do cliente, já saberá quais foram suas dificuldades e desafios e isso ajuda a trazer o cliente para perto e a humanizar o terapeuta.

Lidando com a realidade de que a relação terapêutica é uma relação entre dois seres humanos e a vida acontece momento a momento, cada intervenção exige abertura e curiosidade, pois não temos como garantir quais serão seus resultados. Algumas intervenções podem não ter qualquer efeito sobre a fusão, outras podem gerar um pouco de desfusão, outras podem gerar grandes insights e outras podem mesmo aumentar alguma fusão e deixar a pessoa ainda mais presa; então, ao conduzir essas intervenções, o terapeuta deve se colocar no lugar de quem está fazendo uma experiência e convidar o cliente a fazer essa experiência e descobrirem, juntos, o que acontece (Hayes et al., 2012; Harris, 2019).

Também é importante considerar que algumas dessas intervenções podem ser poderosas em dado contexto, mas podem ser muito invalidantes no contexto errado (Hayes et al., 2012; Harris, 2019); por exemplo, não faz sentido pedir a uma pessoa que acabou de perder alguém querido que cante ou que dê vozes engraçadas para seus pensamentos acerca do ocorrido. Nesse sentido, essas intervenções requerem sensibilidade e empatia com o sofrimento que resulta da interação do cliente com seu mundo privado.

Por fim, vale lembrar que, às vezes, as intervenções têm como efeito a diminuição de um pensamento e/ou de uma sensação/emoção desagradável e o cliente pode começar a usar o exercício como uma estratégia de controle de eventos privados. Caso isso aconteça, o terapeuta pode explorar essa expectativa de maneira curiosa e deixar claro que, embora isso possa ter acontecido dessa vez, o objetivo aqui é de seguir agindo de acordo com o que realmente importa, sem que esses eventos se tornem barreira para isso; portanto, esperar esse tipo de resultado dos exercícios pode ser bastante frustrante e pode colocar o cliente em um caminho que o leva de volta a uma luta sem vencedor (Harris, 2019). Ou seja, caso isso aconteça, é importante que o terapeuta retome estratégias de desesperança criativa.

## REFERÊNCIAS

1. Assaz, D. A., Roche, B., Kanter, J. W., & Oshiro, C. K. (2018). Cognitive defusion in acceptance and commitment therapy: What are the basic processes of change?. *The Psychological Record*, *68*, 405-418.
2. Assaz, D. A., Tyndall, I., Oshiro, C. K., & Roche, B. (2023). A process-based analysis of cognitive defusion in acceptance and commitment therapy. *Behavior Therapy*, *54*(6), 1020-1035.
3. Buarque, C. (2020). *Chapeuzinho Amarelo*. (41ª ed., Ziraldo Ilustr.). Yellowfante.
4. Bordieri, M. J., Kellum, K. K., Wilson, K. G., & Whiteman, K. C. (2015). Basic properties of coherence: Testing a core assumption of relational frame theory. *The Psychological Record*, *66*, 83-98.
5. Harris, R. (2019). *ACT Made Simple: na easy-to-read primer on acceptance and commitment therapy* (2nd ed.). New Harbinger, Inc.
6. Hayes, S. C., Strosahl, K. D., & Wilson, K. G. (2012). *Acceptance and commitment therapy: The process and practice of mindful change* (2nd ed.). Guilford Press.
7. Luoma, J. B., Hayes, S. C., & Walser, R. D. (2022). *Aprendendo ACT: manual de habilidades de terapia de aceitação e compromisso para terapeutas*. (2ª ed., A. B. C. Machado, M. S. Dillenburg, & N. Boff trads.). Novo Hamburgo, RS: Sinopsys Editora.

# 5
# Momento presente (*mindfulness*)

Tatiana Cohab Khafif

## DESCRIÇÃO DO PROBLEMA PARA O QUAL A TÉCNICA FOI FORMULADA

Por razões puramente didáticas, começaremos este capítulo dividindo você, querido leitor, em dois. Quero que note que aí dentro de si há um alguenzinho que está notando e observando, provavelmente apenas lendo estas palavras, e um outro alguém que está pensando – possivelmente algo na linha de "onde ela está querendo chegar?" (Harris, 2008). Muito bem. É claro que essa divisão é puramente metafórica, e que estes *eus* estão completamente misturados, mas para este capítulo gostaria que você ficasse com essa imagem na cabeça. Há dois *eus* aí dentro, o *eu* que nota, que observa; e o *eu* que pensa, que julga, que tira conclusões. Vamos testar?

## DESCRIÇÃO DA TÉCNICA

Quero que feche os olhos por cerca de trinta segundos e note a tua respiração. Note o subir e descer das tuas costelas, o ar gelado entrando pelas tuas narinas, a sensação do ar passando por dentro de ti, e a saída do ar, agora um pouco mais quente, pelas tuas narinas. Ao fazer isso, quero que perceba que tem uma parte de si (o *Eu Observador*) que é capaz de puramente notar isso acontecendo, enquanto outra parte de (o *Eu Pensador*) tira conclusões sobre isso que está observando (Harris, 2008). Você pode fazer esse exercício novamente, e notar estes dois processos acontecendo? Vamos lá, abaixe o livro e faça isso.

Muito bem. Você deve ter notado que, de fato, essas duas coisas acontecem aí dentro, quase que ao mesmo tempo. Esse exercício é uma pequena amostra do que fazemos constantemente no nosso dia a dia, e muitas vezes o *Eu Pensador* toma conta e sequestra as nossas experiências, de modo que acabemos perdendo muito do contato com o momento presente.

Já te aconteceu de estar dirigindo para um lugar e quando se dá conta você já chegou e nem sequer sabe qual caminho fez ou como chegou lá? Pois é, provavelmente a tua mente estava tão sequestrada pelo *Eu Pensador* que o *Eu Observador* nem sequer teve a chance de processar o caminho. O que eu quero, ao fim deste capítulo, é que você consiga transitar com mais consciência entre estes dois *eus*, e consiga perceber quando o *Eu Pensador* está tomando conta.

Antes que eu entre em mais explicações teóricas e tente te convencer quanto à importância de desenvolvermos uma atenção flexível com o momento presente, te fale sobre *mindfulness* e conte histórias de sucesso, vamos para mais um exercício? A seguir você verá a letra de uma música, uma música muito conhecida e que provavelmente sabe de cor. Quero que você leia a letra da música e preste atenção a algumas coisas:

- Na letra da música – nas palavras que estão escritas
- Na melodia da música
- Nos teus pés – isso mesmo, nos pés!

> "Era uma casa muito engraçada
> Não tinha teto, não tinha nada
> Ninguém podia entrar nela, não
> Porque na casa não tinha chão
> Ninguém podia dormir na rede
> Porque na casa não tinha parede
> Ninguém podia fazer pipi
> Porque penico não tinha ali
> Mas era feita com muito esmero
> Na rua dos bobos, número zero
> Mas era feita com muito esmero
> Na rua dos bobos, número zero"
> (A Casa – Toquinho e Vinicius de Moraes)

O que você notou? Foi possível perceber a tua atenção flutuando entre a letra, a melodia da música, talvez uma memória afetiva ligada a esta canção, a lembrança de que você deveria notar os teus pés, e de fato na percepção dos teus pés (como eles estão posicionados, se estão quentes ou gelados, se o sapato está confortável etc.)? Vamos lá, faça de novo o exercício e note tudo isso.

É normal que, no dia a dia, você não consiga se manter atento ao momento presente o tempo todo. Talvez isso não seja nem desejado, uma vez que é importante que consiga pensar sobre o futuro para fazer planos, refletir sobre o passado, para se lembrar de algo. No entanto, quando o objetivo é aproveitar o momento ou estar presente, o que funciona melhor é conseguir prestar atenção no aqui e agora. A nossa atenção flutua, e isso é normal. O que eu quero aqui é que você desenvolva a habilidade de notar quando a tua mente "passeia" e notar quando ela volta para o que está acontecendo no aqui e agora.

## INTERVENÇÃO

Imagino que a esta altura do livro você já tenha entendido que o grande objetivo da ACT é fazer espaço para sentimentos e pensamentos, agradáveis e desagradáveis, e ao mesmo tempo criar uma vida que valha a pena ser vivida, na direção daquilo que é mais valoroso para você. Pois bem, o objetivo de ensinar contato flexível com o momento presente talvez seja ensinar aos nossos clientes e a nós mesmos como de fato desfrutar desta vida tão valorosa que está sendo construída. Talvez isso possa ser resumido com o título de um dos primeiros livros de ACT – *Saia de sua mente e entre na sua vida* (Hayes, 2005).

Quando falamos de contato com o momento presente é possível que a primeira coisa que lhe venha à mente seja a palavra *mindfulness*, e em seguida a imagem de um monge budista ou de um praticante de yoga sentado, em posição de lotus (perninhas cruzadas), meditando. É verdade, essa é uma maneira de estar em contato com o momento presente. Mas não é a única, e certamente não é a maneira que vou lhe ensinar neste capítulo. O contato com o momento presente que queremos desenvolver, dentro da ACT, é a capacidade de estar fazendo uma trilha na montanha e ser capaz de *ver* as flores, as árvores, a terra no chão; *sentir* o cheiro do orvalho, da grama; *sentir* o seu coração acelerado, o fôlego mais curto; *ouvir* o cantar dos pássaros, o barulho dos teus passos no chão, a sua respiração; e *notar* também pensamentos e sentimentos que aparecem dentro da tua cabeça. O grande problema, na perspectiva da ACT, é quando ficamos tão presos, tão grudados em pensamentos e sentimentos, que *deixamos* de entrar em contato com todo o resto, com o ver, o sentir, o ouvir – e aí sim perdemos o contato com o momento presente.

Podemos fazer mais um exercício? Abra a sua mão e coloque-a no seu rosto. O que você vê? Imagino que apenas a sua mão, certo? Agora afaste-a menos de um centímetro do rosto. Imagino que ainda veja, em grande parte, apenas a sua mão. Afaste-a mais um pouco do rosto, e vá afastando-a, até que ela esteja a um braço de distância. O que você vê agora? Imagino que veja a mão e todo o resto das coisas que estão aí em volta de você. A sua mão representa os teus pensamentos e sentimentos, enquanto o resto das coisas representa o momento presente, o que está acontecendo no aqui e agora. Nota como quando colo nestes pensamentos deixo de notar todo o resto?

Praticar o contato flexível com o momento presente significa poder alterar a atenção entre a mão e o que mais está aí, de modo que você possa desfrutar das coisas que estão acontecendo no aqui e agora e da vida que você criou. Cada um de nós tem uma mente que pode criar dor a qualquer momento. Graças à linguagem humana, onde quer que a gente vá, o que quer que a gente faça, a gente pode sentir dor imediatamente. A qualquer momento, podemos reviver uma lembrança dolorosa ou nos perder em previsões assustadoras sobre o futuro. Ou podemos ficar presos em comparações desfavoráveis do tipo "o emprego dela é melhor que o meu" ou julgamentos negativos sobre nós mesmos, como "estou gordo demais" ou "não sou inteligente o suficiente", e assim por diante.

Graças à linguagem humana, até nos dias mais felizes de nossas vidas, podemos sentir dor.

Vamos imaginar uma noiva, Michelle, em seu dia de casamento. Todos os amigos e familiares dela estão reunidos para celebrar a alegre união. É um dia lindo e ensolarado, seu vestido ficou perfeito e ela irá se casar com o amor da vida dela. Preparou uma festa linda, com os seus docinhos favoritos e uma banda muito legal. Todos os convidados compareceram. Ela está extremamente feliz.

Mas então ela pensa: "eu gostaria que meu pai estivesse aqui" e lembra como ele cometeu suicídio quando ela tinha apenas 16 anos. Agora, em um dos dias mais felizes de sua vida, ela está sofrendo. Michelle se senta em sua cadeira, na sala em que estava se preparando, e começa a chorar, lembrando-se do pai que não poderá acompanhá-la ao altar.

Pode parecer uma situação "extrema", mas de certa forma, todos nós estamos na mesma situação que a Michelle. Pensando sobre a importância do contato com o momento presente, talvez o que Michelle poderia ter feito nesta situação teria sido notar e dizer para si mesma: "nossa, estou tendo pensamentos sobre como gostaria que meu pai estivesse aqui comigo e isto está me deixando muito triste, é triste mesmo – mas o que mais está acontecendo aqui?", e talvez isso a ajudasse a notar a sala linda em que ela estava, o vestido de seus sonhos que estava usando, todos os amigos queridos que estavam presentes, o sorriso da sua madrinha na sua frente. Não quer dizer que a dor de não ter seu pai presente desapareceria, mas ao se grudar nesta dor, muitas vezes perdemos o contato com todo o resto que está acontecendo no aqui e agora.

No fim das contas, pouco importa quão boa seja nossa qualidade de vida, quão privilegiada seja nossa situação, basta lembrar de um momento ruim no passado, imaginar um futuro negativo, julgar-se severamente ou comparar nossa vida com a de outra pessoa que parece melhor, e instantaneamente estamos sofrendo. Sem a habilidade de nos reconectar com o momento presente, de trazer a atenção para o aqui e agora, dificilmente conseguimos desfrutar da vida valorosa e rica que criamos e queremos criar para nós.

## EXEMPLO CLÍNICO

Vamos para um caso clínico? Zac, um rapaz de 34 anos, chega ao consultório com queixas de dificuldades em tomar decisões no trabalho, estresse, ansiedade, pensamentos que "não param" e dizendo que a esposa se cansou de ele nunca estar presente. Zac relata que no último ano passou por muitas dificuldades no trabalho, e que, como CEO da empresa, teve que tomar muitas decisões importantes e sob muita pressão, mas que de dois meses para cá não tem mais conseguido tomar decisões importantes e está se sentindo uma "barata tonta".

Conta que de modo geral se sente muito feliz, tem filhos pequenos com quem se diverte muito, uma esposa por quem é muito apaixonado e bons amigos. Aos finais de semana eles vão para a praia ou passeiam em parques; e, durante a semana, após o trabalho, ele gosta de passar tempo com os filhos e com a esposa, jogar futebol com os amigos e andar de *skate*. "Eu sei, a minha vida parece perfeita, e ela é. O problema é que estou tão preocupado com os problemas do trabalho que preciso resolver e com as decisões que não consigo tomar que só quero ficar o dia todo pensando, mesmo se estou no parque com as crianças ou se estou jogando bola com meus amigos, é como se eu não estivesse lá.", ele afirma.

Ao ouvi-lo falar, consigo perceber que de fato Zac construiu uma vida rica, plena e significativa para si, e que ele tem, de fato, vivido na direção daquilo que é valoroso para si. A grande questão parece ser a dificuldade de Zac de se conectar com o momento presente. É verdade, ele está com problemas no trabalho, e é verdade que ele precisa resolvê-los, pensar sobre as soluções e implicações das decisões que precisa tomar, e que isso não é fácil. Mas também é verdade que a vida que ele *quer* e *escolheu* viver está ocorrendo bem debaixo de seu nariz e ele não está sequer notando, de tão imerso que está nos seus pensamentos e sentimentos de medo e de incerteza quanto às decisões que precisa tomar. É como se todo o seu *Eu* tivesse sido sequestrado pelo *Eu Pensador*, e o *Eu Observador* tivesse sido esmagado por ele.

Durante o processo de terapia, trabalhamos técnicas de se conectar com o que está acontecendo no aqui e agora e de notar que, muitas vezes, no momento não há nada que pode ser feito ou decidido, e que pensar e pensar e pensar e pensar pode ser apenas uma forma de *sentir* que algo está sendo feito a respeito, ou até de escapar do sentimento de não estar avançando nas decisões do trabalho. Criamos juntos então estratégias que o ajudaram a, em primeiro lugar, notar que ele havia sido sequestrado pelo *Eu Pensador*, e em segundo lugar, recuperar um pouquinho do espaço do *Eu Observador*. A primeira estratégia que usamos foi a de olhar para fora e se perguntar "o que está acontecendo aqui e agora" – e muitas vezes, quando fazia isso, Zac notava que estava sentado no chão brincando com os filhos, ou jantando em um restaurante gostoso com a esposa, ou no meio de uma partida de futebol – e então ele podia escolher continuar embarcado nos pensamentos ou dizer para si mesmo "obrigado por este pensamento, deixa eu pegar mais um lego e montar este castelo com meu filho".

Notar quando estamos com a mente "longe" e voltar para o que está acontecendo no presente não significa suprimir estes pensamentos. Eles existem e estão aí, e tentar ativamente suprimi-los é tão inútil quanto tentar ativamente não pensar em um urso polar – o próprio pensamento faz que você pense no urso polar (Harris, 2008). Mas quando *notamos* os pensamentos surgindo, podemos escolher voltar a nossa atenção para outra coisa.

Após alguns meses de terapia, Zac relatou que a relação com a esposa estava muito melhor e que ele estava conseguindo voltar a aproveitar os momentos de lazer com seus filhos, que para ele era a coisa mais importante na vida. Os problemas no trabalho não haviam se resolvido completamente e nem todas as decisões que ele precisava tomar haviam sido tomadas, mas quando os pensamentos surgiam e ele não estava trabalhando, Zac gentilmente agradecia a sua mente por lembrá-lo disso, e tratava de notar algo no momento presente e voltar a sua atenção para isso.

## PROBLEMAS DE APLICAÇÃO E SOLUÇÕES

Alguns desafios comuns quando trabalhamos contato com o momento presente, ou *mindfulness*, com clientes no consultório, consistem na ideia de que teremos que ensiná-los a meditar ou a estar em contato pleno, o tempo todo com o momento presente. Isso não é realista, e muito menos desejado. Para alguns clientes, práticas formais de *mindfulness* funcionam muito bem e ajudam a se conectar com sensações físicas do momento presente. Para outros, elas aumentam a ansiedade e a fusão com o *Eu Pensador*. O que realmente importa, ao trabalharmos o contato com o momento presente, com clientes no consultório, é ajudá-los a se conectar de maneira flexível e funcional com o momento presente, com o único objetivo de que vivam com mais consciência e de maneira mais plena a vida que escolheram para si. Para que, ultimamente, notem que não são escravos do seu *Eu Pensador* e que podem se conectar com ele quando isso for útil, mas que quando não for podem se conectar de maneira mais intensa com o seu *Eu Observador*. Isso não é fácil, especialmente em um primeiro momento, mas a partir do treino de múltiplos exemplares, é possível passar a notar com mais facilidade quando começa a ter uma desconexão com o momento presente e se voltar para ele, quando isso for útil.

Por fim, é importante que ao trabalhar na clínica o contato com o momento presente o terapeuta esteja sensível a variáveis culturais e particularidades de cada cliente e de seu ambiente. O contato com o momento presente deve ser flexível e deve ser treinado quando isso for útil e for causar mais ganhos do que danos.

## REFERÊNCIAS

1. Hayes, S. C. (2005). *Get out of your mind and into your life*: The new acceptance and commitment therapy. New Harbinger.
2. Harris, R. (2008). *The Happiness Trap: How to Stop Struggling and Start Living: A Guide to ACT*. Trumpeter.

# 6
# *Self*-como-contexto

Thais Cristine Martins

## DESCRIÇÃO DO PROBLEMA PARA O QUAL A TÉCNICA FOI FORMULADA

"Quem é você?". Certamente você já se deparou com essa pergunta em algum momento de sua vida. E como psicoterapeuta, você já deve ter recebido muitas pessoas que o procuraram para "saber quem são" ou para encontrarem seu "verdadeiro Eu". *Self* é a palavra em inglês utilizada para se referir ao Eu ou ao que é relativo à autorreferência (autoestima – *self-esteem*, autoconceito – *self-concept* etc.). Para compreender as implicações clínicas das questões relativas ao *self*, a ACT propõe que existem ao menos três diferentes experiências de *self* que são de especial interesse para a psicoterapia: *self*-como-conteúdo; *self*-como-processo e *self*-como-contexto. A experiência rígida de *self*-como-conteúdo está relacionada à inflexibilidade psicológica, por isso vamos nos aprofundar nesse tipo de experiência nessa seção (para uma compreensão comportamental do *self*, recomenda-se a leitura de Moreira et al. (2017), de Kohlenberg & Tsai (1995) e de Hayes (1984).

*Self* é um constructo (abstração) verbal que aprendemos a utilizar a partir de contingências de reforçamento arranjadas pela comunidade verbal/cultura (cuidadores) na qual estamos inseridos (para mais detalhes, consultar Kohlenberg & Tsai, 1995). Isso quer dizer que, embora muitas vezes nos referimos ao *self* como uma "coisa", trata-se de uma palavra que é utilizada em um dado contexto (i. e., um comportamento [verbal] que ocorre sob controle discriminativo; nesse caso, de eventos privados) (Skinner, 1974). Comportamento verbal, no contexto da ACT, é um operante de ordem superior de relacionar estímulos arbitrariamente e de aplicar essas relações a diferentes estímulos e contextos (responder relacional arbitrariamente aplicável – RRAA). A partir do treino de relações verbais dêiticas, temporais e hierárquicas, emerge um senso de *self* estável que é mais como um lugar ou uma perspectiva a partir da qual se experimenta a vida, de maneira que podemos notar que a experiência muda, mas esse "local" é sempre o mesmo (Hayes, 1984; Hayes et al., 2012; Luciano, 2017).

Tornando-nos fluentes em RRAA, podemos relacionar qualquer coisa com qualquer coisa (Törneke, 2010) e, portanto, o *self* (enquanto comportamento e/ou estimulação discriminativa para outro comportamento) também participa de redes de relações arbitrariamente estabelecidas (Moreira et al., 2017; Hayes, 1984). Em um esforço de previsão e influência de comportamentos, a comunidade verbal fortalece a construção de uma narrativa coerente sobre "quem sou eu", que, por fim, também se torna útil para o próprio indivíduo que se torna apto a prever seu próprio comportamento. Assim, as expressões "eu, mim e meu" e a parte de nós que as "sente" podem ser compreendidas como subprodutos do comportamento verbal que resulta de uma história de reforçamento social de descrições de padrões de comportamentos e experiências privadas mais estáveis ao longo do tempo e dos diferentes contextos (Skinner, 1974; Hayes, 1984; Moreira et al., 2017).

Ocorre que, nesse tipo de esforço, a comunidade verbal fortalece, sobretudo, um padrão de experiência de *self*-como-conteúdo (ou conceito), na qual o *self* está coordenado (i. e., em uma relação de igualdade) com certos eventos (narrativa conceitual), o que deriva em relações de oposição e distinção do *self* com certos outros eventos. Por exemplo, a pessoa que se descreve como "Eu sou depressiva" pode derivar daí relações como "não sou disposta a fazer nada" (oposição). Na experiência de *self*-como-conteúdo, há fusão cognitiva entre o *self* e os conceitos e expressões utilizados para defini-lo (também referidos na literatura como autorregras). A fusão cognitiva, conforme abordado no Capítulo 4, implica um controle verbal excessivo que diminui o contato do indivíduo com outras estimulações. A coerência verbal entra nessa equação como o reforçador que mantém a narrativa coerente com os comportamentos por ela descritos (Luciano, 2017). Assim, o indivíduo vivencia todas as experiências como se estivesse "preso" a uma identidade rígida, e torna-se incapaz de perceber a fluidez dos próprios comportamentos. Na clínica, observamos o indivíduo defendendo uma narrativa sobre si que justifica seu sofrimento atual e agindo de maneira coerente com essa narrativa. Além disso, o indivíduo apresenta dificuldades em distinguir entre seus comportamentos (o que ele faz/sente/pensa etc.) de quem ele é (o contexto em que seu fazer/sentir/pensar etc. acontece) (Harris, 2019; Hayes et al., 2012).

Quando o *self* está coordenado/fusionado com os eventos (públicos e privados), não temos escolha, pois as relações de oposição e de distinção emergem e, inevitavelmente, nos engajamos em diversos comportamentos com função de manter a coerência. Em determinados contextos, esse padrão de comportamento pode ser muito útil, como quando vamos nos apresentar para alguém e utilizamos alguns conceitos (p. ex., sou psicóloga, sou brasileira etc.). Mas em outros contextos esse padrão de experiência de *self* pode contribuir para a inflexibilidade psicológica. Quando identificamos esse efeito de uma experiência de Eu como conteúdo, então precisamos intervir. Harris (2019) recomenda que esse seja um alvo de intervenção:

> [...] para facilitar aceitação, especialmente quando o cliente está com medo de ser prejudicado pela sua própria experiência privada. Para facilitar desfusão, especialmente quando o cliente está fusionado com autoconceitos. Para facilitar um senso estável de *Self*, especialmente quando a vida está caótica ou envolve mudanças dramáticas. Para facilitar um senso transcendente de *Self* em resposta a eventos traumáticos ou como um aspecto de desenvolvimento espiritual (Harris, 2019, p. 290 – tradução livre).

## DESCRIÇÃO DA TÉCNICA

*Self*-como-contexto é, possivelmente, o processo mais complexo e difícil de descrever, por se tratar de uma experiência que não é alcançada por palavras. Embora, a rigor, essa seja uma experiência construída verbalmente (para maior aprofundamento, recomenda-se a leitura de Hayes [1984] e Luciano [2017]), nós sentimos essa experiência como uma parte não verbal de nós mesmos; assim, qualquer palavra ou conceito que tentamos usar para descrever o que é o *self*-como-contexto não alcança essa experiência, pois esse *self* é a parte de nós que está observando todas as palavras e conceitos que tentamos utilizar para descrevê-lo (Harris, 2019).

Isso posto, vou tentar encontrar algumas palavras que se aproximem dessa experiência: ao longo da vida, tudo o que notamos (percebemos/observamos) é notado a partir de um local experimentado como eu/aqui/agora (Hayes et al., 2012). O que é observado muda constantemente, mas esse local é sempre o mesmo, desde a mais tenra infância até o último dia de nossas vidas. Esse local/perspectiva é conhecido como *self*-como-contexto, também referido na literatura como Eu observador ou Eu como perspectiva, que são expressões metafóricas que se referem a um repertório comportamental (encoberto) a ser desenvolvido para facilitar outros processos do Hexaflex (Harris, 2019).

Esse repertório pode ser referido como meta consciência ou consciência pura: tornar-se consciente da própria consciência, e envolve o desenvolvimento da habilidade de responder ao próprio responder privado hierarquicamente, ao invés de em coordenação com ele, emoldurando as respostas (encobertas) em relações de distinção e hierarquia com o Eu dêitico, isto é, tomando perspectiva dos próprios pensamentos, sentimentos, ações, sensações etc. (Törneke, 2010) como eventos que estão contidos em nós e que, portanto, são apenas parte da experiência de ser quem se é. Para tanto, vamos treinar a observação da experiência com um duplo foco: o que se observa e quem observa isso, ou seja, treinar a experiência de *self*-como-contexto.

Harris (2019) recomenda que, desde o primeiro encontro, o terapeuta "plante algumas sementes" do Eu observador, fazendo exercícios e solicitações de respostas de observação de eventos privados, então, quando realmente precisar investir no desenvolvimento do Eu observador, pode usar sua criatividade visando evocar respostas de observação do próprio responder privado por parte do cliente (notando que está observando seus próprios eventos privados). No geral, qualquer prática de *mindfulness* levará a uma experiência de Eu como contexto em algum momento (Harris, 2019), visto que todas incluem instruções do tipo "Notando X"; por exemplo, "Leve sua atenção aos seus pés, notando as sensações presentes" ou "Leve sua atenção ao campo da sua mente, notando os pensamentos presentes nesse momento". Esse tipo de instrução implica experimentar uma perspectiva a partir da qual se observa X (sensações, pensamentos etc.) enquanto o observador (ou o local a partir do qual a observação acontece) permanece o mesmo.

Nós podemos facilitar esse processo usando qualquer exercício que envolva notar ativamente o que está notando e/ou metáforas que simbolizem o Eu observador, e fazemos isso a serviço de aumentar a probabilidade de que as consequências valorosas possam influenciar as escolhas comportamentais. Conforme Hayes (1984), "o controle por autorregras pode ser enfraquecido ao vê-las do ponto de vista de Você como perspectiva, e talvez comportamentos mais criativos (presumivelmente modelados pela contingência) podem, então, emergir" (p. 107).

Segundo Harris (2019), na literatura da ACT, encontramos basicamente três classes de intervenções que são usadas para o desenvolvimento desse repertório: metáforas que expressam o Eu observador; exercícios experienciais que envolvem perceber sua própria percepção (perceber o que você está percebendo); exercícios que evocam percepção e tomada de perspectiva (desfusão) do *self*-como-conteúdo/conceito.

## INTERVENÇÃO

Como qualquer intervenção em ACT, o terapeuta pode utilizar sua criatividade para evocar e modelar a experiência de *self*-como-contexto. A literatura apresenta inúmeras descrições de exercícios, metáforas e vivências e, abaixo, descrevo algumas sugestões, com base na classificação de Harris (2019):

Metáforas que expressam a ideia do Eu observador – qualquer metáfora que utilize molduras hierárquicas para promover a tomada de perspectiva. Exemplos:

- O céu e o clima: "Gostaria de compartilhar uma ideia com você: às vezes gosto de pensar que somos como o céu, e nossos pensamentos e sentimentos são como o clima. Às vezes, o céu está cheio de nuvens carregadas e escuras, às vezes está limpo e ensolarado. O céu não pode evitar essas mudanças do clima, mas ele sempre está lá, enquanto o clima muda. Assim como nós não podemos evitar essas experiências de pensar e sentir, mas podemos estar lá, conscientes dessas experiências enquanto elas acontecem. E podemos cumprir nossas funções e fazer as coisas importantes enquanto essas experiências ocorrem, assim como o céu, que está sempre lá. Aos poucos, é possível aprender a entrar em contato com essa parte de nós que experimenta os pensamentos e sentimentos, e que está consciente de que esses são eventos distintos de nós. E, então, a partir desse contato, podemos permitir que essas experiências aconteçam, sem nos engajarmos em qualquer esforço para mudá-las." (essa metáfora também pode ser feita em formato de exercício experiencial, ou pode ser seguida de um exercício experiencial, no qual conduzimos uma visualização em que o cliente se imagina como o céu e observa seus pensamentos e sentimentos como o tempo.) (Harris, 2019; Luoma et al., 2022).
- Tabuleiro de xadrez: "Às vezes gosto de pensar que a vida é como um jogo de xadrez, no qual nós somos o tabuleiro e nossos pensamentos e sentimentos são as peças do jogo. O tabuleiro contém as peças e está em contato com elas o tempo todo, mas ele não é as peças de maneira alguma. As peças entram e saem do jogo, enquanto o tabuleiro continua lá, intacto. E as peças estão em uma guerra, desenvolvendo estratégias para derrotar umas às outras, mas o tabuleiro continua lá, assim como nós, com nossos pensamentos e sentimentos. As peças não podem destruir o tabuleiro, assim como nossos pensamentos e sentimentos não podem nos destruir. E às vezes o jogo está tão acirrado que temos medo dessa possibilidade de destruição. Nesses momentos pode ser muito importante percebermos que esse medo é só mais uma peça do jogo, e nós, assim como o tabuleiro, continuamos lá, intactos." (essa metáfora pode ser realizada de maneira mais concreta utilizando um jogo de xadrez para representá-la) (Hayes et al., 2012; Luoma et al., 2022).

Exercícios experienciais que envolvem perceber a própria percepção – qualquer exercício/vivência que utilize molduras de distinção e de hierarquia entre o Eu e as experiências privadas. Exemplos:

- Notando o contato com os órgãos dos sentidos: nesse exercício, propõem-se que o cliente interaja com diferentes objetos que estimulem diferentes sentidos (tato, paladar, olfato, visão, audição) e, a partir da interação, inclui-se instruções específicas que conduzam a atenção para o que ele está notando e quem está notando. Por exemplo: "Gostaria de te convidar a experimentar algo aqui, agora. Vou te entregar esse objeto e sugerir que faça algumas coisas com ele e, então, vamos ver como sua experiência com ele transcorre: sinta esse objeto em suas mãos, sinta a textura, o formato... e veja se consegue notar quem está percebendo a sensação da textura e do formato. Perceba o cheiro desse objeto, e note quem está percebendo o cheiro. Observe o visual desse objeto, e note quem está observando esse visual. Escute o som desse objeto, e note quem está escutando esse som. Veja que tem o objeto, tem sua sensação nas mãos, o cheiro, o som, o visual, e tem você notando tudo isso".
- Notando o mundo privado: esse exercício pode ser feito exatamente na sequência do exercício anterior: "Agora, deixe que sua atenção repouse em sua respiração. Notando como a respiração acontece momento a momento. Notando o ar entrando e saindo pelas narinas, preenchendo e esvaziando os pulmões. Talvez você sinta o ar passando pelo fundo da garganta. E enquanto nota sua respiração, esteja ciente de que é você que está observando. Tem a sua respiração e tem você observando sua respiração... Agora, note seus pensamentos. Observe como eles podem chegar, permanecer por um tempo e ir embora. Observe esses pensamentos como cenas em uma televisão. E enquanto observa, observe que você está lá, por trás dos seus olhos, observando. Há os seus pensamentos, e há você observando esses pensamentos. Reconhecendo que há um 'você' aqui, agora, observando essa experiência, como um 'você' atrás dos seus olhos que observa tudo isso" (Hayes et al., 2012; Luoma et al., 2022).

Exercícios que evocam percepção e tomada de perspectiva (desfusão) do *self*-como-conteúdo/conceito – qualquer exercício/vivência que utilize molduras espaciais, temporais e interpessoais expressando a relação entre o Eu e as experiências privadas. Exemplos:

- Observar a si mesmo como se estivesse de fora do seu corpo (moldura espacial): "Faça uma pausa, feche os olhos e note as sensações do seu corpo agora. Sinta a sua postura e a posição do seu corpo. Agora imagine que você está em pé, à sua frente, vendo você sentado nessa cadeira. Olhe para seu rosto, note sua expressão. Como alguém que está de fora, te observando. O que você vê?". Nesse ponto do exercício, pode-se pedir que o cliente diga em voz alta o que vê e pode-se desenvolver a desfusão a partir dessa visualização.

- Tomar a perspectiva de você no futuro, mais sábio, e olhar e falar com o *você* de agora (moldura temporal): "Parando por um momento, fechando os olhos e notando sua respiração agora. Notando também as sensações do seu corpo e de sua postura. Assim que estiver pronto, imagine você daqui a alguns anos. Imagine como você estará fisicamente, imagine seus cabelos, seu corpo, suas roupas, seu rosto... Esse tempo todo passou, sua vida seguiu e agora você está mais velho, mais vivido, mais sábio. Imagine que esse você do futuro está bem diante de você, aqui agora. Ele está te olhando aqui, nesse momento, sentado com a gente aqui nessa sala. Imagine o que esse você do futuro te diria agora.". A partir desse ponto, o cliente pode seguir na visualização com os olhos fechados e dizer em voz alta o que o Eu do futuro diria.
- Tomar a perspectiva de alguém que te ama e olhar dos olhos dela para você (moldura interpessoal): nesse tipo de vivência, o terapeuta conduz uma visualização na qual o cliente assume o lugar de alguém que o ama, e experimenta contar o que aquela pessoa vê quando olha para o cliente. Pode-se usar um espelho, de modo que o cliente veja sua própria imagem e possa exercitar olhar para si a partir da perspectiva dessa outra pessoa.

## EXEMPLO CLÍNICO

O cliente é um homem de 30 anos, branco, heterossexual, cisgênero, solteiro. Buscou terapia devido a um quadro depressivo, referindo sentir-se sem rumo depois de ter interrompido o terceiro curso superior que iniciara.

Dentre alguns elementos que contribuíam para a manutenção do sofrimento psicológico, estavam algumas autodescrições com as quais o cliente parecia estar muito fusionado e comportava-se como se essas descrições fossem, efetivamente, definições sobre quem ele era. Ele se descrevia como "um inútil, muito inadequado". Essas descrições também eram sustentadas por trechos de sua história nos quais sofrera negligência e maus-tratos.

Após algumas sessões ouvindo essas autodescrições, a terapeuta convidou o cliente para fazer uma breve experiência, na qual pediu ao cliente que "retornasse" para a última vez em que se percebeu dessa forma: "Feche os olhos e tente se lembrar da cena: onde você estava, o que estava acontecendo, quem estava com você. Assista novamente a essa cena olhando daqui para lá, e tente notar seu rosto, sua postura, suas ações. Note que você estava lá, e está aqui, agora, olhando para lá. Tente entrar em contato com essa parte de você que observou a experiência lá, e que está aqui agora se lembrando. Olhando para aquela situação, olhando para você naquela situação, o que você vê? Quando tiver clareza do que vê, pode compartilhar comigo, mantendo a imagem de si, lá, em sua mente.". O cliente compartilhou que via "uma pessoa com boas intenções e boa vontade".

A terapeuta seguiu na visualização: "Então, estando diante dessa pessoa com boas intenções e boa vontade, você diria que ela é inútil?". O cliente balançou a cabeça negativamente. A terapeuta pediu ao cliente que encerrasse a experiência, abrisse os olhos e compartilhasse o que percebeu ao fazer o proposto. O cliente relatou que foi interessante perceber que, lá na situação, a sensação de inadequação e de inutilidade estava muito presente, porém, aqui, olhando para lá, percebeu o quanto isso parecia "diferente". A terapeuta propôs a seguinte reflexão: "Você já percebeu que muitas vezes tratamos a nós e às outras pessoas como se fossem objetos que podem ser avaliados, mas na verdade isso não faz muito sentido? Vou te dar um exemplo: veja essa garrafa (mostrando a garrafa ao cliente). Eu posso dizer que ela é feita de plástico, tem uma tampa verde de rosquear, tem um rótulo de papel e contém água. Essas são características que estão na garrafa, certo? Quer dizer, você pode concordar comigo que, se eu te pedisse para descrever essa garrafa, provavelmente você descreveria essas mesmas características? (e, diante da concordância do cliente, a terapeuta seguiu). OK, e se eu te dissesse que essa é uma garrafa boa. O que você me diria?". O cliente riu e disse que ela pode não ser tão boa quanto outras garrafas. Então, a terapeuta seguiu: "Exato, e não porque ela seja realmente boa ou ruim, mas porque essas são características que *não estão* na garrafa... elas são avaliações que dependem de quem fala ou usa essa garrafa. As avaliações são bem diferentes das descrições, você percebe?". O cliente concordou e expressou compreensão da ideia de que "inútil e inadequado" são avaliações, e não descrições sobre quem ele é. Então, a terapeuta sugeriu: "que tal um exercício nessa semana: comprometer-se a ficar atento a essas sensações de inutilidade e inadequação e, caso elas apareçam, notar o que sua mente está te dizendo". O cliente aceitou a tarefa e realmente realizou o exercício algumas vezes durante a semana. Na sessão seguinte, relatou que a experiência foi "como se estivesse numa viagem [sob efeito de drogas], fora do corpo" e isso ajudou a "fazer algumas coisas que estavam difíceis". Naquela semana, ele finalizou seu currículo e submeteu para algumas vagas de emprego.

## PROBLEMAS DA APLICAÇÃO E SOLUÇÕES

Assim como todos os demais processos da ACT, *self*-como-contexto é mais uma experiência a ser vivida; por isso, recomenda-se que o terapeuta desenvolva esse senso de *self* em sua própria experiência e utilize-o nas interações terapêuticas a serviço das melhoras do cliente. Uma dificuldade comum ao aplicar essas intervenções é o terapeuta cair em argumentações lógicas a respeito dos conceitos de *self* que o cliente apresenta. Para driblar essa dificuldade, recomenda-se voltar a atenção para a experiência, seja ela qual for, em relação aos conceitos (p. ex., investigando: o que sua mente te diz sobre isso? E o que sua experiência te diz sobre isso?). Além disso, menos explicações e mais experiências pode ser a chave para evitar alimentar um *self* conceitualizado. Então, o terapeuta pode convidar o cliente frequentemente a experimentar o que é proposto, com curiosidade e abertura, ainda que não se saiba quais impactos a experiência pode ter. Vale lembrar que cada intervenção pode ou não funcionar com cada cliente, então o terapeuta pode variar seu repertório de intervenções até encontrar o que é mais útil para aquele cliente específico no que diz respeito ao desenvolvimento da flexibilidade psicológica.

## REFERÊNCIAS


1. Harris, R. (2019). *ACT Made Simple: na easy-to-read primer on acceptance and commitment therapy* (2nd ed.). New Harbinger.
2. Hayes, S. C. (1984). Making sense of spirituality. *Behaviorism, 12*, 99-100.
3. Hayes, S. C., Strosahl, K. D., & Wilson, K. G. (2012). *Acceptance and commitment therapy: The process and practice of mindful change* (2nd ed.). Guilford.
4. Kohlenberg, R. J., & Tsai, M. (1995). I speak, therefore I am: A behavioral approach to understanding problems of the self. *The Behavior Therapist, 18*, 113-124.
5. Luciano, C. (2017). The Self and Responding to the Own's Behavior. Implications of Coherence and Hierarchical Framing. *International Journal of Psychology and Psychological Therapy, 17*(3), 267-275.
6. Luoma, J. B., Hayes, S. C., & Walser, R. D. (2022). *Aprendendo ACT: manual de habilidades de terapia de aceitação e compromisso para terapeutas.* (2ª ed., A. B. C. Machado, M. S. Dillenburg, & N. Boff trads.). Novo Hamburgo: Sinopsys.
7. Moreira, F. R., Silva, E. F., Lima, G. O., Assaz, D. A., Oshiro, C. K. B., & Meyer, S. B. (2017). Comparação entre os conceitos de Self na FAP na ACT e na obra de Skinner. *Revista Brasileira de Terapia Comportamental e Cognitiva, XIX*(3), 220-237.
8. Skinner, B. F. (1974). *About behaviorism*. Knopf.
9. Törneke, N. (2010). *Learning RFT: An Introduction to Relational Frame Theory and Its Clinical Application*. New Harbinger Publications, Inc.

# 7

# Valores e ações com compromisso

Rogéria Adriana de Bastos Antunes

## DESCRIÇÃO DO PROBLEMA OU PROPÓSITO PARA O QUAL A TÉCNICA FOI FORMULADA

Quando as pessoas caminham na direção oposta daquilo que valorizam, tendem a se comportar de modo inflexível, o que poderá tardar ou mesmo dificultar o seu contato com aquilo que realmente é importante para elas. A falta de clareza de valores pode fazer o indivíduo viver de acordo com regras baseadas em padrões comportamentais de outras pessoas, como familiares, sociais e culturais e não da maneira que valoriza. Se são os nossos valores que dizem o que é importante, seguir um enredo preestabelecido (LeJeune & Luoma, 2019) pode não ser a melhor alternativa.

Experiências difíceis experienciadas no passado podem fortalecer nossos comportamentos de evitação de eventos aversivos, como o medo de errar e assim passarmos a desconsiderar o fato de que evitarmos esse contato pode significar fuga de uma vida que realmente nos importa (Wilson & Soriano, 2019; Stoddard & Afari, 2014). Seria como se a pessoa, estando em uma competição de cavalos, tivesse que escolher entre dois deles. No entanto, um dos cavalos está morto. Fazer compromisso é apostar no outro cavalo, que está vivo. O que significa que existem duas possibilidades: ou você ganhará ou irá perder. Deixar de fazer um compromisso é como se você tivesse apostado no cavalo que está morto (Wilson & Soriano, 2019). Não é sobre ter que ganhar ou acertar sempre, mas a respeito de ter um compromisso com aquilo que se valoriza. Porque se existe compromisso com o que é importante para você, o fato de perder não significa que terá que mudar. A falta de compromisso com valores envolve a inconstância e indisposição para caminhar de modo mais flexível na direção do que a pessoa deseja seguir, porque além de a jornada ser constante e a chegada ser inalcançável, o caminho pode ser difícil e exigir novos compromissos com valores escolhidos e novas direções.

## DESCRIÇÃO DA TÉCNICA

De início, é importante ressaltar o que não são valores, pois geralmente, quando abordamos o tema na clínica, é comum o(a) cliente falar de seus objetivos na vida e isso não são valores. Valores não se referem a regras e deveres, a bens materiais e tampouco dizem respeito a escolhas e comportamentos que não são seus, mas de outros. Uma vida baseada em nossos valores nos possibilita viver de acordo com as nossas escolhas, ao invés de seguirmos o que outras pessoas desejam, além de ser ocasião para que possamos assumir a responsabilidade pela nossa própria jornada (S. Hayes, comunicação pessoal, 17 de fevereiro de 2024). A identificação de valores, dentre inúmeros aspectos, envolve a possibilidade de o(a) cliente se conectar com reforçadores que poderão conectar a pessoa com uma vida que vale a pena ser vivida.

O estabelecimento de contato com os próprios valores faz que a pessoa desenvolva um sentido de direção (Wilson & Soriano, 2019). Ou seja, a ação com compromisso é justamente os passos, a jornada que a pessoa seguirá, para caminhar na direção do que valoriza (Luoma et al., 2022; Hayes, 2011; Twohig & Hayes, 2019). Porque os valores, "livremente escolhidos", dão a direção e o engajamento com as ações comprometidas e podem promover mudança de comportamento (Stoddard & Afari, 2014).

Valores significam viver uma vida vital, vibrante e cheia de significado (LeJeune & Luoma, 2019), trata-se da qualidade daquilo que fazemos e do norte que desejamos seguir (Hayes, 2011; Luoma et al., 2022; Hayes et al., 2021; Wilson & Soriano, 2019; Harris, 2011; Twohig & Hayes, 2019). Por exemplo, suponhamos que para você seja importante ser uma boa mãe. Isso não quer dizer que essa importância se resuma a um período específico, mas que você caminhará nessa direção, de ser uma boa mãe, em todas as fases da vida do seu filho, por ser algo valoroso para você e, desse modo, existir satisfação e qualidade nas ações que te movem.

## INTERVENÇÃO

O trabalho com valores não se resume em identificá-los durante as sessões; trata-se de algo que deve ser mantido ao longo dos atendimentos, não apenas pelo fato de que valores podem mudar, mas como um norte que faça sentido e possa ser funcional na vida do(a) cliente. Nesse sentido, a conexão com valores, já nas sessões iniciais, pode auxiliar no envolvimento e no engajamento, que poderão promover mudanças significativas. No entanto, alguns clientes, em um primeiro momento, poderão precisar de uma preparação maior, até mesmo a necessidade de se trabalhar outros repertórios em prol de uma flexibilidade psicológica (LeJeune & Luoma, 2019). Um fator importante é estarmos atentos à fala do(a) cliente, pois mesmo que ele ainda não se dê conta e às vezes nem diga claramente que algo é importante para si, os seus relatos geralmente mostram o que valoriza. Pois a ACT nos mostra que, onde estão as nossas dores, também encontramos os nossos valores. Em momentos de tristeza, temores e evitações, por exemplo, é possível identificar que por trás desses sentimentos existem áreas que são valorosas. Esse caminho que envolve escolhas e engajamento com valores pode ser explorado de inúmeras maneiras e eu vou te mostrar algumas ferramentas que utilizo e que talvez possam fazer sentido em sua prática clínica.

O uso da literatura para a identificação de valores por meio de leitura e diálogo reflexivo durante as sessões pode ser bastante funcional, se for um texto que ele(a) aprecia, para a partir de um contexto específico o(a) cliente poder entrar em contato com a vida que gostaria de viver. Uma sugestão que eu utilizo na clínica é apresentar, durante a sessão, a obra literária ou o trecho que será abordado e justificar a indicação da leitura que poderá ser realizada na sessão pelo terapeuta, seguida de reflexões junto ao(a) cliente, ou como tarefa de casa, para posterior compartilhamento durante as sessões. É importante ressaltar que a escolha da obra precisa estar de acordo com aquilo que se busca naquele momento para a terapia, ou seja, deve ser funcional e corroborar com as demandas do(a) cliente. Outra informação importante é a leitura prévia do material literário, pois é fundamental que conheçamos a obra, para assim podermos utilizá-la de modo assertivo e producente nas sessões. É preciso ler e se familiarizar com qualquer exercício que se pretenda utilizar durante as sessões (Stoddard & Afari, 2014).

Recursos como a leitura de trechos de obras literárias baseados em fatos reais ou de ficção, por exemplo, podem promover muitas reflexões. Obras infantojuvenis podem ser utilizadas independentemente de faixas etárias, pois esses livros, em boa parte escritos por adultos e com um caráter intergeracional (Moraes & Flores, 2022; Bellot, 2016; Smith, 2017), podem ser funcionais para se trabalhar valores e ação comprometida de modo mais lúdico e envolvente.

Abordar valores com os clientes de um jeito simples, de modo que desperte a curiosidade, ao invés de querer impor muitas palavras e perder a essência do que vem a ser valores, poderá ajudar os clientes a identificarem o que é importante para eles (LeJeune & Luoma, 2019). Processos que envolvem a aceitação, desfusão, estar em contato com momento presente, senso de *self*-como-contexto, valores e ação comprometida podem promover flexibilidade psicológica e, assim, auxiliar o(a) cliente a rever comportamentos em prol dos seus valores (Luoma et al., 2022).

Outro exemplo que utilizo e que poderá contribuir no seu monitoramento do processo psicoterápico, bem como na obtenção de informações que possam te auxiliar no caso clínico, é o Questionário de Áreas Valorizadas (Quadro 1), adaptado a partir de (Wilson & DuFrene, 2008). Nesse exercício, eu leio as áreas e explico ao(à) cliente como ele poderá preenchê-lo: "Aqui temos áreas da vida que são valorizadas por algumas pessoas e eu gostaria que observasse cada uma delas e me dissesse se você se identifica com alguma. Pode ser que alguma delas não seja relevante para você e está tudo bem. Se alguma não fizer sentido, poderá deixar em branco e, caso queira, poderemos conversar a respeito. Por enquanto, eu gostaria que você analisasse se existe algo importante para si nessas áreas e havendo escreva na coluna 'importância'. Em seguida, escreva na coluna 'direção valorizada', o que você tem feito para caminhar na direção do que disse ser importante. Por fim, considerando a pontuação de 1 a 10, em que 1 pouco importa e 10 sendo muito importante, escreva na coluna 'satisfação', o quanto você está satisfeito(a) com essa direção que tem percorrido."

Durante o preenchimento do questionário, fico atenta para sanar dúvidas e se existem afirmações que envolvam objetivo em detrimento de valor, ou respostas baseadas em *pliance*. Se identifico tais afirmações, procuro explorar esse contexto junto ao(a) cliente e, assim, ajudá-lo(a) na identificação de seus próprios valores e reflexões se a jornada percorrida realmente tem funcionado.

**Quadro 1** Questionário de Áreas Valorizadas

| Área | Importância | Direção valorizada | Satisfação |
|---|---|---|---|
| Relação parental | | | |
| Relação familiar | | | |
| Relação social | | | |
| Relação no trabalho | | | |
| Lazer | | | |
| Educação/formação | | | |
| Espiritualidade | | | |
| Saúde/bem-estar físico | | | |

Fonte: adaptado de Wilson e DuFrene (2008).

O uso de exercícios, e isso inclui as metáforas durante as sessões, é algo essencial para auxiliar os(as) clientes a compreenderem a atividade proposta de modo experiencial, ao invés de intelectualizá-la, assim como para reduzir efeitos difíceis da linguagem, inclusive durante a terapia (Wilson & DuFrene,

2008). A busca pelo atendimento psicoterápico envolve a coragem e abertura do(a) cliente para falar de momentos delicados da sua vida, mas às vezes, quando perguntamos o que é importante para ele(a), com frequência ouvimos como resposta que nada lhe importa. No entanto, afirmação como essa não significa que o(a) cliente necessariamente não tenha nenhum valor (Wilson & Soriano, 2019). Em momentos como esse, costumo usar essa metáfora, que tem se mostrado funcional, diante desse tipo de afirmação:

### APAGÃO

Tente imaginar que hoje, nesse exato momento, acontecessem vários apagões no mundo que deixassem as pessoas paralisadas e você fosse uma delas. A única coisa que você conseguiria ouvir seria uma gravação dizendo: "O mundo está paralisando e você é a primeira pessoa da sua cidade a ficar inerte. A única maneira de você voltar a se movimentar é pensar nas pessoas que ama e em tudo o que você gostaria que elas dissessem a seu respeito. Quanto mais coisas elas te disserem, mais rápido você retomará os seus movimentos. Lembre-se, agora é o momento de você poder ouvir o que essas pessoas, que são importantes para você, têm a lhe dizer. O que você gostaria de ouvi-las dizendo a seu respeito?"

Metáforas como essa, além de poderem contribuir para a identificação de valores, poderão auxiliar os(as) clientes a refletirem a respeito das suas relações sociais e familiares, além de servir de ocasião para muitas reflexões em relação ao que se valoriza no momento presente. A procura pela terapia por si só já deixa evidente que algo que é importante para o(a) cliente não está bem e isso, no mínimo, envolve a sua relação com outras pessoas e até mesmo o seu modo de perceber as coisas ao seu redor.

De acordo com LeJeune e Luoma (2019), verificar o tempo verbal dos relatos durantes as sessões, assim como o treino para que o(a) cliente fale do seu aqui e agora, durante o processo psicoterápico, pode ser funcional na identificação de valores, pois quando se valoriza algo, isso não ocorre em outro tempo, que não seja o momento presente. É importante lembrar que, ao longo da terapia valores podem mudar de valência (Hayes et al., 2021). Por ser importante auxiliar o(a) cliente a aprender acompanhar o que valoriza (LeJeune & Luoma, 2019), adaptei a atividade proposta pelos mesmos autores e utilizo para verificar o engajamento do(a) cliente com valores escolhidos e suas possíveis mudanças ou refinamentos de valores durante as sessões. O exercício é iniciado com as seguintes orientações do terapeuta: "Há algum tempo, você me fez algumas afirmações envolvendo seus valores. Eu vou te falar algumas delas e, se você puder, tente revisitar esse passado enquanto me ouve." Nesse momento, o(a) psicólogo(a) irá ler cada uma das afirmações para o(a) cliente e, em seguida, irá perguntar: "o que essa pessoa do passado me diria, agora, a respeito dessas afirmações que antes ela valorizava?" As respostas serão registradas na coluna específica. Em seguida, será perguntado se esse valor ainda é uma escolha e o(a) cliente deverá responder com sim ou não. Por último, o(a) psicólogo irá registrar as ações comprometidas do(a) cliente, no momento presente, para caminhar na direção valorizada.

**Quadro 2** Técnica terapêutica para verificar evolução de jornada comprometida com valores

| | Afirmações antes valorizadas pelo cliente trazidas pelo terapeuta | | Respostas do cliente hoje | Esse valor ainda é uma escolha? (sim ou não) | Ação comprometida do cliente no momento |
|---|---|---|---|---|---|
| Terapeuta | ______ | Cliente | ______ | ______ | ______ |
| | ______ | | ______ | ______ | ______ |
| | ______ | | ______ | ______ | ______ |
| | ______ | | ______ | ______ | ______ |
| | ______ | | ______ | ______ | ______ |
| | ______ | | ______ | ______ | ______ |
| | ______ | | ______ | ______ | ______ |

Fonte: elaborado pela autora a partir de LeJeune e Luoma (2019).

Além de contribuir para que o(a) cliente possa falar do seu momento presente, essa atividade (Quadro 2) pode servir de ocasião para ajudar na reflexão a respeito de ações comprometidas e seu caminho na direção do que realmente importa (Hayes et al., 2021; Luoma et al., 2022; Wilson & Soriano, 2019). Proporcionar oportunidades para que o(a) cliente entre em contato com valores durante as sessões (Paixão & Ferreira, 2021) poderá ajudá-lo a verificar o que realmente tem valorizado no momento presente (LeJeune & Luoma, 2019).

## EXEMPLO CLÍNICO

Eva é uma moça de 32 anos, solteira, pós-graduada e que ocupa um cargo importante na área pública. Buscou a terapia como forma de obter ajuda, alegando: "a vida está passando e preciso aprender a encarar meus medos". Queixava-se do peso e por postergar todas as coisas que se propunha a fazer no seu dia a dia, inclusive a realização de atividade física, que poderia ajudá-la tanto no aspecto físico quanto no emocional. Por vezes, Eva alegava não saber o que fazer, diante do medo que sentia de perder a amizade das três colegas que tinha no trabalho, suas únicas amigas na cidade. Além desse medo que a paralisava, que era "constrangedor", queixava-se: "acredito que não sou reconhecida como deveria". Fala que exemplificava seu comportamento de querer reconhecimento e validação dos seus comportamentos, o que tentava encontrar se comportando em função do que o outro poderia dizer.

A história de vida da Eva, relatada nas sessões, mostrava um ambiente familiar com regras religiosas rígidas e com algumas limitações. Um exemplo seria a exigência dos pais em relação ao seu modo de se vestir, pois havia regras religiosas envolvidas, além de não poder ir às festas de aniversário das colegas da escola, quando tinha 16 anos de idade e, assim, deixar de ser convidada para outros eventos sociais com amigos. Aos 19 anos de idade, muitas regras se mantinham e, com isso, Eva acreditava se tratar de fatores que teriam dificultado a sua vida social, mesmo que naquele momento as regras parecessem fazer sentido para ela. Afirmava que: "nunca fui de muitos amigos. Eu me acomodava e não pedia para sair, já que não me deixariam. Era mais fácil e passou a não me fazer falta; então, eu ficava com o videogame".

Eva aceitava as regras e tinha seu comportamento reforçado pelos pais, que a elogiavam e diziam que ela era uma boa filha. Seu comportamento era mantido por reforçadores condicionados pelos pais e se afastava de algo que alegava ser importante para si, como a manutenção de sua rede de amigos. O aprendizado de esquiva, que geralmente se dá em condições de controle aversivo, tende a ser demonstrado com rigidez, sem considerar o contexto envolvido (Hayes et al., 2021).

Aos 21 anos, Eva saiu do interior e se mudou para uma cidade grande onde tinha familiares, com o intuito de ter um trabalho e fazer concurso público, como os pais desejavam. Sempre preocupada em não decepcionar os pais, Eva evitava contrariá-los, ou seja, atendia aos mandos e às solicitações sem questionar. Passou a pagar muitas contas dos pais, a fazer dívidas, principalmente para presentear e agradar familiares. Justificava-se dizendo que a mãe sempre gostou de presentear e que agora, como ela tinha "boa condição financeira", fazia o mesmo. Nos momentos em que os pais solicitavam a sua ajuda financeira, Eva sempre atendia, mesmo contra a sua vontade. "Não consigo dizer não e assim evito contrariar os meu pais". Como forma de evitar sentimentos e pensamentos aversivos, ela acatava as solicitações dos pais. Ressaltava que não saberia agir de outro modo, pois sempre fez o que lhes diziam para fazer.

O comportamento de seguir regras que são formuladas por outros (*pliance*) é uma ação que fica sob o controle de consequências sociais. O comportamento se mantém mediante reforço social, como reforço emitido pelos pais e que passm a fazer sentido (Hayes et al., 1998; Hayes et al., 2021; Wilson & Soriano, 2019; Villatte et al., 2016). Desse modo, ao se comportar com o intuito de obter reforçadores emitidos por outras pessoas, Eva se distanciava dos seus próprios valores, o que reforçava seu comportamento de dizer sim e evitar julgamentos. Sempre agia sob controle de sentimentos imediatos e ignorava as contingências envolvidas em seus comportamentos de querer agradar. Eva não conseguia observar o contexto envolvido nesse ato de sempre buscar a validação do outro, ao concordar com regras emitidas por outras pessoas, sem considerar as possíveis consequências desse comportamento a médio e longo prazo. Atitudes que dificultavam seu "contato" com contingências naturais (Villatte et al., 2016).

Ser uma pessoa que se posiciona com assertividade era um valor para Eva; no entanto, ela se afastava dele cada vez que dizia sim para as coisas que ela não queria e que a impedia de caminhar na direção do que realmente lhe importava. Momentos de inflexibilidade psicológica, que eram mantidos por reforçadores imediatos, como a felicidade dos pais quando enviava dinheiro para eles. Em outros momentos, em que Eva relatava que seus comportamentos "inassertivos" a incomodavam e que gostaria de fazer diferente, mostrava um movimento na direção de observar o que já não estava funcionando mais. Quando o comportamento ocorre de modo menos automático, existe a possibilidade de haver uma determinação baseada no contexto, na experiência em que se vive e até mesmo em valores que são escolhidos (Luoma, et al., 2022).

Desse modo, foi verificado que havia a necessidade de se realizar um trabalho psicoterápico que fosse funcional, para que a cliente pudesse rever comportamentos de não se posicionar, que entrasse em contato com as suas próprias escolhas e identificasse seus valores com mais flexibilidade. Que pudesse ainda ser "encorajada" na identificação de "caminhos valorosos" (Plumb, 2009; LeJeune & Luoma, 2019), que fizessem sentido para si.

A validação e o acolhimento desde as primeiras sessões foram fundamentais para que Eva conseguisse se abrir e expor suas dores e realizações pessoais. Para as intervenções, diversas reflexões em relação ao comportamento de ficar sob controle de regra parental foram realizadas ao longo das sessões, com formulação de perguntas como: "Em um mundo que fosse ideal para você, como escolheria viver?"; "Como você gostaria de reagir quando percebe que uma regra não está funcionando?"; "Que tipo de pessoa você gostaria de ser junto a sua família?". Perguntas que envolvem uma vida valorizada podem auxiliar no surgimento de flexibilidade em vários aspectos (Wilson & DuFrene, 2008).

Além do uso de tarefas para a cliente anotar, por exemplo, como ela gostaria de agir em suas relações, o que poderia mostrar se ela tinha clareza de como gostaria de se relacionar, foram utilizadas metáforas, como a do "apagão" e os exercícios supracitados (Quadros 1 e 2). Além disso, priorizei o uso de perguntas abertas durante as sessões, o que foi importante para ajudar na ampliação do repertório da Eva, que assim teve a oportunidade de delinear os seus sentimentos e pensamentos. Utilizei, ainda, o livro: *Vivi e seus valores: a ACT na prática de crianças e adolescentes* (Bastos, 2023), que também foi utilizado como tarefa de casa. O livro foi entregue à cliente, que iria realizar a leitura para conversarmos na sessão seguinte. Antes de ser entregue, foi falado o objetivo de ela estar levando o livro; por exemplo, que o livro poderia ajudá-la na identificação dos seus próprios valores, como já havíamos conversado na sessão e pôde ser verificado na sessão seguinte.

A obra foi escolhida por trazer atividades para se trabalhar valores e por mostrar que caminhar na direção daquilo que nos importa pode ser um processo difícil, até mesmo doloroso, mas que a escolha por um caminho que se valoriza pode auxiliar na promoção de mudanças relevantes, que podem contribuir para o contato com uma vida mais apetitiva. Livros infantis crescem na medida em que crescemos, tornando complexa a classificação do que vem a ser um livro infantil, pois realizar esse tipo de leitura, nessa fase da vida, pode ter um significado muito maior, uma vez que se aprende a observar de modo mais atento detalhes que antes não eram percebidos (Bellot, 2016).

A ACT faz uso de atividades experienciais lúdicas, independentemente de faixa etária e que não priorizem o literal, com o objetivo de contribuir para o enfraquecimento do controle que a linguagem exerce (Simões et al., 2020), na vida das pessoas. Vale ressaltar que, ao longo do processo psicoterápico, a cliente é quem vai construindo uma bússola que poderá lhe mostrar o caminho que está seguindo e se ele realmente está lhe conduzindo na direção do que considera importante (Wilson y Soriano, 2019).

## PROBLEMAS DA APLICAÇÃO E SOLUÇÕES

Falas como "não olho para mim", "nada é importante para mim" e "deixo que as pessoas decidam por mim" não só sinalizaram a falta de clareza de valores, mas que seria um grande desafio ajudar a cliente a rever tais fusões, que em nada lhe ajudariam, no momento que fosse percorrer o caminho difícil de seguir na direção do que realmente fosse importante para ela. A falta de conexão com o momento presente dificultava o contato de Eva com seus valores escolhidos, uma vez que comportamentos de esquiva experiencial a impediam de fazer suas próprias escolhas; desse modo, respondia em função de regras aprendidas no passado e se justificava emitindo outra regra: "preciso fazer assim, porque é o certo".

A solução encontrada foi aumentar a frequência do uso de exercícios, que deixassem as sessões mais dinâmicas, como as atividades supracitadas, incluindo o uso de metáforas criadas na sessão a partir da fala da cliente. Por exemplo, diante da afirmação: "eu queria ter alguém o tempo todo dizendo o que eu devo fazer", eu propus: "Imagine que a partir de hoje você não tivesse mais direito de escolha em nenhuma área da sua vida, nem mesmo autonomia para decidir o que comer e vestir. Sua única opção seria a de obedecer ordens, da sua família, do seu chefe e de qualquer outra pessoa com a qual você tivesse que se relacionar, mesmo que esse contato fosse por pouco tempo. Que tipo de vida você teria?

Exercícios experienciais, bem como os demais recursos propostos durante as sessões, além de terem gerado muitas reflexões, foram úteis para que Eva pudesse verificar a importância de se fazer as próprias escolhas, além de se mostrar mais disposta a se posicionar e enfrentar o contato com eventos privados aversivos. Comportamentos que até então pareciam ser algo distante de acontecer. A abertura a novas experiências é um progresso por parte da cliente, que obteve ganhos com repertórios mais coerentes com valores escolhidos e maior flexibilidade psicológica, além de abertura para caminhar em uma direção valorizada.

## REFERÊNCIAS


1. Bastos, R. A. A. (2023). *Vivi e seus valores: A ACT na prática de crianças e adolescentes.* Sinopsys.
2. Bellot, G. (2016). *The best children's books appeal to all ages* [Postagem em website]. https//goo.gl/r6BZrU.
3. Harris, R. (2011). *Liberte-se: evitando as armadilhas da procura da felicidade.* Agir.
4. Hayes, S. C., Gifford, E., & Hayes, G. J. (1998). Moral behavior and the development of verbal regulacion. *The Behavior Analyst. 21*, 253-279.
5. Hayes, S. C. Strosahl, K. D., Wilson, K. G. (2021). *Terapia de Aceitação e Compromisso: o processo e a prática da mudança consciente.* São Paulo, SP: Artmed.
6. Hayes, S. C. (2011). *Sal de tu mente, entra em tu vida.* Desclée de Brouwer.
7. LeJeune J, Luoma J. (2019). *Values in therapy.* Contex Press: An Imprint of New Harbinger Publications.
8. Luoma, J., Hayes, S. C., & Walser R. D. (2022). *Aprendendo ACT: Manual de habilidade da terapia de aceitação e compromisso.* Novo Hamburgo, RS: Sinopsys.
9. Moraes, A. P. S., & Flores, E. P. (2022). Compreensão e interpretação de narrativas no contexto de educação de jovens e adultos: efeitos da metodologia LuDiCa (Leitura Dialógica para a Compreensão). In A. B. C. Menezes (Org), Ensinar e aprender: desafios para educação do século XXI (1st ed., pp. 169-187). ABPMC.
10. Paixão, C., & Ferreira, T. A. S. (2021). Valores e recontextualização dasubjetividade materna: um caso clínico. In C. K. B. Oshiro, & T. A. S. Ferreira (Orgs), Terapias contextuais comportamentais: análise funcional e prática clínica (1 st ed., pp. 148-163). Barueri, SP: Manole.
11. Plumb J.C, Stewart I, Dahl J, & Lundgren T. (2009). In search of meaning: values in modern clinical behavior analysis. *The Behavior Analyst. 32*(1), 85-103.
12. Simões, A. S., Manzione, R. V., Cassado, D. C., & Valentim, M. G. (2020). Terapia de aceitação e compromisso:intervenções com crianças. In A. Rossi, I. Linares, L. Brandão (Orgs), Terapia analítico-comportamental infantil (1 st ed., pp. 147-161). Centro Paradigma Ciências do Comportamento.

13. Smith, M. (2017). Reading children's literature is not 'embarrassing'. The conversation [Postagem em website]. https://goo.gl/cPGe3J.
14. Stoddard, J. A., & Afari. N. (2014). The big book of ACT metaphors: A Practitioner's Guide to Experiential Exercises & Metaphors in Acceptance & Commitment Therapy. New Harbinger Publications.
15. Twohig, M. P., & Hayes, S. C. (2019). ACT en la práctica clínica para la depresión y la ansiedad: una guía sesión a sesíon para maximizar los resultados. Desclée de Brouwer.
16. Villatte, M., Villatte, J. L., & Hayes, S.C. (2016). Mastering the clinical conversation: language as intervention. The Guilford Press.
17. Wilson, G. K., & DuFrene, T. (2008). Mindfulness for two: an acceptance and commitment therapy approach to mindfulness in psychotherapy. New Harbinger Publications.
18. Wilson, G. K., & Soriano, M. C. L. (2019). Terapia de aceptacion y compromisso (ACT): um tratamento conductual orientado a los valores. Ediciones Pirámide.

Seção II

# TÉCNICAS DA ATIVAÇÃO COMPORTAMENTAL (BA-IACC)

# 8

# Apresentação da ativação comportamental BA-IACC

Paulo Roberto Abreu
Juliana Helena dos Santos Silvério Abreu

A ativação comportamental BA-IACC é um tratamento originalmente orientado para o transtorno depressivo maior (TDM), tendo recebido robusta contribuição de outras tradições de ativação comportamental (p. ex., Lewinsohn & Libet, 1976; Lejuez et al., 2011; Kanter et al., 2009; Martell et al., 2022), terapias comportamentais contextuais, além da psicopatologia (Abreu & Abreu, 2020). Recentemente, ela ganhou uma adaptação para o tratamento do transtorno de ansiedade generalizada (TAG), sob extenso aprimoramento (Abreu & Abreu, 2023).

A BA-IACC trouxe como principal contribuição o foco conceitual na avaliação de contingências de controle aversivo e nas intervenções para resolução de problemas de comportamento delas decorrentes. Segundo seus autores, contextos de controle aversivo ricos em estimulação aversiva são fatores importantes para instalação e manutenção do sofrimento psicológico.

Em seu conjunto, essas inovações possibilitaram a formulação de uma concepção de psicopatologia original própria, inspirada pela tradição interdisciplinar lewinsohnniana, e dentro dos rigores metodológicos da terapia comportamental contextual.

## CONCEPÇÃO DE PSICOPATOLOGIA DA ATIVAÇÃO COMPORTAMENTAL

A ativação comportamental trouxe uma leitura da depressão baseada na análise de contingências, dentro do referencial da terapia comportamental. Sua concepção conceitual pontua que o rebaixamento dos níveis de reforçamento positivo é variável crítica para a produção do estado de humor depressivo e para a falta de motivação (Lewinsohn et al., 1976).

Dessa premissa, Lewinsohn et al. (1976) afirmam que um tratamento comportamental deveria, portanto, aumentar gradualmente os comportamentos reforçados positivamente. Assim, o objetivo da terapia de ativação comportamental seria aumentar a taxa de respostas contingentes ao reforçamento positivo (RCRP) a um nível suficiente para a recuperação do cliente em depressão.

Essa concepção comportamental sobre depressão necessitou ainda de um complemento conceitual. A contribuição veio de Ferster (1973) em um artigo sobre a análise funcional da depressão. O autor afirmou que, conjuntamente à diminuição dos comportamentos reforçados positivamente, ocorreria também um aumento expressivo dos comportamentos reforçados negativamente de fuga e esquiva. A contribuição foi seminal para a área.

Hoje as principais concepções de ativação comportamental apresentam consenso de que a depressão é o produto da variação nas frequências dessas duas classes relevantes de condutas.

O reforçamento positivo é consequência de atividades diárias como trabalhar, interagir com amigos, entreter-se, praticar esporte ou interagir com os familiares. Durante a depressão identificamos a gradativa diminuição dessas atividades. O resultado dessa mudança é o efeito de anedonia, de perda da motivação e do rebaixamento do estado de humor.

O reforçamento negativo está envolvido em comportamentos chamados de esquivas passivas. Identificamos essas condutas evitativas quando o cliente não vai trabalhar, evita os contatos com familiares, passa muito tempo à cama, ou mesmo rumina regularmente sobre os motivos do seu sofrimento. Essas esquivas mantém o cliente cronicamente em depressão, além de em geral piorarem o prognóstico.

## CONCEPÇÃO DE PSICOPATOLOGIA DA ATIVAÇÃO COMPORTAMENTAL BA-IACC

A concepção comportamental tradicional da depressão necessitou de aprimoramentos para responder a algumas perguntas ainda em aberto. Faltou responder quais seriam as variáveis que atuariam para o início da depressão.

Um fato trivial, porém, curioso, é que uma pessoa que não estava passando por um episódio atual de depressão, e agora está, mostrou-se protegida inicialmente para a enfermidade. Isso implica concluir que teve habilidades suficientes, e o ambiente favoreceu, para que lograsse agir e assim produzir suas frações de "prazeres", bem como de resolução dos problemas. Ou seja, seus comportamentos produziram reforçadores relevantes para a prevenção. Mas mudanças ambientais críticas ocorreram.

Entendemos que dadas mudanças produzem sofrimento psicológico quando exercem efeito de quebra das contingências de reforçamento (Dygdon & Dienes, 2014). Essas contingências seriam as usuais a que o cliente reponde no dia a dia, como no trabalho, na igreja ou comunidade.

Sugerimos dois importantes processos de quebra de contingências que produziriam o sofrimento psicológico: a quebra do responder nas contingências de reforçamento positivo e a quebra do responder nas contingências de reforçamento negativo relacionadas a esquiva ativa. Os reforçadores positivos ($S^{PR}$)[1] são experimentados como "prazerosos" ou "recompensadores", e os reforçadores negativos ($S^{NR}$) da esquiva ativa são a resolução definitiva ou minimização dos problemas.

A quebra desses dois grupos de contingências teria origem nas relações comportamento-consequência, contingentes ou contíguas[2], sendo identificadas pela diminuição generalizada do responder. Isso ocorre quando o (1) responder deixa de produzir os reforços usuais (p. ex., falecimento de um ente querido, aposentadoria), (2) diante da apresentação de estimulação aversiva não contingente (p. ex., violência doméstica) ou, ainda, (3) quando o comportamento passa a ser punido positiva ou negativamente (p. ex., brigas no trabalho e/ou família).

A seguir outras relações contidas na tríplice contingência são afetadas, como as relações antecedente-comportamento e comportamento subsequente-consequência. A Figura 1 ilustra as mudanças ao longo do tempo dessas relações funcionais.

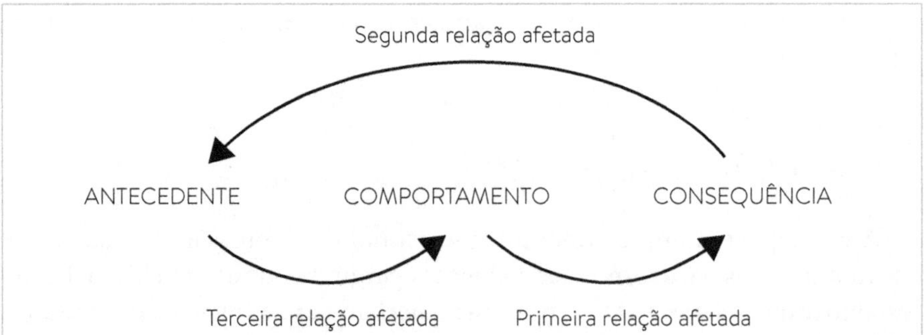


**Figura 1** Mudanças das relações funcionais.

1 Adotamos nesse ponto as siglas conforme o original em inglês – $S^{D}$ (*discriminative stimulus*), $S^{NR}$ (*negative reinforcement*) e o $S^{PR}$ (*positive reinforcement*).

2 *Contingência* refere-se à relação de dependência entre a resposta e o evento ambiental que se segue. *Contiguidade* se refere a uma relação apenas temporal. Estritamente falando, na contiguidade não existe uma dependência mútua direta entre resposta e consequência produzida, mas apenas sua proximidade.

Os problemas produzidos na contingência atingem assim relevância clínica quando (1) o ambiente imediato da pessoa oferece poucos reforçadores positivos e/ou tem muitos aspectos aversivos (disponibilidade); (2) a pessoa não tem as habilidades para obter os reforçadores positivos disponíveis e/ou para enfrentar efetivamente os eventos aversivos (déficit de habilidades); e (3) a magnitude dos reforçamentos positivos dos eventos é reduzida e/ou o impacto negativo dos eventos aversivos é aumentado.

O efeito a médio e longo prazo desses problemas leva, por fim, à (1) diminuição da taxa de respostas contingentes ao reforçamento positivo (RCRP) e também (2) à diminuição da taxa de respostas ativas contingentes ao reforçamento negativo[3] (RACRN). A RCPR está relacionada a comportamentos não depressivos para produção de melhora de humor, e a RACRN às respostas de enfrentamento ou resolução de problemas (Abreu & Abreu, 2023). A Tabela 1 ilustra o modelo.

**Tabela 1** Quebra das contingências de reforçamento positivo e de reforçamento negativo para as respostas ativas de esquiva

| Problemas que interferem na RCRP | Tríplice contingência | Problemas que interferem na RACRN |
|---|---|---|
| Ambiente imediato oferece poucos $S^{PR}$ | Antecedente | Ambiente imediato oferece muitos aspectos aversivos |
| Falta de habilidades para obter $S^{PR}$ | Comportamento | Falta de habilidades para enfrentar efetivamente os eventos aversivos |
| A magnitude dos $S^{PR}$ diminui | Consequência | O impacto negativo dos eventos aversivos é aumentado |

RACRN: taxa de respostas ativas contingentes ao reforçamento negativo; RCRP: taxa de respostas contingentes ao reforçamento positivo; $S^{PR}$: reforçadores positivos.

Na coluna da RCRP identificamos problemas no antecedente em uma situação em que o cliente perdeu um ente querido, em que não tem, portanto, mais ocasião para apresentar comportamentos únicos de carinho, atenção e suporte. Identificamos problemas no comportamento quando um cliente divorciado necessita aprender habilidades para conquistar um novo parceiro romântico. Por último identificamos problemas na consequência em uma situação em que o cliente não mais se interessa e/ou se envolve em atividades sociais.

Na coluna RACRN identificamos problemas no antecedente em uma situação em que o cliente interage com sua família sob um ambiente bastante aversivo e com poucas oportunidades para resolução de conflitos. Identificamos

3 Termo técnico cunhado pelos autores (Abreu & Abreu, 2022).

problemas no comportamento em uma situação de trabalho em que o cliente necessita aprender uma nova tecnologia para a tarefa. Por último, identificamos problemas na consequência quando, na execução de uma resolução, o impacto dos eventos aversivos aumenta. Ou seja, quando essas consequências ganham funções *ou* de reforço atrasado *ou* de menor magnitude *ou* de punição *ou* de extinção (Capítulo 11).

## INTERVENÇÕES NA BA-IACC

Os dois conjuntos de estratégias de intervenção da BA-IACC foram dispostos de acordo com as duas grandes metas fundamentais para o tratamento, seja no TDM ou do TAG. Esse binômio de metas é composto pelo enriquecimento de agenda para aumento da RCRP, além da resolução de problemas, voltada ao aumento da RACRN (Abreu & Abreu, 2020).

Nos capítulos seguintes enumeramos como intervenções algumas das principais técnicas com potencial para emprego transdiagnóstico[4]. Todas utilizam a agenda diária para planificação das atividades de reforçamento positivo e também para planificação dos estágios de resolução de problemas.

Conjuntamente, manejamos as esquivas passivas, sob a compreensão conceitual de que são condutas secundárias que interferem negativamente para o aumento das taxas de RCRP e RACRN.

### Mecanismos de ação das intervenções para o transtorno depressivo maior

No TDM utilizamos as estratégias de uso da agenda diária de atividades para enriquecimento de reforçadores. A agenda pode ser trabalhada a partir de uma lista pronta de atividades, experiências históricas do cliente ou ainda associada aos seus valores pessoais (Capítulos 9 e 12). O enriquecimento de agenda está fundamentado no efeito antidepressivo respondente exercido pelo reforço positivo, além do efeito operante de fortalecimento das condutas não depressivas (Abreu & Santos, 2008). A resolução de problemas no TDM parte da premissa de que muitos, senão quase todos, os problemas iniciais que levam alguém a desenvolver um episódio depressivo dizem respeito à ação de contingências de controle aversivo que interferem no reforçamento positivo (Abreu & Abreu,

4 Não esgotamos as intervenções da BA-IACC no presente volume. Assim, é importante destacar que a seleção das técnicas ocorreu sob nossa análise; por isso, está passível às limitações de escopo. Desse modo, é possível que outros autores pudessem selecionar técnicas adicionais da BA-IACC, como o trabalho na crise suicida.

2020). Assim, quando o cliente, a partir da terapia, resolve um problema, estaria eliminando a fonte de estimulação aversiva (Abreu & Abreu, 2020). Utilizamos estratégias de resolução baseada na formulação de uma hierarquia de metas na construção dos estágios sequenciais (Capítulo 11).

## Mecanismos de ação das intervenções para o transtorno de ansiedade generalizada

No TAG utilizamos as mesmas estratégias de enriquecimento do TDM, com o adicional de adotar uma escala para medição da ansiedade durante as atividades da agenda diária (Capítulo 10, Tabela 1). No TAG o enriquecimento de agenda tem o propósito de alterar momentaneamente os aspectos do ambiente estressante, ou seja, diminuir a aversividade dos contextos nos quais o cliente interage e dos quais usualmente se esquiva passivamente, como os problemas na família ou no trabalho. A resolução de problemas no TAG parte da premissa de que a ansiedade excessiva é produto de problemas pendentes ou mesmo efeito emocional adicional que é produto da evitação generalizada, como nas situações de procrastinação. Portanto, resolvê-los elimina ou minimiza expressivamente a fonte de estimulação aversiva (Abreu & Abreu, 2023). De modo semelhante ao trabalho no TDM, utilizamos estratégias planificadas feitas a partir da formulação de uma hierarquia de metas de estágios sequenciais (Capítulo 11).

## REFERÊNCIAS


1. Abreu, P. R., & Santos, C. (2008). Behavioral models of depression: A critique of the emphasis on positive reinforcement. *International Journal of Behavioral and Consultation Therapy, 4*, 130-145. doi: 10.1037/h0100838
2. Abreu, P. R., & Abreu, J. H. S. S. (2020). *Ativação comportamental na depressão.* Santana de Parnaíba, SP: Manole.
3. Abreu, P. R., & Abreu, J. H. S. S. (2023). Ativação Comportamental-IACC no tratamento do transtorno de ansiedade generalizada. In: P. R. Abreu, & J. H. S. S. Abreu (Eds.). *Atualizações em Terapia Comportamental Contextual* (pp. 1-30). Santana de Parnaíba, SP: Manole.
4. Dygdon, J. A., & Dienes, K. A. (2014). Generalized Anxiety Disorder and Depression: A Learning Theory Connection. *Journal of Depression and Anxiety, 3*(1), 1-6. https://www.longdom.org/open-access/generalized-anxiety-disorder-and-depression-a-learning-theory-connection-2167-1044-3-146.pdf
5. Ferster, C. B. (1973). A functional analysis of depression. *American Psychologist, 28*, 857-870. https://doi.org/10.1037/h0035605
6. Kanter, J., Busch, A. M., & Rusch, L. (2009). Behavior activation: Distinctive features. London: Routledge.
7. Lejuez, C. W., Hopko D. R., Acierno, R., Daughters, S. B., & Pagoto, S. L. (2011). Ten year revision of the brief behavioral activation treatment for depression: revised treatment manual. *Behavior Modification, 35*(2), 111-61. https://doi.org/10.1177/0145445510390929ooo
8. Lewinsohn, P. M., & Libet, J. (1972). Pleasant events, activity schedules and depression. *Journal of Abnormal Psychology, 79*, 291-295. http://dx.doi.org/10.1037/h0033207

9. Lewinsohn, P. M., Biglan, A., & Zeiss, A. S. (1976). Behavioral treatment of depression. In P. O. Davidson (Ed.), *The behavioral management of anxiety, depression and pain* (pp. 91-146). New York: Brunner/Mazel.
10. Martell, C. R., Dimidjian, S., & Herman-Dunn, R. (2022). Behavioral activation for depression: A clinician's guide (2nd ed.). New York, NY: Guilford.

# 9
# Enriquecimento de agenda na ativação comportamental BA-IACC

Paulo Roberto Abreu
Juliana Helena dos Santos Silvério Abreu

## DESCRIÇÃO DO PROBLEMA OU PROPÓSITO PARA O QUAL A TÉCNICA FOI FORMULADA

A concepção comportamental clássica da ativação comportamental (BA) na depressão pontua que o processo responsável por produzir rebaixamento do estado de humor seria a diminuição da taxa de reforçamento positivo (Lewinsohn et al., 1976).

Os autores descrevem três contextos responsáveis pela diminuição da taxa de reforçamentos, a saber: a perda da efetividade do reforçador, a interrupção de sua disponibilidade e a falta de repertório habilidoso para a sua produção (Lewinsohn et al., 1976).

A perda da efetividade do reforçador pode ser observada nos estados de falta de motivação e anedonia característicos da depressão. A interrupção de sua disponibilidade acontece na mudança de ambiente em que o indivíduo já não dispõe mais das fontes de reforçamento usuais. Por último, a falta de habilidades aparece em mudanças ambientais em que o repertório atual não produz adaptação do indivíduo às novas demandas. Os três contextos analisados apontam elementos da contingência que, se não impedem, dificultam a produção direta dos reforçadores positivos.

Normalmente clientes com depressão e em grave sofrimento psicológico relatam o interesse e envolvimento atual em pouca, se não nenhuma, atividade reforçadora. Dentro desse cenário a agenda foi formulada contendo um diversificado número de atividades que abrangeria áreas da vida e recursos do cliente, como o trabalho, a família, as relações sociais, o lazer, o esporte, religião ou entretenimento.

Compatível com essa concepção, o tratamento comportamental vem propondo intervenções com o objetivo de aumentar as atividades com potencial de reforçamento positivo, promovendo o aumento de comportamentos não depressivos, e com isso a melhora do estado de humor.

Dentre as intervenções já propostas, destaca-se a seminal Agenda dos Eventos Prazerosos (PES; Lewinsohn & Libet, 1972; Lewinsohn & Graf, 1973), hoje reproduzida por diversos centros de pesquisa e aplicada com adaptações, e mesmo em outros problemas como o transtorno de ansiedade generalizada. Em comum as adaptações são feitas sempre respeitando a mesma perspectiva conceitual original.

## DESCRIÇÃO DA TÉCNICA

O monitoramento e aumento de atividades foi originalmente proposto por Peter Lewinsohn. Mais especificamente, a PES (*Pleasant Events Schedule*) é uma escala para medição de atividades reforçadoras, sendo usada também sob o propósito de intervenção clínica, conjuntamente com a agenda diária de segunda a domingo. Basicamente, a escala é composta por uma lista com atividades potencialmente reforçadoras em que o cliente escolhe seus itens preferidos, para em um segundo momento testá-los empiricamente ao longo de um certo tempo.

As atividades abrangem áreas diversas, como entretenimento, interações sociais, excursão, esportes, jogos, dentre outras.

Os tratamentos de ativação diversificaram os itens componentes das listas, sempre respeitando as características culturais e da população atendida. A agenda ganhou diferentes versões, a exemplo de Teri e Lewinsohn (1982) – com clientes idosos em asilos – e de Meeks et al. (2009), Logsdon e Teri (1997) – em pessoas com Alzheimer. Hoje a agenda pode variar em número e qualidade de itens, além das formas de aplicação, como a presencial ou a por aplicativo de celular.

Abreu e Abreu (2020; 2021a, 2021b) entendem o procedimento como sendo uma estratégia para enriquecimento de agenda, no sentido de aumento de eventos prazerosos. Esse termo engloba atividades cujos desempenhos são relativamente simples. O objetivo do procedimento é aumentar a taxa de respostas contingentes ao reforçamento positivo (RCRP), resgatando para isso, em grande extensão, as atividades importantes para o cliente.

Algumas alternativas da agenda foram desenvolvidas a partir da identificação dos valores pessoais do cliente (Lejuez et. al., 2001, Martell et al., 2010, Kanter et al, 2009). A racional dessas versões é que ao listar os valores pessoais, o cliente é motivado a se engajar em comportamentos guiados por esses valores e, portanto, com potencial de produção de reforçamento positivo (Capítulo 12).

## INTERVENÇÃO

Na PES original (Lewinsohn & Libet, 1972; Lewinsohn & Graf, 1973), por exemplo, o indivíduo deve selecionar 160 opções de eventos prazerosos em uma lista de 320 atividades (p. ex., "estar no campo", "ir a um concerto de rock", "ouvir piadas", "ir a um evento esportivo").

Normalmente as escalas trazem diferentes itens de atividades potencialmente reforçadoras, adaptadas para a cultura e população atendida. Um exemplo disso ocorre na sugestão de atividades esportivas. Nas versões norte-americanas, práticas mais populares foram eleitas, como jogos de softbol ou basquetebol. Outras culturas trazem o futebol como uma alternativa esportiva mais relevante.

No próximo estágio da aplicação é então organizado o teste empírico. Ao longo de trinta dias o cliente é convidado a testar as 160 atividades escolhidas e então selecionar as 10 de comprovado efeito reforçador. Por fim, o terapeuta insere essas atividades na agenda diária adaptada para as circunstâncias de vida. Gradativamente poderá aumentar a frequência semanal e o tempo de envolvimento com cada atividade.

A agenda cumpre também a função de medir os eventos reforçadores, a partir de escalas para testes estatísticos. A matemática envolvida na apuração final varia conforme os métodos elegidos por cada intervenção. A título de ilustração, a PES original traz dois escores de três pontos cada, sendo um relacionado à frequência da atividade no último mês (não aconteceu, aconteceu poucas vezes, frequentemente aconteceu) e o outro ao prazer subjetivo (não prazeroso, algumas vezes prazeroso e muito prazeroso). Esses escores foram formulados com base no conceito de Lewinsohn de taxa de respostas contingentes ao reforçamento positivo. O conceito relacionou a frequência das respostas a sua consequência reforçadora (Abreu & Abreu, 2022). O escore da PES é calculado pela média dos produtos cruzados da multiplicação da frequência e prazer de cada item.

Uma outra opção de aplicação é a formulação de uma lista mais personalizada, com base nas informações trazidas pelo cliente na sessão, como histórico do envolvimento em atividades reforçadoras, recursos atuais disponíveis (p. ex., equipamento para uma atividade esportiva) e suporte social (p. ex., familiares que poderiam acompanhar na atividade). Com base nessas informações, o terapeuta insere as atividades relatadas na agenda diária para que o cliente possa testar. A lista personalizada traz atividades com as quais o cliente já está familiarizado, como nas contingências que demandam habilidades simples, e com reforçadores históricos efetivos e bastante prováveis. Atividades sociais como visitar os pais ou amigos, por exemplo, podem ser eleitas por não oferecerem grande grau de dificuldade (caso o terapeuta constate um bom relacionamento atual). Nesse sentido, oferecem pouca complexidade, e por esse motivo podem acelerar o processo de recuperação clínica do cliente.

## EXEMPLO CLÍNICO

Fernanda, de 30 anos, foi diagnosticada com transtorno depressivo maior (BDI: 30) e vinha apresentando queixas de isolamento social, desinteresse pelo trabalho e dificuldade de encontrar um par romântico. Quando iniciou a terapia, contou que desejava mudar sua vida, mas que não tinha motivação para tentar fazer diferente. A cliente relatou ter insônia, falta de motivação, humor rebaixado e ideações suicidas.

Era funcionária gerente de uma empresa multinacional, onde frequentemente pouco interagia com os seus colegas e clientes externos. Tinha residência na região metropolitana da capital, o que lhe demandava muito tempo para deslocamento ao trabalho, chegando sempre bastante cansada ao final de uma jornada. No trabalho mantinha contato com uma equipe limitada, não estabelecendo laço de intimidade com os colegas.

Nos estágios iniciais da terapia contou que vinha tendo vontade de realizar atividades fora de casa. Queria conhecer novas pessoas, com especial destaque para um par romântico. Quando questionada sobre coisas que gostava de fazer antes da depressão, contou sobre a relativa assiduidade na academia, um gosto esquecido pela leitura de livros de literatura, além do apreço pela atualização acadêmica. Atualmente não conseguia mais se envolver com qualquer uma dessas atividades.

O terapeuta optou por acelerar o processo de recuperação a partir do enriquecimento de agenda, já que rapidamente a cliente vinha apresentando deterioração no estado de humor. Para isso, iniciou a identificação imediata de atividades com potencial para reforçamento positivo.

Foi eleita uma atividade-chave de maior probabilidade para ocorrência, rapidez de envolvimento e, claro, chance de sucesso.

Fernanda vinha reclamando de uma relação de poucas conexões com seus clientes. Uma relação boa, de acordo com sua avaliação, seria condição fundamental para um trânsito comercial positivo. Dada a demanda, o terapeuta incentivou a cliente a pensar em como promover o estreitamento das relações de trabalho. Teve a ideia de aumentar as atividades presenciais, já que vinha se limitando ao uso de interfaces eletrônicas, como videoconferências e chamadas de áudio. Pensou então em promover pequenos eventos de seu setor voltados exclusivamente para esse público. A cliente rapidamente convidou os principais parceiros e, dado o interesse mútuo, obteve boa adesão. A racional combinada foi associar a demanda profissional, de um contexto em que já estava inserida, com a possibilidade de contactar novas pessoas ou estreitar as relações para além da qualidade profissional.

É importante destacar que a hierarquização de atividades guiadas não é uma condição para aplicação. Outrossim, no caso de Fernanda, foi estrategicamente fundamental nas fases iniciais em que a cliente ainda não se mostrava disposta a testar mais de uma tarefa por semana.

Após o encontro bem-sucedido com seus clientes, Fernanda deu seguimento à lista de atividades, elegendo nesse segundo momento a retomada da leitura como uma meta possível. Teve receio de dificuldade em manter a atenção e a disciplina para a leitura. Falou das condições que lhe seriam facilitadoras, como conseguir um incentivo social para a tarefa. Pensou então em entrar para algum clube do livro devido aos prazos combinados para leitura, e também para poder compartilhar desse universo com outros colegas.

Contou que sua irmã já havia participado de um grupo e que lhe relatou a responsabilidade de cada um para o bom funcionamento da dinâmica de trabalho. Sob esses estímulos de compromisso da leitura coletiva seria, portanto, mais fácil a adesão. Um objetivo intermediário expressado pela cliente foi a possibilidade de encontrar potenciais pares românticos, em um ambiente agradável e sem as "amarras" do trabalho.

Fernanda queria também fazer algum curso de nível do *Master of Business Administration* (MBA). O objetivo, para além da atualização do currículo, seria conhecer alguém para um relacionamento. Contudo, uma rápida análise mostrou que a época do ano dificultava a tarefa, pois estava no meio de um semestre letivo. Assim, a abertura de uma nova turma seria possível somente no início do próximo semestre, e esse fato foi imperativo para pouco investimento.

Como avanços, teve sucesso em aumentar sua rede de contatos sociais, além de chances para encontrar um novo amor. Sentiu-se mais confiante nos encontros com seus clientes do trabalho e ainda redescobriu o prazer da leitura.

Enfatizamos que essa agenda foi breve, formulada a partir das poucas, porém fundamentais, tarefas para aquele momento de vida. É comum no decorrer da realização da lista a descoberta de outras atividades reforçadoras. Nesse sentido, pode ser interessante a inserção de múltiplas tarefas simultaneamente, sempre em compasso com o processo de envolvimento, com o intuito de diversificar as contingências.

## PROBLEMAS DA APLICAÇÃO E SOLUÇÕES

Alguns problemas comuns na aplicação ocorrem com listas prontas que podem oferecer atividades descontextualizadas da realidade do cliente. Assim teriam potencial para algum efeito reforçador, porém demandam tempo, habilidades não aprendidas, além de excessiva organização prévia e/ou consumo de recursos. Nesse cenário, a desistência da atividade é um desfecho quase certo.

Para hierarquização de atividades, mesmo com listas prontas, sugerimos a ponderação conjunta do grau de dificuldade com base em critérios funcionalmente-orientados, como a disponibilidade de recursos sociais ou não sociais (p. ex., grau de planejamento prévio exigido, número de colegas envolvidos, assim como recursos necessários), investigação das habilidades preexistentes, além da magnitude e tempo de produção do reforçador positivo e o seu impacto (p. ex., se é um reforçador de curto/médio prazo, e qual é seu efeito global no ânimo e disposição para empreender em outros desafios).

Um outro problema acontece junto a clientes com alta frequência de ruminações relacionadas ao tema da "causalidade de seu sofrimento" e/ou "falta de competência e motivação para o engajamento". Clientes com esse perfil passam muito tempo questionando o porquê de não conseguirem atingir as metas combinadas em sessão. Podem, por exemplo, vir a questionar os propósitos da tarefa com críticas de que é muito superficial. É comum que deleguem a sua falta de engajamento a fatores causais internos e incontroláveis. Afirmações como "não consigo porque tenho depressão", ou "não consigo porque é de minha personalidade", "meus neurotransmissores estão desbalanceados", são frequentes e apresentam função de esquiva dos desafios das atividades.

Em clientes com esse perfil pode ser alternativa o trabalho guiado pelo inventário de valores. Isso pelo fato de que os valores trazem contexto verbal relevante para motivação e engajamento do cliente à terapia (Capítulo 12).

## REFERÊNCIAS


1. Abreu, P. R., & Abreu, J. H. S. S. (2020) *Ativação comportamental na depressão*. Santana de Parnaíba, SP: Manole.
2. Abreu, P. R., & Abreu, J. H. S. S. (2021a). Ativação comportamental-IACC no tratamento da depressão: Evolução da concepção comportamental funcional. In: P. R. Abreu, & J. H. S. S. Abreu (Eds.). *Transtornos psicológicos: Terapias baseadas em evidências* (pp. 1-14). Santana de Parnaíba, SP: Manole.
3. Abreu, P. R., & Abreu, J. H. S. S. (2021b). Ativação comportamental (BA-IACC): Avaliação e formulação de caso. In: C. K. B. Oshiro, & T. A. S. Ferreira. (Eds.) *Terapias contextuais comportamentais: Análise funcional e prática clínica* (pp. 284-295). Santana de Parnaíba, SP: Manole.
4. Abreu, P. R., & Abreu, J. H. S. S. (2022). Ativação Comportamental IACC no tratamento do transtorno depressivo maior. In: P. R. Abreu, & J. H. S. S. Abreu (Eds.). *Psicopatologia: Tratamento comportamental contextual* (pp. 1-10). Santana de Parnaíba, SP: Manole.
5. Logsdon, R. G., & Teri, L. (1997). The Pleasant Events Schedule-AD: Psychometric properties and relationship to depression and cognition in Alzheimer's disease patients. *The Gerontologist, 37*, 40-45. https://doi.org/10.1093/geront/37.1.40
6. Kanter, J., Busch, A. M., & Rusch, L. (2009). *Behavior activation: distinctive features*. Routledge.

7. Lejuez, C. W., Hopko, D. R., & Hopko, S. D. (2001). A Brief Behavioral Activation Treatment for Depression: Treatment Manual. *Behavior Modification, 25*(2), 255-286. https://doi.org/10.1177/0145445501252005
8. Lewinsohn, P. M., Biglan, A., & Zeiss, A. S. (1976). Behavioral treatment of depression. In P. O. Davidson (Ed.), *The behavioral management of anxiety, depression and pain* (pp. 91-146). New York: Brunner/Mazel.
9. Lejuez, C. W., Hopko, D. R., & Hopko, S. D., (2001). A brief behavioral activation treatment for depression: *Treatment manual. Behavior Modification, 25*, 255-286. https://doi.org/10.1177/0145445501252005
10. Martell, C. R., Addis, M. E., & Jacobson, N. S. (2001). *Depression in context: Strategies for guided action*. W. W. Norton.
11. Meeks, S., Shah, S. N., & Ramsey, S. K. (2009). The Pleasant Events Schedule-Nursing Home Version: A useful tool for behavioral interventions in long-termcare. *Aging & Mental Health, 13*, 445-455. https://doi.org/10.1080/13607860802534617
12. Teri, L., & Lewinsohn, P. M. (1982). Modification of the pleasant and unpleasant events schedules for use with the elderly. *Journal of Consulting and Clinical Psychology, 50*, 444–445. https://doi.org/10.1037/0022-006X.50.3.444

# 10

# Avaliação do repertório de entrada na ativação comportamental BA-IACC

Paulo Roberto Abreu
Juliana Helena dos Santos Silvério Abreu

## DESCRIÇÃO DO PROBLEMA OU PROPÓSITO PARA O QUAL A TÉCNICA FOI FORMULADA

Frequentemente o cliente em depressão inicia a terapia de ativação comportamental completamente desmotivado. Pode estar em um nível de sofrimento grave, como em uma depressão de moderada a severa, de modo que muito pouco se sente inclinado a responder às perguntas do terapeuta. O problema se torna exponencial quando o objetivo é que, ao descrever, também possa observar e relatar o impacto da execução das tarefas cotidianas sobre o seu estado de humor.

Alguns fatores relacionados à procura do tratamento contribuem para o pobre relato durante a avaliação. Nesse sentido, vimos clientes que iniciam a terapia sobre insistência de familiares descontentes pela falta de iniciativa contagiante. A verdade é que esses clientes se encontram comumente desesperançosos e até mesmo hostis com relação ao terapeuta e qualquer possibilidade de melhora. Mesmo quando iniciam voluntariamente a terapia, podem encontrar-se da mesma forma completamente desmotivados, e por isso pouco colaborativos.

Outros fatores que contribuem para os relatos empobrecidos são a dificuldade de atentar e lembrar dos eventos atuais do cotidiano, assim como também dos acontecimentos históricos. Esse é um problema bastante comum no curso do episódio depressivo. Da mesma forma, os clientes podem se ver invadidos por uma cadeia de ruminações mesmo quando se esforçam para dar respostas coerentes às perguntas do terapeuta. Contribui para essa desatenção o cansaço causado por noites de sono mal dormidas, e ainda a falta de energia decorrente de uma rotina com alimentação desorganizada.

Em seu conjunto, essas circunstâncias ilustram os inúmeros desafios da condução da coleta de dados na avaliação do repertório de entrada do cliente, e justificam o porquê das respostas lacônicas e monossilábicas.

Uma limitação histórica das terapias comportamentais, denunciada por alguns autores (p. ex., Kohlenberg & Tsai, 1991; Kanter et al., 2008), sempre foi a dificuldade de acessar o repertório do cliente no início da terapia a partir somente do que é contado. O terapeuta precisa saber o que o cliente faz, o que gosta e não gosta de fazer, e o que deixou de fazer a partir do seu sofrimento.

O formato verbal da interação terapêutica impõe limitações sobre a veracidade e acurácia dos acontecimentos relados ao terapeuta, impostas por todas essas circunstâncias comuns à terapia, a exemplo do que ocorre com os depressivos. Para uma terapia baseada em análise de contingências como ativação comportamental, esse é um verdadeiro desafio, já que o terapeuta não está ou esteve presente observando o comportamento do cliente no ambiente no exato momento. Ou seja, com exceção dos dados da interação terapêutica, ao terapeuta não existe a possibilidade do contato direto com as contingências críticas que controlam ou controlaram os comportamentos do cliente.

Esse cenário contribuiu para a formulação da agenda diária de atividades. Ela foi proposta na depressão por Lewinsohn e Libet (1972) para permitir um melhor registro pontual das atividades desempenhadas pelo cliente e o efeito sobre o humor. A ideia é que o cliente descreva ao longo dos períodos do dia o que fez e o impacto dessas atividades sobre suas emoções, seus pensamentos e suas condutas correlacionadas.

A agenda vem provando ser um instrumento valioso para auxiliar na coleta de dados mais precisa e, hoje, vem sendo utilizada também no trabalho da BA aplicada a outros transtornos.

Na ativação comportamental BA-IACC (BA, de *Behavioral Activation* e IACC, de Instituto de Análise do Comportamento de Curitiba) dividimos a funcionalidade desse instrumento de acordo com os propósitos a que serviria, como o de avaliação clínica e o de intervenção (Capítulos 9, 11, 12, 13). Essa divisão é arbitrária, embasada em uma concepção própria de psicopatologia comportamental (Abreu & Abreu, 2022). Nela se entende que os comportamentos problema e os de melhora podem coexistir em todas as fases da terapia, e que, portanto, seria esperado o seu registro concomitante ao longo dos dias da semana.

Neste capítulo abordaremos o propósito de avaliação do repertório de entrada do cliente, e essa é uma função fundamental para os objetivos diagnósticos e também de acompanhamento da evolução terapêutica.

A agenda diária de atividades para a avaliação do repertório de entrada tem o objetivo de permitir ao terapeuta e cliente a verificação objetiva da frequência e número de atividades preservadas, além da possibilidade de fornecer informações para as análises funcionais, com base em parâmetros específicos da conduta, como tempo de envolvimento nas tarefas, o momento do dia/semana de ocorrência, bem como o efeito contexto-dependente dessas atividades sobre o ambiente externo e as emoções. Dessa forma, é possível identificar as atividades que promovem, por exemplo, o rebaixamento do humor, além de verificar o seu impacto sobre alguns outros sentimentos mais complexos, como a autoestima relacionada à capacidade de execução das tarefas.

## DESCRIÇÃO DA TÉCNICA

Basicamente a agenda diária de atividades é um instrumento apresentado ao cliente em formato impresso ou digital. Nela o cliente é solicitado a descrever, ao longo de uma base semanal, as atividades em que esteve envolvido e seu efeito sobre os sentimentos e o ambiente.

Clientes em sofrimento psicológico normalmente apresentam dificuldades maiores na aderência de tarefas de casa de grande demanda. Então, com o objetivo de aumentar a chance de preenchimento, a agenda diária de atividades BA-IACC foi dividida em períodos do dia, ao invés do formato clássico de hora em hora (p. ex., Martell et al., 2001). A agenda cobre os dias da semana de segunda a domingo, sendo decomposta em períodos, como manhã, tarde e noite.

Para cada atividade relatada, o cliente é adicionalmente convidado a pontuar em escalas subjetivas que medem o impacto das atividades sobre a intensidade de certos sentimentos. No transtorno de ansiedade generalizada (TAG), por exemplo (Abreu & Abreu, 2023), o cliente é convidado a preencher as escalas de Prazer (P), Domínio (D; ou Maestria, M) e Ansiedade (A). A escala de prazer vai de 0 a 5 pontos, indicativos do grau de prazer produzido pela tarefa. A escala de domínio vai de 0 a 5 pontos, indicativos do grau de envolvimento e sucesso na execução da tarefa. A escala de ansiedade também vai de 0 a 5 pontos, medindo a intensidade da ansiedade. Essas escalas seriam correlatos verbais aproximados das consequências de curto, médio e longo prazo produzidos pelos comportamentos (Abreu & Abreu, 2020). As escalas podem ser adaptadas, a depender do foco de análise e do tipo de psicopatologia a que a terapia está orientada. A Tabela 1 apresenta os dados de um cliente diagnosticado com TAG.

A agenda de avaliação permite aferir a variabilidade de atividades nos contextos de vida em que o cliente está envolvido. A partir da comparação entre agendas diárias ao longo das sessões é possível comparar o que o cliente fazia antes do início das intervenções, em seu repertório de entrada, com o que passou a fazer ao longo dos meses seguintes. Ela possibilita a identificação dos avanços clínicos por meio da constatação da diminuição da pontuação em escalas de ansiedade, e aumento gradativo da pontuação nas escalas de domínio e prazer.

**Tabela 1** Agenda diária de atividades BA-IACC para transtorno de ansiedade generalizada. Em *itálico* são listadas as atividades que envolvem reforçamento positivo no enriquecimento de agenda

| Horário | Segunda | Terça | Quarta | Quinta | Sexta | Sábado | Domingo |
|---|---|---|---|---|---|---|---|
| Manhã | Anexar documentos do processo. Foram muitos documentos D3/4 P1 A4 | Responder a e-mails e solicitações D4 P3 A4 | Estou terminando uma petição de um cliente difícil D3 P1 A5 | Reunião de equipe D4 P0 A5 Respondi a e-mails, organizei compromissos D4 P1 A3 | Outra greve de ônibus e trânsito caótico. Precisava ir para o fórum D0P0 A5 Fui o primeiro a chegar D5 P1 A2 | Não fiz nada de interessante. Está chovendo muito. Muita dor de cabeça. D0 P0 A3 | *Preparei um almoço especial para a namorada D4 P5 A0 Depois do almoço, lavei toda a louça, fogão. Dei uma geral na cozinha. Ela tirou um cochilo na sala D4 P5 A2* |
| Tarde | Ler e corrigir os processos dos estagiários D4 P1 A4 | Ler e corrigir processos (de novo a ansiedade é mais ligada ao fim do prazo) D4 P1 A4 | Responder a e-mails e solicitações D4 P3 A4 | Reunião com o cliente Muito tenso, pois claramente o cliente estava escondendo informações D0 P0 A5 | Reunião da equipe com um cliente advogado. Hoje eu me senti uma fraude. Não conseguia nem responder às dúvidas D0 P0 A5 | *Fiz mercado e manutenção da casa. Fazer tarefas domésticas me dá prazer D5 P5 A2* | *Assisti a um filme com a namorada. Foi ótimo D2 P5 A0* |

Fonte: adaptada de Abreu & Abreu, 2023.

De acordo com a BA-IACC, a melhora ou recuperação clínica seria produzida a partir do (1) aumento da taxa de respostas contingentes ao reforçamento positivo (RCRP) relacionadas ao aumento da experiência de "recompensa" ou "prazer", somado ao (2) aumento da taxa de respostas ativas contingentes ao reforçamento negativo (RACRN), relacionadas às respostas bem-sucedidas de resolução de problemas. Entendemos que no início da terapia esses dois conjuntos de condutas estão sob uma baixa taxa, ou mesmo não ocorrem. Ao longo do processo, o terapeuta deve atentar para os registros na agenda que apontem variações nessas duas classes de respostas.

A partir dos dados coletados, o terapeuta pode conduzir análises funcionalmente-orientadas, com base no aumento da frequência, tempo e diversidade das atividades, para além de poder comparar essas medidas de semana a semana. As escalas subjetivas corroboram para a formulação de análise de consequências. Normalmente um aumento do reforçamento positivo produz sentimentos de prazer e menor ansiedade, por exemplo. Já o aumento do reforçamento negativo das respostas ativas vem acompanhado de maior grau de domínio e menor intensidade da ansiedade a médio e longo prazo.

## INTERVENÇÃO

Recomenda-se que a agenda seja aplicada semanalmente. Costumamos enfatizar o grande potencial que o instrumento tem em fornecer dados precisos sobre o comportamento e sua correlação com os contextos nas diferentes áreas da vida, como trabalho, relação conjugal, estudos, relações sociais, apenas para citar algumas. Ressalta-se que, normalmente, sem o auxílio desse recurso técnico, seria muito difícil para o cliente lembrar os acontecimentos dos últimos sete dias no momento da sessão. Este exercício é bastante desafiador para clientes diagnosticados com intenso sofrimento psicológico, como no TAG ou na depressão grave.

Ao apresentar a agenda, o terapeuta deve ajudar no preenchimento de dois dias, com informações sobre o dia corrente e também do dia anterior. A proximidade do tempo abrangido facilita o relato mais detalhado. A ideia é fornecer ao cliente um modelo de preenchimento para que este possa dar seguimento durante a semana.

Um cuidado especial cabe na explicação das escalas subjetivas. Para uma compreensão mais fácil de cada escala, é importante que os conceitos de prazer ou domínio sejam apresentados com base no que o cliente já fez, e no que produziu de mudanças ambientais e de sentimentos. Estas mudanças teriam correlação com uma maior ou menor pontuação de domínio e prazer.

Por fim, o cliente deve ser orientado sobre as atividades elegíveis para registro. No início do processo terapêutico é normal que fique confuso e não saiba exatamente quais atividades serão importantes. Tentamos discutir quais dentre as atividades de uma manhã ou tarde, por exemplo, produziram efeito sobre seus sentimentos. Assim, para um dado cliente passear com o cachorro pode não produzir efeito notável, mas para outro, pelo desafio pessoal exigido, torna-se importante a identificação. No decorrer da terapia as atividades eleitas e registradas passam a ser as que envolvem as situações discutidas na psicoterapia.

## EXEMPLO CLÍNICO

Ítalo, de 30 anos, vinha reclamando de grande ansiedade nos últimos seis meses aproximadamente. Trabalhava em um órgão do poder judiciário estadual. Declarou que tinha dificuldade para dormir, muitas preocupações com o andamento do seu mestrado e com o seu desempenho profissional no escritório de direito. Tinha também grande dificuldade de concentração durante as atividades intelectuais. Descreveu muito cansaço e dores pelo corpo. Esse fato o levou a procrastinar a realização de tarefas.

Ítalo preenchia os critérios diagnósticos para o TAG, sem sintomas depressivos, e excluídos outros potenciais diagnósticos. Somado a essa informação, pontuou 20 no Questionário de Transtorno de Ansiedade Generalizada (GAD-7) e 25 no Inventário de Ansiedade de Beck.

Atualmente estava excessivamente ansioso com a aproximação de seu prazo final para depósito da dissertação de mestrado, sendo cobrado por seu orientador e pela secretaria de pós-graduação de seu curso. No trabalho estava cada vez menos produtivo e tinha a incumbência adicional de ser o responsável pelos estagiários, fato que lhe subtraía ainda mais o exíguo tempo dedicado às suas tarefas. A Tabela 1 apresenta a agenda diária de atividades do cliente para avaliação do repertório de entrada.

Ítalo relatou muita desorganização e procrastinação quando iniciou a terapia. Passava tempo nas redes sociais tentando se distrair. Ao ser questionado sobre o início da ansiedade excessiva e das preocupações, prontamente respondeu que sempre se reconheceu dessa forma. Costumava ser muito ansioso em quase todas as situações, explicando sua ansiedade como sendo um acontecimento subjetivo, ocorrendo de maneira randômica, imprevisível, e fora de qualquer controle.

O terapeuta apresentou a racional comportamental contextual da ativação comportamental BA-IACC, instruindo-o de que a ansiedade é produzida em grande extensão como consequência de condutas ineficientes de resolução de problemas, ou mesmo como um efeito emocional adicional que é produto da evitação generalizada, como nas situações de procrastinação.

A ideia do uso da agenda para acompanhamento pontual das atividades semanais veio acompanhada por uma curiosidade genuína do cliente em conhecer quais situações seriam as responsáveis por produzir maiores níveis de ansiedade. Por meio dos primeiros dados da agenda, o terapeuta pôde fundamentar sua interpretação causal da ansiedade como sendo contexto-dependente. Foi possível mostrar ainda ao cliente que o padrão excessivo seria modificável com o auxílio da terapia.

Como estratégia de ensino, o terapeuta pediu licença ao cliente para preencher a agenda ao seu lado no sofá, para que este pudesse assim melhor visualizá-la. A agenda foi preenchida com as informações do dia atual e do dia anterior. Com isso, o terapeuta fomentou o surgimento de perguntas, tendo oportunidade de responder a todas as dúvidas.

## PROBLEMAS DA APLICAÇÃO E SOLUÇÕES

Um problema comum no uso desse instrumento de aplicação semanal é que muitos clientes podem não trazer as agendas preenchidas, ou mesmo trazê-las de maneira incompleta.

É comum que o terapeuta, quando constata o não preenchimento, opte quase sempre por uma abordagem mais incisiva. Assim, de maneira coercitiva, declara que sem a agenda preenchida não há progresso na terapia. Em certa extensão essa é uma declaração perigosa, e em clientes com depressão pode realmente não servir para engajá-los. Somos bastante honestos ao afirmar que não incentivamos qualquer conduta corretiva dessa qualidade.

Nesse caso, orientamos seguir estes procedimentos:

Primeiramente, deve-se perguntar ao cliente como preencheu, para que o terapeuta possa se certificar de que todo o procedimento foi compreendido. Entram nessa equação o entendimento do propósito da tarefa e como preencher. Um não entendimento pode estar na base do não preenchimento.

Excluída essa possibilidade, seguimos para o segundo item de investigação.

Clientes ansiosos podem preencher com muitas informações desnecessárias, completando a agenda com dados excessivos, sem qualquer filtro para a utilidade das informações prestadas. Isso ocorre porque, em geral, ao fazê-lo, imaginam que uma maior densidade de informações aceleraria o seu progresso clínico. Clientes depressivos, ao seu turno, costumam trazer a agenda incompleta, ou mesmo não trazem.

Uma alternativa para resolver esses problemas, de excesso ou falta de informações prestadas, é entender o comportamento de preenchimento da agenda. Preencher uma agenda é também um comportamento sujeito aos mesmos princípios comportamentais. E, como comportamento, pode ser modelado. A ideia é que, se o cliente preencheu poucos dias, ou somente por algumas semanas, então o terapeuta pode modelar um melhor preenchimento. No caso dos excessos, é interessante modelar o fornecimento de informações suficientes e potencialmente úteis.

Na modelagem do preenchimento, os reforços dispostos pelo terapeuta deverão ser naturais. Para isso é muito importante prestar um cuidadoso tratamento aos dados fornecidos no preenchimento. O terapeuta, por exemplo, pode mostrar atenção quando faz perguntas adicionais ou fornece alguma interpretação útil. Partimos da premissa de que alguém que preenche um instrumento tem a expectativa de que as informações sejam contempladas, e que estas despertem a atenção do terapeuta. As informações podem gerar autoconhecimento para o cliente, possibilitando um melhor progresso terapêutico.

Por fim, recomendamos um último procedimento, em caso de insucesso com todos os passos já listados. Nesse último cenário, o cliente não traria a agenda preenchida, sob qualquer hipótese.

A ideia é que então possa ser negociado o preenchimento de ao menos três agendas, cobrindo no mínimo três semanas consecutivas. Dessa forma, novas amostragens periódicas poderão ser realizadas novamente. Partimos da premissa de que a verificação da estabilidade comportamental requer algum tempo de coleta de dados, para comparação entre padrões e verificação da estabilidade dos comportamentos sob determinados contextos. Infelizmente isso demandará um cuidado mínimo, porém criterioso e indispensável. Considere que em uma amostragem de duas semanas poderia não captar o cotidiano do cliente em sua base normal de atividades. Assim, por exemplo, em uma dessas duas semanas poderia ter ocorrido um evento incomum, como a visita de parentes distantes. Nesses casos a análise dos dados poderia ser bastante inconclusiva. Três semanas de preenchimento, por outro lado, ainda que longe do ideal, pode ser suficiente para a amostragem mais confiável, mesmo sob a exclusão de dados de uma semana excepcional.

## REFERÊNCIAS


1. Abreu, P. R., & Abreu, J. H. S. S. (2020). *Ativação comportamental na depressão*. Santana de Parnaíba, SP: Manole.
2. Abreu, P. R., & Abreu, J. H. S. S. (2022). Ativação Comportamental IACC no tratamento do transtorno depressivo maior. In: P. R. Abreu, & J. H. S. S. Abreu (Eds.). *Psicopatologia: Tratamento comportamental contextual* (pp. 1-10). Santana de Parnaíba, SP: Manole.
3. Abreu, P. R., & Abreu, J. H. S. S. (2023). Ativação Comportamental-IACC no tratamento do transtorno de ansiedade generalizada. In: P. R. Abreu, & J. H. S. S. Abreu (Eds.). *Atualizações em Terapia Comportamental Contextual* (pp. 1-30). Santana de Parnaíba, SP: Manole.
4. Kanter, J., Manos, R. C., Bush, A. M., & Rush, L. C. (2008). Making behavioral activation more behavioral. *Behavior Modification, 32*, 780-803. doi: 10.1177/0145445508317265

5. Kohlenberg, R. J., & Tsai, M. (1991). *Functional analytic psychotherapy: A guide for creating intense and curative therapeutic relationships*. New York: Plenum.
6. Lewinsohn, P. M., & Libet, J. (1972). Pleasant events, activity schedules and depression. *Journal of Abnormal Psychology*, *79*, 291-295. http://dx.doi.org/10.1037/h0033207
7. Martell, C. R., Addis, M. E., & Jacobson, N. S. (2001). *Depression in context: Strategies for guided action*. New York: W. W. Norton.

# 11

# Resolução de problemas orientada pela ativação comportamental BA-IACC

Paulo Roberto Abreu
Juliana Helena dos Santos Silvério Abreu

## DESCRIÇÃO DO PROBLEMA OU PROPÓSITO PARA O QUAL A TÉCNICA FOI FORMULADA

Entender os contextos responsáveis pela diminuição do reforçamento positivo na vida dos clientes em sofrimento psicológico leva invariavelmente a um esforço anterior de identificação cuidadosa dos problemas atuais. Esses problemas aparecem como contextos carregados de estimulação aversiva, e por esse motivo produzem estresse e o transtorno físico ou mental, como a depressão. Seus efeitos interferem no envolvimento em qualquer atividade prazerosa ou importante para o cliente.

Alguém, por exemplo, que perdeu seu emprego e entrou em depressão, e que necessita prontamente de uma nova ocupação, deve concentrar suas energias no enfrentamento do problema para resolução. A BA-IACC compreende que esse deve ser o alvo prioritário em uma hierarquia estratégica de metas, reservando o enriquecimento de agenda (Capítulo 9) como uma intervenção secundária (Abreu & Abreu, 2020). Em um contexto de urgência e prioridades de metas terapêuticas, será importante recompor as condições básicas de sobrevivência do cliente.

## DESCRIÇÃO DA TÉCNICA

Seguindo alguns autores (p. ex., D'Zurilla & Nezu, 1982; Heppner & Peterson, 1982) chamamos o enfrentamento de resolução de problemas, dada a utilidade interdisciplinar que esse termo alcançou.

A resolução de problemas é um fator que medeia a relação entre o estresse e o transtorno físico ou mental (Abreu & Abreu, 2023). O conceito descreve que diante de uma mesma magnitude de estresse, as pessoas com mais estratégias efetivas de enfrentamento sofrerão menor distresse, com menor desorganização do comportamento.

Na BA-IACC propomos um modelo de resolução de problemas a partir de uma caracterização de etiologia contexto-orientada (Abreu & Abreu, 2022; 2023). Isso porque está na base de um bom desfecho clínico, uma avaliação funcional anterior criteriosa do problema do cliente.

Conforme já exposto (Capítulo 8), na BA-IACC a psicopatologia ocorre devido a mudanças em áreas fundamentais de vida. Essas mudanças ocorrem como quebra das contingências de reforçamento a que o cliente usualmente responde em uma base semanal. Áreas importantes da vida são afetadas, como trabalho, vida conjugal, relacionamentos sociais, entretenimento, religião, apenas para citar algumas. Nessa quebra a forma evitativa passiva do cliente, de tentativa de lidar com o sofrimento, pode agravar os problemas iniciais, além de potencializar o surgimento de outros.

O efeito final acumulado dos problemas é observado a partir da diminuição das condutas envolvidas em atividades prazerosas, e também da diminuição das condutas *ativas* de resolução desses problemas. Entendemos que resolução de problemas é comportamento "ativo" de enfrentamento. Quando operacionalizamos o comportamento de enfrentamento identificamos prontamente um comportamento de esquiva *ativa*. O conceito de esquiva ativa, em contraponto com a passiva, foi sugerido por Ferster (1973) sob a premissa de que aquela produziria uma resolução expressiva da situação-problema.

De um ponto de vista funcional, na quebra das contingências ocorre, respectivamente, a diminuição da taxa de respostas contingentes ao reforçamento positivo (RCRP) e a diminuição da taxa de respostas *ativas* contingentes ao reforçamento negativo (RACRN).

Dentre essas duas classes de condutas afetadas, destacamos neste capítulo a RACRN. Resolvemos um problema, portanto, quando aumentamos a RACRN.

## INTERVENÇÃO

Entender a natureza contextual de um problema implica analisar sua interferência na RACRN. Nesse exercício analítico pode ser constatado que o comportamento não ocorre de maneira efetiva devido a problemas em qualquer um dos três elementos que compõem sua tríplice contingência de reforçamento.

Poderão haver problemas, portanto, no antecedente, no repertório comportamental ou na consequência (Abreu & Abreu, 2022; 2023). A Tabela 1 apresenta uma síntese dos problemas que interferem na RACRN, com sugestões de estratégias de resolução de problemas.

**Tabela 1** Estratégias de resolução de problemas orientada pela ativação comportamental BA-IACC

| Tríplice contingência | Problemas que interferem na RACRN | Estratégias de resolução de problemas |
|---|---|---|
| Antecedente | Ambiente imediato oferece muitos aspectos aversivos | Diversificar e responder a outras contingências de reforçamento negativo |
| Comportamento | Falta de habilidades para enfrentar efetivamente os eventos aversivos | Habilidades não sociais: Desenvolver habilidades pré-requisitos<br>Habilidades sociais: Desenvolver habilidades a partir de treinamento ou da interação reforçadora com o terapeuta |
| Consequência | O impacto negativo dos eventos aversivos é aumentado a partir de: | |
| | (1) atraso do de reforçamento negativo | (1) Identificar e manejar reforçamento negativo intermediário |
| | (2) baixa magnitude do reforçamento negativo | (2) Identificar e testar formas de aumentar a magnitude do reforçamento negativo |
| | (3) punição social | (3) Alterar a qualidade da interação com o outro (caso possível) ou recorrer a outra pessoa/instituição que possa dispor de reforçamento social igual/semelhante |
| | (4) interrupção do reforçamento negativo | (4) Diversificar as contingências com reforçamento igual/semelhante |
| | (5) incontrolabilidade com estimulação aversiva | (5) retirar o indivíduo imediatamente do ambiente de incontrolabilidade |

RACRN: taxa de respostas ativas contingentes ao reforçamento negativo. Fonte: adaptada de Abreu & Abreu (2023).

No elo antecedente pode ser observado um ambiente imediato com muitos aspectos aversivos. Um ambiente antecedente que guarda muitos aspectos aversivos é fruto de mudanças históricas nas relações funcionais. Estímulos antecedentes que agora sinalizam potenciais punições adquiriram essa função porque o comportamento foi punido nesse mesmo ambiente ou em ambientes com semelhanças funcionais. Um ambiente insalubre de trabalho, por exemplo, com muitas interações aversivas entre os pares, é rico em sinalizações de "perigo" para o cliente, além de oferecer poucas ocasiões para o comportamento com potencial de resolução do problema.

No elo do comportamento pode ocorrer a falta de habilidades para enfrentar efetivamente os eventos aversivos. Entram nesse conjunto as habilidades sociais, mas também as não sociais. Novas habilidades sociais podem ser demandadas diante de mudanças no ambiente de trabalho, em que o cliente, por exemplo, necessita aprender negociação política ou assertividade. Já a falta de habilidades não sociais acontece quando o cliente precisa de algum recurso para apresentar o comportamento de enfrentamento. A falta de recursos financeiros para sanar um problema doméstico, por exemplo, exige a mudança na estratégia de intervenção, como quando o cliente é levado primeiramente a pensar em como obter mais dinheiro dentro das possibilidades de que dispõe.

No elo da consequência pode ser constatado que o impacto negativo dos eventos aversivos foi aumentado (Abreu & Abreu, 2023), a partir de algumas mudanças ambientais, como o (1) atraso do reforçamento negativo; a (2) baixa magnitude do reforçamento negativo; a (3) punição disposta socialmente; a (4) extinção operante; ou a (4) a experiência de incontrolabilidade com estimulação aversiva.

O atraso de reforçamento ocorre quando a antiga estratégia, diante de mudanças, já não produz o reforçamento no tempo usual. Um pedido de ajuda no trabalho para um novo colega pode ser atendido sob excessiva demora.

A baixa magnitude do reforçamento pode ser constatada quando uma dívida financeira adicional é contraída, e o cliente não dispõe de renda suficiente para conseguir quitá-la.

A punição mediada socialmente acontece quando um comportamento que anteriormente foi resolutivo de algum impasse social agora passou a ser punido. Um casamento pode surpreender quando o novo parceiro, por exemplo, não apresenta tolerância para conversas sobre os desentendimentos.

A extinção operante ocorre quando o reforçador usual já não é mais produzido pelos mesmos enfrentamentos. Uma mudança de tecnologia no ambiente de trabalho pode pôr estratégias corriqueiras de resolução em extinção.

Por fim, a incontrolabilidade ocorre quando um ambiente social passou a dispor de apresentação de estimulação aversiva incontrolável. Relações conjugais que evoluem para violência doméstica são exemplos, na medida em que as agressões ocorrem não contingentes a qualquer comportamento da cliente.

Dividimos arbitrariamente nessas condições-problema, ainda que uma combinação dos problemas citados deva sempre ser investigada.

Problemas de resoluções complexas e que estão correlacionados com o sofrimento psicológico devem ser avaliados criteriosamente. A seguir, as intervenções serão estrategicamente planificadas como tarefas na agenda diária. A Tabela 2 traz a planificação de um estágio de resolução do problema de um cliente.

Um problema complexo pode ser subdividido em estágios de resolução. E cada pequeno estágio de enfrentamento traz metas com desafios próprios, frequentemente carregados de ambientes com novos controles aversivos, e que se constituem como problemas menores a serem resolvidos. O enfrentamento

**Tabela 2** Agenda Diária de Atividades BA-IACC* na resolução de um problema de procura de emprego, com foco na atividade de busca de suporte pelo cliente para atualização e divulgação do currículo

| Horário | Segunda | Terça | Quarta | Quinta | Sexta | Sábado | Domingo |
|---|---|---|---|---|---|---|---|
| Manhã | Perguntou para a mãe do vizinho o horário e dia em que poderia encontrá-lo para uma conversa D4 P1 | Dormindo D0 P1 | Levou filhos à escola D2 P0 | Dormindo D0 P1 | Dormindo D0 P1 | Tentou resgatar alguns certificados de cursos já realizados D4 P2 | Dormindo D0 P1 |
| Tarde | Passeou de bicicleta D1 P4 | Dormindo D0 P1 | Foi ao mercado D1 P0 | Dormindo D0 P1 | Foi atrás de alguns locais em que havia trabalhado para solicitar documentos D4 P2 | Visita a uma agência de emprego. Pensou nas dívidas e na urgência D5 P0 | Bicicleta D2 P |
| Noite | Assistiu à Netflix D1 P2 | Banho nos filhos D3 P2 | Assistiu ao jogo de futebol. Fica pensando que não consegue cuidar mais dois filhos D1 P0 | Encontrou o vizinho e iniciou a tarefa de atualização do currículo. Foi instruído que precisaria reunir seus certificados e documentos comprobatórios D4 P1 | Deu continuidade junto ao vizinho no preenchimento e atualização do seu currículo D0 P2 | O vizinho o ajuda ensinando a submeter o currículo aos sites e redes sociais de interesse D5 P2 | Dormindo D0 25 |

* A escala de domínio D (referida também como maestria) mede de 0 a 5 pontos o grau em que o cliente conseguiu desempenhar bem uma determinada tarefa. A escala de prazer P mede de 0 a 5 pontos o grau de satisfação do cliente em ter se engajado nas atividades agendadas.

desses novos desafios é fundamental para o cliente seguir adiante. Segundo Skinner (1968/1972), os pequenos passos são necessários para manter o comportamento ao alcance do reforçamento. Os sucessos que ocorrem pouco a pouco operam como reforços intermediários, necessários no desenvolvimento das habilidades para a produção do resultado almejado pelo cliente, ou seja, o reforçador de maior magnitude.

Em seu conjunto, os estágios percorridos compõem o processo clínico de resolução de problemas.

## EXEMPLO CLÍNICO

José, de 45 anos, apresentou queixa de estar desmotivado, bastante recluso em sua casa. Recentemente havia perdido seu emprego, com pouca motivação para procurar um novo trabalho. Quando questionado sobre o que gostava de fazer, relatou que atualmente somente andar com sua bicicleta pelo bairro.

Apresentou queixas de insônia, excessos de pensamentos de autocrítica, muito choro e gradativo aumento do isolamento social. Pontuou 18 no Inventário Beck de Depressão, sugestivo de depressão leve.

O cliente estava com as prestações do aluguel do apartamento atrasadas, tentava negociar as prestações do carro e também vinha desapontando sua esposa, que o criticava por não cuidar dos filhos pequenos. A esposa afirmava que deveria exercer seu dever de pai sempre que o encontrava na cama.

Como meta principal o terapeuta, em comum acordo com o cliente, decidiu direcionar toda a atenção para o processo de resolução do problema de desemprego.

Utilizamos a Tabela 1 na avaliação dos problemas de cada estágio de resolução que interferiam na RACRN, e também para a planificação das estratégias de mudança. O objetivo final do processo de resolução de problemas foi o de que o cliente lograsse ser selecionado para uma vaga de trabalho que pudesse comportar suas necessidades fundamentais.

Ao longo da avaliação do problema de desemprego foi constatada uma breve, porém frustrada procura de trabalho. Nessa procura logo encontrou um ambiente imediato com muitos aspectos aversivos. Isso porque a abordagem do cliente vinha se provando ineficaz. Segundo relatou, saía perguntando por oportunidades de estabelecimento em estabelecimento. Os funcionários das lojas que o recebiam, em sua maioria, respondiam com desinteresse, incredulidade pela falta de "trato profissional" ou mesmo com hostilidade.

Nesse primeiro estágio de resolução o terapeuta pensou em levar o cliente a diversificar e responder a outras contingências de reforçamento negativo. José não conseguia se apresentar adequadamente disponível para o mercado de trabalho. Problemas fundamentais foram então identificados. O terapeuta estimulou a atualização e divulgação do currículo em sites de interesse e agências de emprego – um caminho mais atualizado com as demandas e sucursais de oferta e procura de emprego.

Declarou que não tinha conhecimento de como atualizar seu currículo, sendo essa uma condição indispensável para que pudesse se candidatar a uma vaga. Para isso seria necessário projetar metas, portanto, ações planejadas. Esse foi o primeiro estágio do processo de resolução. As atividades que compunham o passo a passo da busca de ajuda foram então planificadas em sua agenda.

O cliente pediu ajuda a um vizinho com mais experiência, combinando um dia propício para o suporte. O vizinho também o ensinou a publicar o currículo em sites e redes sociais de interesse profissional. Além disso, foi a uma agência de empregos (Tabela 2).

Não tardou a ser chamado para participar de seleções. O momento próximo ao fim do ano mostrava um comércio mais aquecido e com vagas temporárias abertas. Contou que historicamente se sentia bastante inadequado em entrevistas de emprego, julgando-se como uma fraude e como alguém bastante desastrado. Nesse segundo estágio de resolução foi então identificada uma falta de habilidades para enfrentar efetivamente esses eventos aversivos.

O terapeuta pôde formular o desenvolvimento de habilidades pré-requisitos. Pré-requisitos são comportamentos que o cliente deve ser capaz de emitir antes de um comportamento mais elaborado ser instalado, ou conteúdos que o cliente deve conhecer antes de aprender outro conteúdo.

O terapeuta necessitou, portanto, treinar algumas habilidades sociais que seriam suficientes para a demanda, como buscar informações sobre a empresa, atentar para a pergunta do entrevistador, organizar as respostas de maneira detida às perguntas, honestidade e consistência nas respostas, de acordo com as informações do currículo, e ainda altivez para o trabalho ofertado. Durante as dramatizações do treino foi necessário insistir nas pausas durante as falas do cliente, para que este pudesse ter oportunidade de respirar, reorganizar sua resposta, além de se apresentar mais seguro ao entrevistador.

O terceiro estágio da resolução de problema foi, de posse de aprovações em duas empresas, examinar qual seria a oportunidade que estaria mais alinhada com o seu plano familiar. Essa análise foi bastante importante, uma vez que envolveu previsão de reforçadores no trabalho. Isso porque o impacto negativo dos eventos aversivos de uma decisão precipitada poderia aumentar o atraso de reforçamento negativo relevante. Precisávamos de resultados mais certos para esse momento.

As características do emprego, como local de trabalho, salário, horário, benefícios e potencial ascensão de carreira foram alguns pontos elencados pelo cliente. Trouxe a necessidade de estar em casa à noite, dada a grande demanda e cuidado exigido na criação dos filhos. Esse ponto foi decisivo para que ao final optasse pela proposta de emprego de menor salário inicial, porém de horário mais flexível.

## PROBLEMAS DA APLICAÇÃO E SOLUÇÕES

Um problema bastante comum é acertar o grau de desafio da meta elegida para a agenda. Isso ocorre para cada estágio de enfrentamento quando decompomos as atividades. Frequentemente o terapeuta pode elencar estágios de enfrentamento para os quais o cliente não encontra suficiente motivação. Isso dificultaria o seu envolvimento e mesmo poderia ser gatilho para a desistência da terapia.

A questão da decomposição do problema em pequenos estágios foi sugerida por Beck et al. (1979). Porém, diferentemente desses autores, entendemos que essa não deva ser uma atividade meramente prática, sujeita a tentativas e erros. Antes, deve ser criteriosamente orientada pelas análises funcionais das contingências envolvidas em cada estágio.

O elemento importante da discussão não é necessariamente o que diz respeito a planificar na agenda um passo ousado ou um pequeno enfrentamento, mas antes, um com maior probabilidade de envolvimento e sucesso. Uma metáfora interessante para entender esse nosso argumento é a metáfora do alpinista bem-sucedido na escalada do Monte Everest. Seria uma grande injustiça chamá-lo de aventureiro, embora esse esporte "radical" suscite no imaginário popular os riscos de morte eminente. Tenha em foco que a viagem foi bastante planejada, em cada detalhe, com estudos das condições locais do clima, suprimentos, equipamentos, preparo físico assistido (médicos e treinadores), comunicação, finanças, combinados com equipes de suporte e colegas que estarão na empreitada. E assim será o trabalho do terapeuta ao pensar os estágios de resolução do problema. Predição e controle do comportamento são fundamentais em nossa ciência, e assim também para a resolução de problemas da BA-IACC.

O terapeuta precisa analisar ponto a ponto os problemas potenciais em cada elemento da contingência que poderá interferir na RACRN, conforme exposto. Dizer isso é estar atento para o fato fundamental de que o terapeuta não pode se dar ao luxo de apenas decompor as atividades, sem nenhum critério técnico, posto que as poucas iniciativas e motivação dos clientes com depressão não podem, e não devem, ser desperdiçadas. O cliente já teve inúmeras experiências de fracasso. O processo de resolução de problemas não pode servir como mais uma frustração, combustível para desistência do tratamento ou mesmo para uma desorganização mais grave, como em uma tentativa impulsiva de suicídio.

Um outro ponto importante diz respeito à postura ética do terapeuta. Muitas vezes a negatividade contagiante do cliente, somada com a sua passividade atual, pode dar a entender que o cliente não terá competência para resolver o presente problema. Essa é uma armadilha que todo ativador comportamental deve desarmar prontamente. Partimos de um dado empírico bastante animador. O cliente, antes de desenvolver o episódio depressivo atual, por exemplo, estava dando conta de seus problemas a ponto de não vivenciar sofrimento psicológico. Portanto, apresenta uma experiência na resolução dos problemas, ao menos em alguma medida, além de ter logrado sucesso nesse empreendimento no passado. Partimos sempre dessa certeza. A BA-IACC é essencialmente uma abordagem em forte aliança com a aprendizagem e pleno potencial para a mudança dos clientes.

## REFERÊNCIAS


1. Abreu, P. R., & Abreu, J. H. S. S. (2020). *Ativação comportamental na depressão.* Santana de Parnaíba, SP: Manole.
2. Abreu, P. R., & Abreu, J. H. S. S. (2022). Ativação Comportamental IACC no tratamento do transtorno depressivo maior. In: P. R. Abreu, & J. H. S. S. Abreu (Eds.). *Psicopatologia: Tratamento comportamental contextual* (pp. 1-10). Santana de Parnaíba, SP: Manole.
3. Abreu, P. R. & Abreu, J. H. S. S. (2023). Ativação Comportamental-IACC no tratamento do transtorno de ansiedade generalizada. In: P. R. Abreu, & J. H. S. S. Abreu (Eds.). *Atualizações em Terapia Comportamental Contextual* (pp. 1-30). Santana de Parnaíba, SP: Manole.
4. Beck, A. T., Rush. A. J., Shaw, B. F., & Emory, G. (2012). *Terapia cognitiva da depressão.* São Paulo, SP: Artmed. (Trabalho original publicado em 1979).
5. D'Zurilla, T. J., & Nezu, A. (1982). Social problem solving adults. In P. C. Kendall (Ed.), *Advances in cognitive-behavioral research and therapy* (pp. 202-275). Orlando, FL: Academic Press.
6. Ferster, C. B. (1973). A functional analysis of depression. *American Psychologist, 28*, 857-870. https://doi.org/10.1037/h0035605
7. Heppner, P.P., & Petersen, C.H. (1982). The development and implications of a Personal Problem-Solving Inventory. *Journal of Counseling Psychology, 29*, 66. http://dx.doi.org/10.1037/0022-0167.29.1.66
8. Skinner, B. F. (1972). Tecnologia do ensino. Tradução de Rodolpho Azzi. São Paulo, SP: EPU. (Trabalho original publicado em 1968).

# 12
# Valores na ativação comportamental BA-IACC

Paulo Roberto Abreu
Juliana Helena dos Santos Silvério Abreu

## DESCRIÇÃO DO PROBLEMA OU PROPÓSITO PARA O QUAL A TÉCNICA FOI FORMULADA

Clientes em intenso sofrimento psicológico, como os que preenchem critérios diagnósticos para uma depressão ou um transtorno de ansiedade generalizada, frequentemente tiveram ao longo do curso do problema uma acentuada redução das atividades reforçadas positivamente. De um ponto de vista clínico, o reforçamento positivo produz efeito de melhora do estado de humor e diminuição da suscetibilidade a eventos aversivos do cotidiano, para além de fortalecer comportamentos alternativos (Abreu & Abreu, 2023).

A ativação comportamental foi desenvolvida contemplando sobretudo intervenções para aumento de reforçadores positivos, a exemplo da seminal Agenda de Eventos Prazerosos de Lewinsohn e Libet (1972). Esse componente, sob o propósito de enriquecimento de agenda (Abreu & Abreu, 2020), ganhou notoriedade na depressão por envolver processos de fácil compreensão e também pela fácil aplicabilidade (Capítulo 9).

Passadas quase as três décadas iniciais desde a apresentação da agenda de Lewinsohn e Libet (1972), foi natural que essa terapia recebesse algumas adaptações. Como exemplo, citamos a ativação comportamental breve no tratamento da depressão (BATD), de Lejuez et al. (2001). A BATD surgiu nos anos 2000 dentro do apogeu das terapias comportamentais contextuais.

Diferentemente das outras propostas de ativação comportamental, a BADT foi desenvolvida para trabalho em hospital. E essa característica de contexto de trabalho impunha demandas próprias que prestaram os contornos da terapia. Os tratamentos hospitalares trazem prazos bem definidos para ocorrerem, o que, do ponto de vista técnico, impõe desafios na formulação de protocolos psicoterapêuticos adaptados. Na BADT, os autores dispuseram somente de 10 a 12 encontros para formular um tratamento que lograsse produzir bons resultados. E dentro dessa limitação de tempo foi necessário pensar uma estratégia que pudesse acelerar o contato dos clientes com atividades para reforçamento.

Assim, foi adicionado ao arsenal terapêutico do protocolo um componente para trabalho com valores. Ele foi incorporado da terapia de aceitação e compromisso (ACT; Hayes et al., 1999), mas com o objetivo de promover um rápido aumento de reforçadores, e dessa forma acelerar a recuperação dos pacientes em depressão.

Hoje não seria exagero afirmar que quase todas as ativações comportamentais adotam algum componente de valores (p. ex., Kanter et al., 2009; Martell et al., 2022, Abreu & Abreu, 2020). A BA-IACC, ao seu turno, também incorporou o trabalho com valores em seu arsenal terapêutico.

## DESCRIÇÃO DA TÉCNICA

Existem diferentes formas de se trabalhar os valores. A BA-IACC, por exemplo, usa o Formulário de Avaliação de Valores da terapia de aceitação e compromisso (Abreu & Abreu, 2020). Basicamente, nesse inventário o cliente deverá listar valores relacionados a áreas importantes da vida, ou os valores que gostaria de desenvolver. As seguintes áreas são abordadas (Abreu & Abreu, 2020):

- Relacionamentos familiares (p. ex.: Que tipo de irmão/irmã, filho/filha, pai/mãe você gostaria de ser? Quais qualidades são importantes nos relacionamentos com essas pessoas na sua família?).
- Relacionamentos sociais (p. ex.: O que seria um relacionamento ideal para você? Quais áreas poderiam ser melhoradas nos relacionamentos com os seus amigos?).
- Relacionamentos íntimos (p. ex.: Qual é o seu papel em um relacionamento íntimo? Você está atualmente envolvido em um tipo de relacionamento íntimo ou gostaria de estar?).
- Educação/treinamento (p. ex.: Você gostaria de se engajar em algum tipo de curso ou receber algum treinamento especializado? O que você gostaria de aprender melhor?).
- Emprego/carreira (p. ex.: Que tipo de trabalho você gostaria de ter? Que tipo de profissional você gostaria de ser?).
- *Hobbies*/recreação (p. ex.: Há algo especial que você gostaria de fazer, ou novas atividades que gostaria de tentar?).

- Serviço voluntário/caridade/atividades políticas (p. ex.: Quais contribuições você gostaria de dar à comunidade mais ampla?).
- Atividades físicas/hábitos de saúde (p. ex.: Você gostaria de mudar a sua dieta, rotina de sono ou fazer exercícios?).
- Espiritualidade (p. ex.: O que a espiritualidade representa para você? Está satisfeito(a) com essa área da sua vida?).
- Questões psicológicas/emocionais (p. ex.: Quais são os seus objetivos para esse tratamento? Existiriam outras questões além da depressão que você gostaria de tratar?).

A Tabela 1 apresenta um modelo de formulário de avaliação de valores.

**Tabela 1** Formulário de avaliação de valores

| Área | Listar valor | Grau de importância (0-10) | O quanto seus comportamentos foram consistentes com esse valor na última semana? (0-10) |
|---|---|---|---|
| Relacionamentos familiares | | | |
| Relacionamentos sociais | | | |
| Relacionamentos íntimos | | | |
| Educação/treinamento | | | |
| Emprego/carreira | | | |
| *Hobbies*/recreação | | | |
| Serviço voluntário/caridade/ atividades políticas | | | |
| Atividades físicas/hábitos de saúde | | | |
| Espiritualidade | | | |
| Questões psicológicas/ emocionais | | | |

Fonte: adaptada de Lejuez et al. (2001).

Cada área permite o registro de mais de um valor. A área de relacionamentos familiares, por exemplo, pode trazer os valores "estar mais tempo com minha mãe" e "ser mais tolerante com meus irmãos". Cada um dos valores deverá receber notas subjetivas de importância de 0 a 10, devendo ser listados logo na coluna "Grau de Importância". Na última coluna relacionada aos comportamentos consistentes com os valores, deve ser pontuada a percepção do cliente da consistência, também dentro de uma escala de 0 a 10.

Assim, por exemplo, se o valor listado tiver sido "estar mais tempo com minha mãe", e ao longo da semana não for constatada nenhuma conduta de envolvimento, então será esperada uma baixa pontuação.

## INTERVENÇÃO

O trabalho com valores ganhou ênfase nas terapias contextuais por meio de Hayes et al. (1999).

Para Hayes et al. (1999), valores são consequências globais de vida construídas verbalmente. Dentro dessa concepção comportamental seriam regras, e regras são aprendidas pelo indivíduo a partir de um histórico de reforçamento, sobretudo social. A regra como um valor especifica o comportamento do indivíduo em contexto, sendo formulada em grande extensão a partir de suas experiências pessoais positivas de vida.

Considere o valor pessoal de um cliente relacionado à atividade física. O valor foi formulado historicamente a partir das múltiplas experiências deste com o esporte e suas consequências reforçadoras para o bem-estar, condicionamento físico e socialização.

Quando o indivíduo lista "viver uma vida praticando esportes", poderá sentir-se próximo a esse valor quando estiver jogando futebol quarta-feira à noite, ou mesmo correndo no parque com sua esposa aos finais de semana. A coluna sobre comportamentos consistentes com o valor na última semana foi reservada para mensurar subjetivamente esse comprometimento.

O cliente entrará em contato com potenciais reforçadores positivos quando passar a apresentar comportamentos consistentes com o valor, e esse é o objetivo fundamental da BA.

O Formulário de Avaliação de Valores é interessante sobretudo no uso junto a clientes desmotivados e com histórico de desistência, e que sempre, diante de um desafio da terapia, apresentam razões existenciais para seu sofrimento. Para discussão das implicações clínicas, cabe revisitar alguns dados empíricos.

Addis e Jacobson (1996) observaram em um estudo de componentes da terapia cognitiva na depressão de Jacobson et al. (1996) que os participantes com mais explicações com base em "problemas existenciais" apresentaram os piores resultados na condição do tratamento de BA. Nela foram observadas menor aderência e maior número de desistências. Comparativamente, esse perfil de participantes apresentou melhores resultados na condição de terapia cognitiva. Assim, também na clínica os nexos causais repetidamente alegados trazem conteúdos como problemas de personalidade, tristeza incapacitante, neurotransmissores desbalanceados, somente para citar alguns. Normalmente o dar razões guarda a função de comportamento de esquiva passiva dos problemas identificados na terapia. Acreditamos, portanto, que o emprego de um componente de valores pode sensibilizar o cliente para uma explicação experiencial com base em algo igualmente privado, mas de valor prático. Dessa forma, serviria como alternativa de BA para produzir um maior engajamento de clientes com esse perfil.

Por fim, uma utilidade extra do formulário ocorre no uso com clientes que passaram por perdas de entes queridos. Quando alguém atravessa um luto, necessita revisitar muitos de seus valores pessoais para que redescubra motivos para seguir adiante. O contato com as fontes alternativas de reforçamento contidas nos valores produz uma recuperação clínica mais acelerada (Abreu & Abreu, 2020).

## EXEMPLO CLÍNICO

Lucas, de 24 anos, reclamou estar sem ânimo para terminar seu curso de graduação de economia. Somado a isso relatou grande dificuldade de encontrar um estágio extracurricular. As disciplinas estavam enfadonhas e no momento em que iniciou a terapia mostrou muita frustração por ainda não exercer uma atividade profissional. Passava a maior parte das manhãs dormindo.

O cliente morava sozinho na capital para cursar a faculdade. Sua família e seus principais amigos residiam na sua cidade do interior. Tinha uma namorada acadêmica, e atualmente se sentia pressionado porque a falta de renda impossibilitava que pudessem morar juntos.

Apresentou queixas de insônia, excessos de pensamentos de autocrítica e fracasso, tristeza, falta de motivação e gradativo aumento do isolamento social. Pontou 15 no Inventário Beck de Depressão, sugestivo de uma depressão leve.

O terapeuta logo aplicou o Formulário de Avaliação de Valores com o objetivo de explorar as potenciais áreas de reforçamento positivo. A Tabela 2 apresenta o formulário do cliente.

Ao longo da avaliação foram estabelecidos objetivos iniciais para o enriquecimento de agenda, com o aumento programado de atividades consistentes com os valores listados. Três áreas foram inicialmente contempladas, sendo elas: (1) família, (2) relacionamentos sociais, (3) relacionamentos íntimos, (4) educação e (5) atividade física.

O problema listado na área de família foi passar pouco tempo com os familiares, não assistindo a séries ou filmes com os pais. Na área de relacionamentos sociais foi o de não conversar no grupo, ou privadamente com os amigos do ensino médio. Na área de relacionamento íntimo foi o de estar pouco tempo em contato com a namorada. Já o problema na área de educação foi o de não ter estudado tanto quanto deveria. Por fim, os problemas da área de atividade física foram os relacionados a treino e cuidados com a alimentação. Todas essas atividades deveriam ser recuperadas.

**Tabela 2** Formulário do cliente

| Área | Listar valor | Grau de importância (0-10) | O quanto seus comportamentos foram consistentes com esse valor na última semana? (0-10) |
|---|---|---|---|
| Relacionamentos familiares | Interagir com a família | 8 | 3 |
| Relacionamentos sociais | Interagir com os meus amigos | 8 | 2 |
| Relacionamentos íntimos | Interagir com a namorada | 10 | 7 |
| | Preparar para o casamento | 10 | 8 |
| Educação/treinamento | Estar sempre aprendendo | 8 | 5 |
| Emprego/carreira | Desenvolver-se profissionalmente | 8 | 5 |
| *Hobbies*/recreação | Distrair-se e fazer pensar | 7 | 6 |
| Serviço voluntário/caridade/atividades políticas | Militar no projeto político | 9 | 7 |
| Atividades físicas/hábitos de saúde | Emagrecer; exercitar-se | 10 | 7 |
| Espiritualidade | Ir à igreja e rezar | 10 | 0 |
| Questões psicológicas/emocionais | Seguir em frente | 6 | 1 |

Com o auxílio das informações foi possível agendar as atividades de interesse. Concomitantemente, a agenda permitiu a continuidade de registros de outras atividades da linha de base semanal. A Tabela 3 apresenta a agenda diária de atividades BA-IACC com as intervenções elencadas.

As atividades de enriquecimento de agenda podem trazer algum grau de desafio, como a atividade física e o estudo. Essa característica leva o cliente a pontuar pouco na escala de prazer[1]. Se mais bem analisadas, observaremos apenas o seu efeito a curto prazo do baixo reforçamento positivo – ou mesmo

1 A escala de prazer vai de 0 a 5 pontos, indicativos do grau de prazer produzido pela tarefa. A escala de domínio vai de 0 a 5 pontos, indicativos do grau de envolvimento e sucesso na execução da tarefa.

**Tabela 3** Agenda diária de atividades BA-IACC para o enriquecimento de agenda com base nas informações do Formulário de Avaliação de Valores. Em itálico as atividades realizadas de enriquecimento de agenda

| Horário | Segunda | Terça | Quarta | Quinta | Sexta | Sábado | Domingo |
|---|---|---|---|---|---|---|---|
| Manhã | Dormi e acordei às 12h sentindo-me cansado<br>D: N/A<br>P: 2 | Jogo<br>D: 5<br>P: 2 | Dormi. Fui dormir quase 1h e acordei às 12h<br>D: N/A<br>P: 2 | Dormi. Fui dormir quase 1h e acordei às 12h<br>D: N/A<br>P: 2 | Dormi. Fui dormir quase 1h e acordei às 12h<br>D: N/A<br>P: 2 | Dormi. Fui dormir quase 1h e acordei às 12h<br>D: N/A<br>P: 2 | Dormi. Fui dormir quase 2h e acordei às 12:30<br>D: N/A<br>P: 2 |
| Tarde | Assisti série<br>D: 5<br>P: 3 | *Chamada com minha namorada*<br>*D: 5*<br>*P: 4* | Fiz o almoço às 14h<br>D: 5<br>P: 2<br>*Treino incompleto – braços*<br>*D: 3*<br>*P: 3* | Fiz o almoço 13 h<br>D: 5<br>P: 2<br>Jogo<br>D: 5<br>P: 2<br>*Treino incompleto – pernas*<br>*D: 2*<br>*P: 3* | Fiz o almoço 13 h<br>Fiz o almoço<br>D: 5<br>P: 2<br>Jogo<br>D: 5<br>P 2<br>Fui ao mercado<br>D: 5<br>P: 2 | Jogo<br>D: 3<br>P: 1 | Jogo<br>D: 4<br>P: 4 |
| Noite | | Assistiu TV<br>D: 5<br>P: 3 | Jogo<br>D: 5<br>P: 2 | *Assisti série com a minha mãe*<br>*D: 5*<br>*P: 4* | *Assisti série com a minha mãe*<br>*D: 4*<br>*P: 4* | *Chamada com amigos do ensino médio.*<br>*D: 5*<br>*P: 4* | *Estudo (entendendo bem o conteúdo)*<br>*D: 4*<br>*P: 3*<br>Jogo<br>D: 4<br>P: 3 |

de reforçamento negativo, já que o cliente desejava se livrar de uma situação incômoda. De um ponto de vista estratégico, o terapeuta deve ter em mente o potencial para mudança da função de estímulo dessa consequência, o que ocorre a médio e longo prazo. O engajamento em atividades físicas é difícil, assim como estudar é penoso, porém as consequências dessas duas atividades tendem a gerar "ganhos" mais tarde, como condicionamento físico ou aprovação em uma disciplina na faculdade.

Cabe uma última análise das atividades registradas na agenda. O jogar videogame e computador, em especial, foi extensamente ponto de dúvida sobre sua função. A conclusão a que se chegou foi a de que a atividade seria esquiva passiva dos desafios cotidianos. Corroborou para essa conclusão o fato de o cliente relatar estar jogando sem qualquer atenção ao enredo, de maneira bastante mecânica. Por esse motivo, o jogo não foi elegido como uma atividade-alvo para enriquecimento de agenda.

## PROBLEMAS DA APLICAÇÃO E SOLUÇÕES

Um problema bastante comum na aplicação é o de que o cliente não tenha entendido o conceito de valor. Historicamente, na ACT os valores são descritos como disposições comportamentais que não possuem um lugar no tempo para acabar. Então, em tese o cliente seguiria se comportando fiel ao valor até o fim de sua vida. Ao longo dos anos, poderia haver variações nas condutas consistentes com o valor, mas os reforçamentos últimos manteriam o seguimento regular.

Na prática, os problemas sobre os entendimentos conceituais não são exatamente um problema para a BA-IACC. Isso porque os propósitos são outros, comparativamente aos propósitos declarados pelos autores da ACT. Primeiramente, interessa o seguimento do valor e, assim sendo, objetivos específicos ganham relevância para serem abordados. Então, mesmo se um cliente lista um objetivo com prazo fixo no tempo para acontecer, como "passar no vestibular de inverno", os comportamentos orientados por esse objetivo poderão da mesma forma produzir reforçadores positivos (Abreu & Abreu, 2020). E esse seria o objetivo fundamental da BA-IACC: aumentar reforçadores para a pronta recuperação de um cliente em depressão ou de alguém com transtorno de ansiedade grave diagnosticada.

## REFERÊNCIAS


1. Abreu, P. R., & Abreu, J. H. S. S. (2020) *Ativação comportamental na depressão*. Santana de Parnaíba, SP: Manole.
2. Abreu, P. R. & Abreu, J. H. S. S. (2023). Ativação Comportamental-IACC no tratamento do transtorno de ansiedade generalizada. In: P. R. Abreu, & J. H. S. S. Abreu (Eds.). *Atualizações em Terapia Comportamental Contextual* (pp. 1-30). Santana de Parnaíba, SP: Manole.
3. Addis, M. E., & Jacobson, N. S. (1996). Reasons for depression and the process and outcome of cognitive-behavioral psychotherapies. *Journal of Consulting and Clinical Psychology, 64*(6), 1417-1424. http://doi.org/10.1037/0022-006X.64.6.1417
4. Hayes, S. C., Strosahl, K. D., & Wilson, K. G. (1999). *Acceptance and commitment therapy: An experiential approach to behavior change*. Guilford.
5. Jacobson, N. S., Dobson, K., Truax, P. A., Addis, M. E.; Koerner, K., & Gollan, J. K. et al. (1996). A component analysis of cognitive-behavioral treatment for depression. *Journal of Consulting and Clinical Psychology, 64*, 295-304. doi: 10.1037/0022-006X.64.2.295
6. Kanter, J., Busch, A. M., & Rusch, L. (2009). *Behavior activation: Distinctive features*. London: Routledge.
7. Lejuez, C. W., Hopko, D. R., & Hopko, S. D. (2001). A Brief Behavioral Activation Treatment for Depression: Treatment Manual. *Behavior Modification, 25*(2), 255-286. https://doi.org/10.1177/0145445501252005
8. Lejuez, C. W., Hopko D. R., Acierno, R., Daughters, S. B., & Pagoto, S. L. (2011). Ten year revision of the brief behavioral activation treatment for depression: revised treatment manual. *Behavior Modification, 35*(2), 111-61. https://doi.org/10.1177/0145445510390929ooo
9. Lewinsohn, P. M., & Libet, J. (1972). Pleasant events, activity schedules and depression. *Journal of Abnormal Psychology, 79*, 291-295. http://dx.doi.org/10.1037/h0033207
10. Lewinsohn, P. M., & Talkington, J. (1979). Studies on the measurement of unpleasant events and relations with depression. *Applied Psychological Measurement*, 3, 83-101. https://doi.org/10.1177/014662167900300110
11. Martell, C. R., Dimidjian, S., & Herman-Dunn, R. (2022). Behavioral activation for depression: A clinician's guide (2nd ed.). New York, NY: Guilford.

# 13

# Problemas de sono na ativação comportamental BA-IACC

Paulo Roberto Abreu
Juliana Helena dos Santos Silvério Abreu

## DESCRIÇÃO DO PROBLEMA OU PROPÓSITO PARA O QUAL A TÉCNICA FOI FORMULADA

A BA-IACC apresentou logo nos seus estágios iniciais uma preocupação da avaliação dos padrões de sono. Isso porque muitos diagnósticos trazem algum problema de sono em seus critérios, a exemplo do transtorno depressivo maior (TDM) e o do transtorno de ansiedade generalizada (TAG). Infelizmente, a maior parte dos manuais e protocolos de ativação comportamental modernos não trouxe qualquer componente para trabalho com os problemas do sono (p. ex., Kanter et al., 2009; Lejuez et al., 2011; Martell et al., 2022).

Problemas de sono podem ser fator de risco para a depressão (Ng, 2015). Assim, também distúrbios de insônia residual aumentam a probabilidade de ocorrência de um de novo episódio depressivo maior (Dombrovski, et al., 2007). Em geral, a privação de sono produz contribuição em muitos dos sintomas listados em distúrbios como TDM e TAG.

Listamos algumas situações. No TDM a desregulação dos horários das refeições diárias contribui para que o cliente coma de maneira desordenada e ganhe ou perca peso. São comuns os "assaltos à geladeira" nas madrugadas. A insônia adicionalmente produz interferência nos ciclos metabólicos de controle de peso durante à noite. Da mesma forma, um quadro de hipersonia leva o cliente a pular os horários habituais das refeições, comendo com menos qualidade alimentar e de maneira desordenada.

A dificuldade de concentração e a alta frequência de preocupações intrusivas também podem ter interferência das noites mal dormidas. Isso ocorre no TAG (Abreu & Abreu, 2023), mas também pode ser identificado nas ruminações do

TDM. O atentar e executar alguma atividade intelectual exige que a pessoa esteja suficientemente descansada. A falta de sono, além de aumentar a sensibilidade a estímulos sensoriais, dificulta a manutenção de uma cadeia de articulações verbais necessária para a execução de um trabalho. Contribui para essa dificuldade a alta frequência de intrusão de pensamentos negativos, como nos casos das ruminações.

O resultado de noites mal dormidas e alimentação desordenada, associadas com a falta de foco e dificuldade de concentração, leva a desempenhos cognitivos mais pobres. E em algumas áreas, como no trabalho, isso fica evidente. O mau desempenho normalmente gera punições pela má avaliação social das instituições que foram afetadas. Ao seu turno, a punição social tende a piorar ainda mais a situação do cliente, pois contribui para o rebaixamento do estado de humor, além de aumentar a frequência de comportamentos de esquiva passiva.

O National Institutes of Health (NIH) propôs uma nova compreensão conceitual para os problemas do sono, sugerindo que a insônia, por exemplo, fosse abordada na mesma qualidade clínica dos outros diagnósticos. Assim cairia por terra a necessidade de termos clássicos como insônia primária e secundária (Harvey, 2001; Smith et al., 2005). Na Classificação Internacional das Desordens do Sono, a insônia recebeu a denominação de "transtorno de insônia crônica" (3rd ed., text rev.; ICSD-3; American Academy of Sleep Medicine, 2023), sob o entendimento de que ela seria uma morbidade própria e que, portanto, mereceria intervenções diferenciadas.

Em síntese, a privação de sono muda as interações da pessoa com o seu mundo de uma forma abrangente, e essa é uma característica que lhe confere um *status* especial. De uma perspectiva comportamental, ela altera a suscetibilidade a estímulos reforçadores e punidores, e por esse motivo modifica as contingências de reforçamento a que o cliente responde diariamente nas áreas, como trabalho, família, sociabilização, vida conjugal, apenas para citar algumas.

## DESCRIÇÃO DA TÉCNICA

O diário de sono compila dados sobre os padrões do dormir, apresentando para isso uma planificação de segunda a domingo. O cliente preenche o instrumento com informações sobre a hora em que se deitou, dormiu, o total de horas dormidas, interrupções, hora do despertar, quantidade e tempo de sonecas diurnas, e ainda sobre o uso de drogas lícitas e ilícitas. Além disso, é solicitado a preencher escalas subjetivas sobre o grau da qualidade reparadora do sono.

Sugerimos sempre que o instrumento seja analisado conjuntamente com as informações trazidas pela agenda diária de atividades da BA-IACC (Capítulo 10). Uma análise cruzada permite a identificação, por exemplo, de como as atividades diárias interferem na organização do horário do sono. Por outro lado, podemos também compreender mais pontualmente a interferência da privação em atividades sociais, no trabalho ou na disposição para o lazer, por exemplo.

A privação de sono exerce função de operação motivadora (OM). Uma operação motivadora é definida como um evento antecedente que altera temporariamente o valor do reforçador, e ainda avoca comportamentos que historicamente produziram dado reforçador (Michael, 1982).

Mais especificamente, a falta de sono é uma operação motivadora para o problema de comportamento mantido por reforçamento negativo (Langhorne et al., 2013). Na condição de OM antecedente, ela aumenta temporariamente o valor do reforçamento para condutas de fuga de demandas.

Esse efeito torna o problema de comportamento mantido pela fuga mais frequente, cronificando o quadro. De um ponto de vista clínico, fuga de demandas, assim como as esquivas, são entendidas como condutas *passivas*, pois não resolvem os problemas cotidianos do cliente em depressão ou com TAG (Abreu & Abreu, 2020; 2023). A longo prazo as condutas *passivas* contribuem para a diminuição nas taxas de respostas contingentes ao reforçamento.

## INTERVENÇÃO

O diário traz linhas e colunas que o cliente deve preencher com informações que comporão os parâmetros temporais do sono, como sua duração, frequência dos episódios de sono e de interrupções. A Tabela 1 apresenta um exemplo de diário de sono.

**Tabela 1** Diário de sono

| | Domingo | Segunda | Terça | Quarta | Quinta | Sexta | Sábado |
|---|---|---|---|---|---|---|---|
| Hora em que foi pra cama | 2:00 | 0:30 | 0:00 | 0:00 | 2:30 | 4:00 | 7:00 |
| Hora em que adormeceu | 4:00 | 2:00 | 2:00 | 1:00 | 3:00 | 4:00 | 07:00 |
| Horas dormidas | 6 | 7:30 | 7 | 7:30 | 5 | 7 | 9 |
| Interrupções do sono | 2 | 1 | 0 | 0 | 0 | 2 | 1 |
| Horas em que despertou | 10:00 | 9:30 | 9:00 | 8:30 | 8:30 | 11:00 | 16:00 |
| Cochilos? | Sim, 2 horas | Não | Não | Não | Não | Não | Sim, 1 hora |
| Qualidade do sono | 4 | 5 | 7 | 7 | 6 | 5 | 0 |
| Álcool/ medicamento | 2 cervejas | Não | Não | Não | Bar | Festa | Festa |

Essas informações deverão sempre depois ser analisadas a luz das informações compiladas pela agenda diária de atividades da BA-IACC.

A linha sobre o álcool/medicamento é de especial interesse. Nela o cliente deve informar seu consumo, para que o terapeuta conjuntamente possa identificar potenciais contribuições no agravamento do problema de sono.

## EXEMPLO CLÍNICO

Thiago, um cliente de 23 anos diagnosticado com depressão moderada (BDI-II 33), contou que seus pais faleceram muito cedo. Esse fato o levou a assumir a empresa da família e a ficar responsável pelo patrimônio da irmã mais nova.

Apresentava preocupação com a falta crescente de energia, levando-o a imaginar que, apesar de jovem, já padecia da mesma doença que foi motivo de óbito precoce dos pais.

Vinha por esse motivo fazendo uma série de exames médicos. Contou de sua tristeza e do quanto estava chorando. A falta de motivação para o trabalho foi também descrita. Em geral, ela ocorria com atrasos, não participação nas reuniões, procrastinação e não idas ao local do trabalho.

Trouxe relato sobre o sono no início da terapia, porém não identificou que este pudesse ter qualquer participação em seu sofrimento psicológico atual. Sua queixa principal permaneceu sendo unicamente os sintomas somáticos, falta de energia e humor deprimido. A Tabela 1 apresenta as informações levantadas pela agenda do sono do cliente.

Na agenda foi possível identificar dificuldade em dormir cedo, apesar dos compromissos do dia seguinte. Em parte, a interferência se deveu pelo efeito do álcool associado com os horários tardios em que se retirava para dormir. Apresentou também dificuldade semanal em acordar cedo, relatando estar sempre cansado ao longo do dia. Assim, não conseguia trabalhar adequadamente. Muitas vezes se fechava em sua sala distraído ao telefone e com as redes sociais. Era comum tirar cochilos à tarde para compensar o cansaço.

Esse ciclo prejudicou a qualidade do tempo de convívio com a irmã mais nova, deixando-a muitas vezes sozinha. As ausências na empresa tiveram consequências para a administração financeira, pois embora fosse o proprietário, confiava aos funcionários toda a responsabilidade nas decisões. A Tabela 2 apresenta a agenda diária de atividades da BA-IACC[1] relativa à mesma semana de aplicação da agenda de sono.

---

1 A escala de domínio vai de 0 a 5 pontos, indicativos do grau de envolvimento e sucesso na execução da tarefa. A escala de prazer vai de 0 a 5 pontos, indicativos do grau de prazer produzido pela tarefa.

Tabela 2

| | Segunda | Terça | Quarta | Quinta | Sexta | Sábado | Domingo |
|---|---|---|---|---|---|---|---|
| Manhã | Acordei tarde e não fui trabalhar D3 P2 | Acordei cedo e fui trabalhar D4 P3 | Acordei cedo e fui trabalhar D4 P2 | Acordei cedo e fui trabalhar D4 P2 | Acordei tarde | Dormi | Dormi |
| Tarde | Fiquei em casa descansando D0 P1 | Trabalho e academia D2 P2 | Trabalho e terapia D3 P3 | Trabalho e fisioterapia D2 P3 | Trabalhou muito pouco D2 P1 | Ressaca e churrasco | Dormi, acordei cansado |
| Noite | Futebol e videogame D5 P5 | Terminei namoro D5 P0 | | Bar e jogo D2 P2 | Festa | Festa | Jogo e pizza D4 P4 |

As agendas associadas serviram também ao propósito de identificação da função de esquiva do dormir até tarde e dos cochilos. Isso ficou evidente sobretudo na segunda-feira. Relatou que nesse dia usualmente havia reunião da equipe, atividade de que não gostava, e por isso evitava.

Os churrascos e as festas noturnas foram um agravante para a péssima qualidade de sono relatada. Thiago consumia muito álcool e acordava de ressaca. Logo se dirigia a outro evento social festivo, como um churrasco com os amigos, não tendo, portanto, tempo para recuperação.

A partir dessas contestações, foi possível planejar tarefas como as relacionadas às atividades físicas pelas manhãs e atividades com a irmã. Essas duas demandas foram trazidas pelo cliente. À noite o terapeuta agendou a prática do relaxamento progressivo e a implementação dos cuidados básicos de higiene do sono, como o não consumo de álcool e café, além do desligamento gradual de dispositivos com telas brilhantes (TV e celular). A Tabela 3 apresenta as atividades agendadas.

Thiago contratou a ajuda de um *personal trainner* e dispôs os encontros matutinos pelas manhãs, com o objetivo de que acordasse cedo para o compromisso. A nova rotina poderia a longo prazo impor a necessidade de cuidados de alimentação e disciplina de treino. Essas demandas seriam incompatíveis com uma vida desregrada. Além disso, o cliente foi pouco a pouco reassumindo as responsabilidades na empresa. Resolveu também dispor as reuniões com seus colegas nos horários em que costumava tirar os cochilos.

## PROBLEMAS DA APLICAÇÃO E SOLUÇÕES

Em geral, o trabalho com a agenda do sono é bem aceito junto à maioria dos clientes. Isso porque os prejuízos causados pela privação do sono normalmente são suficientemente disruptivos, a ponto de motivar o engajamento.

**Tabela 3** Agenda diária de atividades programada

| | Segunda | Terça | Quarta | Quinta | Sexta | Sábado | Domingo |
|---|---|---|---|---|---|---|---|
| Manhã | Estabelecidos os horários regulares para ir para a cama e para acordar | | | | | | |
| | Estabelecida uma rotina ao lado da irmã caçula | | | | | | |
| | Desenvolvimento de rotina de exercícios físicos | | | | | | |
| Tarde | Programação de atividades na empresa, como as reuniões | | | | | | |
| Noite | Ritual noturno de higiene do sono para "desligamento" gradual | | | | | | |
| | Programação da rotina para o treinamento do relaxamento progressivo | | | | | | |

A nosso juízo, talvez o manejo do álcool seja o item mais desafiador. E não somente nos casos de uso abusivo, em que facilmente o cliente identifica o efeito de desorganização do sono. Isso porque muitos clientes que funcionam em suas ocupações sob baixas doses diárias, por exemplo, não obstante, apresentam em seus diários informações que atestam a interferência dessa substância. Nossa sociedade tolera o álcool, e mesmo incentiva o seu uso.

Em comum, esses clientes iniciaram o consumo muito cedo, e do alto de uma idade mais avançada mostram dificuldade de identificar qualquer efeito negativo sobre o sono. Declaram bastante familiaridade com o hábito. A incredulidade é compreensível, pois são os padrões de consumo de álcool e de sono que estão acostumados.

Quando fazemos uma análise de consequências de toda a sorte de prejuízos, fundamentada nos dados das agendas associadas, temos condição de sensibilizar o cliente para a retirada do álcool, sob caráter de teste, em alguns dias. Obviamente, nem todos os clientes embarcarão nessa mudança, mas muitos de consumo leve/moderado comumente o fazem. A ideia é que o contraste de uma boa semana de sono, com uma habitual, possa sensibilizar o cliente para o engajamento na mudança de padrão.

## REFERÊNCIAS


1. Abreu, P. R. & Abreu, J. H. S. S. (2023). Ativação Comportamental-IACC no tratamento do transtorno de ansiedade generalizada. In: P. R. Abreu, & J. H. S. S. Abreu (Eds.). *Atualizações em Terapia Comportamental Contextual* (pp. 1-30). Santana de Parnaíba, SP: Manole.
2. Abreu, P. R., & Abreu, J. H. S. S. (2020) *Ativação comportamental na depressão*. Santana de Parnaíba, SP: Manole.
3. American Academy of Sleep Medicine (2023). International classification of sleep disorders (3rd ed., text rev.). *American Academy of Sleep Medicine.*
4. Dombrovski, A. Y., Mulsant, B. H., Houck, P. R., Mazumdar, S., Lenze, E. J., Andreescu, C., et al. (2007). Residual symptoms and recurrence during maintenance treatment of late-life depression. *Journal of Affective Disorders*, *103*, 77-82. doi: 10.1016/j.jad.2007.01.020
5. Kanter, J., Busch, A. M., & Rusch, L. (2009). *Behavior activation: distinctive features*. Routledge.

6. Langhorne, P., McGill, P., & Oliver, C. (2013). The motivation operation and negatively reinforced problem behavior: a systematic review. *Behavior Modification*, *38*, 107-159. doi: 10.1177/0145445513509649
7. Lejuez, C. W., Hopko D. R., Acierno, R., Daughters, S. B., & Pagoto, S. L. (2011). Ten year revision of the brief behavioral activation treatment for depression: revised treatment manual. *Behavior Modification, 35*(2), 111-61. https://doi.org/10.1177/0145445510390929ooo
8. Ng, C. L. (2015). The relationships between insomnia & depression. *Journal of Family Medicine & Community Health*, *2*(1), 1027. Recuperado de https://www.jscimedcentral.com/FamilyMedicine/familymedicine-2-1027.pdf
9. Martell, C. R., Dimidjian, S., & Herman-Dunn, R. (2022). Behavioral activation for depression: A clinician's guide (2nd ed.). New York, NY: Guilford Press.
10. NIH State-of-the-Science Conference Statement on Manifestations and Management of Chronic Insomnia in Adults (n.d.). In: National Institutes of Health. Retrieved January 20, 2024, from https://consensus.nih.gov/2005/insomniastatement.pdf
11. Smith, M. T., Huang, M. I., & Manber, R. (2005). Cognitive behavior therapy for chronic insomnia occurring within the context of medical and psychiatric disorders. *Clinical Psychology Review*, *25*(5), 559-592. doi: 10.1016/j.cpr.2005.04.004

Seção III

# TÉCNICAS DA PSICOTERAPIA ANALÍTICA FUNCIONAL (FAP)

# 14
# Apresentação da psicoterapia analítica funcional

Rodrigo Nunes Xavier

A psicoterapia analítica funcional (FAP) é uma abordagem clínica de intervenção destinada ao tratamento de transtornos mentais, problemas emocionais e comportamentais ou como estratégia de promoção de saúde e qualidade de vida. Foi inicialmente proposta por Kohlenberg e Tsai em 1987, claramente vinculada à escola comportamental de psicologia, oferecendo uma análise funcional do ambiente terapêutico típico. Além disso, dispôs interpretações alinhadas ao behaviorismo radical e à tradição do laboratório experimental operante para fenômenos clínicos como cognição, *self* e transferência (Kohlenberg & Tsai, 1991).

Mais tarde, a FAP passou a se comprometer com a ciência comportamental contextual (Tsai et al., 2008), assumindo o uso de termos de nível intermediário como uma estratégia de ampliação do seu escopo explicativo, foco clínico e de pesquisa científica. Este processo se deu por algumas razões, destacando-se uma dificuldade observada na produção, naquele momento, de pesquisas empíricas e evidências de eficácia, e de disseminação para psicólogos não identificados como analistas do comportamento (Kanter et al., 2014).

Os dados sobre a eficácia da FAP foram, em geral, derivados de metodologias mais alinhadas com a análise do comportamento, como delineamentos de caso único com avaliação da frequência de comportamentos em condição de linha de base e de tratamento (Kanter et al., 2017; Singh & O'Brien, 2017). Os resultados destas pesquisas indicam tamanhos de efeito médios confiáveis, classificados entre "questionavelmente eficazes" e "razoavelmente eficazes". Especificamente, a FAP foi identificada como uma intervenção que produz aumento de frequência de comportamentos classificados como progressos. Uma limitação observada nestas revisões se refere à diversidade de diagnósticos apresentada pelos clientes nas pesquisas individuais, o que implica que a FAP não pode ser recomendada para o tratamento de nenhum transtorno mental específico, falhando em obedecer ao padrão de referência das práticas baseadas em evidências.

Uma forma de articular esta problemática pode ser recuperada do trabalho de Wetterneck e Hart (2012). Estes autores apresentam que, no caso da depressão, o funcionamento psicossocial prevê as mudanças nos sintomas (e não o contrário), contribuindo para a redução destes. Eles também apresentam pesquisas sobre o transtorno obsessivo-compulsivo (TOC) e mostram que, nas intervenções estudadas, as habilidades interpessoais e a intimidade enfatizam a diminuição de solicitações por acomodação e a redução de sua provisão por parte dos membros da família da pessoa com o TOC. Também, os sintomas resultam em sofrimento conjugal persistente entre os casais; e os adolescentes com o transtorno apresentam nível inferior de habilidades sociais mesmo após o tratamento. Finalmente, aponta-se que sessões de exposição acompanhadas por terapeutas produzem melhora superior às de autoaplicação, provavelmente devido ao *feedback* sobre a implementação adequada das técnicas e às variáveis interpessoais, como a confiança no terapeuta.

Os autores ainda encontraram pesquisas considerando que excessivos déficits de intimidade são comuns na etiologia da tricotilomania, sendo que o tratamento administrado logo após o início do transtorno ajuda a evitar os problemas que irão surgir a longo prazo, provavelmente porque são prevenidos pela melhora dos comportamentos interpessoais. No entanto, é comum que os clientes procurem por ajuda tardiamente, quando é mais difícil se comprometer com a tentativa de se engajar em comportamentos íntimos. Por exemplo, é difícil solicitar ao cliente que se exponha a ambientes sociais depois que ele já estiver com as falhas no couro cabeludo (Wetterneck & Hart, 2012).

Por fim, Wetterneck e Hart (2012) discutem problemas clínicos comuns, como a bulimia nervosa, que é tratada com igual eficácia para resultados a longo prazo pela terapia interpessoal e pela terapia cognitivo-comportamental; os transtornos da personalidade, cujo resultado terapêutico é afetado pela intensidade das dificuldades com o funcionamento interpessoal, exigindo que este receba atenção no processo de avaliação e que se enfatize a necessidade de melhoras na esfera da intimidade; e problemas clínicos conjugais, para os quais é relatado que a criação de uma zona de segurança, apoio e compaixão entre os casais resulta em mudanças efetivas.

Assim, a FAP pode ser compreendida como uma abordagem destinada ao tratamento de problemas relacionados ao isolamento social e à produção e manutenção da intimidade interpessoal. Além disso, concentra-se sobre a modelagem direta dos comportamentos relacionados (os comportamentos clinicamente relevantes, ou CCR) quando ocorrem na relação terapêutica, tendo como objetivo primário a construção de um relacionamento intenso e restaurador entre o terapeuta e o cliente.

Não é incorreto afirmar que a FAP também admite que o mesmo tratamento dado aos comportamentos relacionados com a competência social seja dado a sintomas psicopatológicos diversos e a alternativas relacionadas que representem progressos. Uma apresentação emblemática de uma adição da FAP à terapia cognitiva da depressão foi feita (Kohlenberg & Tsai, 1994), em que as intervenções foram direcionadas aos sintomas depressivos especificados como a percepção do cliente sobre os pensamentos do terapeuta a respeito dele, sendo que expectativas depreciativas foram corrigidas e outras, mais acuradas e empáticas, foram confirmadas pelo terapeuta.

## GENERALIZAÇÃO E COMPORTAMENTOS CLINICAMENTE RELEVANTES

A realização prática da FAP se dá a partir da gestão das contingências de reforço, por parte do terapeuta, que atuam sobre o comportamento do cliente em sessão. Como em toda psicoterapia, a díade terapêutica discute eventos da vida cotidiana do cliente durante o seu encontro, mas tais eventos são entendidos como um conteúdo, de certa forma secundário, que servem ao propósito principal do manejo dos processos terapêuticos relevantes.

Estes processos são a generalização entre eventos paralelos ("de fora para dentro" e "de dentro para fora" da sessão) e o manejo direto de CCR[1] problemáticos (CCR1), de progresso (ou CCR2) e de interpretação (CCR3). A técnica em si é descrita em cinco regras, que serão exploradas minuciosamente nos próximos capítulos.

### A generalização entre eventos paralelos "de fora para dentro" da sessão

A FAP assume que os comportamentos que o cliente exibe em seu cotidiano tenderão a ocorrer durante a sessão em função do relacionamento terapêutico, processo semelhante ao descrito no conceito de generalização estudado por analistas do comportamento (Shepard, 1958). Isto significa que estímulos que evocam a ocorrência de seus comportamentos nos ambientes em que frequenta,

---

1 Sigla para comportamento clinicamente relevante, do inglês *clinically relevant behavior*, muitas vezes apresentada como CRB em outras publicações.

como sua casa, seu trabalho ou seus locais de lazer, possuem estímulos dentro do gradiente de generalização no consultório.

Mais precisamente, o terapeuta pode possuir características físicas semelhantes às das outras pessoas com quem o cliente interage, por exemplo, lembrar um dos pais do cliente, exibir uma expressão facial semelhante à do seu cônjuge ou falar com um tom de voz que lembre à do seu patrão.

Além de semelhanças baseadas na forma dos estímulos, uma semelhança nas relações sociais estabelecidas pode ser a mais importante para que os CCR do cliente surjam, que é a intimidade que se desenvolve no contexto clínico (Cordova & Scott, 2001). O tipo de relacionamento que o terapeuta FAP vai fomentar com o cliente é aquele em que expressões vulneráveis são protegidas da punição interpessoal, o que é semelhante a outras relações íntimas experimentadas pelo cliente, por exemplo, com seu cônjuge, familiares e amigos próximos. Por isso, na FAP, o cliente se engaja naqueles comportamentos que costumeiramente ocorreriam apenas em seus relacionamentos mais íntimos.

Assim, quando tais semelhanças oportunizarem a ocorrência de CCR do cliente durante a sessão, o terapeuta pode aplicar intervenções diretas no sentido de construir, colaborativamente, uma parceria íntima e de boa qualidade.

## O COMPORTAMENTO CLINICAMENTE RELEVANTE PROBLEMÁTICO (CCR1)

Trata-se de comportamentos que possuem como consequência o isolamento do cliente ou uma tendência ao afastamento interpessoal por parte do terapeuta, implicando quebras de vínculo ou apego. São comportamentos que devem ter sua frequência diminuída ao longo do tratamento e que devem instruir a identificação ou formulação de objetivos comportamentais em sessão que possuam o efeito oposto, que é o fortalecimento da intimidade ou a aproximação com o terapeuta. Além disso, devem fomentar o desenvolvimento de análises funcionais explicativas acerca de suas causas.

Exemplos de classes de respostas problemáticas foram oferecidos pelo *Functional Ideographic System Template* (FIAT; Callaghan, 2001). Elas compreendem problemas de natureza interpessoal que podem ocorrer tanto na vida cotidiana do cliente quanto durante a interação terapêutica. Envolvem problemas com a afirmação de necessidades, comunicação bidirecional, manejo de conflitos, autorrevelação e experiência e expressão emocional.

Os problemas com a afirmação de necessidades se referem à forma como o cliente expressa o que deseja, precisa ou valoriza de outra pessoa ou de um relacionamento, incluindo pedidos de apoio, ser ouvido ou compreendido. Com relação à comunicação bidirecional, refere-se a dificuldades do cliente em discriminar ou responder eficazmente ao seu impacto sobre outras pessoas, sendo considerada uma comunicação insensível ou hipersensível, eventualmente causando escaladas emocionais durante as interações e incluindo também problemas em fornecer *feedback* ao outro (Callaghan, 2001).

A incapacidade do cliente de responder eficazmente ao conflito interpessoal inibe a manutenção de relacionamentos interpessoais bem-sucedidos e envolve a dificuldade em observar a ocorrência de conflitos, de se engajar em resolução efetiva e no agravamento de conflitos devido a excessos como um estilo opositor ou confrontador. Os problemas com a autorrevelação se referem à dificuldade para se engajar em discussões sobre os problemas que o cliente possui, mas também sobre informações pessoais pró-sociais ou facilitadoras de interações positivas. Finalmente, déficits de experiência e expressão emocional envolvem a baixa ou nula tolerância do cliente para com suas respostas emocionais, incluindo a somatização de conflitos psicológicos (Callaghan, 2001).

## O COMPORTAMENTO CLINICAMENTE RELEVANTE DE PROGRESSO (CCR2) E DE INTERPRETAÇÃO (CCR3)

Progressos, para a FAP, se trata de comportamentos exibidos pelo cliente que colaboram para a produção e a manutenção da intimidade com o terapeuta, que muitas vezes são alternativas aos CCR1 observados inicialmente. Já as interpretações são falas que descrevem relações funcionais acuradas entre eventos e comportamentos e sentimentos do cliente. Podem ser comportamentos que o cliente apresenta com baixa frequência no início da terapia e que o terapeuta tenta reforçar, mas também podem ser conceituados colaborativamente pela díade terapêutica e propostos para o cliente como objetivos clínicos a serem alcançados no tratamento.

Exemplos de CCR2 podem ser derivados do Modelo Consciência, Coragem e Amor (do inglês *Awareness, Courage and Love*, ou ACL). A consciência pode ser compreendida como uma classe de respostas que envolve a observação e compreensão dos próprios sentimentos e demais estados no momento presente, bem como dos valores, objetivos e identidade, além de uma capacidade de compreender o outro com quem se interage. A coragem inclui diversos comportamentos relacionados à assertividade, ao engajamento em experiência emocional e à expressão sincera e genuína. O amor se refere à sensibilidade interpessoal e à disposição de se engajar em reforçamento da vulnerabilidade do outro (Holman et al., 2022).

## A GENERALIZAÇÃO ENTRE EVENTOS PARALELOS "DE DENTRO PARA FORA" DA SESSÃO

Da mesma forma que o repertório modelado na vida cotidiana do cliente tende a ocorrer na relação terapêutica, a FAP prevê que os novos repertórios trabalhados em terapia devem se estender para o cotidiano do cliente. Este seria o objetivo final do tratamento.

Embora seja possível que tal generalização ocorra apenas como uma propriedade do comportamento, diversas intervenções são propostas tendo em vista a facilitação deste processo. O tratamento é focado em intervenções diretas para que a intimidade entre terapeuta e cliente seja construída, fortalecida e mantida, porém tal foco somente se justifica caso o cliente puder se beneficiar do alívio dos sintomas que produziram a busca por terapia. Assim, quando o seu novo repertório, que produz os efeitos esperados na relação terapêutica, ocorre também no seu ambiente cotidiano e melhora a qualidade de seus demais relacionamentos próximos, entende-se que houve uma generalização "de dentro para fora".

### As cinco regras da FAP

Os próximos capítulos oferecerão uma revisão detalhada das cinco regras da FAP. Estas podem ser consideradas orientações gerais e funcionais sobre como o terapeuta pode manejar os processos comportamentais em sessão para que o cliente tenha sua competência interpessoal aumentada. Além disso, elas correspondem aos construtos do Modelo ACL (Tsai et al., 2008; Xavier, 2021; Garcia et al., 2023). As cinco regras são:

1. Observar CCR com Consciência.
2. Evocar CCR com Coragem.
3. Prover consequências aos CCR com Amor.
4. Observar efeitos das intervenções.
5. Implementar estratégias de generalização.

## O COMPORTAMENTO DO TERAPEUTA

Um último tópico que se faz necessário se refere à performance do terapeuta com relação à aplicação das intervenções ou técnicas. Falhar em entregar as intervenções sugeridas, quando o cliente exibe CCRs, é genericamente referido na literatura da FAP como um problema de comportamento do terapeuta em sessão, ou um T1. Por outro lado, efetivamente implementar as cinco regras e de fato resultar em ajudar o cliente a se engajar em CCR2 e CCR3 é definido como uma qualidade ou um progresso do terapeuta em sessão, ou seja, T2 (Tsai et al., 2008).

Nesse sentido, o terapeuta é chamado a verificar o seu próprio desempenho em sessão como parte do procedimento clínico, avaliando a ocorrência de T1 e T2 e analisando as suas causas. É comum sugerir-se que, quando o terapeuta observar T1 ocorrendo com frequência, busque um supervisor FAP experiente ou mesmo uma psicoterapia individual.

## REFERÊNCIAS

1. Callaghan, G. M. (2001). *The Functional Idiographic Assessment Template: The FIAT System*. Unpublished manual, San Jose State University.
2. Cordova, J. V., & Scott, R. L. (2001). Intimacy: A behavioral interpretation. *The Behavior Analyst, 24*, p. 75-86.
3. García, R. F., Mazarro, M. C., & Bermúdez, M. Á. L. (2023). Análisis crítico del modelo de la conexión social. *Análisis y Modificación de Conducta, 49*(180), 101-115.
4. Holman, G., Kanter, J., Tsai, M., & Kohlenberg, R. (2022). *Psicoterapia Analítica Funcional descomplicada:* guia prático para relações terapêuticas. Novo Amburgo: Synopsis Editora.
5. Kanter, J. W., Holman, G., & Wilson, K. G. (2014). Where is the love? Contextual behavioral science and behavior analysis). *Journal of Contextual Behavioral Science, 3*(2), 69-73.
6. Kanter, J. W., Manbeck, K. E., Kuczynski, A. M., Maitland, D. M., Villas-Bôas, A., & Ortega, M. A. R. (2017). A comprehensive revieu of research on Functional Analytic Psychotherapy. *Clinical psychology review, 58*, 148-158.
7. Kohlenberg, R. J., & Tsai, M. (1987). Functional analytic psychotherapy. In N. S. Jacobson (Ed.), *Psychotherapists in clinical practice: Cognitive and behavioral perspectives* (pp. 388-443). Guilford.
8. Kohlenberg, R. J., & Tsai, M. (1991). *Functional Analytic Psychotherapy: A guide for creating intense and curative therapeutic relationships*. Plenum.
9. Kohlenberg, R. J., & Tsai, M. (1994). Improving cognitive therapy for depression with functional analytic psychotherapy: Theory and case study. *The Behavior Analyst, 17*, 305-320.
10. Shepard, R. N. (1958). Stimulus and response generalization: deduction of the generalization gradient from a trace model. *Psychological Review, 65*(4), 242.
11. Singh, R. S., & O'Brien, W. H. (2017). A Quantitative Synthesis of Functional Analytic Psychotherapy Single-Subject Research. *Journal of Contextual Behavioral Science, 7*, 35-46.
12. Tsai, M., Kohlenberg, R.J., Kanter, J., Kohlenberg, B., Follette, W., & Callaghan, G. (2008). *A guide to Functional Analytic Psychotherapy: Awareness, courage, love and behaviorism*. Springer.
13. Wetterneck, C., & Hart, J. M. (2012). Intimacy is a transdiagnostic problem for Cognitive Behavior Therapy: Functional Analytical Psychotherapy is the solution. *Journal of Behavioral Consultation and Therapy, 7*(2-3), 167-176.
14. Xavier, R. N. (2021). Consciência, coragem e amor: análise behaviorista de objetivos da psicoterapia analítica funcional. *Psicologia em Estudo, 26*.

# 15
# Regra 1: observar comportamentos clinicamente relevantes com consciência

Rodrigo Nunes Xavier

## DESCRIÇÃO DO PROBLEMA PARA O QUAL A TÉCNICA FOI FORMULADA

A psicoterapia analítica funcional (FAP) possui cinco regras para a sua aplicação. Estas funcionam em conjunto e são interdependentes, no sentido de que, por exemplo, a implementação das regras 2 em diante dependem do sucesso no emprego da regra 1, ou de que a regra 5 depende do resultado do uso das regras anteriores.

A FAP se concentra nos comportamentos clinicamente relevantes (CCR)[1], que se tratam de uma ocorrência, dentro do contexto clínico, de um comportamento interpessoal direcionado ao terapeuta que afeta o relacionamento entre eles. Não se trata da descrição pura e simples de um sintoma psicopatológico ocorrido no cotidiano e relatado ao terapeuta. Uma confusão comum é considerar um CCR1 o relato de um episódio de isolamento, choro, crise de ansiedade ou de raiva, sendo que o terapeuta, ao fazer isso, pode decidir deixar de reagir a tais relatos, com a intenção de realizar a extinção do relato de problemas, ou pedir que o cliente se engaje em relatar estratégias de ativação, engajamento em exercícios de consciência plena (*mindfulness*) ou em comunicação assertiva e não violenta.

Porém, um relato de ocorrência de um comportamento problemático no ambiente exterior ao consultório, quando direcionado ao terapeuta, muito provavelmente pode se tratar de uma expressão de vulnerabilidade, denotar

1 Do inglês *clinically relevant behavior*, sigla muitas vezes apresentada como CRB em outras publicações.

uma demonstração de confiança no trabalho do psicólogo, um pedido de ajuda sobre como proceder ou de interpretação ou explicação sobre como o cliente acabou chegando a exibir tal sintoma. Se o terapeuta tira esta conclusão ao utilizar a regra 1, provavelmente irá considerar o relato de problemas como um CCR2 e irá prover consequências como ouvir sem julgamento, oferecer aceitação, interpretações funcionais ou orientações sobre como proceder de maneira bem-sucedida naquele contexto etc.

Tomemos o isolamento típico da depressão como um exemplo. Se seu cliente, com este diagnóstico, relata para você que tem evitado conversar com seu cônjuge, este relato mais provavelmente se trata de um CCR1, CCR2 ou um comportamento que não impacta a relação terapêutica? É claro que a resposta depende da conceituação de caso e pode ser que em alguma situação específica se trate de um CCR1 ou um comportamento sem impacto na relação, mas de maneira mais geral o cliente está se abrindo com você, aproximando-se de você, apesar de sua depressão e de sua tendência a se isolar estar manifesta em sua relação conjugal. Ele está agindo, na sua presença, de maneira incompatível com o próprio comportamento na vida cotidiana. Está indo contra o seu padrão conforme descrito na queixa e no diagnóstico e em direção à sua melhora, com uma pequena demonstração de vulnerabilidade, assertividade e abertura para intimidade com você. Sabemos que a assertividade é muito importante para a melhora de um quadro depressivo, então é importante que essa verbalização seja reforçada pelo terapeuta, para que o cliente também chegue a ser mais assertivo em outros contextos que não o clínico.

## DESCRIÇÃO DA TÉCNICA

A regra 1 foi apresentada anteriormente como "o coração da FAP" (Kohlenberg & Tsai, 2001, p. 27; Tsai et al., 2011, p. 90). Ela foi definida como "Observar Comportamentos Clinicamente Relevantes (CCR) com Consciência". Isso significa que o terapeuta deve ser capaz de detectar quando os problemas, progressos e interpretações do cliente surgirem durante uma sessão.

A regra 1 corresponde ao construto consciência do Modelo Consciência, Coragem e Amor, quando aplicado ao terapeuta FAP. Possuir a consciência para o desenvolvimento da intimidade significa estar presente, atento a si mesmo e aos outros, e agir de maneira não automática. Ela é importante para se perceber e para agir de acordo com as oportunidades de se engajar nos comportamentos de coragem ou de amor do modelo. Isso envolve estar atento a sensações corporais, pensamentos e sentimentos, valores, necessidades, objetivos e identidade próprios, e dos outros (Holman et al., 2022).

A regra 1 pode ser operacionalizada em termos de sua ocorrência como processo encoberto ou privado e processo aberto ou público. Esta distinção tem sido importante para a pesquisa em FAP, pois atentar para a ocorrência de um CCR se trata de algo que o terapeuta faz essencialmente de maneira privada e que irá afetar as intervenções seguintes, como evocar ou reforçar. Porém muitas pesquisas foram realizadas utilizando-se metodologias baseadas na categorização de falas do terapeuta, ou seja, determinadas verbalizações do terapeuta são classificadas como uma ou outra regra (Callaghan & Follette, 2008).

Podemos então diferenciar o processo privado em que o terapeuta categoriza um comportamento do cliente como um CCR ou outro, de perguntas, um processo público, em que se pretende chegar ao mesmo fim. Dessa forma, questionamentos como "o que você quer dizer com isso?", "o que você está sentindo agora?", "me parece que você está evitando algo" e "você disse que está me usando, o que isso significa para você", dependendo da conceituação do caso, podem ser considerados exemplos de instâncias de regra 1, porque implicam o esclarecimento de se aquela verbalização do cliente pode ser considerada um CCR.

## INTERVENÇÃO

A literatura sobre FAP elenca algumas situações terapêuticas típicas que comumente permitem a observação de CCRs (Kohlenberg & Tsai, 2001; Tsai et al., 2011). São elas:

- Agendamento (horário e duração).
- Pagamento do terapeuta.
- Características pessoais do terapeuta.
- Silêncios e lapsos na conversa.
- Trocas afetivas entre terapeuta e cliente.
- Férias ou licença do terapeuta.
- Erros ou comportamentos incômodos do terapeuta sem má intenção.
- Encontrar com o cliente fora do *setting*.
- O término da terapia.

A maioria desses eventos tem como característica não dependerem em nada do comportamento do cliente, mas estarem mais relacionados a questões formais e profissionais. Porém, reações hostis ou excessivamente aquiescentes (p. ex., o cliente aceita um determinado agendamento sem verificar outras alternativas, mesmo possuindo um compromisso prévio) podem se tratar de CCR. Conversar sobre tais reações, em que o esperado seria a compreensão ou uma simples conversa assertiva, pode facilitar e complementar a conceituação do caso do cliente.

Outro tópico recorrente na apresentação da regra 1 se refere ao significado oculto de comportamentos e o uso do sistema classificatório de Skinner sobre o comportamento verbal (Kohlenberg & Tsai, 2001; Tsai et al., 2011).

No sistema skinneriano (1957), os conceitos de tato e de mando designam diferentes classes de comportamento verbal a partir das suas variáveis de controle. Assim, um tato se refere a uma verbalização sob o controle preciso do estímulo discriminativo e um reforçador generalizado, ao passo que o mando se trata de uma verbalização sob o controle de estados de privação ou estimulação aversiva e um reforçador específico. Topograficamente, muitos tatos tratam-se de descrições e, os mandos, de pedidos.

Porém, os autores afirmam que quando uma verbalização se apresenta com a topografia de uma categoria verbal, mas a estrutura funcional da outra, por exemplo, uma descrição ocorre sob o controle de estados de privação e reforçadores específicos, é possível que se trate de um CCR1. Neste caso, utilizar a topografia da outra classe de comportamento verbal poderia estar implicando uma tentativa de manipulação, por parte do cliente, para evitar punição interpessoal, talvez resultando em atrapalhar o processo de produzir análises precisas, em delinear intervenções necessárias ou simplesmente impedindo a formação de uma relação terapêutica sincera, genuína e verdadeira. Verificar se o cliente se engajou em evitar evidenciar as variáveis que controlam a sua verbalização, em si, pode ser uma forma de aplicar a regra 1.

Um exemplo trazido em Tsai et al. (2011, p. 99) mostra uma cliente de Mavis Tsai descrevendo seu sofrimento diante da bagunça de seu espaço de trabalho durante uma sessão. Apesar da forma descritiva da verbalização, a terapeuta identifica a necessidade da cliente de organizar e elencar prioridades para o trabalho clínico, ou seja, um estado de privação relacionado ao tratamento. Ao invés de solicitar diretamente por ajuda para decidir sobre o que conversar na sessão, a cliente falou sobre problemas em seu estúdio. O seguimento da regra 1 neste episódio permitiu que a cliente identificasse suas necessidades no aqui e agora da sessão e se engajasse em pedidos de ajuda claros, implicando um ajuste da topografia com a estrutura funcional da resposta, tornando-a mais facilmente compreensível para a sua terapeuta e colaborando para a entrega das intervenções necessárias. Dessa forma, o sistema classificatório skinneriano pode oferecer alguma ajuda para a implementação da regra 1 na FAP.

## EXEMPLO CLÍNICO

Atualmente, estou acompanhando o caso de uma cliente, de nome fictício Beatriz, da faixa dos 30 anos, que foi designada homem ao nascimento e descobriu-se intersexo no início da vida adulta, quando passou a se identificar como mulher, mesmo percebendo-se orientada sexualmente a outras mulheres. Em resumo, Beatriz é uma pessoa intersexo, mulher trans e lésbica. Além disso, atualmente ela está tratando um câncer.

Beatriz me procurou com o objetivo de trabalhar os sofrimentos ligados às suas questões sexuais e de gênero, bem como ao tratamento do câncer. Os problemas relatados envolvem pensamentos invasivos repetitivos contendo a ideia de que a vida dela é muito difícil, síndrome do impostor, excesso de culpa por decisões tomadas antes de esclarecer melhor sua condição de gênero e sexual, baixa autoestima e por se sentir um fardo para a sua esposa.

Alguns detalhes de sua história de vida e situação atual envolvem a hipótese de seu câncer ter se desenvolvido em função de ter se submetido a um tratamento com testosterona sem um diagnóstico sobre sua intersexualidade. Atualmente, sua transição não foi realizada completamente, sendo que se apresenta como mulher para pessoas íntimas, mas no trabalho ainda se apresenta como homem, pois pretende se valer do seu bom salário para custear uma cirurgia de feminilização facial, e acredita que os empregadores não seriam tolerantes com a transição e que são pessoas preconceituosas. Assumir-se para eles poderia culminar em sua demissão e atrapalharia os planos de economizar para a cirurgia.

Recentemente, em uma de nossas sessões, Beatriz iniciou dizendo que estava se sentindo uma impostora novamente. "Como eu posso dizer para as pessoas serem elas mesmas, sendo que eu sei que eu não estou fazendo isso comigo? Enquanto trabalho pra elas dizendo isto, estou vestida como um homem. Eu choro quando vou me vestir."

Diante desta fala, eu poderia realizar algumas das seguintes interpretações:

- Tal relato é um típico CCR1, pois o problema ocorreu no ambiente extraconsultório, mas o seu relato ocorreu na interação dela comigo.
- Trata-se de um CCR1 de confrontação, pois Beatriz está me dizendo que não será capaz de se engajar no comportamento genuíno que tenho orientado a ela.
- Beatriz está agora, neste momento, se engajando em uma instância de síndrome do impostor, pois está ignorando toda a sua história de autoaceitação diante de um evento em que ainda não pode se assumir devido a uma circunstância externa.

Eu poderia explorar qualquer uma das possibilidades mencionadas, apesar de que a primeira seria a com menor chance de estar correta. Muito dificilmente o relato da ocorrência de um problema no cotidiano é, por si só, um CCR1. Caso minha observação estivesse muito sob o controle dos objetivos delineados para o tratamento de Beatriz, bem como do meu histórico com terapia de crianças com o transtorno desafiador e de oposição, talvez eu pudesse ter investido na segunda hipótese e, então, poderíamos discutir o desenrolar deste possível curso de ação.

Porém, Beatriz me marcou muito ao explicar como funciona a sua síndrome de impostor e eu havia lembrado de uma situação pessoal em que eu estava me sentindo um impostor em um congresso de praticantes de FAP que aconteceu no meio da minha separação com meu ex-marido, o que me levou a classificar aquela fala como uma ocorrência ao vivo deste problema. Enquanto falava comigo, de cabelos soltos e usando pronomes femininos, Beatriz se condenava por ter conduzido um aconselhamento vestida como homem. Este era o CCR1.

A seguir comecei a questionar com Beatriz, em parte por dúvidas genuínas, em parte com a intenção de promover autoconhecimento e autoaceitação, como estava funcionando a questão de para quem ela se assume e para quem ela não se assume. Reafirmei com ela que é mais importante ser genuíno e verdadeiro em nossos relacionamentos mais íntimos diante da lembrança de que sua esposa, as duas amigas mais próximas e eu sabemos que ela é uma mulher. Fiz um paralelo de sua história com o filme *Mulan* da Disney, em que uma mulher se paramenta como homem para ir à guerra, sem se esquecer de sua identidade, mas por um objetivo de longo prazo valorizado por ela. Propus que Beatriz também está em uma guerra, porém contra o preconceito, e que sua meta é, no final, poder se assumir após uma cirurgia que lhe garantirá certa proteção contra a discriminação a pessoas transgênero.

Ao final de nossa sessão, Beatriz estava sorrindo e exibia uma expressão menos tensa ou triste. Na verdade, seus olhos brilhavam. Ela foi capaz de formular frases como "eu só preciso ser forte mais um pouco", "eu sou genuína com quem realmente importa", "eu estou travando uma guerra contra o preconceito", "quem me conhece sabe quem eu sou de verdade", que considero se tratarem de CCR2, ou seja, progressos em relação à síndrome de impostor que ocorreram na interação comigo e que podem ser generalizados para começarem a ocorrer em seu cotidiano, especialmente quando a situação exigir dela que se disfarce como homem novamente.

Na sessão seguinte, Beatriz relatou ter se assumido para mais uma colega da faculdade e fez autorrevelações profundas, afirmando-se e se apresentando para mim como uma mulher cheia de planos e valores de vida impressionantes. Além disso, expressou estar satisfeita com o direcionamento do tratamento e concordante com os objetivos que temos conceituado para o seu caso e os pequenos resultados que já podem ser constatados.

## PROBLEMAS DA APLICAÇÃO E SOLUÇÕES

As reações emocionais do terapeuta podem funcionar como um termômetro para a detecção de CCR (Tsai et al., 2011). Isso envolve a habilidade de estar consciente e atento ao momento presente, sem julgamentos, o que pode ser problemático caso o terapeuta tenha dificuldades em discriminar seus estados emocionais e padrões comportamentais (T1). Esta capacidade é um dos resultados da prática de exercícios de consciência plena.

Durante um exercício desta natureza, o praticante deve buscar um relaxamento físico, uma respiração suave e a atenção aos estados físicos e emocionais que surgem durante a prática. Normalmente, o que ocorre é uma diminuição geral da atividade da pessoa, que está agora em uma condição mais adequada para a observação de seus estados internos. Pensamentos automáticos e sensações complexas tendem a dissipar-se, permanecendo perceptíveis aqueles estados mais relevantes, bem como pensamentos e emoções que são mais importantes para a pessoa no momento. Assim, o terapeuta FAP que pratica consciência plena passa a conhecer melhor os seus sentimentos, pensamentos e as suas causas.

Ao praticar consigo mesmo, o terapeuta pode desenvolver uma maior sensibilidade para observar os comportamentos do cliente de maneira mais atenta e sem preconceitos, o que pode ser fundamental para identificar os CCR e compreender suas funções. Além disso, a prática da consciência plena pode ajudar o terapeuta a manter o foco na sessão, evitando distrações e permitindo uma observação mais profunda e consciente, contribuindo para uma prática terapêutica mais eficaz e centrada no cliente.

Certamente, o cliente se beneficiará de uma observação precisa. É muito importante que o terapeuta seja capaz de discernir se os sentimentos que estão surgindo nele derivam da experiência com o cliente no momento presente ou se possuem como causa algum evento exterior à relação terapêutica. Um passo a passo para a realização de um exercício de consciência plena pode ser encontrado em Tsai et al. (2011, pp. 159-153) ou em Xavier (2023, pp. 35-37).

Assim, neste capítulo pudemos verificar que a regra 1 da FAP destaca a importância da observação consciente dos CCR para uma terapia eficaz. O terapeuta precisa estar atento aos comportamentos do cliente durante a sessão, detectando problemas, progressos e interpretações, o que é facilitado pela prática da consciência plena. Isso ajuda a criar uma relação terapêutica centrada no cliente e permite identificar necessidades e fornecer intervenções adequadas, contribuindo para um processo terapêutico mais autêntico. Foi analisado como situações típicas podem ser oportunidades para a observação de CCR. Além disso, a regra 1 busca descobrir significados ocultos nos comportamentos do cliente, utilizando o sistema classificatório de Skinner sobre o comportamento verbal. Também foi apresentado um exemplo ilustrativo, mostrando como a regra 1 pode ser aplicada na prática clínica.

## REFERÊNCIAS

1. Callaghan, G. M., & Follette, W. C. (2008). FAPRS MANUAL: Manual for the Functional Analytic Psychotherapy Rating Scale. *The behavior analyst today*, *9*(1), 57.
2. Holman, G., Kanter, J., Tsai, M., & Kohlenberg, R. (2022). *Psicoterapia Analítica Funcional descomplicada: guia prático para relações terapêuticas.* Novo Hamburgo: Synopsis.
3. Kohlenberg, R. J., & Tsai, M. (2001). *Psicoterapia Analítica Funcional: Criando Relações Terapêuticas Intensas e Curativas.* Santo André: ESETec.
4. Tsai, M., Kohlenberg, R.J., Kanter, J., Kohlenberg, B., Follette, W., & Callaghan, G. (2011). *Um Guia para a Psicoterapia Analítica Funcional: Consciência, Coragem, Amor e Behaviorismo.* Santo André: ESETec.
5. Skinner, B. F. (1957). *Verbal Behavior.* New York: Appicton-Centery-Crofts.
6. Xavier, R. N. (2023). A Psicoterapia Analítica Funcional hoje: ênfase interpessoal, desenvolvimento técnico e ferramentas essenciais. In: P. R. Abreu; J. H. S. S. Abreu (Orgs.) *Atualizações em Terapia Comportamental Contextual.* Santana de Parnaíba, SP: Manole.

# 16
# Regra 2: evocar comportamentos clinicamente relevantes

Fabiane Ferraz Silveira Fogaça

## DESCRIÇÃO DO PROBLEMA PARA O QUAL A TÉCNICA FOI FORMULADA

O conjunto dos capítulos apresenta diretrizes para a atuação de terapeutas, de acordo com os princípios da psicoterapia analítica funcional (FAP). O manejo das condições que ocorrem em sessão, sobretudo a análise e intervenção cuidadosa sobre comportamentos do cliente com aspectos relacionais como assertividade, comunicação, manejo de conflitos, autorrevelação, expressão emocional etc., conforme destacado no Capítulo 15, representa o principal processo de mudança comportamental da FAP. Na mesma direção, comportamentos do terapeuta, de observar (regra 1), criar condições para o manejo de comportamentos clinicamente relevantes (CCR) (regra 2), reforçar comportamentos (regra 3), observar os seus efeitos (regra 4) e planejar a generalização de comportamentos (regra 5), representam as cinco regras da FAP, que influenciam as ocorrências de CCR (Vandenberghe & Souza, 2023).

Os comportamentos clinicamente relevantes apresentados na interação com o terapeuta são diferenciados em: a) CCR1[1], que correspondem às dificuldades comportamentais, que ocorrem no ambiente natural do cliente; b) CCR2, que são os comportamentos emitidos pelo cliente que indicam progressos no contexto terapêutico; e c) CCR3, que indicariam análises funcionais dos comportamentos

1 Outros autores no Brasil e no exterior fazem uso das nomenclaturas CRB1, CRB2 e CRB3, tal como usado na língua inglesa, como referência aos comportamentos clinicamentes relevantes, CCR1, CCR2 e CCR3.

do próprio cliente ou mesmo equivalência funcional entre o contexto terapêutico e o ambiente extrassessão (Kohlenberg & Tsai, 2006).

Outros comportamentos do cliente, que podem ser indicadores de CCR e que devem ser alvo de atenção do terapeuta, correspondem a ignorar perguntas, interromper a fala do terapeuta, não respeitar o espaço pessoal, oferecer respostas vagas, falar excessivamente sobre detalhes irrelevantes, reter detalhes de vulnerabilidade, suprimir ou evitar a emoção, ser crítico ou fechado, estar desconfortável e evitar comentários de validação (Holman et al., 2022).

Segundo Holman et al. (2022), algumas questões reflexivas direcionadas ao terapeuta podem auxiliar na identificação e no manejo de condições que evoquem CCR: quais são os padrões comportamentais do cliente em relacionamentos interpessoais na sua vida cotidiana? Quais são os padrões comportamentais do cliente apresentados na interação com o terapeuta?

## DESCRIÇÃO DA TÉCNICA

O aspecto fundamental da regra de evocar CCR consiste em discriminar as funções dos comportamentos do cliente no momento presente e reavaliar o andamento da sessão. Segundo Holman et al. (2022, p. 59), a regra 2 "exige coragem do terapeuta, pois evocar para sair da zona de conforto pode interromper comportamentos que são o caminho do *status quo* de menor resistência para o cliente e para o terapeuta". O terapeuta, por outro lado, ao evitar ser evocativo, corre o risco de manter comportamentos compatíveis com as queixas que trouxeram o cliente à terapia (Vartanian & Oshiro, 2023). Os comportamentos evocativos do terapeuta eliciam emoções, sentimentos e pensamentos; e caberá a ele também dar suporte para tais condições, especialmente no caso de emoções intensas, como vergonha, ansiedade, tristeza, humilhação etc. (Holman et al., 2022).

De acordo com Xavier (2023), o modelo *Awareness, Courage, and Love* (ACL – Consciência, Coragem e Amor) ressalta as oportunidades de engajamento em "comportamentos de coragem ou de amor com os outros [...] verificando se esses movimentos aumentam a proximidade, e então fazendo os ajustes necessários" (p. 33). Um dos aspectos da proposta é de manifestação da vulnerabilidade tanto por parte do cliente como do terapeuta, como uma alternativa de evocar CCRs (Holman et al., 2022). O aspecto da coragem corresponderia à autorrevelação vulnerável, quando o terapeuta "autorrevela pensamentos, sentimentos ou acontecimentos de que participou e verbaliza o que precisa, principalmente por proximidade, limites, apoio e *feedback*" (Xavier, 2023, p. 33).

Na expressão da vulnerabilidade, existe um "risco ou incerteza sobre o resultado desse comportamento, a pessoa não tem certeza de que o que ela está fazendo será bem recebida ou bem aceita" (Holman et al., 2022). Ao expressar vulnerabilidade, segundo os mesmos autores, a pessoa está sendo honesta e expressando de maneira efetiva qual é sua necessidade, do que precisa naquele momento. A autorrevelação pode acompanhar ou preceder a demonstração da vulnerabilidade, indicando, compartilhando sentimentos, experiências, memórias etc. Em algumas situações observa-se que a autorrevelação e a expressão da vulnerabilidade emocional caminham juntas, trazendo a ideia de que "a vulnerabilidade emocional constrói proximidade e intimidade" (Holman et al., 2022).

## INTERVENÇÃO

Para Holman et al. (2022, p. 206), um exemplo de autorrevelação vulnerável que poderia evocar CCRs seria uma verbalização do tipo:

"Estou te conhecendo, então posso estar errado nisso, faz eu me sentir sensível a você. Contudo, vejo a necessidade de apontar que ...".

Nessa direção, o terapeuta pediria a permissão para continuar a investigação, reconhecendo seu impacto potencial e a possibilidade de falhar. O terapeuta também pode encorajar o cliente a apresentar questões pessoais, que poderiam construir uma conexão na relação terapêutica (Holman et al., 2022).

O comportamento de evocar CCR é definido funcionalmente; entretanto, pode ocorrer em termos de categorais gerais, tais como os exemplos descritos em Holman et al. (2022):

### Descrever o que o terapeuta percebe

Um exemplo poderia ser quando o terapeuta entra em contato na sessões com questões de vulnerabilidade do cliente:

"Você disse que confiar e ser vulnerável com os outros é assustador. Você me conta coisas que não conta a mais ninguém e eu percebo que isso pode ser assustador".

O terapeuta, ao observar que os padrões comportamentais do cliente ocorrem na interação terapêutica, poderá descrever:

"Me parece que existe um padrão de comportamento que ocorre entre nós e eu gostaria de compartilhar isso com você, pois eu acredito que está acontecendo novamente. Eu não sei se é a coisa certa a dizer, mas sinto que sim. Eu quero dizer que [...] (p. 209).

### Levar o cliente a perceber

O terapeuta poderá fazer as perguntas:

- "O que você sente sobre mim agora?"
- "O que você está evitando me dizer agora?"
- "O que você precisa de mim neste momento?"
- "Quais são as partes mais dolorosas de entrar em contato com a sua história e Quais partes estão presentes aqui na sessão?"

### Solicitar e convidar

O terapeuta pode levantar a hipótese de que um cliente evita a proximidade emocional e então pode pedir a ele que pratique dividir o que quer evitar discutir. Também pode solicitar que observe e entre em contato com CCR 1 no decorrer da sessão:

"Eu estou com medo de lhe deixar com raiva agora e me pergunto se você consegue notar o seu tom."

Outra possibilidade seria o terapeuta solicitar ao cliente que entre em contato com as emoções que estão sendo eliciadas na sessão, que as classifique em diferentes categorias e que não há necessidade de entrar em contato com emoções mais intensas, mas que emoções moderadas e leves também são relevantes.

## EXEMPLO CLÍNICO

Com o objetivo de exemplificar os apontamentos teóricos apresentados, serão discutidos alguns trechos de dois casos verídicos, autorizados também pelos próprios pacientes.

### Caso 1

Um paciente adulto, gênero masculino, com diagnóstico do transtorno do espectro do autismo (TEA), nível 1 de suporte. Nas primeiras sessões comentou sobre o quanto as pessoas o achavam "desconfiado", algo que também foi dito pela terapeuta anterior, de outro referencial teórico. A "desconfiança" no seu dia a dia era representada por pensamentos de que talvez as pessoas estivessem escondendo algo dele, não estivessem falando a totalidade dos fatos e teriam suposições de que ele não suportaria a realidade ou a verdade dos fatos. Quando perguntado sobre quais seriam os comportamentos relacionados a tal desconfiança, ou como as pessoas perceberiam que ele estaria desconfiado, o cliente destacou os comportamentos de fazer várias perguntas sobre o mesmo assunto, repetir as mesmas perguntas para o mesmo interlocutor e fazer as mesmas perguntas em contextos diferentes para o mesmo interlocutor. Propus ao cliente que analisássemos as ocorrências de tais comportamentos durante as sessões (evocar CCR). Ao analisarmos funcionalmente tais comportamentos (CCR3) foram identificadas as possíveis funções de favorecer as ocorrências de dicas sociais e refinar a discriminação do ambiente e de demandas sociais. Comentei que tais comportamentos poderiam ser encarados como adaptativos em relação às dificuldades de leitura do ambiente social, característicos do TEA. Terapeuta e cliente refletiram sobre o quanto as ocorrências dos comportamentos eram bem-vindas na interação terapêutica e que sinalizariam não uma "desconfiança" em relação ao interlocutor, mas sim a necessidade de retomar pontos das falas, fazer confirmações, salientar estímulos antecedentes etc. (CCR2). A terapeuta mencionou que o cliente poderia perguntar sobre objetivos das atividades e aplicações de técnicas, que poderia repetir as mesmas perguntas e sinalizar alguma dúvida em relação às verbalizações da terapeuta (CCR2), como comportamentos de confirmação de entendimento (CCR2), e que tais comportamentos poderiam ser generalizados para o ambiente natural do cliente.

## Caso 2

Paciente adulto, gênero masculino, com padrão comportamental descrito como sobrecontrole e evitação. Em tais casos são observados os comportamentos de organização, planejamento, elevado senso de responsabilidade, enfrentamento direto dos problemas/menor flexibilidade, baixa tolerância ao erro, alta tolerância ao desconforto no engajamento em tarefas complexas, baixo contato com as emoções e baixa abertura social (Kanter, 2023).

Em uma das sessões foi apresentado ao cliente um relato sobre uma experiência profissional da terapeuta, que não do contexto clínico, como uma categoria de autorrevelação e com o efeito pretendido de gerar proximidade, empatia e conexão. Em sessões posteriores, quando a terapeuta abordou contextos e comportamentos específicos do cliente, que sinalizam uma baixa tolerância ao erro, este retomou as verbalizações da terapeuta (descritas na autorrevelação), questionando que o comportamento não poderia ser analisado como uma de suas dificuldades, pois remetia ao exemplo descrito sobre a vida da terapeuta (CCR1). Em termos funcionais, tem-se por hipótese de que o cliente retomou a fala da terapeuta descrita na autorrevelação como uma alternativa de suprimir (punir) o relato da terapeuta de abordar a baixa tolerância ao erro, ao apresentar uma comparação entre os comportamentos, que estavam sendo analisados, com o comportamento da terapeuta (CCR1). Em outras palavras, em situações extrassessão, o cliente ao receber *feedbacks* e críticas sobre os próprios comportamentos, procurava apontar dificuldades comportamentais e experiências difíceis de outras pessoas. Tal padrão comportamental foi de difícil observação e análise e, após a hipótese de que este guardava uma relação funcional (regra

5 da FAP) com o comportamento de baixa tolerância ao erro (CCR1), a terapeuta apresentou intervenções com os objetivos de evocar e analisar tais CCR. Um dos exemplos possíveis para a terapeuta evocar descrições de que o cliente estava desconfortável, ao discutir dificuldades comportamentais, pode ser exemplificado por:

"Parece-me que você ficou desconfortável com o que eu estava falando. Se você concordar, eu gostaria que conversássemos um pouco sobre isso. Fico com a impressão de que você resgata a experiência que eu contei sobre a minha vida e compara as nossas experiências, quando você está desconfortável com algo que eu disse."

O mesmo cliente descreveu em uma das sessões um sentimento de arrependimento (CCR2), sem disfarçá-lo com um sorriso (mascaramento de emoções – CCR1). A terapeuta solicitou que refletissem sobre o ocorrido, o quanto não disfarçar as emoções e apresentá-las de maneira genuína (CCR2) fornece uma postura mais honesta sobre os sentimentos e favorece a abertura social (CCR2).

## PROBLEMAS DA APLICAÇÃO E SOLUÇÕES

Conforme destacado por outros autores (Vandenberghe & Souza, 2023), o terapeuta que utiliza a proposta da FAP pode construir um relacionamento intenso e de confiança, respondendo de moo genuíno a diferentes padrões interpessoais do cliente. Contudo, em momentos distintos o terapeuta poderá se deparar com os desafios de se comportar de maneira a construir uma relação de intimidade com o cliente (Xavier, 2023). Holman et al. (2022, p. 83) apresentam alguns comportamentos do terapeuta, que poderão ser foco de investigação e análise em supervisão: a) ser muito controlador ou diretivo; b) evitar expressões de emoção dos clientes; c) focar excessivamente na resolução de problemas em oposição à aceitação e à validação; d) permitir que os clientes direcionem o foco das sessões de maneira ineficaz etc. Tais comportamentos podem ser considerados como dificuldades do terapeuta (T1), que dificultarão o processo terapêutico, e serão evocados a depender dos comportamentos do cliente em sessão (Vartanian & Oshiro, 2023).

Vartanian e Oshiro (2023, p. 85) destacam algumas questões reflexivas para terapeutas que desejam uma atuação consistente, de acordo com os princípios da FAP:

- O que ocorre quando uma dificuldade do cliente esbarra em uma dificuldade do terapeuta?

- O que ocorre quando o terapeuta não consegue atentar ao comportamento do cliente em sessão, aos impactos que ele produz sobre si ou mesmo assumir riscos?

Holman et al. (2022) sugerem outros questionamentos de autorreflexão ou para discussão em supervisão:

- Quais situações na terapia ou comportamentos seus evocam CCRs do cliente?
- Existe algum tópico que você esteja evitando?
- O que você tende a evitar abordar com os seus clientes?
- Do que você está se esquivando com os clientes que viu ou verá nessa semana?
- Quando o CCR2 é evocado você é sensível ao equilíbrio entre coragem e amor de que o cliente precisa?
- Você está disposto a ficar com o seu cliente no sentimento de desconforto ou incerteza?
- Você está interrompendo de modo estratégico, efetivo e compassivo os padrões normais do seu cliente de se relacionar de maneira ineficaz, incluindo por meio de esquiva?

## REFERÊNCIAS


1. Holman, G., Kanter, J., Tsai, M., Kohlenberg, R. (2022). *Psicoterapia Analítica Funcional Descomplicada*. Novo Hamburgo: Sinopsys.
2. Kanter, E. (2023). Terapia Comportamental dialética radicalmente aberta: um tratamento para pacientes com perfil de sobrecontrole. In P. R. Abreu & J. H. S. S. Abreu (Eds.), *Atualizações em Terapia Comportamental Contextual* (pp. 158-172). Santana de Parnaíba: Manole.
3. Kohlenberg, B., Tsai, M., & Kohlenberg, R. (2006). Healing interpersonal trauma with the intimacy of the therapeutic relationship. In V. Follete & J. Ruzek (Eds.), *Cognitive Behavioral therapies for trauma* (2nd ed., pp. 173-197). New York, NY: Guilford.
4. Kohlenberg, R.J., & Tsai, M. (2001). *Psicoterapia Analítica Funcional: Criando Relações Terapêuticas Intensas e Curativas*. Trad. Org. R.R. Kerbauy. Santo André, SP: Esetec.
5. Vandenberghe, L. & Souza, A. C. A. (2023). Psicoterapia analítica funcional por dentro e por fora. In P. R. Abreu & J. H. S. S. Abreu (Eds.), *Atualizações em Terapia Comportamental Contextual* (pp. 173-185). Santana de Parnaíba: Manole.
6. Vartanian, J. F. & Oshiro, C. K. B. (2023). Psicoterapia analítica funcional: panorama atual e aplicação clínica. In P. R. Abreu & J. H. S. S. Abreu (Eds.), *Atualizações em Terapia Comportamental Contextual* (pp. 77-95). Santana de Parnaíba: Manole.
7. Xavier, R. N. (2023). A psicoterapia analítica funcional hoje: ênfase interpessoal, desenvolvimento técnico e ferramentas essenciais. In P. R. Abreu & J. H. S. S. Abreu (Eds.), *Atualizações em Terapia Comportamental Contextual* (pp. 31-44). Santana de Parnaíba: Manole.

# 17

# Fornecer consequências a comportamentos clinicamente relevantes

Daniel Afonso Assaz

## DESCRIÇÃO DO PROBLEMA PARA O QUAL A TÉCNICA FOI FORMULADA

Nos capítulos anteriores foi abordado como o modelo terapêutico da psicoterapia analítica funcional (FAP) salienta a semelhança entre os contextos de dentro e de fora da sessão, argumentando que os comportamentos do cliente que ocorrem com o terapeuta podem ser funcionalmente parecidos com seus comportamentos na interação com outras pessoas, como familiares, parceiros, amigos e colegas (Kohlenberg & Tsai, 1991). A formulação de caso individualizada da FAP identifica dois tipos de comportamentos interpessoais do cliente fora de sessão: aqueles relacionados a seus problemas e que estão contribuindo para o seu sofrimento psicológico (Os1) e os de melhora clínica, que o aproximam de uma vida com qualidade e significado (Os2). Já as ocorrências funcionalmente semelhantes destes comportamentos em sessão são identificadas como comportamentos clinicamente relevantes do tipo 1 (CCR1) e 2 (CCR2),[1] respectivamente (Kohlenberg & Tsai, 1991).

Caso o clínico não perceba o paralelo funcional dentro e fora de sessão, uma aparente barreira impede a aplicação de princípios comportamentais do modo como havia sido feito com eficácia em contextos institucionais, já que ele não possui controle sobre o ambiente social do cliente (Kohlenberg et al., 1993). Porém, ser capaz de observar a ocorrência de CCR em sessão (regra 1, Capí-

1 Às vezes é utilizada a sigla CRB, derivada do inglês, *Clinically Relevant Behavior.*

tulo 15) e intencionalmente evocá-los (regra 2, Capítulo 16) permite algumas vantagens no manejo.

Sobretudo, o terapeuta pode ajustar sua conduta de modo a responder aos CCR do cliente no momento (Kohlenberg & Tsai, 1991). Afinal, o clínico tem maior controle sobre o ambiente da sessão do que do contexto social fora da consulta, em que outras pessoas estão se comportando e criando contingências distintas. Ademais, ele pode fazê-lo logo após a ocorrência deste CCR. A breve distância temporal pode potencializar o efeito de suas intervenções, uma vez que a contiguidade é um parâmetro importante para o impacto da consequência reforçadora (Catania, 2013; Rachlin, 2004).

Assim, aproveitando-se das vantagens oriundas do maior controle sobre o contexto em sessão e da proximidade temporal entre o comportamento do cliente e a reação do terapeuta, este pode exercer um impacto significativo sobre o comportamento do cliente ao fornecer consequências aos CCR, respondendo de modo contingente e contíguo. Este capítulo será dedicado à esta intervenção, também chamada de regra 3 nas diretrizes do modelo terapêutico da FAP (Kohlenberg & Tsai, 1991).

## DESCRIÇÃO DA TÉCNICA

Na base do responder contingente a CCRs estão duas estratégias de intervenção amplamente estudadas e disseminadas na análise do comportamento: o reforçamento diferencial de respostas alternativas (DRA) e a modelagem.

O DRA consiste em dois procedimentos complementares. De um lado, as respostas-problema (CCRs1) são respondidas com extinção ou punição. Do outro lado, as respostas de melhora (CCRs2) são reforçadas. Dessa forma, o reforçamento diferencial de CCRs2 fortalece essa classe de comportamento no repertório do indivíduo ao longo do tempo, enquanto, simultaneamente, enfraquece os CCRs1. Assim, as condições antecedentes que evocavam a resposta-problema passam a ter maior probabilidade de evocar a resposta de melhora. Este procedimento inicialmente demonstrou eficácia em contextos de pesquisa básica (p. ex., Leitenberg et al., 1970) e posteriormente na pesquisa aplicada (Petscher et al., 2009). Subsequentemente, a FAP tem demonstrado que este mesmo mecanismo de ação contribuiu para produzir mudanças clinicamente significativas em CCR de clientes com diversos problemas interpessoais e diagnósticos psiquiátricos (Kanter et al., 2017; Singh & O'Brien, 2018).

Já a modelagem consiste em uma mudança gradual do critério da resposta para que ela seja reforçada (Catania, 2013; Cooper et al., 2020). Em um primeiro momento, a resposta definida como objetivo final pode apresentar uma baixa probabilidade, seja por não ter sido previamente reforçada ou ter alto grau de complexidade diante do repertório inicial do indivíduo. O procedimento de modelagem consiste em reforçar respostas intermediárias, que se aproximam da resposta final, mas são simples e prováveis o suficiente a ponto de terem certa probabilidade de ocorrer, criando oportunidades de serem reforçadas quando surgirem. Uma vez que a resposta intermediária está bem estabelecida no repertório, é possível aumentar o critério e somente fornecer consequências a respostas mais próximas da resposta final. A modelagem permite que o cliente se aproxime gradualmente da resposta final almejada e seus esforços durante o processo sejam valorizados (Catania, 2013; Cooper et al., 2020).

## INTERVENÇÃO

O responder contingente aos CCRs do cliente envolve duas intervenções complementares por parte do terapeuta. De um lado, está a extinção ou punição dos CCRs1; do outro lado, está o reforçamento de CCRs2.

### Fornecer consequências a CCRs1

Diante de CCRs1 do cliente, o terapeuta pode responder de modo a extinguir ou punir essa resposta. Esta definição possui alto grau de precisão conceitual (Biglan & Hayes, 2016) e é coerente com princípios comportamentais básicos. Porém, ela pode ser pouco útil em orientar terapeutas sobre como agir em sessão para responder efetivamente aos CCRs1 (Kanter et al., 2014). Entretanto, considerando o caráter funcional e contextual do comportamento, uma simples lista de atitudes para responder a CCRs1 corre o risco de gerar uma dinâmica engessada e ineficaz (Darrow et al., 2012). Uma possível solução para este dilema é integrar ambos os lados, descrevendo algumas posturas do terapeuta que podem ser efetivas para responder aos CCRs1, mas fazê-lo em uma linguagem abrangente, permitindo que o clínico as adapte ao cliente, às suas características pessoais, ao momento em sessão e ao processo terapêutico como um todo. Embora não seja uma lista exaustiva das possibilidades de atuação, quatro estratégias clínicas serão apresentadas.

Em primeiro lugar, o terapeuta pode ser pouco responsivo ao CCR1 do cliente, demonstrando baixa atenção e interesse e, com isto, criar uma contingência na qual esta resposta não será reforçada no contexto de sessão (Kohlenberg & Tsai, 1991).

Em segundo lugar, considerando que o CCR1 é uma resposta comum do cliente diante de tentativas de evocar (Weeks et al., 2012), o terapeuta pode repetir ou reformular sua frase, reapresentando a evocação (Popovitz & Silveira, 2014). A repetição pode atuar como punição e sinalizar para o cliente alterar seu comportamento e tentar de novo, idealmente se engajando no CCRs2. Porém, esta estratégia também acarreta o risco de terapeuta e cliente permanecerem presos no mesmo *looping* de evocação e CCRs1 indefinidamente, em uma "batalha de extinção" mútua, sem construir novos repertórios e possivelmente prejudicando a aliança terapêutica.

Uma terceira estratégia envolve auxiliar o cliente a observar suas ações no momento e caracterizá-lo como uma instância de comportamento-problema (Popovitz & Silveira, 2014). Isto será favorecido caso este problema já tenha sido previamente identificado e analisado, permitindo que o terapeuta simplesmente chame a atenção do cliente, "pegando-o no pulo" enquanto está se engajando no CCR1.

Por fim, uma quarta opção é compartilhar o impacto do CCRs1 no comportamento do terapeuta (Popovitz & Silveira, 2014; Tsai et al., 2009). Frequentemente, isto envolve amplificar os eventos privados do clínico, geralmente inacessíveis ao cliente, como sentimentos, pensamentos e tendências de ação. Metaforicamente, pode-se dizer que o terapeuta está "colocando um megafone no coração" e ressaltando os impactos negativos do CCR1 do cliente.

## Fornecer consequências a CCRs2

As diretrizes da FAP sugerem que, diante de CCRs2 do cliente, o terapeuta forneça consequências reforçadoras. A despeito do estereótipo errôneo de analistas do comportamento aplaudindo euforicamente ou oferecendo M&Ms, os reforçadores oferecidos por terapeutas FAP não são tão caricatos. A literatura enfatiza e reitera constantemente que esta intervenção deve priorizar o uso de reforçamento natural, em contraponto a reforçadores arbitrários (Kohlenberg & Tsai, 1991; Tsai et al., 2009).

Embora, à primeira vista, a asserção acima pareça uma orientação precisa, na prática ela pode ter utilidade limitada na tomada de decisão clínica. Apesar da grande relevância e difusão do termo "reforço natural" após o texto seminal de Ferster (1967), este conceito está longe de ser consensual na literatura analítico-comportamental, referindo-se a consequências recorrentes, automáticas ou filogeneticamente determinadas a depender do texto em questão (Teixeira et al., 2021). O mesmo parece ser verdadeiro na literatura da FAP, na qual diferentes livros usam o termo "reforço natural" com ao menos três significados distintos (Assaz & Callaghan, 2024).

Muitas vezes, reforçadores naturais são definidos como aqueles que são frequentes e recorrentes na comunidade social do cliente e, portanto, representativos daquele grupo: "Reforçadores naturais são típicos e confiáveis na vida diária, ao contrário dos reforçadores arbitrários" (Tsai et al., 2016, p. 30). Em outros momentos, reforçadores naturais são utilizados como sinônimos das reações genuínas e autênticas do terapeuta diante do comportamento do cliente, coerentes com suas tendências espontâneas em uma dada situação: "A ênfase na FAP é no reforçamento natural, então terapeutas FAP desenvolvem relacionamentos genuínos e cuidadosos com seus clientes e permitem que suas reações naturais aos clientes no momento guiem suas respostas diante dos CCR" (Kanter et al., 2010, p. 2, tradução nossa). Por fim, diversas passagens defendem a existência de uma relação lógica, socialmente estabelecida, entre determinadas respostas e suas respectivas consequências naturais. Utilizando o modelo Consciência, Coragem e Amor (ACL), argumenta-se que: "Nossa hipótese é de que os tipos de respostas especificadas pelo modelo ACL tendem a reforçar naturalmente estes comportamentos corajosos" (Holman et al., 2023, p. 261).

Cada uma das definições acima possui certas vantagens e desvantagens (Assaz & Callaghan, 2024). Estabelecer reforço natural como representativo da comunidade social é coerente com uma das principais características estabelecidas por Ferster (1967) e favorece a generalização das melhoras clínicas para fora de sessão (Capítulo 19). Porém, também implica que o terapeuta deva agir como fossem pessoas frequentemente responsáveis por estabelecer e manter os padrões interpessoais problemáticos do cliente, inclusive por meio de violência e manipulação. Já a definição de reforço natural como autêntico facilita a tomada de decisão ao demandar somente autoconsciência por parte do terapeuta. Contudo, acarreta o risco de que a resposta mais genuína e espontânea do clínico não seja terapêutica e possa, inclusive, punir o CCR2. Por fim, tornar reforço natural sinônimo de uma consequência socialmente lógica estabelece uma ação clara para o terapeuta a partir do CCR2. Entretanto, pode tornar a interação rígida e distante, com frases dissociadas do momento e da relação como um todo.

Uma possível solução para as múltiplas definições de reforçamento natural na FAP é compreender que cada uma delas traz um elemento importante, que o terapeuta pode considerar no momento de escolher como reagir ao CCR2 do cliente (Assaz & Callaghan, 2024). Afinal, é importante utilizar consequências que já tiveram função reforçadora na comunidade social daquele cliente (incluindo com o terapeuta); mas é igualmente relevante garantir que esta reação está em congruência com o impacto autêntico que o CCR2 teve no clínico; e não se pode esquecer de que a cultura tem um papel central em definir dinâmicas recorrentes entre certos comportamentos sociais. Portanto, ao considerar a melhor forma de responder ao CCR2, o terapeuta idealmente se fará três perguntas e permitirá que as respostas influenciem sua reação final: qual é o comportamento socialmente relacionado ao CCR2 do cliente; qual foi o impacto do CCR2 do cliente no terapeuta; e quais respostas (do terapeuta ou de outras pessoas) já atuaram como reforçador para este CCR2 deste cliente? (Assaz & Callaghan, 2024).

## EXEMPLO CLÍNICO

Para ilustrar as intervenções mencionadas, será utilizado um exemplo clínico fictício. Paula buscou atendimento psicológico em função de procrastinar no trabalho, o que estava aumentando e impactando negativamente o seu desempenho profissional. Apesar da sua queixa inicial, a formulação de caso idiográfica identificou que a cliente é sensível a avaliações negativas (especialmente "burra" ou "incompetente"). Ainda que julgamentos sejam aversivos para a maioria das pessoas, estas consequências são tão aversivas para Paula que sua tendência é evitá-las a todo custo, trabalhando excessivamente ou deixando de colocar limites e expressar discordâncias no trabalho. Estas ações foram consideradas como comportamentos-problema (Os1) porque, ainda que contribuíssem para evitar críticas de seus chefes, clientes e colegas (reforçamento negativo), acarretavam outras consequências, produtoras de sofrimento. Dentre elas estão custos demasiadamente altos, como fadiga constante, afastamento de atividades importantes e sintomas iniciais de *burnout*; e limites na efetividade, já que seu desempenho laboral estava sendo afetado negativamente pela procrastinação decorrente do medo de falhar e do esgotamento.

Em certo momento do processo terapêutico, Paula compartilha:

Cliente (C): Estou meio cansada, esta semana está sendo puxada no trabalho. Estou chegando de manhãzinha e só saindo bem de noite.

Terapeuta (T): [*Observa situação evocativa de possíveis Os e decide coletar dados*] O que está acontecendo?

C: Eu fiquei responsável por três projetos diferentes. A gestão da equipe nova, a implementação de uma nova ferramenta e as reuniões de alinhamento com o cliente.

T: [*Observa possível O1 de evitar colocar limites; decide coletar mais dados*] Eu lembro da equipe nova, mas como você ficou responsável pelas outras funções?

C: Como eu tinha maior conhecimento da ferramenta, me colocaram para comandar esse processo. E como eu já tinha uma relação boa com o cliente, me pediram para ficar mais com ele e ajudando no que precisasse. Não tinha o que fazer...

T: [*Corrobora hipótese de O1; decide salientar O1 e suas consequências*] Entendi. Então, eles pediram para você assumir todos esses três projetos grandes e você aceitou. Porém, parece que você está bastante cansada, trabalhando todos os dias de manhã até tarde da noite. Não está demais para você?

C: É, talvez... [expressão de incômodo]

T: [*Observa possível CCR1 de evitar expressar conflito; decide enfatizar o CCR1 em sessão sobre o O1 fora de sessão*] O que você está pensando agora?

C: Nada de mais [tom seco]

T: [*Observa outro CCR1; decide insistir na pergunta para bloquear CCR1 e evocar CCR2*] Pode me contar, o que foi?

C: Não é nada, você está certo, eu estou trabalhando bastante [tom seco].

T: [*Observa outro CCR1; decide alterar estratégia ao salientar impacto de CCR1 em si e possíveis consequências do CCR2*] Eu estou perguntando porque fiquei com a impressão de que posso ter causado algum desconforto. E justamente o que não quero é te machucar de alguma forma; pelo contrário, estou aqui porque me importo e quero cuidar de você. Então, se eu falei algo que te incomodou, eu gostaria de saber para resolvermos juntos.

C: Bom, eu fiquei com a sensação de que você não entende o quão difícil é me colocar no trabalho e dizer não. Mas eu concordo. É o que você sempre fala, eu tenho que trabalhar menos, colocar limites e tudo mais.

T: [*Observa expressão de incômodo seguido por minimização; considerando o continuum de modelagem, prioriza a primeira parte, caracterizando como CCR2. Decide fornecer consequência considerando que a fala da cliente salientou o impacto negativo de sua fala; e que assumir responsabilidade é uma consequência recorrente diante da expressão de incômodos*] Você tem razão! Do modo como eu falei, pareceu que é muito fácil colocar limites. É "só" ir lá e falar não. Mas, na prática, não é bem assim, né?

C: Sim. E você sabe que eu não sei fazer isso. Além disso, meu chefe não é uma pessoa compreensiva, ele só se importa com bater as metas e me cobra o tempo todo.

T: [*Observa novo CCR2; decide fornecer consequências ao considerar os obstáculos enfrentados e que mudar sua postura é uma tentativa de resolver conflitos*] Sim, priorizar-se não é algo que nascemos sabendo e todo mundo precisa de ajuda para aprender a se respeitar e se amar. Eu sei que você tem lutado e se esforçado muito. Mas também sei que não foi isso que demonstrei para você, me desculpe por isso.

C: Obrigada, é bom ouvir isso, porque eu tenho me esforçado muito. Mas não é nada fácil [chora]. E eu sinto que estou sempre lutando. E eu só queria não precisar lutar mais [o choro se intensifica].

T: [*Observa novo CCR2 e decide reiterar fala anterior, destacando o esforço*] Sim, você tem se esforçado demais. Todos os dias sentindo esta pressão de todos os lados no trabalho e, por cima de tudo, ainda tentando cuidar de si mesmo e se respeitar...

C: [choro seguido por silêncio] Mas que ridículo eu não conseguir dizer um não depois de conversar com você sobre isso há 3 meses!

T: [*Observa CCR1; decide salientar CCR1 e evocar CCR2*] Parece que a autocrítica e a invalidação voltaram com tudo [sorriso empático]. Tudo bem estar incomodada com o que falei, você tem esse direito.

C: [risos] Nossa, verdade, né? Eu lá de novo me invalidando e julgando aos montes. Estou incomodada e é isso.

T: [*Observa CCR2 e parafraseia*] Você está incomodada e está tudo bem.

## PROBLEMAS DA APLICAÇÃO E SOLUÇÕES

Quando terapeutas tentam fornecer consequências aos CCRs do cliente, alguns desafios são esperados. Em primeiro lugar, há uma tendência de enfatizar excessivamente o responder contingente a CCRs1 em detrimento dos CCRs2. Esta atitude é compreensível, uma vez que, em função da própria definição de CCR1 enquanto comportamento-problema, é provável que o cliente apresente uma maior frequência, duração e/ou intensidade desta classe no começo da terapia, destacando-se no olhar do clínico. Além disso, as práticas predominantes em nossa cultura tendem a enfatizar a crítica de problemas em detrimento da valorização de melhoras, incluindo a área de saúde mental (Seligman, 2002). Assim, terapeutas podem atentar-se excessivamente para os problemas psicológicos de seus clientes e, potencialmente, negligenciar suas tentativas de mudança.

Entretanto, em função dos processos de punição e extinção envolvidos em fornecer consequências a CCRs1, favorecer excessivamente estas estratégias de controle aversivo em sessão acarretará consequências negativas (Tsai et al., 2009). Em primeiro lugar, a terapia e o próprio terapeuta podem adquirir funções aversivas para o cliente, levando a reações de esquiva e contracontrole (Sidman, 2011) e, eventualmente, resultando em rupturas na aliança terapêutica (Safran & Muran, 2000). Ademais, um foco excessivo nos CCRs1 pode ensiná-lo o que não fazer, mas não fornece nenhuma orientação sobre o que fazer no lugar. Em outras palavras, simplesmente punir CCR1 não ensina o CCR2 (Holman et al., 2023; Tsai et al., 2009).

Diante do dilema da saliência dos CCRs1 e da importância de enfatizar o responder contingente aos CCRs2, o terapeuta pode se atentar a pequenos sinais de melhora no comportamento do cliente. Isto significa reduzir a exigência para fornecer reforçamento, considerando que, em um procedimento de modelagem, o comportamento-alvo final será atingido gradualmente. Na literatura da FAP isto é usualmente referido como "encontrar o CCR2 no CCR1" (Holman et al., 2023). No exemplo acima, isto ocorreu nitidamente na sétima fala do terapeuta. Ademais, é possível combinar as estratégias de fornecer consequências ao CCR1 e evocar CCR (regras 2 e 3), de modo a direcionar o cliente ao que fazer no momento para além de simplesmente punir o comportamento-problema (Tsai et al., 2009). No exemplo clínico, isto ocorreu nas falas do terapeuta de número cinco, seis e dez.

Outro problema recorrente surge quando o terapeuta considera somente uma das definições de reforçadores naturais recorrentes na literatura da FAP, seja ela de representatividade, autenticidade ou lógica social. Como mencionado anteriormente, cada uma delas tem vantagens e desvantagens. Assim, a integração delas na tomada de decisão clínica pode ajudar a superar as limitações de cada uma (seção "Intervenção").

Também é importante considerar que, uma vez que o terapeuta é responsável por criar um contexto favorável à modelagem de CCRs em sessão, seu próprio repertório e padrão de comportamento podem facilitar ou dificultar esse processo. Assim, um desafio comum surge quando a interação com o cliente evoca comportamentos do terapeuta que tendem a reforçar CCRs1 e punir CCRs2 (Tsai et al., 2009). Estes comportamentos-problema do terapeuta (T1) podem ser trabalhados de modo a darem lugar a comportamentos de melhora (T2). Este esforço pode ocorrer em ambientes de formação e aprimoramento profissional, como *workshops*, supervisão ou intervisão; ou em contextos pessoais, como terapia (Ferreira, 2020; Tsai et al., 2009).

Por fim, é importante lembrar que a definição de reforçamento é funcional, dependendo dos efeitos da consequência sobre a frequência de uma classe de respostas (Catania, 2013). Então, em última instância, a melhor forma de verificar se o terapeuta está respondendo diferencialmente aos CCRs é avaliar o impacto desta intervenção no comportamento do cliente. Esta estratégia, denominada de regra 4 no modelo terapêutico da FAP (Tsai et al., 2009), será o tema do próximo capítulo.

## REFERÊNCIAS


1. Assaz, D. A., & Callaghan, G. M. (2024). *The multiple definitions of natural reinforcement in functional analytic psychotherapy*. Manuscrito submetido.
2. Biglan, A., & Hayes, S. C. (2016). Functional contextualism and contextual behavioral science. In: R.D. Zettle, S.C. Hayes, D. Barnes-Holmes & A. Biglan (Eds.). *The Wiley Handbook of Contextual Behavioral Science* (pp. 37-61). John Wiley & Sons.
3. Catania, C. A. (2013). *Learning (5ª edição)*. Sloan Publishing.
4. Cooper, J. O., Heron, T. E., & Heward, W. L. (2020). *Applied Behavior Analysis* (3. ed.). Pearson.
5. Darrow, S. M., Dalto, G., & Follette, W. C. (2012). Equifinality in functional analytic psychotherapy: Different strokes for different folks. International Journal of Behavioral Consultation and Therapy, 7(2-3), 38-44. http://dx.doi.org/10.1037/h0100935
6. Ferreira, V. S. (2020). O ensino de habilidades terapêuticas em FAP: Uma revisão de literatura. *Perspectivas em Análise do Comportamento, 11*(2), 220-239. https://doi.org/10.18761/PAC.2020.v11.n2.08
7. Ferster, C. B. (1967). Arbitrary and natural reinforcement. *The Psychological Record, 17*(3), 341-347.
8. Holman, G., Kanter, J., Tsai, M., & Kohlenberg, R. (2023). *Psicoterapia analítica functional descomplicada: Guia prático para relações terapêuticas*. No Hamburgo, RS: Synopsis (Trabalho original publicado em 2017)

9. Kanter, J. W., Holman, G., & Wilson, K. G. (2014). Where is the love? Contextual behavioral science and behavior analysis. *Journal of Contextual Behavioral Science, 3*(2), 69-73. https://doi.org/10.1016/j.jcbs.2014.02.001
10. Kanter, J. W., Manbeck, K. E., Kuczynski, A. M., Maitland, D. W., Villas-Bôas, A., & Ortega, M. A. R. (2017). A comprehensive review of research on functional analytic psychotherapy. *Clinical Psychology Review, 58*, 141-156. https://doi.org/10.1016/j.cpr.2017.09.010
11. Kohlenberg, R. J., & Tsai, M. (1991). *Functional analytic psychotherapy: Creating intense and curative relationships*. Plenum Press.
12. Kohlenberg, R. J., Tsai, M., & Dougher, M. J. (1993). The dimensions of clinical behavior analysis. *The Behavior Analyst, 16*(2), 271-282. https://doi.org/10.1007/BF03392636
13. Leitenberg, H., Rawson, R. A., & Bath, K. (1970). Reinforcement of competing behavior during extinction. *Science, 169*(3942), 301-303. https://doi.org /10.1126/science.169.3942.301
14. Petscher, E. S., Rey, C., & Bailey, J. S. (2009). A review of empirical support for differential reinforcement of alternative behavior. *Research in Developmental Disabilities, 30*(3), 409-425. https://doi.org/10.1016/j.ridd.2008.08.008
15. Popovitz, J. M. B., & da Silveira, J. M. (2014). A especificação do responder contingente do terapeuta na psicoterapia analítica funcional. *Revista Brasileira de Terapia Comportamental e Cognitiva, 16*(1), 5-20. https://doi.org/10.31505/rbtcc.v16i1.654
16. Rachlin, H. (2000). *The science of self-control*. Harvard University Press.
17. Safran, J. D., & Muran, J. C. (2000). Resolving therapeutic alliance ruptures: Diversity and integration. *Journal of Clinical Psychology, 56*(2), 233-243. https://doi.org/10.1002/(SICI)-1097-4679(200002)56:2<233::AID-JCLP9>3.0.CO;2-3
18. Seligman, M. E. (2002). *Authentic happiness: Using the new positive psychology to realize your potential for lasting fulfillment*. The Free Press.
19. Sidman, M. (2011). *Coerção e suas implicações*. Livro Pleno (Obra original publicada em 1989).
20. Singh, R. S., & O'Brien, W. H. (2018). A quantitative synthesis of functional analytic psychotherapy single-subject research. *Journal of Contextual Behavioral Science, 7*, 35-46. https://doi.org/10.1016/j.jcbs.2017.11.004
21. Teixeira, L. M., Ramos, J. P., & Leite, F. L. (2021). Mapeamento do uso do conceito "reforço natural" na literatura analítico-comportamental brasileira a partir dos periódicos nacionais. *Perspectivas em Análise do Comportamento, 12*(2), 318-348. https://doi.org/10.18761/10.18761/PAC.2021.a03
22. Tsai, M., Kohlenberg, R. J., Kanter, J. W., Kohlenberg, B., Follette, W. C., Callaghan, G. M. (2016). *Um guia para a psicoterapia analítica funcional (FAP): Consciência, coragem, amor e behaviorismo*. ESETec (Obra original publicada em 2009).
23. Weeks, C. E., Kanter, J. W., Bonow, J. T., Landes, S. J., & Busch, A. M. (2012). Translating the theoretical into practical: A logical framework of functional analytic psychotherapy interactions for research, training, and clinical purposes. *Behavior Modification, 36*(1), 87-119. https://doi.org/10.1177/0145445511422830

# 18

# Avaliar os efeitos de fornecer consequências a comportamentos clinicamente relevantes

Daniel Afonso Assaz

## DESCRIÇÃO DO PROBLEMA PARA O QUAL A TÉCNICA FOI FORMULADA

No capítulo anterior foi discutido como, no âmbito das terapias comportamentais contextuais, a psicoterapia analítica funcional (FAP) destaca o paralelo funcional entre os ambientes de fora e de dentro de sessão (Kohlenberg & Tsai, 1991). Desta forma, após uma formulação de caso idiográfica, é possível compreender que os comportamentos sociais clinicamente relevantes de melhora do cliente podem ocorrer na interação com o terapeuta. Portanto, eles podem ser observados (regra 1; Capítulo 15), intencionalmente evocados (regra 2; Capítulo 16) e seguidos por consequências contíguas e contingentes fornecidas pelo terapeuta (regra 3; Capítulo 17). Como abordado no último capítulo, o modelo terapêutico da FAP orienta que o terapeuta reforce diferencialmente os comportamentos de melhora do cliente em sessão (CCR2) em detrimento de seus comportamentos-problema (CCR1).[1]

É importante ressaltar que a definição de reforçamento é funcional: afirma-se que uma resposta foi reforçada caso a frequência desta classe de respostas aumente em situações semelhantes no futuro (Catania, 2013). Isto significa que, a despeito das melhores intenções do terapeuta, somente é possível avaliar se uma consequência foi, de fato, reforçadora ao analisar os efeitos que ela teve naquela classe de respostas ao longo do tempo (Skinner, 1953). Em outras palavras, o clínico pode afirmar que "reforçou o CCR2" com base em sua intervenção em sessão, mas esta afirmação só será confirmada ao avaliar o impacto dela no comportamento do cliente.

---

1 Às vezes é utilizada a sigla CRB, derivada do inglês, *Clinically Relevant Behavior.*

A constatação da definição funcional de reforçamento possui múltiplas implicações práticas. Em primeiro lugar, uma consequência que teve função reforçadora para uma pessoa pode não ter o mesmo papel para outro indivíduo (Darrow et al., 2012). Por exemplo, imagine um terapeuta que faz uma autorrevelação e compartilha uma situação pessoal semelhante à relatada pelo cliente. Esta ação pode reforçar a resposta de uma pessoa que costuma se sentir exagerada e errada por ter determinados sentimentos ao validar a experiência. Em contrapartida, a mesma ação pode punir a expressão de uma pessoa que sente ter sua voz roubada por outros que usam brechas da interação para falar sobre si, repetindo esta experiência aversiva em sessão.

Em segundo lugar, mesmo que dois terapeutas reagissem da mesma forma diante de um CCR2 do cliente, os efeitos poderiam ser distintos, a depender de suas características pessoais e da aliança terapêutica (Darrow et al., 2012). A título de ilustração, diante de um relato de uma situação de machismo sofrida por uma cliente mulher, afirmar "eu sei como você se sente" pode ter funções diferentes a depender do gênero do terapeuta e suas respectivas posições sociais de poder.

Em terceiro lugar, um estímulo que já atuou como reforçador para o responder do cliente em um determinado momento pode não ter a mesma função em outro contexto (Killeen & Jacobs, 2017; Muñoz-Martínez & Follette, 2019). Acolher o sentimento de raiva de um cliente diante de uma frustração pode ter função reforçadora, mas a mesma ação pode ter um efeito punitivo diante da expressão de um sentimento de culpa. Ademais, diante de uma reclamação sobre a rotina de trabalho, ajudar o cliente a se organizar e concluir a demanda pode ser reforçador em um contexto; enquanto, em outros momentos, a mesma ação terá um efeito punitivo, uma vez que o cliente está necessitando desabafar e precisando de acolhimento.

Os exemplos acima ilustram que a despeito das melhores intenções do terapeuta, de sua formação e experiência e do fato de uma intervenção ter funcionado no passado, não há uma garantia de que as consequências fornecidas diante do CCR2 do cliente terão função reforçadora. Assim, não é suficiente descrever apenas como o terapeuta respondeu aos CCRs2 para identificar se ele reforçou esta classe de respostas. É necessário avaliar os efeitos desta consequência no comportamento do cliente. A consciência do seu impacto permite que o clínico prossiga se engajando na mesma conduta que está funcionando ou, alternativamente, varie o seu comportamento em busca de uma consequência que será, de fato, efetiva. Este princípio de efetividade ou "funcionalidade"[2] é a essência

2 Termo derivado do inglês *workability*, muito utilizado na terapia de aceitação e compromisso (ACT), que descreve as ações que funcionam na prática (cf. Hayes et al., 2011).

da regra 4 do modelo terapêutico da FAP (Kohlenberg & Tsai, 1991; Tsai et al., 2009), que será abordada neste capítulo.

## DESCRIÇÃO DA TÉCNICA

Como uma modalidade de terapia comportamental contextual, a fundamentação da FAP está ancorada na análise do comportamento (Kohlenberg & Tsai, 1991). Esta base é nítida na regra 4, já que a avaliação dos efeitos das consequências fornecidas diante dos CCRs do cliente é uma estratégia que remonta às bases da análise do comportamento, tanto em termos da construção e definição de conceitos científicos quanto das aplicações práticas deste conhecimento em situações socialmente relevantes.

Desde sua concepção enquanto ciência, a análise do comportamento tem buscado observar comportamentos e coletar dados em contextos controlados e identificar relações funcionais entre respostas do organismo e estímulos ambientais (Moore, 2010). Esta estratégia culminou em definições de princípios comportamentais básicos que incluem os efeitos de determinadas operações sobre o comportamento como componentes centrais. O processo de reforçamento é definido pelo aumento na frequência de uma classe de respostas diante das mesmas condições; e discriminação é caracterizada pela ocorrência de uma classe de respostas diante de determinado estímulo discriminativo, mas não de outros estímulos (Catania, 2013).

Assim, uma vez que a regra 3 da FAP é definida em termos de princípios básicos, descrevendo que o terapeuta deve fornecer consequências reforçadoras diante dos CCRs2 do cliente, afirmar que esta intervenção foi realizada corretamente implica, necessariamente, uma avaliação de seus efeitos. Portanto, a regra 4 é indissociável da regra 3 e sua definição funcional na condução da FAP.

Já no âmbito prático, a constituição da análise do comportamento aplicada estabeleceu sete dimensões fundamentais (Baer et al., 1968). Dentre elas, duas são particularmente relevantes para a presente discussão. O princípio efetivo se refere à capacidade da intervenção em promover mudanças significativas em comportamentos relevantes. Já o princípio analítico implica que a intervenção consegue demonstrar os procedimentos responsáveis por estas transformações.

Considerando o responder contingente a CCRs como um dos principais mecanismos de mudança na FAP (Holman et al., 2023), atender aos princípios analítico e efetivo requer, necessariamente, a avaliação dos efeitos dessa intervenção no comportamento do cliente. No contexto da pesquisa clínica, isto é demonstrado em delineamentos experimentais de sujeito único que estabelecem uma relação causal entre as consequências fornecidas pelo terapeuta e a frequência de CCRs2 e CCRs1 do cliente (Kanter et al., 2017; Singh & O'Brien,

2018). Já no contexto da prática, estes princípios são atendidos por meio da regra 4, que implica a avaliação das mudanças em CCRs do cliente a partir do responder contingente do terapeuta.

## INTERVENÇÃO

Avaliar os efeitos de fornecer consequências ao CCR2 envolve analisar as mudanças no comportamento do cliente após a implementação do procedimento. O modo mais evidente de fazer isto é observar as mudanças nos parâmetros de resposta do CCR2 ao longo do tempo. Considerando a própria definição de reforçamento (Skinner, 1953), é possível avaliar mudanças na frequência de CCRs2.

De um lado, isto pode ser observado no turno do cliente logo após o terapeuta fornecer uma consequência ao CCR2. Se o cliente se engajar novamente em um CCR2 na sequência, isto é um sinal de que a ação do clínico teve função reforçadora, aumentando a probabilidade de o cliente se comportar deste modo. Inclusive, é possível e esperado observar *loopings* na interação terapeuta-cliente, em que o cliente se engaja em CCR2; o clínico fornece consequências reforçadoras (regra 3); o cliente se engaja em mais CCR2; o terapeuta provê novas consequências reforçadoras; e assim por diante (Weeks et al., 2012). No caso de um cliente que evita expressar seus sentimentos, isto ocorreria quando ele compartilha como está se sentindo, o terapeuta reage à expressão do cliente e, na sequência, este fala mais sobre seus sentimentos.

Os efeitos de fornecer consequências reforçadoras aos CCRs2 também podem ser vistos ao longo do processo terapêutico, avaliando se este comportamento do cliente se torna mais frequente com o passar das sessões. Considerando o CCR1 como um comportamento concorrente e incompatível com o CCR2, um aumento na frequência de CCR2 provavelmente será concomitante a uma diminuição de CCR1 (Córdoba-Salgado, 2017). À título de ilustração, isto significa que o paciente que apresenta dificuldade em expressar sentimentos irá agir dessa forma em mais momentos da sessão em comparação com o início do processo terapêutico. Inclusive, a frequência de CCRs ao longo das sessões tem sido a principal variável dependente analisada em pesquisas que avaliam a eficácia da FAP (Kanter et al., 2017; Singh & O'Brien, 2018).

Para além da frequência, o terapeuta pode avaliar a mudança em outros parâmetros do CCR2, como duração, *fading* e qualidade (Cooper et al., 2020). Duração se refere ao tempo no qual a pessoa se engajou na resposta: ela passou 10 segundos, 1 minuto ou 5 minutos falando sobre seus sentimentos? Caso o CCR2 seja reforçado, o cliente irá passar um tempo maior da sessão se engajando neste comportamento.

*Fading* se refere às condições necessárias para evocar o comportamento. O reforçamento de CCRs2 pode ser observado quando o cliente requer cada vez menos intervenções ativas e complexas da parte do terapeuta, eventualmente fazendo-o sem nenhuma evocação intencional do clínico, somente diante de sua presença. Em termos concretos, isso significa que o cliente inicialmente demandava um grande esforço do terapeuta para expressar seus sentimentos e, com o tempo, passou a incluir estes eventos de maneira natural e espontânea em seus relatos.

Por fim, a qualidade está relacionada ao *continuum* de modelagem dos CCRs2. Caso o reforçamento diferencial ocorra, o cliente irá progressivamente se aproximar da resposta de melhora final, engajando-se em comportamentos com maior qualidade nos parâmetros deste *continuum*. Por exemplo, o paciente inicialmente somente nomeia um sentimento e logo o minimiza; posteriormente passa a expressá-lo de modo assertivo; eventualmente inclui frases de validação desta emoção; e, por fim, também demonstra sua experiência com o corpo e o rosto.

Ademais, é possível avaliar variáveis *proxys* que, embora não sejam parâmetros do CCR2, estão relacionadas a ele. Uma destas se refere à reação emocional imediata do cliente à consequência fornecida pelo terapeuta. Considerando-a como sinal da contingência em vigor, a emoção pode indicar a função da consequência. Por exemplo, após uma tentativa de acolher a expressão de sentimentos do cliente, uma reação de alegria ou alívio, associada a reforçamento positivo e negativo, sugere que a intervenção foi efetiva. Em contrapartida, uma reação de raiva ou tristeza, associada à punição, pode sinalizar que a intervenção não teve o efeito desejado.

Outra variável *proxy* útil é o relato do cliente a respeito do impacto do comportamento do terapeuta. Durante a sessão, o paciente pode compartilhar como se sentiu na interação e sobre sua tendência de se engajar novamente no CCR2 após a reação do terapeuta. Este relato pode ocorrer espontaneamente ou ser decorrente de uma pergunta direta do clínico. Esta postura mais ativa por parte do terapeuta é encorajada, uma vez que solicitar *feedback* do cliente sobre o processo terapêutico e as intervenções realizadas é uma atitude que está associada a melhoras clínicas (Lambert et al., 2019).

Em resumo, caso o terapeuta observe que os CCRs2 do cliente estão se tornando mais frequentes, mais duradouros, com maior qualidade e/ou mais facilmente evocados, é possível argumentar que o responder contingente a CCRs está sendo efetivo. Esta hipótese pode ser corroborada pelas reações emocionais e pelo relato do cliente a respeito da interação e seus efeitos.

## EXEMPLO CLÍNICO

Para ilustrar a intervenção descrita acima, será retomado o caso fictício de Paula, utilizado no capítulo anterior. Caso necessário, recomenda-se voltar ao Capítulo 17 para refrescar a memória quanto à formulação de caso e à interação em sessão. Brevemente, Paula tende a trabalhar excessivamente e evita expressar discordâncias ou impor limites, evitando julgamento sobre sua inteligência e capacidade. Entretanto, ao tomar estas atitudes, ela se afasta de atividades importantes e está começando a sentir o peso da sobrecarga com os sintomas iniciais de *burnout* e a intensificação da procrastinação de tarefas em que pode ser avaliada negativamente.

Na interação descrita no capítulo anterior, é possível observar que, diante dos CCRs2 da cliente de expressar incômodo em sessão, o terapeuta buscou responder contingentemente. Alguns dados da interação corroboram a hipótese de que estas consequências atuaram como reforçadores para as respostas da cliente. Em primeiro lugar, ela continuou se engajando em CCR2 logo após a consequência do terapeuta. Inclusive, pode-se observar um *looping* curto entre CCR2 do cliente e regras 3 do terapeuta no trecho final da interação.

Em segundo lugar, a expressão de incômodo tornou-se mais intensa e assertiva ao longo da interação. Incialmente, Paula negou estar incomodada. Porém, progressivamente ela conseguiu compartilhar seu incômodo, apesar de minimizar sua importância; expressar claramente seu incômodo; aprofundar as causas de sua experiência; e demonstrar suas emoções relacionadas ao chorar.

Continuando a partir do final da interação descrita no capítulo anterior, o terapeuta pode checar seu impacto após a interação chegar naturalmente ao seu fim:

Cliente (C): [risos] Nossa, verdade, né? Eu lá de novo me invalidando e julgando aos montes. Estou incomodada e é isso.

Terapeuta (T): [*Observa CCR2 e parafraseia*] Você está incomodada e está tudo bem.

C: Aham (Momento de silêncio).

T: [*Observa fim da dinâmica de interação anterior; decide checar impacto*] Esta conversa que tivemos me pareceu intensa e diferente de outras que já tivemos. Estou curioso sobre como você se sentiu.

C: Olha, estou um pouco envergonhada...

T: [*Observa sentimento de vergonha; analisa como reação associada a ação moralmente "errada"; decide explorar outras experiências*] Sim, a vergonha está surgindo. Além dela, existem outras emoções ou pensamentos presentes?

C: Foi bom tirar isso do peito.

T: [*Analisa alívio como emoção associada a reforçamento negativo; decide explorar esta contingência*] Em que sentido?

C: De reclamar. Falar o que penso de verdade. E que eu posso fazer isso.

T: [*Decide continuar exploração da contingência, evocando mais relatos da cliente sobre seu CCR2*] Olhando para trás, você conseguiu compartilhar tudo o que estava te incomodando?

C: Eu diria que sim, não acho que tem algo que estou guardando para mim.

T: [*Decide continuar exploração da contingência, evocando mais relato da cliente sobre as consequências de seu CCR2*] E como foi ouvir minha reação à sua fala?

C: Como assim?

T: [*Observa confusão da cliente; decide reformular pergunta de modo mais concreto sobre impacto no momento*] Você acha que eu compreendi seu incômodo? E que eu levei ele a sério?

C: Ah sim, com certeza!

T: [*Continua intervenção, perguntando sobre tendência de ação*] Fico feliz, esta era minha intenção e consegui transmitir isso para você... É claro que não é minha vontade, mas é possível que surjam outros desentendimentos ou falhas de comunicação no futuro. Caso isso ocorra, você estaria disposta a fazer isso de novo e me avisar?

C: Eu acredito que sim. Mas me dá uma vergonha só de pensar.

T: [*Continua intervenção, perguntando sobre tendência de ação diante de sentimentos difíceis*] Claro, não seria uma conversa fácil. Mas seria uma conversa importante. Eu vou ficar mais atento para não te machucar, mas você topa tentar me contar quando algo assim acontecer, com vergonha e tudo?

C: Sim, sim.

Para além do impacto no comportamento da cliente logo após fornecer consequências aos CCRs2 e da checagem com ela sobre a interação, o clínico observou outras mudanças clinicamente significativas ao longo das sessões subsequentes. Paula progressivamente começou a ter um papel mais ativo na terapia, sugerindo temas para discutir, fazendo pedidos práticos (p. ex., mudança de horário de sessão, sessão extra) e afetivos (necessidade de desabafar ou de ajuda prática). Estas atitudes eram cada vez mais espontâneas, independentemente de evocações diretas e intencionais do terapeuta. Em conjunto, estas observações indicam que as consequências fornecidas pelo clínico contingentes aos CCRs2 estavam, de fato, atuando como reforçadores.

## PROBLEMAS DA APLICAÇÃO E SOLUÇÕES

Uma das principais armadilhas enfrentadas por terapeutas FAP é simplesmente fornecer consequências diante de CCRs e deixar de avaliar os impactos.

Frequentemente isto ocorre quando o clínico está mais sensível ao seu próprio comportamento do que aos seus efeitos, levando a frases como "eu reforcei o CCR2 do cliente" ao relatar sobre a sessão, seja em supervisão ou no prontuário. Por vezes, terapeutas são mais descritivos, elaborando sobre o que fizeram: "eu reforcei o CCR2 ao validar e dizer que eu compreendia o cliente por meio de uma autorrevelação"; porém, ainda deixando de lado o impacto de suas ações. Diversos motivos podem levar a esta atenção seletiva. Entretanto, a base fundamental para superar este obstáculo é que o terapeuta tenha consciência de que intenção não significa função (Catania, 2013); e tenha humildade de que, apesar dos seus melhores esforços, sua fala pode não ter o efeito desejado no comportamento do cliente (cf. Watkins & Mosher, 2020).

Similarmente, o terapeuta pode evitar checar com o cliente sobre a interação em sessão e, portanto, deixar de obter informações valiosas a partir do *feedback*, que poderiam orientar suas decisões futuras. Afinal, perguntar sobre o próprio desempenho profissional abre espaço para críticas, que podem ser extremamente aversivas para o terapeuta (Tsai et al., 2009), especialmente em um momento de maior vulnerabilidade, como início de carreira ou durante momentos difíceis na vida pessoal (Oshiro & Vartanian, 2023). Neste caso, o medo do clínico pode ser superado caso ele tenha clareza sobre bons motivos para enfrentá-lo. Isto é, pelo que vale a pena pedir *feedback* dos clientes e arriscar receber críticas? A literatura científica em psicoterapia pode responder a esta pergunta, ao afirmar que ativamente construir condições para obter *feedbacks* sinceros dos clientes é uma habilidade terapêutica que está associada a melhoras clínicas (Lambert et al., 2019); e que sem a contribuição do cliente o clínico está sujeito a uma enorme quantidade de vieses a respeito do grau de melhora do paciente e do papel de sua intervenção neste efeito (Lilienfeld et al., 2014).

Por fim, outro obstáculo recorrente ocorre quando o terapeuta compreende a importância do *feedback* do cliente e está disposto a perguntar, mas o faz precipitadamente (Weeks et al., 2012). Às vezes, isto é fruto de querer agradar o cliente ou desempenhar de acordo com um critério elevado (Oshiro & Vartanian, 2023). Afinal, caso o clínico forneça uma consequência reforçadora diante do CCR2 do cliente, é comum que ambos continuem se engajando nestes comportamentos por certo tempo (Weeks et al., 2012). Esta dinâmica de *looping* pode fortalecer os CCRs2 do cliente e intensificar a qualidade deles, sendo de extrema relevância para o objetivo da FAP de desenvolver repertórios sociais alternativos. Portanto, questionar o cliente sobre a interação prematuramente irá atrapalhar o fortalecimento desse repertório em sessão em uma situação favorável. Assim, o terapeuta pode esperar a interação chegar a uma conclusão natural e, então, checar com o cliente sobre sua experiência, enfatizando a regra 3 da FAP antes de se engajar na regra 4.

## REFERÊNCIAS


1. Baer, D. M., Wolf, M. M., & Risley, T. R. (1968). Some current dimensions of applied behavior analysis. *Journal of Applied Behavior Analysis, 1*(1), 91-97. https://doi.org/10.1901/jaba.1968.1-91
2. Catania, C. A. (2013). *Learning (5ª ed.).* Sloan Publishing.
3. Cooper, J. O., Heron, T. E., & Heward, W. L. (2020). *Applied Behavior Analysis (3. ed.).* Pearson.
4. Córdoba-Salgado, O. (2017). Extended behavior-context relations: A molar view of functional analytic psychotherapy. *The Behavior Analyst, 40*(1), 257-273. https://doi.org/10.1007/s40614-017-0090-0
5. Darrow, S. M., Dalto, G., & Follette, W. C. (2012). Equifinality in functional analytic psychotherapy: Different strokes for different folks. International Journal of Behavioral Consultation and Therapy, 7(2-3), 38-44. http://dx.doi.org/10.1037/h0100935
6. Hayes, S. C., Wilson, K. G., & Strosahl, K. D. (2011). *Acceptance and commitment therapy: The process and practice of mindful change (2nd. ed.).* The Guilford Press
7. Kanter, J. W., Manbeck, K. E., Kuczynski, A. M., Maitland, D. W., Villas-Bôas, A., & Ortega, M. A. R. (2017). A comprehensive review of research on functional analytic psychotherapy. *Clinical Psychology Review, 58*, 141-156. https://doi.org/10.1016/j.cpr.2017.09.010
8. Holman, G., Kanter, J., Tsai, M., & Kohlenberg, R. (2023). *Psicoterapia analítica functional descomplicada: Guia prático para relações terapêuticas.* No Hamburgo, RS: Synopsis (Trabalho original publicado em 2017)
9. Killeen, P. R., & Jacobs, K. W. (2017). Coal is not black, snow is not white, food is not a reinforcer: The roles of affordances and dispositions in the analysis of behavior. *The Behavior Analyst, 40*(1), 17-38. https://doi.org/ 10.1007/s40614-017-0118-5
10. Kohlenberg, R. J., & Tsai, M. (1991). *Functional analytic psychotherapy: Creating intense and curative relationships.* Plenum Press.
11. Lambert, M. J., Whipple, J. L., & Kleinstäuber, M. (2019). Collecting and delivering client feedback. In: J. C. Norcross & M. J. Lambert, *Psychotherapy relationships that work – Volume 1: Evidence-based therapist contributions* (3ª ed., (pp. 580-631). Oxford University Press.
12. Lilienfeld, S. O., Ritschel, L. A., Lynn, S. J., Cautin, R. L., & Latzman, R. D. (2014). Why ineffective psychotherapies appear to work: A taxonomy of causes of spurious therapeutic effectiveness. *Perspectives on Psychological Science, 9*(4), 355-387. https://doi.org/10.1177/1745691614535216
13. Moore, J. (2010). Behaviorism and the stages of scientific activity. *The Behavior Analyst, 33*, 47-63. https://doi.org/10.1007/BF03392203
14. Muñoz-Martínez, A. M., & Follette, W. C. (2019). When love is not enough: The case of therapeutic love as a middle-level term in functional analytic psychotherapy. *Behavior Analysis: Research and Practice, 19*(1), 103-113. https://doi.org/10.1037/bar0000141
15. Oshiro, C. K. B. & Vartanian, J. F. (2023). *Habilidades terapêuticas na prática da psicoterapia.* Santana de Parnaíba, SP: Manole.
16. Singh, R. S., & O'Brien, W. H. (2018). A quantitative synthesis of functional analytic psychotherapy single-subject research. *Journal of Contextual Behavioral Science, 7*, 35-46. https://doi.org/10.1016/j.jcbs.2017.11.004
17. Skinner, B. F. (1953). *Science and human behavior.* The Macmillan Company.
18. Tsai, M., Kohlenberg, R. J., Kanter, J. W., Kohlenberg, B., Follette, W. C., Callaghan, G. M. (2009). *A guide to functional analytic psychotherapy: Awareness, courage, love and behaviorism.* Springer.
19. Watkins, C. E., & Mosher, D. K. (2020). Psychotherapy trainee humility and its impact: Conceptual and practical considerations. *Journal of Contemporary Psychotherapy, 50*(3), 187-195. https://doi.org/10.1007/s10879-020-09454-8
20. Weeks, C. E., Kanter, J. W., Bonow, J. T., Landes, S. J., & Busch, A. M. (2012). Translating the theoretical into practical: A logical framework of functional analytic psychotherapy interactions for research, training, and clinical purposes. *Behavior Modification, 36*(1), 87-119. https://doi.org/10.1177/0145445511422830

# 19

# Promover a generalização de comportamentos clinicamente relevantes

Daniel Afonso Assaz

## DESCRIÇÃO DO PROBLEMA PARA O QUAL A TÉCNICA FOI FORMULADA

Nos capítulos anteriores, foram apresentadas as primeiras quatro regras da psicoterapia analítica funcional (FAP), diretrizes a serem seguidas por terapeutas na condução das sessões (Kohlenberg & Tsai, 1991). Em conjunto, elas constituem a parte experiencial do processo terapêutico, no qual o clínico busca criar um contexto favorável para o cliente praticar formas alternativas de interagir com outra pessoa e ter seus esforços de mudança reforçados, construindo novas experiências interpessoais potencialmente transformadoras (Villas-Bôas et al., 2015).

Caso este processo seja bem-sucedido, é esperado que os comportamentos de melhora do cliente em sessão (denominados CCRs2)[1] tornem-se mais presentes (em termos de frequência e duração), ocorram com maior qualidade e com maior facilidade, eventualmente se sobrepondo aos comportamentos-problema do cliente em sessão (chamados de CCRs1). Na prática clínica, isto pode ser avaliado por meio da regra 4 da FAP, analisando os parâmetros desta resposta ao longo do tempo, a reação imediata do cliente e seu relato sobre a interação (Capítulo 18). Já na pesquisa científica, isto foi repetidamente demonstrado por meio do aumento de frequência de CCRs2 e diminuição de CCRs1 com pacientes que apresentavam uma variedade de demandas clínicas e diagnósticos psiquiátricos (Kanter et al., 2017).

---

1 Às vezes é utilizada a sigla CRB, derivada do inglês, *Clinically Relevant Behavior.*

Embora estes dados sejam de extrema relevância, o objetivo final da FAP não é simplesmente que os clientes aprendam novas formas de interagir com o terapeuta. Mas, sim, que eles adotem estes comportamentos aprendidos com membros relevantes de sua comunidade social, como familiares, amigos, cônjuges e colegas (Kohlenberg & Tsai, 1991; Tsai et al., 2009). Portanto, é necessário que a mudança ocorrida na interação com o terapeuta tenha um impacto significativo nos comportamentos de problema e de melhora fora de sessão (denominados O1 e O2, respectivamente).

A transição entre CCR2 e O2 não deve ser vista como um processo natural e espontâneo (Stokes & Baer, 1977). Embora a FAP enfatize a existência do paralelo funcional entre os ambientes dentro e fora de sessão, que contribui para a ocorrência de comportamentos do cliente funcionalmente semelhantes em ambos (Kohlenberg & Tsai, 1991), isto não significa que estas situações são idênticas. Afinal, o contexto da interação com o terapeuta é distinto daquele das interações sociais que o cliente tem fora de sessão, seja em termos do ambiente físico, da pessoa com quem está interagindo, do histórico da relação ou da dinâmica interpessoal estabelecida. Assim, o cliente é perfeitamente capaz de perceber esta distinção e, potencialmente, responder de acordo (Córdoba-Salgado, 2017). Concretamente, isto pode levar a uma mudança pouco significativa fora de sessão (Bouton, 2004) ou até um aumento do comportamento-problema na comunidade social do cliente (Boyle et al., 2018). Em termos concretos, isto é observado quando há uma mudança significativa em CCRs1 e CCRs2 e poucas alterações relevantes em Os1 e Os2.

Avaliar diretamente a ocorrência dos comportamentos do cliente fora de sessão ainda é um grande obstáculo para pesquisadores e clínicos, especialmente no contexto da psicoterapia individual de consultório (Martim & Silveira, 2017; Villas-Bôas et al., 2016), no qual a FAP surgiu e permanece mais presente. A possível divergência entre o comportamento do cliente dentro e fora de sessão pode ser inferida a partir do seu relato verbal sobre como reagiu a diversas situações evocativas de Os durante a semana; e de frases que explicitamente distinguem o ambiente de sessão como um contexto seguro e acolhedor, como: "aqui, com você eu sei que eu posso agir assim" ou "as outras pessoas não iriam me entender ou reagir como você".

Apesar da possibilidade de o cliente mudar seu comportamento em sessão, mas não em outros contextos, terapeutas frequentemente deixam de planejar e implementar estratégias para promover a generalização dos comportamentos aprendidos em sessão para outras situações. Em um artigo clássico, Stokes e Baer (1977) revisaram pesquisas aplicadas em análise do comportamento e categorizaram nove diferentes estratégias de generalização. Os autores identificaram que a mais comumente adotada era "treinar e torcer": simplesmente não fazer nada e ter esperança de que a generalização irá ocorrer automaticamente. Felizmente, com o passar das décadas, diferentes estratégias de generalização têm sido propostas e investigadas empiricamente, embora a postura de "treinar e torcer" permaneça prevalente, infelizmente (Osnes & Lieblein, 2003; Stokes & Osnes, 1989; Swan et al., 2016).

No modelo terapêutico da FAP, a regra 5 se propõe a afastar o clínico desta postura passiva e ingenuamente esperançosa e ativamente favorecer a generalização de CCR2 em O2. Inicialmente proposta como simplesmente "fornecer interpretações funcionais do comportamento do cliente" (Kohlenberg & Tsai, 1991), esta diretriz foi ampliada ao longo das décadas para incluir outras estratégias de generalização, como o uso de tarefas de casa (Kanter et al., 2010).

## DESCRIÇÃO DA TÉCNICA

Alguns autores criticam o uso do termo generalização no contexto descrito acima por confundir-se com os processos comportamentais básicos de generalização de estímulos e de respostas (Edelstein, 1989;). Na literatura da FAP (e no presente capítulo), este conceito é usado de acordo com a definição de Baer et al. (1968), que estabelecem a generalidade como um dos pilares da análise do comportamento aplicada. Neste sentido, "generalização" se refere ao comportamento que ocorre em uma variedade de ambientes, em condições nas quais não havia sido inicialmente ensinado, sem necessariamente especificar um processo comportamental específico responsável (Baer et al., 1968; Stokes & Baer, 1977).

No âmbito da psicoterapia individual de consultório, o clínico não costuma ter acesso direto à comunidade social do cliente (Kohlenberg et al., 1993). Esta limitação traz consigo obstáculos, tanto para a avaliação de mudanças nos comportamentos fora de sessão quanto para a implementação de determinadas estratégias de generalização (Villas-Bôas et al., 2016). De modo que muitas estratégias de generalização da taxonomia proposta por Stokes e Osnes (1989) não podem ser utilizadas no contexto da FAP individual de consultório. Embora isto possa ser minimizado ao atuar dentro de instituições ou por meio da integração de outras modalidades de intervenção (como terapia de casal, terapia familiar, orientação parental e acompanhamento terapêutico), o principal recurso do clínico para a generalização de melhoras clínicas em sessão é o comportamento verbal (Abreu et al., 2012; Villas-Bôas et al., 2015).

Isto não é necessariamente um problema ao entender que o comportamento verbal do terapeuta e do cliente é capaz de transformar a função de diversos estímulos relevantes por meio de relações simbólicas (Guinther & Dougher, 2015). A compreensão completa deste fenômeno a partir da teoria das molduras relacionais (RFT) está além do escopo deste capítulo (Hughes & Barnes-Holmes,

2016; Perez et al., 2022). Entretanto, o ponto central é que seres humanos aprendem, a partir da interação com outras pessoas, a construir relações arbitrárias entre estímulos; e estas são capazes de transformar a função dos estímulos envolvidos. Em termos práticos, isto significa que, a partir da fala, terapeuta e cliente são capazes de modificar o significado que certos eventos terão para este e, indiretamente, a resposta diante deles.

## INTERVENÇÃO

A literatura da FAP descreve um conjunto de estratégias que podem ser utilizadas para promover a generalização de comportamentos de melhora em sessão. Esta lista possui sobreposições significativas com técnicas utilizadas em outras terapias comportamentais contextuais, como a ativação comportamental (Martell et al., 2022) e a terapia comportamental dialética (Linehan, 2015). Inclusive, estes modelos terapêuticos podem ser integrados com a FAP em sua totalidade (Kanter et al., 2010).

Em primeiro lugar, o clínico pode ajudar a construir interpretações funcionais a respeito do comportamento do cliente que ocorreu dentro ou fora de sessão (Abreu et al., 2012; Villas-Bôas et al., 2015). Isto pode ocorrer de modo diretivo, quando o terapeuta analisa funcionalmente o comportamento do cliente, destacando as relações entre contexto histórico, eventos antecedentes, respostas e consequências. Porém, também pode acontecer de maneira mais reflexiva e colaborativa (Camoleze & Silveira, 2017; Villas-Bôas et al., 2016), quando o clínico busca modelar as análises do cliente sobre seu si, afastando-o de concepções essencialistas e mentalistas e incentivando raciocínios mais analítico-funcionais. Estas interpretações do cliente são denominadas CCRs3 (Tsai et al., 2009).

As análises funcionais podem ocupar vários papéis fundamentais no processo terapêutico. Afinal, identificar as causas das próprias atitudes contribui para que o cliente se sinta compreendido e validado e possa adotar uma postura mais leve e compassiva em relação a si mesmo (cf. Linehan, 1997). Ademais, interpretações funcionais previamente feitas podem ser utilizadas para evocar e fornecer consequências a CCR1 e CCR2 (Capítulos 15 e 16) (Tsai et al., 2009). No contexto do presente capítulo (generalização de comportamentos de melhora em sessão para outros contextos), três tipos de análises funcionais são particularmente relevantes.

Em primeiro lugar, pode-se categorizar diferentes instâncias de comportamentos-problema do cliente em uma única classe, a despeito de ocorrerem dentro (CCR1) ou fora de sessão (O1) e terem topografias variadas. O mesmo ocorre em relação aos comportamentos de melhora do cliente (CCR2 e O2). Aproximar CCRs e Os é denominado paralelo dentro-fora ou fora-dentro (Tsai et al., 2019).

Em segundo lugar, é possível ressaltar a relação de causalidade entre comportamentos significativos e suas respectivas consequências (Villatte et al., 2015). Particularmente relevante é a conexão entre CCR1/O1 e consequências aversivas; e entre CCR2/O2 e consequências reforçadoras. Afinal, estas relações verbais salientam que o padrão atual gera sofrimento; e que existem alternativas capazes de produzir uma vida com qualidade e significado. Em outras palavras: como está é insustentável e existem motivos pelos quais vale a pena mudar, ainda que seja difícil.

Uma terceira opção envolve estabelecer relações causais entre as respostas de melhora do cliente e contextos favoráveis, nos quais há uma maior probabilidade de elas serem reforçadas (Villatte et al., 2015). Considerando que o terapeuta seguiu as diretrizes da FAP e efetivamente reforçou diferencialmente os CCRs2 do cliente, o contexto da terapia é facilmente identificado como seguro e favorável para esse tipo de comportamento. A partir dele, é possível identificar outras pessoas que, provavelmente, irão reagir como o terapeuta.

Em conjunto, as análises funcionais acima criam um contexto favorável para a construção de tarefas de casa. Embora as possibilidades sejam ilimitadas, no âmbito da FAP, as tarefas de casa frequentemente se encaixam em dois tipos (Holman et al., 2017). De um lado, pede-se que o cliente observe ou colete informações sobre determinados eventos e respostas. Por sua vez, os dados coletados fornecem dados para as análises funcionais e a condução da terapia. Alternativamente, existem tarefas de casa que incentivam o cliente a se expor e, com coragem, se engajar em um comportamento de melhora fora de sessão (O2). Neste sentido, as análises funcionais previamente realizadas podem ajudar a estabelecer quais ações possíveis seriam válidas (i. e., pertencem à classe de O2); por que correr o risco interpessoal e tomar esta atitude (i. e., as possíveis consequências reforçadoras contingentes à Os2); e quando fazer a tarefa (i. e., as pessoas e situações nas quais há uma maior probabilidade de reforçamento).

## EXEMPLO CLÍNICO

A intervenção será exemplificada a partir da continuação do caso fictício de Paula, abordado nos Capítulos 17 e 18. Portanto, recomenda-se voltar aos capítulos anteriores caso seja necessário. Em resumo, Paula tenta evitar julgamentos a respeito de sua inteligência ou capacidade ao trabalhar excessivamente e evitar expressar discordâncias ou impor limites. Porém, estas ações causam sofrimento ao afastá-la de atividades significativas e gerar uma sobrecarga, contribuindo significativamente para seus sintomas de *burnout* e a procrastinação de tarefas em que potencialmente será julgada.

Considere o final da interação descrita no capítulo anterior, na qual o terapeuta estava avaliando os efeitos das consequências fornecidas diante dos CCRs2 de uma expressão de incômodo após uma fala do clínico (regra 4). Na sequência, ele busca promover a generalização dos CCRs2 em Os2 (regra 5):

Terapeuta (T): [*Continua intervenção, perguntando sobre tendência de ação diante de sentimentos difíceis*] Claro, não seria uma conversa fácil. Mas seria uma conversa importante. Eu vou ficar mais atento para não te machucar, mas você topa tentar me contar quando algo assim acontecer, com vergonha e tudo?

C: Sim, sim.

T: [*Observa fim da dinâmica de interação anterior; decide evocar CCR3]* Estes últimos minutos pareceram significativos, como se tivéssemos feito algo bem importante juntos. Você consegue olhar para trás e entender o que aconteceu entre a gente?

C: Hm, não sei. Eu estava incomodada por que não senti que você estava entendendo como é difícil para mim.

T: [*Observa CCR3 com resposta clara, mas sem consequências; decide reiterar a resposta e salientar consequências*] É verdade, você compartilhou como eu te magoei e me fez entender algo que eu realmente não estava vendo. Quando isso aconteceu, eu pedi desculpas e falei que ia ficar mais atento para não cometer o mesmo erro.

C: Sim, foi isso mesmo.

T: [*Decide salientar escolha entre CCR1 e CCR2*] Eu percebi que no começo foi um pouco difícil me falar sobre esse incômodo. O que é compreensível, não é fácil falar quando alguém pisa no nosso pé! Olhando agora, você diria que foi importante expressar como você estava se sentindo? Valeu a pena?

C: Olha, foi bem difícil. Mas valeu a pena, sim.

T: [*Decide salientar paralelo dentro-fora*] Você consegue pensar em outra situação, com outra pessoa, na qual era difícil falar algo sobre o que te incomodou e, ao mesmo tempo, era importante? Parecido com o que tivemos agora?

C: Ah, o que a gente estava discutindo no começo da sessão, eu deveria ter falado que não ia dar conta de três projetos. Mas eu simplesmente não consegui.

T: [*Concorda; decide evocar tarefa de casa de tentar O2*] Sim, este é um ótimo exemplo! Infelizmente você não conseguiu. Mas uma coisa boa da vida é que a gente sempre tem novas oportunidades para tentar de novo. Pensando nisso, tem alguma coisa que está te incomodando atualmente e que seria importante dizer "não" e colocar limites?

C: Hm, sair de um dos projetos?

T: [*Observa hesitação e relembra conversa sobre dificuldade do cliente em colocar este limite; decide reduzir critério para ação factível*] É verdade, você pode fazer isso. Mas com tudo o que você me contou hoje, eu fico pensando se estaríamos dando um passo maior que a perna e criando uma pressão improdutiva sobre você.

C: É, pensando bem, eu não sei se iria conseguir fazer isso. Provavelmente iria só enrolar até a nossa próxima sessão [risos].

T: [Risos] O importante é escolher um passo que seja significativo, mas que você consegue fazer. A gente está buscando aquele lugar entre a zona da comodidade/hábito e a zona de "isso me assusta muito, não vou fazer isso de jeito nenhum!" [risos].

C: [Risos] Está bem [pensativa]. Tem uma coisa, mas é besteira. Duas amigas querem ir em uma balada no final de semana. Sendo bem honesta, estou com zero vontade. Mas é chato ser a pessoa desanimada, que vai miar o rolê.

T: [*Observa possível situação de O2 e falas de invalidação; decide incentivar tarefa factível*] Não acho que é besteira. Você quer ver suas amigas, mas não ir em uma balada. E tudo bem, ninguém precisa gostar ou estar sempre a fim de uma balada. Além de ir a contragosto para agradar elas, quais outras opções você tem?

C: [pensativa] Eu posso falar que não vou. Mas eu quero ver elas.

T: [*Decide reformular tarefa para integrar vontades da cliente de ver amigas e não ir na balada*] E se você sugerir um outro rolê no lugar da balada? Ou algum plano mais cedo, antes de elas irem para a festa, como um bar de esquenta?

C: Pode ser! Acho que isso dá para fazer.

T: [*Decide estabelecer contexto para tarefa*] Quando você falaria com elas?

## PROBLEMAS DA APLICAÇÃO E SOLUÇÕES

Um dos principais obstáculos encontrados por terapeutas no momento de generalizar CCR2 para O2 é a falta de controle sobre o contexto fora de sessão (Kohlenberg et al., 1993; Kohlenberg & Tsai, 1991). Esta limitação pode ser assustadora e desencorajadora, pois implica que outras pessoas irão reagir às tentativas de melhora do cliente fora de sessão, possivelmente punindo-as. Inclusive, este cenário pode ser provável, considerando que a comunidade social do cliente foi responsável por instalar e manter seu comportamento-problema. Assim, o cliente estaria batendo com a cabeça no muro a despeito de seus esforços, potencialmente desencorajando-o de futuras tentativas e, talvez, até da terapia como um todo.

Entretanto, é possível focar em elementos sobre os quais o terapeuta tem maior influência. Em primeiro lugar, ao planejar uma tarefa de casa, é possível adaptá-la ao ponto de ser suficientemente importante e igualmente possível

(Holman et al., 2017; Martell et al., 2022). Isto pode ser feito ao decidir a ação que o cliente irá tentar, ajustando a ação de acordo com seu repertório e o que ele está disposto a fazer no momento. Em essência, é melhor uma ação pouco significativa e factível do que uma extremamente relevante e virtualmente impossível. Outra adaptação das tarefas de casa envolve escolher com quem o cliente irá interagir e em que situação (i. e., onde e quando) isso ocorrerá. Assim, é possível escolher as condições em que o cliente terá maior probabilidade de ter seus Os2 reforçados, ainda que não haja garantias. Estas adaptações serão mais efetivas ao incluir o cliente, já que ele é capaz de compartilhar seus sentimentos, pensamentos e tendências diante da tarefa.

Em segundo lugar, embora o terapeuta não seja capaz de fornecer consequências aos Os2 contiguamente, ele pode responder ao relato do cliente sobre os Os2. Destacando a ação do cliente e suas consequências, o clínico pode, por meio do comportamento verbal, solidificar a relação causal entre estes eventos (Villatte et al., 2015). Estas consequências podem incluir as reações do outro na interação, os impactos em médio e longo prazo no relacionamento e manter uma postura coerente com princípios e valores pessoais (cf. Linehan, 2018). Uma vez que as consequências da interação e da relação dependem de outra pessoa e, portanto, fogem do controle do cliente, o terapeuta pode favorecer as consequências de valores, que dependem, em sua maior parte, de suas ações. Em outras palavras, salientar que o cliente agiu de modo congruente com quem gostaria de ser, independentemente de outras pessoas (cf. LeJeune & Luoma, 2019).

Outros desafios são decorrentes das características do comportamento verbal. Dentre elas, estão riscos como aquiescência, insensibilidade e dependência (Zapparoli et al., 2021). Ao seguir as instruções das tarefas de casa construídas em sessão, o cliente pode estar excessivamente focado em simplesmente seguir as orientações, "cumprindo a lição conforme combinado". Usualmente esta é uma atitude baseada na figura do terapeuta, buscando agradá-lo ou confiando cegamente em qualquer instrução fornecida (Villas-Bôas et al., 2015). Caso as orientações do terapeuta exerçam um controle exacerbado sobre o comportamento do cliente, outras variáveis terão pouca influência (Villas-Bôas et al., 2015). Assim, é provável que ele não observe o contexto dos Os2, deixando de notar estímulos antecedentes e consequentes relevantes. A redução da sensibilidade impede que o cliente ajuste sua conduta de acordo com o contexto e suas experiências. Ademais, ela favorece a dependência. Afinal, ao estar extremamente sensível às instruções e reações do terapeuta em detrimento das contingências em que está inserido, o cliente não irá aprender a analisar o seu próprio comportamento ou ter um papel ativo na tomada de decisão sobre as tarefas de casa, dependendo do terapeuta para interpretar suas ações e recomendar condutas (Villas-Bôas et al., 2015). Neste caso há uma restrição da autonomia e um risco de que ele esteja vivendo a vida que o terapeuta sugeriu, não a que queria.

Para superar os possíveis riscos decorrentes do controle verbal, o terapeuta pode adotar uma postura mais colaborativa e menos diretiva (Abreu et al., 2012; Villas-Bôas et al., 2015). Isto envolve construir as interpretações funcionais junto com o cliente, compartilhando seu raciocínio clínico e modelando instâncias de CCRs3; e assumir um papel de corresponsabilidade pela construção das tarefas de casa, convidando o cliente a contribuir com alternativas e recusar propostas. Ademais, o clínico pode enfatizar e reiterar a relação entre as tentativas de O2 do cliente e seu contexto, gradualmente reduzindo a importância das consequências fornecidas em sessão em prol daquelas que ocorrem no contexto social fora de sessão.

## REFERÊNCIAS

1. Abreu, P. R., Costa Hübner, M. M., & Lucchese, F. (2012). The role of shaping the client's interpretations in functional analytic psychotherapy. *The Analysis of Verbal Behavior*, *28*(1), 151-157. https://doi.org/10.1007/BF03393117
2. Baer, D. M., Wolf, M. M., & Risley, T. R. (1968). Some current dimensions of applied behavior analysis. *Journal of Applied Behavior Analysis*, *1*(1), 91-97. https://doi.org/10.1901/jaba.1968.1-91
3. Bouton, M. E. (2004). Context and behavioral processes in extinction. Learning & Memory, 11(5), 485-494. https://doi.org/10.1101/lm.78804
4. Boyle, M. A., Hoffmann, A. N., & Lambert, J. M. (2018). Behavioral contrast: Research and areas for investigation. *Journal of Applied Behavior Analysis*, *51*(3), 702-718. https://doi.org/10.1002/jaba.469
5. Camoleze, M. L., & da Silveira, J. M. (2017). Intervenções com análises de contingências e tarefas de casa na FAP. *Revista Brasileira de Terapia Comportamental e Cognitiva*, *19*(3), 92-109. https://doi.org/10.31505/rbtcc.v19i3.1057
6. Córdoba-Salgado, O. (2017). Extended behavior-context relations: A molar view of functional analytic psychotherapy. *The Behavior Analyst*, *40*(1), 257-273. https://doi.org/10.1007/s40614-017-0090-0
7. Edelstein, B. A. (1989). Generalization: Terminological, methodological and conceptual issues. *Behavior Therapy*, *20*(3), 311-324. https://doi.org/10.1016/S0005-7894(89)80052-8
8. Guinther, P. M., & Dougher, M. J. (2015). The clinical relevance of stimulus equivalence and relational frame theory in influencing the behavior of verbally competent adults. *Current Opinion in Psychology*, *2*, 21-25. https://doi.org/10.1016/j.copsyc.2015.01.015
9. Holman, G., Kanter, J., Tsai, M., & Kohlenberg, R. (2017). *Functional analytic psychotherapy made simple: A practical guide to therapeutic relationships*. New Harbinger.
10. Hughes, S. & Barnes-Holmes, D. (2016). Relational frame theory: The basic account. In: R. D. Zettle, S. C. Hayes, D. Barnes-Holmes & A. Biglan (Eds.). *The Wiley handbook of contextual behavioral science* (129-178). Wiley Blackwell.
11. Kanter, J. W., Tsai, M., & Kohlenberg, R. J. (2010). *The practice of functional analytic psychotherapy*. Springer.
12. Kanter, J. W., Manbeck, K. E., Kuczynski, A. M., Maitland, D. W., Villas-Bôas, A., & Ortega, M. A. R. (2017). A comprehensive review of research on functional analytic psychotherapy. *Clinical Psychology Review*, *58*, 141-156. https://doi.org/10.1016/j.cpr.2017.09.010
13. Kohlenberg, R. J., & Tsai, M. (1991). *Functional analytic psychotherapy: Creating intense and curative relationships*. Plenum Press.

14. Kohlenberg, R. J., Tsai, M., & Dougher, M. J. (1993). The dimensions of clinical behavior analysis. *The Behavior Analyst, 16*(2), 271-282. https://doi.org/10.1007/BF03392636
15. LeJeune, J., & Luoma, J. B. (2019). *Values in therapy: A clinician's guide to helping clients explore values, increase psychological flexibility, and live a more meaningful life.* New Harbinger Publications.
16. Linehan, M. M. (1997). Validation and psychotherapy. In: A. Bohart & L. Greenberg (Eds.), *Empathy reconsidered: New directions in psychotherapy* (p. 353-392). American Psychological Association.
17. Linehan, M. M. (2018). *Treinamento de habilidades em DBT: Manual de terapia comportamental dialética para o terapeuta* (2ª ed.). São Paulo, SP: Artmed.
18. Martell, C. R., Dimidjian, S., & Herman-Dunn, R. (2022). *Behavioral activation for depression: A clinician's guide* (2. ed.). The Guilford Press.
19. Martim, G. A. I., & Silveira, J. M. (2017). A tarefa de casa na Psicoterapia Analítica Funcional. *Revista Brasileira de Terapia Comportamental e Cognitiva, 19*(3), 63-76. https://doi.org/10.31505/rbtcc.v19i3.1055
20. Osnes, P. G., & Lieblein, T. (2003). An explicit technology of generalization. The Behavior Analyst Today, 3(4), 364-374. http://dx.doi.org/10.1037/h0099994
21. Perez, W. F., Kovac, R., Almeida, J. H., & De Rose, J. C. (2022). *Teoria das molduras relacionais (RFT): Conceitos, pesquisas e aplicações.* Centro Paradigma Ciências do Comportamento.
22. Stokes, T. F., & Baer, D. M. (1977). An implicit technology of generalization. *Journal of Applied Behavior Analysis, 10*(2), 349-367. https://doi.org/10.1901/jaba.1977.10-349
23. Stokes, T. F., & Osnes, P. G. (1989). An operant pursuit of generalization. *Behavior Therapy, 20*(3), 337-355. https://doi.org/10.1016/S0005-7894(89)80054-1
24. Swan, A. J., Carper, M. M., & Kendall, P. C. (2016). In pursuit of generalization: An updated review. *Behavior Therapy, 47*(5), 733-746. https://doi.org/10.1016/j.beth.2015.11.006
25. Tsai, M., Kohlenberg, R. J., Kanter, J. W., Kohlenberg, B., Follette, W. C., Callaghan, G. M. (2009). *A guide to functional analytic psychotherapy: Awareness, courage, love and behaviorism.* Springer.
26. Villas-Bôas, A., Meyer, S. B., Kanter, J. W., & Callaghan, G. M. (2015). The use of analytic interventions in Functional Analytic Psychotherapy. Behavior Analysis: Research and Practice, 15(1), 1-19.
27. Villas-Bôas, A., Meyer, S. B., & Kanter, J. W. (2016). The effects of analyses of contingencies on clinically relevant behaviors and out-of-session changes in functional analytic psychotherapy. *The Psychological Record, 66*, 599-609. https://doi.org/10.1007/s40732-016-0195-y
28. Villatte, M., Villatte, J. L., & Hayes, S. C. (2015). *Mastering the clinical conversation: Language as intervention.* Guilford Press.
29. Zapparoli, H. R., Marin, R., & Harte, C. (2021). Rule-governed behavior: An ongoing RFT-based operant analysis. *Perspectivas em Análise do Comportamento, 12*(1), 197-213. https://doi.org/10.18761/PAC.2021.v12.RFT.09

Seção IV

# TÉCNICAS DA TERAPIA COMPORTAMENTAL DIALÉTICA (DBT)

# 20
# Apresentação da terapia comportamental dialética

Tatiana de Abreu Braga

A terapia comportamental dialética (DBT, do inglês *dialectical behavioral therapy*) é um tratamento baseado em princípios com uso de protocolos (Swenson, 2016); foi desenvolvida na década de 1980 por Marsha Linehan, pensada inicialmente para mulheres altamente suicidas e com transtorno de personalidade *borderline* (TPB). As estimativas da prevalência do TBP na população geral são de 5,9%, esse número é significativamente maior entre pessoas que estão realizando acompanhamento em saúde mental, de 5 a 28% dos pacientes (Gunderson et. al., 2018). Indivíduos com esse diagnóstico apresentam uma importante desregulação nas áreas: emocionais (instabilidade emocional, alta intensidade emocional e dificuldade na regulação das emoções, com retorno lento ao estado basal; cognitivas (inflexibilidade cognitiva, dicotomia no padrão de pensamentos), interpessoais (instabilidade nas relações, esforça-se de maneira desadaptativa para evitar o abandono e envolve-se frequentemente em relações conflituosas; comportamentais (comportamentos desadaptativos e inabilidosos que podem incluir comportamentos autolesivos sem ideação suicida (CASIS), comportamento suicida, uso de substâncias e comer transtornado); e de identidade/senso de *self* (sensação de vazio crônico, problemas com autoestima e autoconceito) (Linehan, 2010).

Com o passar dos anos, a DBT passou a ser aplicada para tratamento de vários transtornos, além de ter se tornado um dos tratamentos mais efetivos – padrão ouro, para o TPB (Linehan 2018; Guimarães, Simões & Santos, 2020, Swales, 2022, Stoffers-Winterling et al., 2022). A partir de sua experiência pessoal, com internações, tratamentos que falharam e a desesperança dos profissionais que a atenderam, Marsha se propôs a desenvolver uma terapia comportamental que ajudasse as pessoas altamente suicidas a viver vidas que valiam a pena ser vividas (Linehan, 2020).

As bases da DBT, que orientam todo o tratamento, são:

- A ciência comportamental (behaviorismo): que embasa a ênfase na mudança, estratégias de resolução de problemas.
- Aceitação (filosofia zen): a aceitação radical na DBT reflete influências da filosofia zen, que ensina a aceitar aquilo que não se pode mudar, aceitar plenamente o momento presente sem julgamento; baseia-se nos princípios da prática de *mindfulness*.
- Dialética: reconhecimento de que as contradições e tensões são inevitáveis na vida, buscando encontrar um equilíbrio entre as polaridades, ou seja, uma síntese. A síntese dialética combina a tese (uma ideia) e a antítese (seu oposto), incluindo as duas verdades.

Durante o tratamento será necessário se estabelecer o equilíbrio entre a mudança e a aceitação, incluindo estratégias de validação. Esse equilíbrio possibilita que os pacientes aceitem suas emoções e as experiências que não podem mudar, sem julgamento e, ao mesmo tempo, os possibilita a fazer mudanças em seus comportamentos (Linehan, 2018; Swenson 2016; Swales, 2022).

A sintetização entre o zen e o behaviorismo é o que possibilitará ao terapeuta DBT sintetizar aceitação e mudança. O zen traz a importância da impermanência e a dialética trará a mudança como um dos aspectos fundamentais da realidade, pois nós estamos em transição contínua durante toda a vida, bem como o ambiente (Swales, 2022).

## FUNÇÕES E MODOS DE TRATAMENTO

Para ser considerado um tratamento abrangente ou padrão é necessário que o tratamento: (1) melhore as capacidades dos pacientes por meio do aumento de comportamentos habilidosos; (2) motive-os a usar essas capacidades para mudar comportamentos e se comprometer com o tratamento; (3) garanta a generalização das habilidades e comportamentos aprendidos ao longo do tratamento; (4) aumente a motivação e habilidades do terapeuta para que ofereça um tratamento efetivo e eficaz; (5) ajude na reestruturação do ambiente dos pacientes de modo que ele sustente e mantenha seu progresso.

Para o alcance dessas metas, o tratamento ocorre de alguns modos:

- **Terapia individual e/ou manejo de casos**: nesse modo de tratamento o terapeuta estabelece, de maneira colaborativa com o paciente, quais são os valores e as metas pessoais que o aproximam da vida que vale a pena. Para que a terapia seja eficaz é necessário que o terapeuta faça a formulação do caso, considerando a teoria biossocial, metas e valores do paciente e uma hierarquia de alvos. As intervenções terapêuticas serão realizadas considerando a prioridade dos comportamentos alvos do paciente para o andamento do tratamento. Quatro grupos de comportamentos caracterizam os chamados alvos primários, esses comportamentos são trabalhados durante a sessões do primeiro estágio do tratamento: comportamentos que ameaçam a vida, comportamentos que ameaçam a terapia, comportamentos que interferem na qualidade de vida do paciente e no aumento do uso das habilidades (Linehan, 2010; Linehan, 2018; Koerner, 2020).

- **Treinamento de habilidades (em grupo ou individual)**: é geralmente realizado em grupos, com encontros semanais durante seis meses (24 semanas) e inclui os seguintes módulos: *mindfulness,* tolerância ao mal-estar, regulação emocional e efetividade interpessoal. Cada módulo foi desenvolvido para lidar com as áreas de desregulação características de indivíduos com instabilidade emocional e os ajuda na construção de um repertório comportamental mais adaptativo (Linehan, 2018). O treinamento, na modalidade de grupos, é apontado como o mais eficaz pelos estudos (Valentine et al., 2015; Linehan, 2018; Valentine et al., 2020).
- ***Coaching* telefônico**: sua função principal é auxiliar o paciente na generalização das habilidades aprendidas durante o tratamento, possibilitando que ele use habilidades em diferentes contextos. Possibilita que o paciente acione o terapeuta fora do *setting* terapêutico, permitindo que verifique quais habilidades são mais efetivas para um contexto específico. Ademais, pode ser um dos recursos do plano de crises, permitindo que o paciente busque auxílio nos momentos de intenso sofrimento emocional e no enfrentamento das crises (Chapman, 2018).
- **Consultoria de terapeutas**: a equipe de consultoria funciona principalmente para cuidar dos profissionais que oferecem DBT, ajudando os terapeutas a observarem seus limites pessoais e profissionais, buscando mantê-los motivados para os atendimentos e aderentes aos princípios e ao modelo de intervenção proposto na DBT. As consultorias são norteadas pelos acordos e pressupostos da DBT e frequentemente são usadas estratégias de validação, solução de problemas, avaliação e manejo de caso para que os terapeutas conduzam seus casos de maneira efetiva e tenham o acolhimento necessário (Swales, 2022; Sayrs; Linehan, 2019; Linehan, 2018).

As funções e modos de tratamento estão ilustrados na Figura 1.

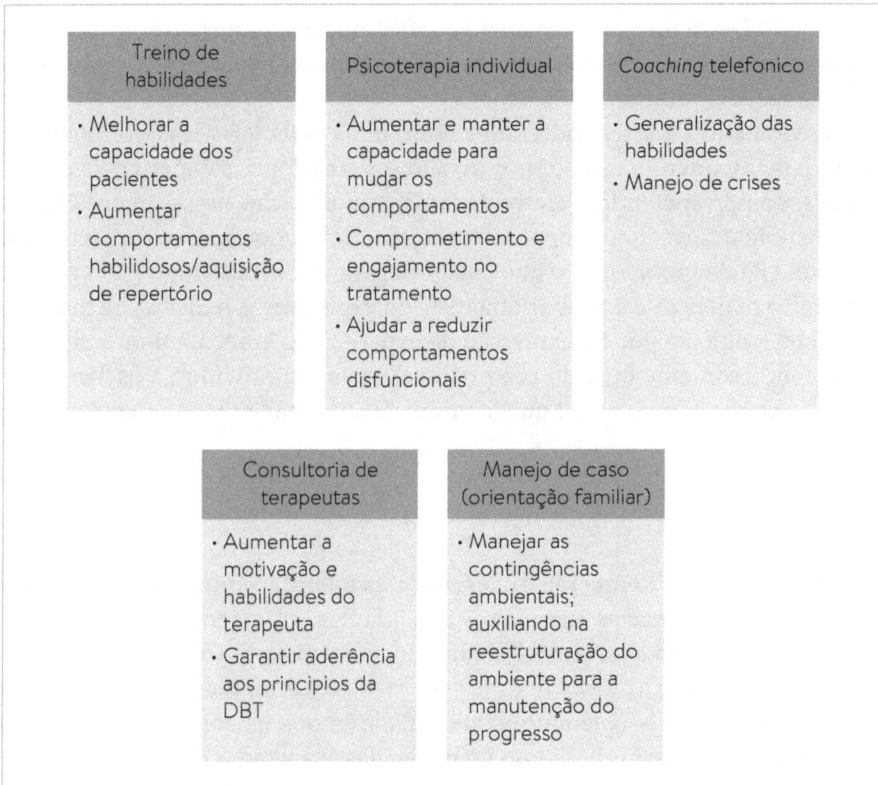


**Figura 1** Modos e funções do tratamento abrangente.

## Teoria biossocial

A DBT se baseia em uma teoria biossocial. Linehan (2010) explica a etiologia e manutenção de comportamentos problemáticos do TPB a partir de uma disfunção do sistema de regulação emocional, oriunda da transação dialética de fatores biológicos e ambientais ao longo do tempo. Dessa forma, não só a interação biológica com o ambiente invalidante facilita o desenvolvimento do TPB, mas a biologia e o ambiente se influenciam de maneira recíproca; a desregulação potencializa a invalidação ambiental e vice-versa (Linehan, 2010; Crowell; Beauchaine; Linehan, 2009; Millon, 1987; Swales 2022).

Os ambientes invalidantes podem ser caracterizados como aqueles que comunicam que as respostas aos eventos e principalmente a expressão emocional do indivíduo biologicamente vulnerável são incorretas, inapropriadas, extremas ou são até ignoradas. Em ambientes assim, durante a infância, a criança não aprende a identificar, rotular e regular a excitação nem a tolerar a perturbação emocional. Dessa forma, passa a não confiar em suas próprias respostas emocionais como reflexos de interpretações válidas dos acontecimentos em sua vida (Linehan, 2010; Millon, 1987).

Na vida adulta, estes indivíduos adotam as características do ambiente invalidante, tendendo a ignorar e invalidar suas próprias experiências emocionais, comprometendo a efetividade da comunicação dessas experiências. Esses ambientes frequentemente simplificam de modo excessivo a facilidade da resolução de problemas, o que colabora para que o indivíduo não aprenda a tolerar o mal-estar e a formar objetivos ou expectativas realistas; além disso, quando o ambiente pune a expressão de experiências emocionais aversivas ou as responde somente quando são intensas, ensina o indivíduo a oscilar entre inibir a expressão emocional ou a comunicá-la de maneira extrema (Linehan, 2010; Koerner, 2022).

## VULNERABILIDADE EMOCIONAL

A vulnerabilidade emocional é resultado da interação entre vulnerabilidades biológicas e experiências ambientais invalidantes. Isso significa que algumas pessoas nascem com uma sensibilidade emocional maior do que outras, têm um limiar menor, o que as torna mais propensas a reagir rapidamente a estímulos emocionais. Além disso, têm uma intensidade emocional, ou seja, têm reações emocionais intensas, muitas vezes consideradas exageradas e dramáticas e têm lento retorno ao nível emocional basal (Linehan 2010; Rathus, 2022).

A desregulação acontece devido à grande vulnerabilidade emocional e à falta de habilidades para regular as emoções. Além disso, experiências de invalidação emocional durante a infância, como negligência, abuso ou falta de validação emocional, podem agravar essa vulnerabilidade.

## ESTÁGIOS DE TRATAMENTO

O tratamento DBT é organizado em estágios correspondentes à gravidade e à complexidade dos problemas a serem tratados. Cada estágio tem a própria hierarquia e alvos específicos, que irão nortear as intervenções e decisões do terapeuta.

O estágio de pré-tratamento geralmente dura algumas semanas e envolve avaliação e formulação dos problemas do paciente, orientação, divisão de papéis, responsabilidades e expectativas do paciente e do terapeuta, além do comprometimento de ambos. Muitas vezes os pacientes chegam desesperançosos e com frustrações em relação à terapia; é papel do terapeuta aumentar a motivação do indivíduo para o tratamento e deve fazer isso por meio de estratégias de comprometimento (Koerner, 2020, Dornelles, 2021; Rathus, 2022).

No estágio 1, no qual os pacientes estão desregulados, com comportamentos que os colocam em risco, interferem na terapia e prejudicam sua qualidade de vida, o papel do terapeuta é ajudar o paciente a alcançar um controle comportamental e desenvolver habilidades, como *mindfulness*, regulação emocional, tolerância ao mal-estar e efetividade interpessoal (Rizvi, 2020).

No estágio 2, o paciente já alcançou certa estabilidade a partir do controle comportamental e da aquisição de habilidades. O foco desse estágio é a redução da intensidade das experiências emocionais dolorosas, por vezes silenciosas ou inibidas. Está orientado para reduzir o estresse pós-traumático.

No estágio 3, o objetivo é aprender a viver com a felicidade e infelicidade comum à vida e seus problemas, aceitando os momentos felizes e tristes. Nessa fase do tratamento é possível estabelecer metas e objetivos de vida e alcançá-los, além de estabelecer o autorrespeito e o equilíbrio nas relações interpessoais. O processo estará mais embasado em intervenções da terapia cognitivo-comportamental, com ênfase na resolução de problemas; inclusive, tem sido observado que este é o estágio em que muitos pacientes encerram o tratamento (Swenson, 2016; Dornelles, 2021).

O estágio 4 tem como objetivo aumentar o sentimento de completude, trabalhar a conquista da transcendência e encontrar maior realização pessoal (Dornelles, 2021; Rathus 2022).

Na DBT, a busca pela síntese dialética estará presente independentemente do estágio de tratamento, pois, embora os estágios sejam apresentados de modo linear, durante o tratamento muitas vezes ocorre uma sobreposição (Koerner, 2022); em muitos momentos discussões e acordos referentes ao comprometimento do paciente que permeavam o pré-tratamento precisam voltar a acontecer. É possível que a transição do estágio 1 para o estágio 2 apresente incertezas, sendo muitas vezes a velocidade da regulação, mais do que a não ocorrência de alguns comportamentos, o que irá definir o estágio.

## DILEMAS DIALÉTICOS

Linehan observou padrões comportamentais enquanto trabalhava com suas pacientes e buscava desenvolver a DBT; padrões frequentemente extremos e opostos, relacionados à sub-regulação ou à super-regulação, que nomeou como dilemas dialéticos. Observa-se que esses padrões de comportamento muitas vezes colaboram para a manutenção e ocorrência de comportamentos mais graves (alvos primários). Nem sempre todos os padrões estão presentes em todos os pacientes; entretanto, é necessário que o terapeuta observe que, se um dos padrões está presente, provavelmente o outro surgirá, e que o terapeuta esteja pronto para identificá-los e incluí-los na formulação do caso e no tratamento.

Os dilemas dialéticos são:

- Vulnerabilidade emocional *versus* autoinvalidação.
- Passividade ativa *versus* competência aparente.
- Crises inexoráveis *versus* luto inibido.

A vulnerabilidade emocional é referente à alta sensibilidade emocional, à intensidade emocional e ao retorno lento ao estado basal, enquanto a autoinvalidação é a rejeição da sua experiência emocional (emoções, percepções) ou a reprodução da avaliação crítica e julgamental do ambiente invalidante. Para exemplificar, citarei o caso de Márcia (nome fictício), que desde a infância é chamada de descuidada e frequentemente criticada pela família por ser "desastrada"; ao visitar a irmã, deixa cair café na toalha da mesa, mesmo diante da fala da irmã de que está tudo bem, retira-se devido à vergonha e vai ao banheiro, punindo-se com xingamentos e puxões de cabelo, dizendo a si mesma "eu não deveria ser assim". Já Ilana sempre ouviu das pessoas que era muito privilegiada, que seus pais faziam tudo por ela e não havia motivos para sentir-se triste. Diante de uma briga com a mãe, que a criticou por não ter passado em primeiro lugar em um concurso, bloqueou sua resposta emocional de tristeza ("ela tem razão, não vale de nada se não passei em primeiro"), mantendo as expectativas elevadas e irrealistas.

Para lidar com esse dilema dialético, o terapeuta precisará de muita paciência, validação a fim de promover a autocompaixão, além de modelar novos comportamentos engajados na aceitação, dando pequenos passos em direção à mudança, facilitando a compreensão das emoções e ensinando novas estratégias.

- Passividade ativa se refere a ter uma postura passiva e impotente diante dos problemas, demandando a ajuda de outras pessoas, muitas vezes exigindo do ambiente as soluções. O indivíduo é ativo em tentar que os outros resolvam seus problemas, mas passivo para agir por conta própria (Linehan, 2010, Koerner 2020). Vejamos o exemplo de Jorge (nome fictício), ele havia mudado de função no trabalho e não estava conseguindo entregar os relatórios para o chefe, pois não sabia usar o sistema. Frequentemente reclamava para sua esposa, mas em nenhum momento comunicou sua dificuldade ao chefe ou ao RH da empresa; ficava horas parado em frente ao computador sem produzir. Em uma reunião, Jorge foi exposto por seu chefe, que disse não estar recebendo os relatórios desde que ele havia assumido o cargo e que estava pensando se havia feito uma boa escolha. Jorge manteve-se calado. Os comportamentos de Jorge configuram passividade ativa e mantê-los poderá levá-lo a uma crise inexorável.

- Competência aparente: refere-se a uma competência instável para resolver os problemas; apresenta-se em algumas ocasiões, mas não ocorre em todos os contextos que se faz necessária. Por exemplo, o paciente faz uso de habilidades durante as sessões ou no treinamento e não sabe usar em situações sociais.
- Crises inexoráveis: são crises intensas que podem agregar novos problemas ou agravar problemas já existentes; ocorrem devido à falta de habilidades de tolerância ao mal-estar. Marisa (nome fictício) tem dificuldades interpessoais no trabalho. Em sua avaliação de desempenho um dos déficits apontados foi a competência de relacionamento interpessoal; ao receber o *feedback* de seu líder, decidiu se isolar e não falar com seus colegas de trabalho, o que pode resultar em novos *feedbacks* negativos e uma possível demissão. Ela passa a tomar doses altas de medicamento para dormir para não sentir tanta dor, tristeza e raiva.
- Luto inibido: "é uma esquiva automática e involuntária de experiências emocionais dolorosas" (Koener, 2020, p. 37). O indivíduo não vivencia as respostas emocionais, não consegue processar ou digerir toda a dor emocional e isso pode ocorrer por uma sobrecarga emocional diante de um padrão de muitas perdas e traumas (Dornelles, 2021).

## CONSIDERAÇÕES FINAIS

O tratamento em DBT é orientado por princípios, o que requer do terapeuta e da equipe uma postura dialética. Apesar de toda a estrutura da organização do tratamento em estágios e alvos claros, é necessário que o terapeuta busque por efetividade, ou seja, fazer aquilo que funciona, mantendo-se em *mindfulness*, conectado ao momento presente. Além disso, é fundamental que se mantenha em uma equipe de consultoria e busque por supervisão sempre que necessário. Mantendo-se disposto a realizar uma aprendizagem contínua, seguindo o pressuposto de fazer o melhor que pode e se esforçando e se motivando a melhorar.

## REFERÊNCIAS

1. Chapman, A. L. (2018). *Phone coaching in dialectical behavior therapy.* Guilford Publications.
2. Crowell, S. E., Beauchaine, T. P., & Linehan, M. M. (2009). A biosocial developmental model of borderline personality: Elaborating and extending linehan's theory. *Psychological bulletin*, *135*(3). Disponível em: https://www.ncbi.nlm.nih.gov/pmc/articles/PMC2696274/.
3. Da Cunha Guimarães, L., Simões, J. N., & Santos, L. A. (2020). Efetividade da terapia comportamental dialética para o tratamento do transtorno de personalidade borderline: uma revisão da literatura. *Revista Universo Psi*, *1*(2), pp. 1-16. Disponível em: https://seer.faccat.br/index.php/psi/article/vie-

w/1769#:~:text=Ambos%20sugerem%20efetividade%20de%20forma,o%20Transtorno%20da%20Personalidade%20Borderline.

4. Dornelles, V. G. (2021). *Transtorno de Personalidade Borderline: da etiologia ao tratamento.* Novo Hamburgo, RS: Sinopys Editora.
5. Gunderson, J. G., Herpertz, S. C., Skodol, A. E., Torgersen, S., & Zanarini, M. C. Borderline personality disorder. (2018). *Nature Reviews Disease Primers, 4*(1), 1-20. Disponível em: https://pubmed.ncbi.nlm.nih.gov/29795363/. Acesso em: 10 nov. 2022.
6. Koerner, K. (2020). *Aplicando a Terapia Comportamental Dialética: um guia prático*/ tradução de Setúbal Martins e Fabrício Dante. Novo Hamburgo, RS: Synopsys Editora.
7. Linehan, M. (2010). *Terapia cognitivo-comportamental para transtorno da personalidade borderline: guia do terapeuta.* Porto Alegre, RS: Artmed.
8. Linehan, M. M. (2018). *Treinamento de habilidades em DBT: manual de terapia comportamental dialética para o terapeuta.* Porto Alegre, RS: Artmed Editora.
9. Linehan, M. M. (2020). *Buinding a Life Worth Living.* New York US: Random House.
10. Millon, T. (1987). On the genesis and prevalence of the borderline personality disorder: A social learning thesis. *Journal of Personality Disorders, 1*, 354-372. Disponível em: https://psycnet.apa.org/record/1990-09866-001. Acesso em: 10 nov. 2022.
11. Panos, P. T., Jackson, J. W., Hasan, O., & Panos, A. (2014). Meta-analysis and systematic review assessing the efficacy of dialectical behavior therapy (DBT). *Research on Social Work Practice, 24*(2), 213-223. Disponível em: https://pubmed.ncbi.nlm.nih.gov/30853773/.
12. Prados, J., Courtet, S. P., Prada, P., Nicastro, R., Adouan, W., Guillaume, S., Olié, E., Aubry, J.-M., Dayer, A., & Perroud N. (2015). Borderline personality disorder and childhood maltreatment: A genome-wide methylation analysis. *Genes, Brain and Behavior, 14*(2), p. 177-188. https://pubmed.ncbi.nlm.nih.gov/25612291/
13. Rathus, J. H. (2022) *Manual de habilidades em DBT para adolescentes.* Novo Hamburgo: Synopys Editora.
14. Sayrs, J. H., & Linehan, M. M. (2019). *DBT teams: Development and practice.* Guilford Publications.
15. Stoffers-Winterling, J. M., Storebø, O. J., Kongerslev, M. T., Faltinsen, E., Todorovac, A., Sedoc Jørgensen, M., Salesl C. P., Edemann Callesen, H., Pereira Ribeiro, J., Völlm, B. A., Lieb, K., & Simonsen E. (2022). Psychotherapies for borderline personality disorder: a focused systematic review and meta-analysis. *Br J Psychiatry. 221*(3), 538-552. doi: 10.1192/bjp.2021.204. PMID: 35088687.
16. Swales, M. A., Heard, H. L. (2022). *Terapia comportamental dialética.* 2. ed. Novo Hamburgo: Synopys Editora.
17. Swenson, C. R. (2016). *DBT principles in action: acepptance, change and dialects.* New York: Guilford Publications.
18. Rizvi, S. L., & Linehan, M. M. (2020). *The Treatment of Suicidal Behavior with Dialectical Behavior Therapy.* In The Oxford Handbook of Suicide and Self-Injury.
19. Valentine, S. E., Bankoff, S. M., Poulin, R. M., Reidler, E. B., & Pantalone, D. W. (2015). The use of dialectical behavior therapy skills training as stand-alone treatment: A systematic review of the treatment outcome literature. *Journal of clinical psychology*, 2015. *71*(1), 1-20. Disponível em: https://pubmed.ncbi.nlm.nih.gov/25042066/.
20. Valentine, S. E., Smith, A. M., & Stewart, K. (2020). A review of the empirical evidence for DBT skills training as a stand-alone intervention. *The handbook of dialectical behavior therapy.* p. 325-358. Disponível em: https://www.sciencedirect.com/science/article/pii/B9780128163849000154.

# 21
# Estratégias de orientação e comprometimento na terapia comportamental dialética

Thyale Brizolara Nunes

## DESCRIÇÃO DO PROBLEMA PARA O QUAL A TÉCNICA FOI FORMULADA

A terapia comportamental dialética (DBT) é uma psicoterapia empiricamente sustentada e norteada pelo modelo piramidal de tratamentos baseados em evidências científicas. Para tal, a DBT considera, no momento de ingresso do paciente, a melhor evidência disponível e o consentimento do paciente esclarecido, assim como fatores culturais aos quais o paciente está submetido (APA, 2006; Linehan, 2010). A partir deste prisma, a DBT foi organizada em estágios de tratamento, cada um direcionado a um objetivo específico. Desta forma, a etapa inicial é classificada como pré-tratamento, com o propósito de alcançar uma clínica eticamente orientada e o comprometimento livre e esclarecido do paciente (Rathus & Miller, 2002; Linehan 2010; Koerner, 2011; Harned, 2022).

Motivação pode ser entendida como uma resposta de um organismo diretamente sensível a variáveis contextuais que incidem em seu comportamento. Os pacientes apresentam motivação, que é popularmente entendida como vontade fazer algo, quando encontram circunstâncias presentes que direcionam a uma determinada resposta ou ação. Dizemos que o paciente está motivado a fazer terapia e mudar respostas como gritar com a esposa, pelo recente comportamento da esposa de distanciamento afetivo. A resposta seguinte de buscar terapia é fruto da privação de atenção da sua esposa (Hayes 2011; Swenson, 2016; Harris, 2022).

Contudo, a motivação é uma variável instável; suponhamos que na semana seguinte a sua esposa esteja mais próxima e tenha o perdoado: a motivação para submeter ao tratamento poderá diminuir. É importante que nós terapeutas trabalhemos em aumentar a motivação; contudo, esta será vacilante e dependente de variáveis antecedentes. Um dos grandes problemas dos pacientes com transtorno de personalidade *borderline* (TPB) envolve um comportamento baseado no humor, ou seja, as respostas deles são extremamente sensíveis a mudanças contextuais, o que leva a uma inconstância e uma dificuldade de alcançar metas. O mesmo paciente que briga com a esposa pode faltar à sessão por estar tudo bem entre eles e buscar o regresso com o mais recente conflito (Hayes 2011; Linehan, 2010; Swenson, 2016; Harris, 2022).

A DBT conta com um grande leque de intervenções que visam aumentar a motivação, ao mesmo tempo que seu objetivo último envolve um repertório comprometido. O comprometimento é uma classe de respostas que estão sob controle das variáveis consequentes de longo prazo intrinsicamente reforçadoras ao indivíduo (os chamados valores ou propósitos). O paciente comprometido aparece no seu horário de terapia, mesmo sabendo que esta semana o seu casamento está sem ameaças, devido a uma meta de ter uma melhor conexão e comunicação com sua esposa. Busca ser uma pessoa habilidosa o suficiente para, diante das tensões dialéticas no casamento, responder com habilidades de comunicação efetiva para alcançar objetivos de longo prazo, como ter uma relação de apoio mútuo e conexão com a esposa (Hayes 2011; Linehan, 2010; Swenson, 2016; Harris, 2022).

Nossos pacientes apresentam um comportamento baseado em motivação, e queremos selecionar neles um comportamento baseado no compromisso. Posso não estar motivado a ir para o trabalho devido a um conflito com meu colega, mas, mesmo assim, posso ir ao trabalho sob controle de minha meta de longo prazo, que é alcançar um desempenho profissional satisfatório. Mesmo que experimente emoções aversivas e sinta impulsos de fugir deste ambiente. Para isso, a DBT modela uma série de comportamentos que permitam uma aderência do paciente às intervenções. Começamos com o reforço do comprometimento verbal (eu quero e concordo em permanecer viva e fazer esta terapia) para posteriormente irmos ao comprometimento de ações como prestar atenção ao terapeuta, ler as fichas e ensaiar as habilidades, ir em todas as ações de terapia individual e grupo, usar o telefone, fazer análises em cadeia e de solução (Hayes 2011; Linehan, 2010; Swenson, 2016; Harris, 2022).

Apesar de o comprometimento ter um grande enfoque no pré-tratamento, ele se mantém como intervenção basilar em todos os estágios do tratamento. Contudo, as intervenções mais direcionadas a este objetivo se apresentam nesta etapa que antecede o tratamento em si. E, apesar de entendermos que no pré-tratamento o paciente não está em terapia, ele já está sendo terapeutizado, ou seja, modelado para uma resposta que permita que receba as informações de que precisa para mudar suas ações inefetivas na vida (Linehan, 2010; Swenson, 2016).

## DESCRIÇÃO DA TÉCNICA

O pré-tratamento incorpora os seguintes objetivos globais: avaliar os motivos pelos quais o paciente busca DBT, aumentar a motivação em relação a seu tratamento, instruir quais comportamentos são esperados dentro do modelo terapêutico para obter sucesso e, o principal, angaria o compromisso do paciente. Quando falamos sobre a natureza do comprometimento em DBT, estamos falando de um repertório amplo que compõe identificar problemas comportamentais, concordar verbalmente com as intervenções e apresentar ações sensíveis à instrução do terapeuta. O comprometimento é um comportamento que deve ser modelado pelo terapeuta ao longo de 4 a 6 semanas, podendo durar mais tempo a depender das dificuldades encontradas para modelar esse comportamento por parte da díade (Swenson, 2016; Linehan, 2010; Koerner, 2011).

O primeiro momento em DBT, como em qualquer abordagem, está em conhecer o paciente e estabelecer um rapport. Um aspecto relevante no pré-tratamento envolve um foco maior em estratégias de validação para estabelecer a relação de intimidade e vínculo. O primeiro contato com o paciente é norteado por entrevistas básicas da história atual do paciente e a investigação da perspectiva dialética dele em relação aos seus problemas. É de suma importância o terapeuta identificar os problemas do cliente e discriminar as respostas inábeis dentro de uma linguagem comportamental. Comportamento inábil ou alvo do tratamento é entendido como respostas dos clientes que produzem reforçadores a curto prazo, gerando punidores a longo prazo. Um dos objetivos globais da DBT envolve ensinar ao cliente respostas que levem aos mesmos reforçadores, diminuindo o máximo de punidores a longo prazo. O motivo crucial de descrever os problemas do cliente em torno de suas respostas está em produzir motivação por favorecer a percepção de que ele é ativo em relação a mudanças e que ele pode ter influência no seu meio (Linehan,2010).

Toda a avaliação das respostas do cliente e intervenção para obter o comprometimento em DBT são orientadas pelas metas do tratamento que devem ser obtidas o mais rapidamente. As metas precisam ser comportamentalmente mensuradas e sob controle das respostas do cliente. Metas claras favorecem o monitoramento de melhoras que, por si só, reforçam o cliente a continuar no tratamento. Como sabemos se uma resposta do cliente é hábil ou inábil sem as metas dele? Ou como saberemos a melhor habilidade ou intervenção sem entender os objetivos dele no tratamento? Para definir se não trair a esposa é um alvo do tratamento, é necessário que o clínico entenda se a relação é valorosa para o cliente e se confiança é um comportamento necessário para manter esta relação significativa. Para motivar e comprometer um adolescente a ir à escola e enfrentar problemas acadêmicos, precisamos linkar ir à escola com a meta de ser bióloga marinha (Linehan, 2010; Swenson, 2016; Koerner, 2011).

## INTERVENÇÃO

Para investigar metas e endereçar problemas de comprometimento, pode ser útil o clínico fazer perguntas como: "se seus problemas x e y desaparecessem como você acha que sua vida estaria? Imagine que você está vendo sua vida em um telão, que tipo de experiências significativas gostaria de ver? Como você gostaria de ser descrito pelas pessoas?" Uma outra possível abordagem está no clínico identificar essas metas por meio dos alvos. Ninguém sofre por aspectos irrelevantes de sua vida (Linehan, 2010; Hayes 2005). Podemos entender que a meta de uma paciente que pensa que sua vida não tem sentido sem o namorado possa ser ter uma relação de intimidade e apoio mútuo. Um autolesivo de uma adolescente, quando se sente sozinha, pode significar que pertencer a um grupo de iguais é algo relevante para sua felicidade. Para pacientes que têm reações emocionais intensas sobre esse tópico, validações como estas podem ser úteis: "é difícil contemplar o fato de que sua vida está muito longe do que gostaria, isso gera tristeza. Às vezes ver o quão distante estamos da nossa meta gera medo da mudança, insegurança sobre se um dia conseguiremos". Isso pode ajudar a reduzir a reatividade emocional dentro deste momento do pré-tramento (Shenk & Fruzzetti, 2011; Fruzzetti & Shenk, 2020).

Falar sobre suas credenciais e evidências da DBT, assim como explicar o modelo de terapia, é bastante relevante para cumprir a função ética e passar esperança. É necessário ser radicalmente honesto com o paciente sobre suas habilidades e o nível de treinamento que você tem em relação aos problemas que ele apresenta. Intervenções como essa são relevantes no quesito de estar claro sobre sua perícia na oferta da terapia e o quanto isso pode estar relacionado com os resultados finais. Terapeutas com menos treinamento podem apresentar maior dificuldade em aderência ao modelo e isso culminar em um fracasso terapêutico. Não há um problema em ofertar tratamento a alguém se você não apresenta um nível tão aprofundado de expertise, contanto que a pessoa esteja informada sobre isso. Muitos clientes perdem a esperança em DBT quando são tratados por clínicos iniciantes ou com treinamento lacunar devido à baixa aderência ao modelo por parte dos terapeutas e por isto não está claro como variável interveniente ao cliente. As evidências cientificas, juntamente, com a explicação do modelo terapêutico, são capazes de reaver a esperança no tratamento. Existir dados cientificamente confiáveis que pessoas que apresentam comportamentos como os seus melhoraram e por que isso acontece impulsiona o paciente a permanecer vivo e a aceitar os termos das intervenções (Dimeff, Rizvi, & Koerner, 2022).

Dentro do pré-tratamento estão contemplados também momentos psicoeducativos e uma boa quantidade de modelação/modelagem de respostas aderentes e colaborativos do paciente. Clarificar a contingência com o paciente sobre como suas respostas o afastam, a longo prazo, das suas metas e explicar o modelo psicopatológico do TPB provém um sentido para as intervenções, angariando comprometimento. Elaborar e treinar, em sessão, um plano de crise favorece ao paciente a condição mínima de permanecer seguro e cumprir com seu comprometimento verbal de estar em DBT. Discutir experiências terapêuticas anteriores e avaliar o que funcionou e o que não funcionou para aquele cliente nessas experiências prévias abre a possibilidade para psicoeducar sobre comportamentos que interferem na terapia. Explicar ao cliente como ações dele e do clínico (desatentas, não colaborativas e não aderentes) podem levar ao fracasso terapêutico permite inclusive um plano antecipatório de solução de problemas para comportamentos desta natureza (Rathus & Miller, 2002; Linehan, 2010; Chapma & Rosenthal, 2016).

Um capítulo à parte no pré-tratamento envolve as estratégias de automonitoramento. O cartão diário costuma ser um desafio para sua implementação. Prover a racionalidade para o uso do cartão diário, explicando que o monitoramento auxilia na obtenção de informações factuais do paciente, aumenta a consciência de padrões comportamentais, possibilita fortalecer a lembrança das habilidades usadas e refletir sobre seu nível de motivação ao tratamento. Preencher o cartão diário aumenta o uso de habilidades que levam diretamente o paciente às metas dele. Além disso, o cartão diário embasa a agenda da sessão. O preenchimento diário evita problemas como o cliente não informar a frequência e intensidade de comportamentos-alvos (por esquecimento, vergonha etc.), passar tempo importante da sessão falando sobre aspectos não relevantes para mudar seu comportamento-alvo, restando pouco ou quase nada de tempo para avaliação e intervenção propriamente. O não preenchimento do cartão diário é entendido como um comportamento que interfere na terapia de não aderência, o que diminui a eficácia do tratamento. Para aumentar a adesão, o clínico deve construir um cartão personalizado e convidar o cliente a preencher um dia, na sessão de pré-tratamento, para modelar a aderência a este instrumento de avaliação (Rathus & Miller, 2002; Linehan 2010).

O uso do telefonema é um modo de tratamento fundamental para garantir a generalização das habilidades dos pacientes em ambientes naturais e modelar um pedido de ajuda efetivo. Para fazer o uso adequado do telefonema e este possa ser útil para ambos, o clínico deve informar a estrutura, as funções e simular um contato fictício da última crise do paciente em sessão de pré-tratamento. O terapeuta, ao incentivar chamadas telefônicas, deve estar atento à forma como ele instrui o uso, por exemplo, dizer: "você pode me ligar quando precisar de ajuda para aplicar as habilidades e lidar com os problemas, quando você sinta que não é capaz de fazer sozinho", ao invés de "me ligue sempre que precisar ou quando estiver em crise", pode fazer toda a diferença entre receber muitas chamadas suicidas versos ligações para uso de habilidades (Linehan 2010; Chapman, 2018 ; Ruork, Yin, & Fruzzetti, 2022)

Discutir os limites/regras do uso do telefone, como via de acesso, horários disponíveis e a regra das 24 horas, pode diminuir possíveis quebras de vínculos com o paciente. Outro dificultador em aplicar o telefonema está nas regras das 24 horas. Pouco compreendida e discutida pelos clínicos com seus pacientes, assim como uma aplicação inadequada pode levar ao rompimento da relação terapêutica. Sinalizar ao paciente que ele deverá buscar ajuda antes de comportamentos suicidas e autolesivos é o indicado. Informar que o contato com o clínico após comportamentos autolesivos pode aumentar a frequência destes; e não é a intenção da DBT piorar comportamentos alvos. Devido a estes dados, a regra das 24 evita efeito iatrogênico no paciente. Quando o paciente apresentar comportamentos suicidas e autolesivos devemos atendê-lo e avaliar a gravidade do ato, ao mesmo tempo que provemos o socorro devido. Após o paciente estar seguro, clarificamos que ele está na regra das 24, sendo suspensos contatos telefônicos, mas mantidas sessões individuais e de grupo. Estas explicações prévias aumentam o uso efetivo deste recurso (Linehan 2010; Chapman, 2018; Ruork, Yin, & Fruzzetti, 2022).

As estratégias de comprometimento são técnicas úteis para coletar o comprometimento do paciente. Conhecidas por suas aplicações mais explícitas no pré-tratamento, elas não deixam de ser usadas ao longo de todo o tratamento. A DBT conta com estratégias como prós e contras, liberdade de escola e ausência de alternativa, pé na porta e porta na cara, advogado do diabo e conectar comportamento presente com comprometimento prévio. Para fins didáticos, vamos descrever as exclusivas da DBT em *setting* terapêutico e demonstraremos sua aplicação em uma vinheta clínica (Swenson, 2016; Linehan, 2010; Koerner, 2011; Harned, 2022).

- Liberdade de escolha e ausência de alternativa: as pessoas se comprometem a algo com mais facilidade se elas experimentam a liberdade de escolha. O espírito desta intervenção é produzir uma falsa sensação de escolha. Por exemplo, quando um adolescente diz que é obrigado a fazer DBT pelo juiz e que se não o fizer irá para uma casa de custódia, tem a liberdade de fazer e, quem sabe, melhorar ou não fazer e ir para a casa de custódia. O que ele irá preferir?

- Porta na cara e pé na porta: o princípio desta estratégia está em pedir muito para aceitar pouco ou pedir pouco para gradativamente solicitar ainda mais. Porta na cara envolve vender difíceis ou custosas ações e depois aceitar pouco. Por exemplo, dizer a uma adolescente com problemas com timidez severa os benefícios de ir ao grupo e solicitar que ela participe do grupo por 6 meses. Com a relutância da paciente, já esperada pelo terapeuta, acontece uma barganha, em que a psicóloga aceita que ela vá ao grupo por 2 sessões e depois rediscutir a continuidade. O pé na porta está relacionado a pedir pouco e aumentar a dificuldade. Você pode pedir a uma paciente que tem dificuldades com o cartão diário a preencher somente sim ou não nas ações e, logo após, demandar que ela preencha o cartão inteiro.
- Advogado do diabo: tem como objetivo fortalecer o comprometimento. Inicia-se com o aumento da motivação da paciente a algo, conectando o comprometimento com as metas. Assim que percebe a cliente motivada, o terapeuta inicia uma argumentação contrária, com o intuito de que o cliente defenda seu compromisso. Exemplo: quando a paciente concorda em aderir ao grupo e está motivada para tal, você sinaliza: "e a vergonha? Ela vai querer te pegar, vão vir pensamentos de inadequação no grupo e vai ser tentador evitar" para a paciente dizer logo mais "eu vou mesmo assim, farei uma ação oposta a ela, sei que preciso".

## PROBLEMAS DA APLICAÇÃO E SOLUÇÕES

Muitos terapeutas se deparam com clientes que vivem em ambientes com padrões de invalidações traumáticas constantes. Os clientes que chegam até nós identificam que o problema está neste ambiente. O que tem uma validade crucial e precisa ser reconhecido; afinal, sabemos o papel do ambiente invalidante em punir/extinguir comportamentos emocionais normativos e reforçar padrões extremos. Contudo, o ambiente invalidante está fora do controle de intervenção (pelo menos em parte) e geralmente as respostas inábeis dos clientes também favorecem o aumento dessas invalidações. Direcionar o cliente a entender como ele reage a este ambiente e as consequências que essa reação produz ajuda a evocar uma postura ativa, manter o foco no cliente e reforçar esperança no que tange a sua capacidade de modificar sua vida (Fruzzetti & Shenk, 2020; Linehan, 2010).

As metas costumam ser um grande causador de problemas em motivar clientes no tratamento. Metas imprecisas levam a pouca clareza entre o que o cliente faz na terapia e se o que ele faz o levará para consequências desejadas. Metas não podem ser a ausência de resposta, como, por exemplo, não sentir ansiedade. Metas como essas são problemáticas, pois nossos clientes experimentam padrões de esquiva generalizados. Não sentir ansiedade apresenta, muitas vezes, a mesma função de ideação suicida (buscar evitar desconforto), ou seja, a meta do paciente continua sendo resposta de evitação. Guiar o tratamento baseado em metas como essa alimenta o repertório de fuga e esquiva de problemas. Fora que a vida que vale a pena ser vivida envolve tolerar aversivos de curto prazo para alcançar reforçadores de longo prazo. Por exemplo, tolerar a ansiedade de fazer provas para poder concluir o ensino médio (Linehan, 2010a; Chapman, Specht & Cellucci, 2005; Chapman, Gratz & Brown, 2006).

Além do problema já listado, os clínicos frequentemente lutam com a desesperança com função de esquiva (evitar entrar em contato com o tema "vida que valha a pena" por ser difícil, trabalhoso ou decepcionante) ou a total falta de capacidade do sujeito em buscar algo além de evitar o sofrimento. Diálogos como "não tenho meta, afinal isso aqui nem tem sentido; minha meta é morrer; para que vou pensar nisso mesmo, já que nada dá certo; eu só gostaria de não me sentir tão mal o tempo inteiro". Ou ao perguntar sobre as metas do cliente, este começa a sentir uma reação emocional intensa; querer sair da sessão ou explodir. Muitos dos pacientes que chegam em DBT já passaram por inúmeras intervenções ineficazes, sendo mais que natural um comportamento desesperançoso. Esperança é um comportamento aprendido em uma história de sucesso, o que não é o caso dos nossos clientes. As próprias estratégias de validação podem servir como uma modelagem de comportamentos comprometidos; afinal, a validação também tem um papel de prover um reforço diferencial e reduzir a excitação emocional simultaneamente (Swenson, 2016; Chapma & Rosenthal, 2016).

Quando dizemos ao paciente que "faz sentido você achar que a terapia não vai funcionar, visto o insucesso de terapias anteriores; achar que sua vida já não tem solução é um pensamento lógico, já que você tentou tudo que sabia e podia e nada pareceu surtir efeito. E que, ao mesmo tempo, você não tentou DBT ainda. É a primeira vez que experimenta um tratamento construído exatamente para os problemas que enfrenta. Dentro do que você sabe, nada pode ter funcionado e você não aprendeu DBT ainda. Por mais que tenha tentado de tudo o que sabe, ainda existem coisas que você não aprendeu, como as habilidades da DBT. E que bom que você se deu mais uma chance, buscando o tratamento mesmo experimentando esses pensamentos desesperançosos". É reforçar o que há de factual (sentir desesperança) sem reforçar o que não é (não ter mais jeito). Estratégias de validação como essas ajudam o paciente a se aproximar de uma resposta mais refinada de comprometimento: "mesmo pensando que não vai funcionar eu posso me dar uma chance, posso fazer algo oposto ao que penso, como ir ao tratamento" (Linehan 2010; Fruzzetti & Ruork, 2017).

## EXEMPLO CLÍNICO

Paciente de 17 anos, finalizando o pré-tratamento e ponderando sua adesão à terapia.

T: Bem já clarificamos como se autolesionar é um comportamento que tem a função de gerar alívio, mas que ao mesmo tempo diminui sua liberdade e deixa seus pais no seu cangote (clarificação de contingência).

P: Eles são muito controladores, nem chave na porta eu tenho. não posso ser quem eu sou nem escolher meus amigos! Minha mãe surtou porque saí de *cosplay*!

T: Realmente é bastante difícil ter uma águia de rapina em cima de você [validação]. E você sabe que se cortar ou tentar suicídio só dá mais um motivo a eles para isso.

P: Mas essa cobrança tira minha vontade de viver! E o autolesivo me acalma.

T: Eu sei que é sua estratégia para lidar com o mal-estar dos conflitos. E você sabe que não é efetivo para suas metas. Para isso aqui dar certo, você vai precisar tirar o suicídio e o autolesivo de cima da mesa. Não é possível eu te ensinar outras estratégias se você escolhe fazer sempre a mesma ação, entende?

P: Mas o autolesivo me acalma.

T: E se eu te der habilidades que te acalmam minimamente, sem que leve a seus pais ficarem no seu cangote?

P: Eu não acredito que isso é possível! Não sei se posso me comprometer.

T: Não precisamos que você acredite exatamente, preciso que você tente e se comprometa a se manter segura por um ano [evocando ação comprometida]. A não ser que você queira viver a vida com os seus pais no cangote. Não seria incrível sair um dia de *cosplay*, ficar com amigos no shopping tranquila, sem ter 10 ligações da sua mãe? [aumentando o comprometimento, trazendo as consequências a longo prazo]. Imagine esse dia. Isso não te deixaria feliz? Entendi direito? É isso que você quer?

P: Quero muito!

T: Então não é compatível com se machucar. Peço um ano para isso. Para você não precisar mais fazer isso. Você pode continuar se cortando e sem liberdade ou você pode se comprometer com a terapia, usar habilidades e quem sabe respirar livre [liberdade de escola]?

P: Verdade, pior que está não dá.

T: Olha que pode ficar, às vezes quando escolhermos continuar usando comportamentos como esse podemos ter consequências ainda mais severas [clarificando contingências].

P: Você fala da última vez que tive que fazer lavagem? Realmente foi bem ruim.

T: Esse é um exemplo.

P: Está certo. Eu vou tentar, mas um ano é muito tempo. Não sei se posso me comprometer com isso. Um ano de sofrimento.

T: Você terá ajuda para melhorar a sua vida neste ano e tenho evidências para afirmar que você pode melhorar e muito, mas você precisa se comprometer. Um ano é um tempo razoável. Ninguém muda padrão de comportamento em um mês [porta na cara e porta na cara].

P: Acho que seis meses de compromisso eu consigo!

T: Perfeito, seis meses e depois avaliamos. Posso contar com seu compromisso [pé na porta]?

P: Pode sim. Eu quero que dê certo. Seria muito bom poder ter liberdade na minha vida e viver sem essas marcas na coxa que me deixam envergonhada.

T: Ora pois, imagine poder viver sua vida e não dar motivos para seus pais controlarem você. Mas você sabe que será tentador romper esse compromisso. Você ainda terá brigas em casa e terá que mostrar ser habilidosa para defender sua liberdade [advogado do diabo].

P: Eu sei, mas vou tentar. Que escolha eu tenho?

## REFERÊNCIAS


1. APA Presidential Task Force on Evidence-Based Practice. (2006). Evidence-based practice in psychology. *The American Psychologist, 61*(4), 271-285.
2. Chapman, A. L. (2018). *Phone coaching in dialectical behavior therapy.* Guilford Publications.
3. Chapman, A. L., & Rosenthal, M. Z. (2016). *Managing therapy-interfering behavior: Strategies from dialectical behavior therapy.* American Psychological Association.
4. Chapman, A. L., Gratz, K. L., & Brown, M. Z. (2006). Solving the puzzle of deliberate self-harm: The experiential avoidance model. *Behaviour research and therapy, 44*(3), 371-394.
5. Chapman, A. L., Specht, M. W., & Cellucci, T. (2005). Borderline personality disorder and deliberate self-harm: does experiential avoidance play a role? *Suicide and Life-Threatening Behavior, 35*(4), 388-399.
6. Dimeff, L. A., Rizvi, S. L., & Koerner, K. (2022). *Terapia comportamental dialética na prática clínica: aplicações em diferentes transtornos e cenários.* São Paulo, SP: Artmed Editora.
7. Fruzzetti, A. E., & Ruork, A. K. (2017). Validation principles and practices in dialectical behaviour therapy.
8. Fruzzetti, A. E., & Shenk, C. (2020). Fostering validating responses in families. *Borderline Personality Disorder*, 215-228.
9. Harned, M. S. (2022). *Treating trauma in dialectical behavior therapy: The DBT prolonged exposure protocol (DBT PE).* Guilford Publications.
10. Harris, R. (2022). *The happiness trap: How to stop struggling and start living.* Shambhala Publications.
11. Hayes, S. C. (2005). *Get out of your mind and into your life: The new acceptance and commitment therapy.* New Harbinger Publications.
12. Hayes, S. C., Strosahl, K. D., & Wilson, K. G. (2011). *Acceptance and commitment therapy: The process and practice of mindful change.* Guilford press.
13. Koerner, K. (2011). *Doing dialectical behavior therapy: A practical guide.* Guilford Press.
14. Linehan, M. (2016). *Terapia Cognitivo-Comportamental para Transtorno da Personalidade Borderline: Tratamentos que Funcionam: Guia do Terapeuta.* São Paulo, SP: Artmed Editora.

15. Rathus, J. H., & Miller, A. L. (2002). Dialectical behavior therapy adapted for suicidal adolescents. *Suicide and life-threatening behavior, 32*(2), 146-157.
16. Ruork, A. K., Yin, Q., & Fruzzetti, A. E. (2022). Phone consultation and burnout among providers of dialectical behaviour therapy. *Clinical Psychology & Psychotherapy, 29*(2), 744-753.
17. Shenk, C. E., & Fruzzetti, A. E. (2011). The impact of validating and invalidating responses on emotional reactivity. *Journal of Social and Clinical Psychology, 30*(2), 163-183.
18. Swenson, C. R. (2016). *DBT principles in action: Acceptance, change, and dialectics.* Guilford Publications.

# 22

# Estratégia nuclear de validação em terapia comportamental dialética

Tatiana de Abreu Braga

## DESCRIÇÃO DO PROBLEMA PARA QUAL A TÉCNICA FOI FORMULADA

Na terapia comportamental dialética (DBT), as atividades, técnicas e procedimentos utilizados pelo terapeuta para alcançar os objetivos do tratamento são denominados por Linehan (2010) como estratégias de tratamento, pois englobam um plano de ação e destreza do terapeuta na implementação. Neste capítulo, manteremos o foco nas estratégias dialéticas e na estratégia nuclear de validação.

A dialética principal do tratamento DBT é a da mudança no contexto da aceitação da realidade tal como ela é. Durante as interações com o paciente, o terapeuta precisa estar atento a manter o equilíbrio e combinar aceitação e mudança, flexibilidade e estabilidade, cuidado e desafio, foco nas capacidades e foco nas limitações. Trazendo constantemente os opostos na terapia, possibilitando ao terapeuta, diante de qualquer argumento, ter uma posição oposta ou complementar. A postura dialética no contexto da terapia tem como objetivo desestabilizar a rigidez emocional, comportamental e cognitiva do paciente. Um segundo ponto a se considerar é o foco: o terapeuta precisa estar presente, em *mindfulness,* e precisa se "mover" com firmeza, certeza e forma.

Linehan (2010) compara a dialética no contexto da relação como uma dança; à medida que o terapeuta desequilibra o paciente levemente, o conduz com firmeza para que possa relaxar. Para que essa dança aconteça muitas vezes o terapeuta precisa avançar rapidamente de estratégia para estratégia, da aceitação para a mudança e, às vezes, da mudança para a aceitação.

Os processos terapêuticos no geral são muito voltados para a mudança; no entanto, para pacientes com alta desregulação emocional, dentre eles pacientes com transtorno de personalidade *borderline* (TPB), o foco na mudança pode remeter ao ambiente invalidante, no qual o paciente era o problema e por isso precisava mudar; além disso, quando o terapeuta insiste no polo da mudança, pode reforçar a ideia de que o paciente não pode confiar nas suas expressões emocionais, interpretações ou comportamentos. Sendo assim, é fundamental que a dança descrita acima aconteça.

A validação é a principal estratégia de aceitação e tem a função de fortalecer o vínculo terapêutico, recuperar ou manter o equilíbrio emocional diante da resolução de problemas, manter o paciente em terapia, atuando como reforçador da sua melhora, facilitar a autovalidação, e à medida que mantém o paciente em contato com suas emoções pode servir como um primeiro passo em no processo de exposição (Swenson, 2024), podendo inclusive ampliar a autocompaixão.

Validação é definida por Linehan (2010) como a comunicação honesta que o terapeuta faz ao paciente de que suas experiências internas e suas respostas fazem sentido no contexto ou situação de vida atual. É a partir da validação que o terapeuta demonstra que aceita ativamente o paciente e comunica essa aceitação a ele.

## DESCRIÇÃO DA TÉCNICA

Para falarmos das estratégias de validação é necessário que tenhamos clareza de como a validação é definida em DBT, o ato de validar está fundamentado na aceitação e contrapõe a mudança, ao validar a emoção de um paciente, damos a ele a possibilidade de reduzir sua excitação fisiológica devido às emoções intensas, o que colabora para a organização de todo o seu sistema emocional e estimula emoções mais adaptativas (Koerner, 2020; Shenk & Fruzzetti, 2011).

Validar é confirmar aquilo que é; o primeiro passo para que a validação aconteça é a observação ativa que leva ao reconhecimento ou compreensão do fenômeno (comportamento, emoção, pensamento) e isso exige que o terapeuta esteja presente, atento, com a mente de principiante, observando as emoções, pensamentos e comportamentos que o paciente apresenta, disposto a "ouvir" e a "ler" os comportamentos não verbais.

O segundo passo no que se refere à validação é a reflexão, o terapeuta será como um espelho que ajudará o paciente a identificar, descrever e nomear seus padrões de resposta, é a chance de o paciente dizer que o terapeuta não o compreendeu e clarificar o que for necessário. É fundamental que haja empatia, este é um pré-requisito da validação, muitas falhas em validar são resultado das falhas em empatizar; é necessário lembrar que só empatizamos com o que conhecemos e, às vezes, é preciso reconhecer que não estamos familiarizados com determinadas experiências do paciente para que a validação não soe como falsa (Swenson, 2024).

O terceiro passo é a validação direta, o terapeuta comunica de forma precisa que a resposta do paciente é compreensível, para isso, busca o grão de verdade ou a sabedoria da resposta, necessita olhar para além da disfuncionalidade, vasculhar e estar atento aos aspectos que possam estar adequados ao contexto de vida atual do paciente.

Temos diferentes estratégias de validação para as emoções, comportamentos e cognições.

Pacientes *borderline* oscilam entre a intensa reatividade emocional e a supressão das emoções. Linehan (2010) propõe várias estratégias de validação emocional que proporcionarão oportunidades para a expressão emocional, o terapeuta ensina habilidades de observação e de rotular emoções, ajudando o paciente a identificar e reconhecer os sinais físicos associados às suas emoções em diferentes contextos, revisando juntos situações em que a emoção foi ativada.

Para a validação emocional é necessário que o terapeuta leia as emoções, observando as expressões faciais e a linguagem corporal do paciente. Por exemplo: enquanto o paciente descreve uma discussão com um membro da família, o terapeuta percebe expressões de tristeza e raiva em seu rosto, juntamente com uma postura tensa e olhos lacrimejantes. A partir dessa percepção, o terapeuta tem a oportunidade de validar as emoções do paciente, demonstrando compreensão e empatia, e incentivando-o a explorar suas emoções mais profundamente. É fundamental que o terapeuta também comunique a validade das emoções e da experiência emocional do paciente, normalizando a emoção.

Já as estratégias de validação comportamental são utilizadas em todas as sessões, o terapeuta ensina habilidades de observar e rotular os comportamentos, a descrição (habilidade de *mindfulness*) de padrões de comportamentos é parte da terapia. Descrever os comportamentos sem acrescentar julgamentos ou inferir motivos pode ser considerado uma resposta validante. Torna-se ainda mais importante quando o terapeuta ajuda o paciente a reconhecer suas descrições e as invalidações e os julgamentos acerca de seus comportamentos (Linehan, 2010; Dornelles, 2021).

O terapeuta poderá focar nos comportamentos que o paciente registra em seu cartão diário, em comportamentos que ocorrem durante a semana ou comportamentos que ocorrem durante as interações nas sessões de terapia. A ideia principal é descrever claramente os comportamentos em questão e comunicar sua compreensibilidade fundamental. A validação comportamental parte do pressuposto de que todo comportamento é causado por eventos que ocorrem ao longo do tempo e, portanto (pelo menos em princípio), é compreensível. Por vezes será necessário que terapeuta e paciente identifiquem o dever; é comum que pacientes com TPB tenham dificuldades em colocar metas realistas para si, é possível que tenham aprendido a se autoinvalidar diante de exigências comportamentais feitas pelo ambiente invalidante. Exigências que não poderia cumprir, ou por serem metas muito altas ou por não ter as habilidades necessárias (Linehan, 2010; Dornelles, 2021).

Após essa identificação dos deveres, é necessário trabalhar para combater o dever, essa é uma forma de validação comportamental diretamente ligada à aceitação radical da realidade. Nesse caso, o terapeuta mostra para os pacientes que há uma relação causal entre seus comportamentos e sua história, compreendendo como e por que algumas coisas aconteceram e se contrapondo aos "deveres"; afinal, ficar se autoinvalidando com uma lista de deveres não é nada efetivo (Linehan, 2010; Dornelles, 2021).

Durante o processo o terapeuta precisará em alguns momentos aceitar o dever, atentando-se e respeitando as preferências dos pacientes, que poderão preferir agir de determinada forma que exija certos padrões de comportamento. Além disso, em algumas situações é possível que ocorra uma decepção em relação ao combate dos "deveres" do paciente, da mesma forma que ocorre quando o paciente não alcança a mudança que deseja. Essa é uma oportunidade de validar a experiência de frustração (Linehan, 2010; Dornelles, 2021).

No que diz respeito à validação dos pensamentos, a DBT não assume que os problemas derivam principalmente de esquemas ou estilos cognitivos disfuncionais, interpretações errôneas ou distorções dos fatos. Entretanto, sabe-se que é comum que pessoas ao redor dos pacientes, incluindo terapeutas, presumam que suas percepções e seus pensamentos são frequentemente equivocados. Esse equívoco pode ocorrer especialmente quando não há informações completas sobre os eventos desencadeadores das reações emocionais. Durante momentos de emoções intensas, é fácil para outros julgarem que o indivíduo está distorcendo os fatos. A armadilha aqui é que as suposições substituem a avaliação objetiva dos fatos. Na validação cognitiva, o terapeuta reconhece, verbaliza e compreende os pensamentos, as crenças e as expectativas do paciente, buscando refletir a verdade essencial deles. Para que isso ocorra, precisa discriminar fatos de interpretações: quem fez o quê, para quem? É necessário usar habilidade de descrição, separar o que é fato do que é interpretação e quais emoções geralmente estão ligadas aos fatos e quais estão relacionadas às interpretações (Linehan, 2010; Dornelles, 2021).

O terapeuta precisa estar disposto a realizar uma busca ativa para encontrar o grão de verdade nos pensamentos do paciente em diferentes contextos. Embora muitas vezes a compreensão do paciente sobre a realidade não esteja completa, deve-se considerar que não está totalmente incompleta, e às vezes os pensamentos sobre determinadas questões fazem muito sentido (Linehan, 2010;

Dornelles, 2021). Além disso, é importante reconhecer o uso da mente sábia; essa validação reforçará o acesso do paciente à sua sabedoria interior (Linehan, 2010; Dornelles, 2021). Outra estratégia de validação valiosa é o respeito pelos diferentes valores, nem sempre pacientes e terapeutas terão os mesmos valores e pontos de vistas. Aceitar as diferenças, sem pressupor superioridade, é dar a liberdade para o paciente decidir se quer trabalhar junto com o terapeuta ou não (Linehan, 2010; Dornelles, 2021).

## INTERVENÇÃO

Uma dúvida frequente dos terapeutas é "o que devo validar?"

É importante validar as emoções, e estar atento às emoções primárias, que são desencadeadas imediatamente após o evento ambiental; são aquelas emoções viscerais, fundamentais para a sobrevivência e o bem-estar quando estão adaptativas e fonte de sofrimento quando desadaptativas (Greenberg, 2015; Dorneles, 2021).

Quando a desregulação estiver presente, o terapeuta deve buscar validar a perspectiva do paciente, a importância dos problemas e a dificuldade que ele tem em executar tarefas e comunicar que a dor emocional é justificável.

Em alguns momentos a resposta do paciente é válida e inválida ao mesmo tempo e é necessário comunicar isso a ele. Há situações em que é difícil perceber qualquer coisa que seja válida; entretanto, o terapeuta deve buscar o "grão de sabedoria" e a autenticidade nas respostas do paciente (Linehan, 2010).

Para validar, é necessário buscar o que é válido. A partir da observação ativa, o terapeuta renuncia a teorias, preconceitos e vieses pessoais que possam impedi-lo de observar as emoções, os comportamentos e os pensamentos do paciente.

Invalide o inválido: o terapeuta precisa da mesma empatia e genuinidade para descrever aquilo que é válido e aquilo que é inválido. Pode validar o sentimento de amor e o desejo de ter um relacionamento de um paciente e invalidar o comportamento de se isolar dos amigos e parar de estudar, quando este paciente começa uma relação afetiva (Koerner, 2021).

Nas estratégias de validação, os terapeutas precisam abandonar a propensão a resolver problemas e deixar espaço para que os pacientes se conectem com algumas situações e permaneçam nelas por algum tempo. Validação requer uma escuta ativa e sem julgamentos da experiência do paciente. Linehan (2010) estabeleceu seis níveis progressivos de validação:

- O primeiro nível é a escuta em *mindfulness*. O terapeuta precisa estar no momento presente, escutando e observando de modo imparcial, sem julgamentos e comunicando ao paciente que suas respostas são válidas.

- O segundo nível é refletir com precisão a comunicação do paciente. O terapeuta precisa comunicar seu entendimento utilizando a repetição ou refletindo as falas do paciente, sem interpretação ou julgamentos.
- No terceiro nível, os terapeutas devem articular emoções, pensamentos e comportamentos não verbais, reconhecendo que os pacientes podem expressar muito por meio de comportamentos não verbais. Isso é especialmente relevante, considerando o histórico de invalidações que muitos pacientes têm. Os terapeutas aprendem a perceber o que o paciente não está verbalizando diretamente, e está mostrando de alguma forma. Esta validação do que não está sendo dito pode ser extremamente poderosa para os pacientes, aumentando sua sensação de serem compreendidos e validados. No entanto, é essencial que os terapeutas verifiquem com os pacientes se suas interpretações estão alinhadas com a experiência deles.
- No quarto nível de validação, os terapeutas descrevem como o comportamento do paciente faz sentido de acordo com sua história ou biologia. Isso envolve comunicar ao paciente que seus comportamentos e reações têm raízes compreensíveis em sua história de vida ou em sua biologia. Os terapeutas exploram os fatores que provavelmente influenciaram os padrões de resposta do paciente.
- Na validação nível 5, os terapeutas procuram ativamente o que há de válido no comportamento do paciente nas circunstâncias atuais e comunicam isso. Investigarão os motivos pelos quais uma resposta do paciente pode ser válida no momento presente, buscando entender o significado das respostas emocionais, comportamentais e cognitivas atuais. Isso ajuda os pacientes a reconhecerem a efetividade, a adaptabilidade e a relevância de suas respostas no contexto atual.
- No sexto nível, os terapeutas precisam ser radicalmente genuínos, agindo com os pacientes de igual para igual, a partir de uma base de humanidade compartilhada. É importante que destaquem os pontos fortes dos pacientes, sendo autênticos, e que estejam presentes na interação terapêutica, sendo como são. Isso cria um ambiente de confiança e colaboração, promovendo uma conexão terapêutica mais profunda e significativa.

## EXEMPLO CLÍNICO

Para a melhor compreensão do uso da validação no tratamento em DBT, seguem alguns exemplos clínicos.

Exemplo de validação nível 2 é o paciente comunicar que está na terapia porque tem que estar e que fazer terapia é uma perda de tempo. O terapeuta diz ao paciente que entende que pediram que fosse à terapia e que a terapia não o ajudou anteriormente.

Validação nível 3: durante uma sessão de terapia, um paciente com TPB relata sentir-se "bem" quando discute um evento recente que envolveu uma discussão com um amigo. No entanto, o terapeuta percebe que o paciente está agitado, evitando contato visual e mexendo constantemente nas mãos. O terapeuta valida esses comportamentos não verbais, dizendo: "Notei que você parece inquieto enquanto fala sobre essa discussão com seu amigo. Parece que há mais emoções por trás dessa história do que você está expressando verbalmente, isso faz sentido? Observe qual emoção está presente enquanto você me fala sobre essa situação."

No nível 4 de validação: um paciente com histórico de trauma compartilha com o terapeuta sua dificuldade em confiar em outras pessoas e em se abrir emocionalmente. O terapeuta valida a experiência do paciente, relacionando-a à sua história de trauma, dizendo: "Dada a sua história de experiências dolorosas no passado, é compreensível que você tenha dificuldade em confiar nas pessoas e em se sentir vulnerável. Seu comportamento de evitar algumas experiências e se proteger faz sentido, considerando o que você passou."

Um exemplo de validação nível 5, buscando o grão de verdade na situação: durante uma sessão de terapia em grupo, um paciente com TPB expressa raiva intensa em relação a um colega de grupo que discordou de suas opiniões. O terapeuta valida a resposta emocional do paciente, mas também incentiva uma reflexão sobre a situação atual, dizendo: "Entendo que você esteja se sentindo com raiva por ter suas opiniões desafiadas. É importante reconhecer o que você está sentindo. Vamos explorar juntos como você pode lidar com essa situação de maneira construtiva."

Validação nível 6: durante uma sessão individual, um paciente compartilha com o terapeuta sua preocupação em ser julgado por seus comportamentos impulsivos e autodestrutivos. O terapeuta responde com autenticidade, compartilhando sua própria experiência de lidar com a vergonha e o julgamento, dizendo: "Eu também me sinto julgado e envergonhado por minhas ações; às vezes, minha mente emocional também toma conta de mim. Você não está sozinho nisso. Estou aqui para ajudá-lo a entender e administrar essas emoções, sem julgamento."

## PROBLEMAS DE APLICAÇÕES E SOLUÇÕES

O excesso de vontade do terapeuta em ajudar e a ansiedade para solucionar problemas e fazer que os pacientes se sintam imediatamente melhores pode ser muito invalidante. Frequentemente os pacientes não se sentem ouvidos quando os terapeutas adotam essa postura de mudança sem colocar na balança a validação. É preciso que os terapeutas cuidem em passar uma mensagem de que a terapia é o lugar em que o paciente pode expressar suas emoções, tolerar as emoções "negativas" e ainda obter compreensão. Portanto, estar em *mindfulness* e tolerar o próprio mal-estar é fundamental para que os terapeutas não se tornem invalidantes.

Os terapeutas precisam ter cuidado para não impor suas próprias preferências comportamentais, cuidar para não comunicar ao paciente que ele deve ser diferente do que é. Precisam trabalhar para que ocorra a aceitação de quem o paciente é e incluir a mudança que faz sentido para ele, paciente, de acordo com seus valores e metas.

A validação é essencial para o sucesso do tratamento em DBT. Muitos problemas na terapia são resultado de validação insuficiente e do foco excessivo na mudança. O terapeuta DBT precisa ter em mente que as estratégias de mudança precisam estar cercadas de validação.

Em momentos difíceis da terapia, a validação acalma os pacientes, fazendo-os sentir-se amparados e compreendidos.

## REFERÊNCIAS


1. Dornelles, V. G. (2021). *Transtorno de personalidade borderline: da etiologia ao tratamento.* Novo Hamburgo, RS: Sinopsys Editora.
2. Greenberg, L. S. (2015). *Emotion-focused therapy: coaching clientes to work through their feelings.* Washington: APA Books.
3. Koerner, K. (2020). *Aplicando a terapia comportamental dialética: um guia prático/tradução de Setúbal Martins e Fabrício Dante.* Novo Hamburgo, RS: Synopsys Editora.
4. Linehan, M. (2010). *Terapia cognitivo-comportamental para transtorno da personalidade borderline: guia do terapeuta.* Porto Alegre: Artmed.
5. Linehan, M. M. (2018). *Treinamento de habilidades em DBT: manual de terapia comportamental dialética para o terapeuta.* Porto Alegre: Artmed.
6. Swenson, C. R. (2016). *DBT principles in action: acepptance, change and dialects.* New York. Guilford Publications.
7. Swenson, C. R. (2024). *Princípios da terapia comportamental dialética em ação: aceitação, mudança e dialética na DBT.* Porto Alegre: Artmed.
8. Pederson, L. D. (2015). *Dialectical Behavior Therapy – A contemporary guide for practitioners.* John Wiley & Sons, Ltd.

# 23

# Processos de mudança em terapia comportamental dialética: modificação cognitiva e exposição

Brisa Burgos Dias Macedo

## DESCRIÇÃO DO PROBLEMA PARA O QUAL A TÉCNICA FOI FORMULADA

A terapia comportamental dialética (DBT) é baseada em princípios que contêm protocolos de outras terapias baseadas em evidências (Duran & Macedo, 2023). Um dos grandes diferenciais da DBT em relação às demais terapias cognitivo-comportamentais (TCC) é o balanço entre as estratégias de aceitação e mudança (Linehan, 2010).

Na DBT os terapeutas costumam lidar com pacientes desafiadores, que apresentam comportamentos que ameaçam a vida, o tratamento e a qualidade de vida constantemente (Koerner, 2020). Por se tratar de pacientes crônicos, ainda que seja necessário o envolvimento em estratégias de validação e uma postura acolhedora durante todo o tratamento por parte do clínico, é preciso empregar, ao longo de todo o processo e de modo consistente, estratégias de mudança que aumentem a motivação de pacientes com históricos prévios de tratamentos fracassados e pouco efetivos (Gunderson et al., 2018). Ademais, é preciso auxiliar os pacientes na diminuição de comportamentos que os afastam de suas metas e valores e aumentar o repertório que os aproxima dos comportamentos desejados para uma vida valorosa (Linehan, 2010).

Ainda que o foco na mudança seja extremamente necessário para a evolução do tratamento e manutenção da vida do paciente, a atenção quase que exclusiva às modificações comportamentais foi uma das limitações constatadas por Marsha Linehan ao testar a efetividade de terapias estritamente comportamentais para o tratamento de pacientes com alta desregulação emocional (Linehan, 2010; Linehan, Heard & Armstrong, 1994; Linehan et al., 1991). Pacientes com ansiedade e depressão, por exemplo, respondem bem às intervenções focadas na mudança, enquanto pacientes com desregulação emocional intensa relataram experiências invalidantes ao passarem por modalidades de tratamento apenas comportamentais ou cognitivas (Linehan, 2010; Heard, Swales & Linehan, 2015). Acredita-se que este resultado possa ser devido a um *link* entre as intervenções focadas em mudança de comportamento e a sensação de reviver as experiências de invalidação traumática enfrentadas durante a vida (Linehan & Wilks, 2015). Sendo assim, é possível afirmar que a DBT é a síntese entre o aceitar e o mudar e que este é o tempero que faz que os pacientes se sintam menos invalidados em suas questões emocionais, ao passo que as mudanças necessárias para construção de uma vida melhor e mais leve são, progressivamente, implementadas (Linehan, 2010).

Nesta dança da DBT, necessária para que a fluidez e o ritmo do tratamento ocorram, é possível visualizar um grupo de intervenções orientadas para mudança e solução de problemas comumente utilizadas por terapeutas da DBT de maneira combinada ou isolada: 1) modificação cognitiva; 2) exposição; 3) manejo de contingência e 4) treinamento de habilidades (Linehan, 2010). Apesar de ser possível incluir outras estratégias orientadas para solucionar problemas, estes quatro grupos resumem o que a maioria dos manuais de DBT propõe como intervenção (Heard, Swales & Linehan, 2015). Neste capítulo introduziremos duas das estratégias de mudança – a modificação cognitiva e a exposição.

## DESCRIÇÃO DA TÉCNICA

### Modificação cognitiva: reestruturação cognitiva e clarificação de contingências

As estratégias de modificação cognitiva são amplamente utilizadas na TCC de Beck (Beck, 2020). De acordo com a TCC, a reestruturação cognitiva, por exemplo, consiste em um dos pilares do tratamento, juntando-se ao pilar da resolução de problemas (Beck, 2020). Na DBT, entretanto, os dois pilares da TCC fazem parte das estratégias de resolução de problemas (Koerner, 2018).

Acredita-se que grande parte das disfuncionalidades vivenciadas pelos indivíduos não estão atreladas às situações em si, mas sim à forma como são interpretadas (Wright et al., 2019). Sendo assim, o uso da reestruturação cognitiva propõe que o paciente seja ensinado a identificar possíveis pensamentos disfuncionais e possa aprender a reestruturá-los quando a interpretação estiver distante da realidade e causando sofrimento (Beck, 2020). Geralmente, na TCC padrão, este processo de reestruturação é realizado por meio de técnicas como a descoberta guiada e o questionamento socrático, que buscam, por meio de indagações sobre as interpretações de si mesmo, dos outros e do futuro, tornar o paciente mais consciente e permitir que tome decisões mais efetivas, baseadas em fatos (Padesky, 1993). Em consequência da reestruturação cognitiva, podem ser observadas melhora do humor, da regulação emocional e até mudança de padrões comportamentais de muitos pacientes (Knapp & Beck, 2008).

Na DBT, ainda que as estratégias de mudança cognitiva consistam em um recurso importante, seu uso é realizado em formato diferente da TCC padrão (Waltman et al., 2021). Nesta abordagem a modificação cognitiva divide-se em dois pilares de estratégias: reestruturação cognitiva e clarificação de contingências (Koerner, 2018; Swenson, 2016). É válido ressaltar que os pacientes tratados em DBT são conhecidos por apresentar dificuldade de transitar por diferentes pontos de vista, de flexibilizar suas cognições e por terem suas crenças nucleares mais enraizadas em comparação aos "pacientes padrões" (Waltman et al., 2021; Linehan, 2010).

Na DBT o pilar da reestruturação cognitiva ocorre de maneira mais assertiva e é recomendável evitar recursos utilizados na TCC padrão, como, por exemplo, a descoberta guiada ou o questionamento socrático, principalmente por serem técnicas menos diretivas de mudança de pensamento (Waltman et al., 2021; Linehan, 2010). É importante lembrar que na maior parte das vezes a reestruturação cognitiva será utilizada para diminuir a força dos elos que levam ao comportamento-problema, ou seja, de pensamentos que aumentam as chances de que comportamentos de risco, como, por exemplo, se autolesionar, voltem a ocorrer. Sendo assim, elas ficam sendo o foco de intervenção apenas quando vistas como peças importantes para mudança do comportamento-alvo.

A outra forma de modificação das cognições na DBT é a clarificação de contingências. Esta técnica foca em avaliar as consequências dos comportamentos dos pacientes observadas nas análises em cadeias (Heard, Swales & Linehan, 2015; Linehan, 2010). Apesar de se assemelhar às crenças intermediárias da TCC padrão, na DBT o enfoque é ainda maior na força da contingência e nos princípios comportamentais que a regem (Linehan, 2010). Ou seja, é importante que o clínico avalie se determinado comportamento do paciente foi reforçado ou punido para compreender qual é a conexão existente entre a ação realizada e a consequência obtida. Dessa forma, é possível estabelecer a relação de "se" algo acontece, "então" tal consequência ocorrerá, aumentando ou diminuindo a probabilidade de que tal comportamento volte a ocorrer (Swenson, 2016). É a partir desta compreensão que quebrar o ciclo que mantém determinados padrões se torna possível.

A clarificação de contingência também ajuda o paciente a tomar mais consciência das "regras do jogo", tanto na vida quanto na terapia, facilitando a compreensão dos acordos como, por exemplo, os que ocorrem na instauração da regra das 24 horas e do *coaching* telefônico (Swenson, 2016).

## Exposição formal e informal

Pacientes com desregulação emocional costumam sofrer com a interferência de emoções intensas e indesejadas, como medo, vergonha, culpa e tristeza ao longo da vida e do tratamento (Swenson, 2016). Às vezes são as respostas emocionais desses pacientes que acabam por inibir a ocorrência de comportamentos mais habilidosos e por aumentar as chances de que sofram com alguma desregulação (Koerner, 2016). Seguindo uma estrutura formal ou informal, uma das grandes funções das estratégias de exposição é que os pacientes aprendam a tolerar fortes emoções, principalmente identificando quais são os desencadeantes que geram respondentes emocionais poderosos e permanecendo sem se esquivar deles, ainda que tal ação seja contrária ao seu impulso (Linehan, 2010).

Originalmente desenhada para tratar o medo, hoje em dia as estratégias de exposição podem ser usadas para o tratamento de qualquer emoção injustificada (Linehan, 2018; Koerner, 2016). Ademais, as exposições ajudam a quebrar os *links* das cadeias que levam aos comportamentos problemáticos, além de evitar a esquiva experiencial das emoções ou a utilização de comportamentos de busca de segurança.

Em caráter informal, as exposições são menos estruturadas, podem ocorrer durante as sessões de terapia e se concentram em ajudar os pacientes a experimentarem emoções indesejadas, inicialmente em ambientes seguros (Heard, Swales & Linehan, 2015). É importante ressaltar a riqueza do procedimento que, de maneira cuidadosa, propõe expor pacientes com história de traumas emocionais intensos em ambiente seguro, levando emoções que outrora eram justificadas por eventos passados a se tornarem injustificadas com base nos eventos atuais. É uma forma de ajudá-los a separar o que é do álbum (história) e o que é da foto recentemente tirada (presente).

No caso das exposições formais em DBT, por sua vez, existe um protocolo estruturado, com duração e direcionamento específico (Harned, 2023). Ainda que a DBT seja uma terapia baseada em princípios, a exposição formal se assemelha muito mais a um protocolo e deve ser aplicada apenas após o paciente atingir o completo controle comportamental (Harned et al., 2021). Ou seja, no estágio um e ao longo de todo o tratamento de DBT o uso de exposições informais é realizado extensivamente, ao passo que no estágio dois de tratamento os protocolos formais ganham força. O protocolo de exposição prolongada da DBT (DBT-PE) foi validado para o estágio dois e tem demonstrado forte evidência científica para o tratamento de pacientes com intensa desregulação emocional e com experiências invalidantes traumáticas ao longo da vida. Neste capítulo, entretanto, nos ateremos a compreender as exposições informais, tendo em vista que as exposições formais em DBT serão objeto amplamente discutido no capítulo sobre exposição ao trauma deste livro.

## INTERVENÇÃO

As estratégias orientadas para mudança da DBT são baseadas em fundamentos das teorias sociais e comportamentais – incluindo a história de condicionamento clássico e operante – e nas terapias focadas nas soluções de problemas (Swenson, 2016). É evidente que, informalmente, os processos terapêuticos utilizam a todo momento muitos dos princípios das teorias da aprendizagem e alguns reforços ou punições de comportamento podem acontecer de maneira deliberada apenas por conta da natureza da relação terapêutica (Moreira & Medeiros, 2018; Chapman & Rosenthal, 2016). Tais processos, entretanto, devem ser incorporados formalmente na formulação de caso de cada paciente para diminuir as chances de reforçamentos de comportamentos inadequados por parte do terapeuta (Duran & Macedo, 2023). Para tanto, é preciso a avaliação da função e do padrão comportamental que ocorre em cada situação, além da compreensão do plano de tratamento desenvolvido a partir dos estágios de tratamento e da hierarquia de alvos primários definidos na formulação de caso e nas análises funcionais do comportamento do paciente (Rizvi, 2019). Como decidir-se, por exemplo, sobre falar ou não com o paciente após o envio de uma mensagem em que ele comunica que está chateado com o terapeuta? Para esta e muitas outras decisões a respeito do tratamento e da relação terapêutica, é fundamental o reconhecimento de que muitos caminhos podem levar aos destinos desejados. Ou seja, é possível facilitar a aproximação das metas e valores do paciente de muitas formas, porém também é preciso considerar a efetividade de cada intervenção disponível e atentar-se para não selecionar comportamentos que devem, na realidade, ser eliminados do repertório do paciente (Rizvi, 2019; Catania, 1999).

Ainda quanto à análise comportamental, é interessante compreender os padrões comportamentais emitidos e eliciados de acordo com as análises em cadeia de cada paciente (Linehan, 2010). Não se pode subestimar a necessidade de conhecimentos de princípios básicos de análise comportamental exigidos de um terapeuta DBT. Além disso, é com base em muita validação que o terapeuta pode propor a introdução de comportamentos mais habilidosos e a mudança de comportamentos inefetivos (Linehan, 2018). Entre tais comportamentos, que precisam de intervenções baseadas em mudanças, encontram-se, geralmente, os padrões cognitivos e as emoções intensas e indesejadas. É válido lembrar que em DBT cognições e emoções são consideradas comportamentos privados

(Linehan, 2010) e é preciso que o terapeuta desenvolva uma análise de soluções consistente, que indique as estratégias de intervenção mais efetivas para que haja modificações dos comportamentos-problema alvo do paciente em questão. No rol de estratégias que ajudam na mudança cognitiva e emocional estão a modificação cognitiva e as exposições formais e informais. Para que tais estratégias sejam aplicadas, é essencial compreender os antecedentes e as consequências descritas nas análises em cadeia feitas do comportamento de cada paciente.

## EXEMPLO CLÍNICO

### Exemplos de modificação cognitiva

Para reestruturar as cognições em estágios menos avançados do tratamento, o clínico pode se ater a ajudar o paciente a reconhecer "o que está sendo deixado de fora" diante de interpretações dicotômicas e apontar inconsistências lógicas. Outra possibilidade é lançar mão das estratégias mais dialéticas, trocando o "mas" pelo "e" e plantando novas possibilidades que possam auxiliar a romper a rigidez cognitiva. Vamos pensar em um exemplo: Diante de um pensamento possivelmente distorcido, de que "Júlia não me chama para sair porque não gosta de mim", o clínico pode levantar as possibilidades que ficaram de fora do crivo do paciente com base nas informações que já possui sobre seu funcionamento geral e a relação dele com Júlia e outras pessoas. Ainda no rol das estratégias dialéticas, o uso de metáforas por parte do clínico também pode ser muito útil, tendo em vista que ao usar analogias ou histórias para explicar possíveis inconsistências, o paciente tende a despersonalizar o problema e refletir sobre o conteúdo da intervenção.

Ainda nesta linha, orientar os pacientes quanto à importância de identificar a ocorrência de seus erros de pensamentos pode auxiliá-los a, com o tempo, reconhecer a disfuncionalidade de seus próprios padrões cognitivos fora da sessão, tornando-os capazes de avaliar os pensamentos e diminuir o impacto destas distorções cognitivas sobre suas ações (Beck, 2018). Sendo assim, ainda que todos os seres humanos apresentem distorções, é muito comum encontrar erros de pensamento como o catastrofismo, tudo ou nada, abstração seletiva, rótulos, leitura mental e personalização em pacientes com algum nível de desregulação emocional e, por isso, os pacientes aprendem a identificá-los no treinamento de habilidades e reforçam o aprendizado em terapia individual (Linehan, 2018).

Diante deste contexto, além de, obviamente, não invalidar as emoções que os pacientes trazem, é importante que o terapeuta fique atento para não questionar fatos, pois nestes casos deve-se optar por um outro grupo de estratégias de mudança ou por estratégias de aceitação da realidade. Em casos violência de gênero, racismo e gordofobia, por exemplo, pode ser difícil seguir de maneira efetiva pela linha da mudança cognitiva, correndo um grande risco de que o terapeuta invalide o que é válido.

Para auxiliar na reestruturação cognitiva, as habilidades aprendidas no treinamento de habilidades em DBT, por exemplo, podem ser utilizadas como um recurso valioso para os questionamentos de pensamento em pacientes submetidos a esta abordagem (Linehan, 2018; Linehan, 2010). Perguntar a uma paciente que saiu de uma relação abusiva e gostaria de procurar o ex-namorado ou a alguém que está abstinente há anos, mas está pensando em voltar a beber se esta é uma "ideia sábia" ou algo como "o que a sua mente sábia tem a te dizer sobre isso?" são recursos úteis para plantar a semente da mudança cognitiva sem recorrer a grandes intervenções. Ainda no que tange às habilidades, questionar se determinado padrão de pensamento é efetivo e qual é o efeito de pensar de determinada maneira também pode auxiliar o paciente a mudar seus pensamentos a fim de se aproximar de padrões cognitivos mais compatíveis com o alcance de suas metas e de seus valores. Por fim, o exame de evidência, em DBT denominado checagem de fatos, pode ajudar o paciente a sair de seus pensamentos e emoções e olhar o mundo por uma perspectiva mais realista. É comum o terapeuta pedir que eles façam registros e avaliações a respeito de situações que provocam emoções intensas e pensamentos distorcidos. Quando um paciente relata o desejo de largar um emprego, é possível, por exemplo, sugerir que ele faça, de maneira descritiva, um "boletim de ocorrência" ou "investigação" para avaliar se determinado trabalho está de fato sendo adoecedor e se pedir demissão é realmente o melhor a se fazer diante de tal cenário. Esta é uma forma de incentivar pessoas com desregulação emocional a diminuírem sua reatividade e ativarem áreas do cérebro mais envolvidas na racionalização dos problemas (Iskric & Barkley-Levenson, 2021; Goodman et al., 2014).

Além de avaliar a intensidade emocional antes de propor uma reestruturação cognitiva, é importante que o clínico opte por usar descrição ao invés de julgar o padrão de pensamento do paciente. É necessário também validar qualquer aproximação sucessiva de um padrão mais realista de pensamento, além de se lembrar que ainda que um determinado pensamento não esteja condizente com a realidade vigente, é preciso ter consistência para conseguir ajudar o paciente a constatar os fatos quando ele está sob forte emoção. Esta pode consistir em uma tarefa árdua para o terapeuta e é preciso perseverar.

Usar a irreverência para quebrar o gelo também pode ser um recurso importante. Estender as distorções com posturas surpreendentes também pode ajudar o paciente a compreender algo que possa estar sendo deixado de fora (Linehan, 2010). É preciso, porém, que o terapeuta faça um uso moderado desta estratégia, tendo em vista que em situações de sensibilidade extrema os pacientes podem compreender a comunicação mais irreverente ou as hipérboles do terapeuta como deboche ou até uma postura desrespeitosa e julgadora.

Para mais, técnicas advindas de entrevistas motivacionais também podem auxiliar na reestruturação na DBT (Linehan, 2010). Para tanto, é importante não perder de vista quais são os valores e prioridades do paciente, a fim de direcioná-lo de acordo com aquilo que o aproxima do que considera uma vida valiosa. Perguntar sobre como determinado pensamento o afeta e se este tipo de cognição o aproxima ou afasta da pessoa que ele quer ser e da vida que ele quer ter pode ser uma boa estratégia. É possível questionar se determinados raciocínios o ajudam a resolver conflitos interpessoais com pessoas importantes, mantém o autorrespeito e o aproxima de seus objetivos de vida (Linehan, 2018).

Na outra estratégia de modificação cognitiva é possível atentar aos comportamentos "se" e "então", já explicitados neste capítulo. Por exemplo, diante de episódios em que um adolescente se autolesiona por se sentir sozinho, é possível observar que além do alívio e do bem-estar físico desta ação, o comportamento pode ser reforçado por conta da atenção despendida pelos amigos e familiares que ficam mais próximos e responsivos nestes momentos. Na construção da análise em cadeia de episódios como este citado, é importante clarificar para o paciente que "se" ele se autolesiona e tem atenção e alívio, "então" ele corre o risco de repetir este comportamento quando se sentir sozinho novamente. É importante ressaltar que esta contingência reforçadora se estabelece, muitas vezes, de maneira inconsciente, para que o paciente não interprete esta afirmação como um julgamento ou passe a se autoinvalidar com rótulos como "manipulador". Neste momento também se faz necessário explicar que este reforço de curto prazo pode afastá-lo de sua meta de manter conexões duradouras e que não envolvam a necessidade de que ele adoeça para ter atenção. Na hora de clarificar a contingência, entretanto, é importante que o clínico se atenha a apontar os fatos e não adote postura julgadora.

## Exemplos de exposição

O terapeuta pode "fazer dos limões uma limonada" e aproveitar o próprio *setting* terapêutico para realizar pequenas exposições informais que possam modificar suas emoções indesejadas. Sendo assim, pacientes que, por exemplo, foram intensamente rejeitados ao longo de sua infância começam a se perceber aceitos na relação terapêutica e, posteriormente, em outras relações. Para que esta generalização ocorra, é necessário que o terapeuta tenha o bom senso de só expor os pacientes a emoções injustificadas atualmente, além de auxiliar no enfrentamento de possíveis pistas traumáticas por meio de ação oposta (Linehan, 2018; Linehan, 2010). Se o paciente se perceber como alguém "inadequado" e o terapeuta perceber que de fato existem comportamentos socialmente desaprovados, não se deve escolher o caminho da exposição. Mas, por exemplo, no caso de pacientes que sofreram ao longo da vida com comentários traumáticos a respeito de algum elemento de seu rosto, a vergonha pode ser uma emoção presente, ainda que nos dias atuais, e o impulso de ação pode ser evitar socialização ou esconder o rosto com o cabelo. Em casos como este é importante que o terapeuta trabalhe a exposição no *setting* terapêutico, bloqueando os impulsos de ação relacionados à vergonha e, aos poucos, propondo que o paciente se exponha em ambientes seguros (às vezes no próprio contexto da consulta ou promovendo consultas externas). O terapeuta também deve estar atento às tentativas de bloquear emoções primárias intensas por meio de emoções secundárias ou mesmo por comportamentos ritualísticos ou dissociativos (Linehan, 2010). Para diminuir a probabilidade de ocorrência destes fatos, é importante encorajar que o paciente participe dos delineamentos das exposições. Ademais, a exposição informal ainda pode ser a intervenção proposta quando, por exemplo, o paciente deseja fazer apenas sessões on-line por seu medo de sair de casa. Ou até em casos em que ele se recusa a produzir um cartão diário.

## PROBLEMAS DA APLICAÇÃO E SOLUÇÕES

### Desafios da modificação cognitiva

Como já mencionado, os pacientes com desregulação emocional tendem a apresentar falhas dialéticas e dificuldades de enxergar o mundo para além de uma perspectiva dicotômica, ou seja, veem a vida por meio de padrões de pensamento "tudo ou nada" (Waltman et al., 2021; Linehan, 2010), o que pode significar o aumento da ocorrência de erros de pensamento.

Tendo em vista este padrão cognitivo e a dificuldade de conseguir proporcionar a mudança permanente dos pensamentos e crenças de pacientes com desregulação emocional, pode não ser uma boa ideia se o clínico começar a questionar a visão do mundo do paciente durante uma crise em que esteja vivenciando emoções indesejadas e intensas. Por conta da história de contingenciamento e da transação que ocorre entre o temperamento do paciente e as vivências típicas de um ambiente invalidante, pode ser que o questionamento socrático de pensamento, tão utilizado com pacientes menos desregulados e na TCC padrão, se assemelhe ou lembre, em algum nível, o ambiente invalidante. Tal associação pode levar o paciente a duvidar de suas próprias interpretações (autoinvalidação) e, ao mesmo tempo, aumentar ainda mais a reatividade e sensibilidade emocional (vulnerabilidade emocional). Sendo assim, se o paciente chegar à sessão, por exemplo, relatando uma tentativa de suicídio em decorrencia de uma briga com a mãe e ainda se diz envolvido por emoções intensas como raiva e tristeza por conta deste episódio, pode não ser o melhor caminho questioná-lo a respeito da veracidade de seus pensamentos sobre a mãe ou a situação em si antes de ajudá-lo a regular a intensidade das emoções.

Além de seguir a hierarquia de alvos do tratamento, é preciso que o clínico tenha a sutileza de envolver a sua intervenção de mudança cognitiva em estratégias de validação, procurando o grão de sabedoria e validade na experiência do paciente para que, após passar pela regulação emocional, ele tenha continência suficiente de tolerar os questionamentos sobre a sua experiência na briga e avaliar a veracidade de suas interpretações sem se autoinvalidar ou considerar que o terapeuta esteja "desfazendo do seu ponto de vista".

Ainda que as intervenções de modificação cognitiva na DBT não busquem uma direção e uma resposta específica, pacientes com desregulação emocional tendem a achar que o clínico tem uma resposta "certa" e que estão sendo incapazes de encontrá-la, assim como caracteristicamente ocorre em ambientes invalidantes (Koerner, 2016). Tal fato pode elevar ainda mais a intensidade de emoções indesejadas. Sendo assim, abordagens menos diretivas e mais questionadoras devem ficar para os estágios mais avançados do tratamento (estágio 3 e 4), em que os pacientes já se encontram mais estabilizados quanto à hipersensibilidade emocional e interpessoal (Linehan,2016).

É preciso buscar formas mais efetivas de incluir a reestruturação cognitiva sem perder de foco as intervenções primordiais para cada paciente. Sendo assim, como dito por Swenson (2016), ainda que usualmente os pacientes não busquem a DBT por conta de distorções cognitivas, elas podem ser vistas como parte do problema e, por esta mesma razão, podem nos auxiliar a construir a solução. Para isso, é importante lembrar que a reestruturação costuma ajudar os terapeutas a encontrar nas análises em cadeia os *links* que levam e as consequências provenientes dos comportamentos-problema.

Já com relação à dificuldade de clarificar as contigências, é importante lembrar que a maior parte destes pacientes cresceu em ambiente onde as regras não eram claras ou eram muito diferentes do esperado. A compreensão das normas sociais pode auxiliá-los a ler melhor os ambientes nos quais estão inseridos e modificar padrões de respostas que os afastam de uma vida mais valiosa.

Ressalta-se que ainda que as cognições ajudem a entender o porquê de alguns comportamentos ocorrerem, elas não explicam tudo, sobretudo no contexto de ocorrência de comportamentos de risco à vida. Sendo assim, entender as crenças de um paciente e seus significados pode ajudar o terapeuta a identificar a função de determinados comportamentos. Ademais, usar outras estratégias, como, por exemplo, experimentos comportamentais e exposições, também pode auxiliar para consolidar as reestruturações cognitivas. Usar e abusar destas estratégias pode ser um bom caminho para reestruturar pacientes mais rígidos.

## Desafios na exposição

Para que as estratégias de mudança aconteçam, principalmente as de exposição, é imprescindível que o terapeuta da DBT saiba orientar e comprometer o paciente quanto à relevância de cada intervenção proposta, tendo em vista que a complexidade da tarefa é ainda maior entre os indivíduos desesperançosos por conta de múltiplos tratamentos anteriores (Swenson, 2016). Explicar o porquê o paciente pode se beneficiar de uma exposição a uma situação que gera medo, por exemplo, pode ser crucial para que ele se engaje na atividade de modo consistente e sem comportamentos de busca de segurança (p. ex., o uso de benzodiazepínicos em grande quantidade). Esclarecer os custos de interromper uma exposição formal no meio do procedimento é algo que também deve ser realizado antes de submeter o paciente ao protocolo formalmente, diminuindo as chances de que haja uma interferência nos resultados obtidos a partir da intervenção.

Para orientar e comprometer, o clínico pode ainda enfatizar que um dos pressupostos da DBT considera a importância de que comportamentos considerados efetivos sejam aprendidos e implementados em todos os contextos relevantes (Linehan, 2018). Tal pressuposto reforça a necessidade de trabalhar os processos de mudança, principalmente a possibilidade de que o paciente amplie o repertório de comportamentos habilidosos e possa provocar as alterações necessárias para construção de uma vida mais próxima de seus valores. Tudo isso envolve muita exposição!

Sendo assim, tanto nas exposições formais quanto nas informais pacientes devem ser intensamente orientados quanto ao procedimento (Heard, Swales & Linehan, 2015). A efetividade do tratamento e as evidências científicas também devem ser ressaltadas a fim de instilar esperanças e fortalecer a manutenção do processo. A exposição deve ser vista como uma prova de corrida para testar a resistência, com um caminho cheio de obstáculos a serem superados, em que o paciente, como corredor, é motivado a não desistir e o terapeuta seguirá o encorajando até a linha de chegada. É importante seguir o procedimento até o fim para que o paciente não corra o risco de reforçar suas memórias traumáticas e desfrute dos ganhos do procedimento (Harned, 2023)

Quanto ao terapeuta, é importante que treine para realizar as exposições de modo consistente, entendendo a importância do tratamento e para manter a firmeza que ele exige. Em casos de intervenções formais, é mais fácil submeter os pacientes a um protocolo tão duro quando não se perde de vista os benefícios a longo prazo. Para isso, é necessário se manter constantemente atualizado e ser um profundo conhecedor dos manuais específicos de protocolos de exposição em DBT.

Ressalta-se que as estratégias de mudança são parte importante do tratamento em DBT. Sem elas, é como se o paciente pudesse se sentir acolhido em seu sofrimento e, ao mesmo tempo, sem perspectiva de sair do fervor emocional em que vive. Reestruturação cognitiva e exposição são grupos de estratégias de mudança desafiadoras, porém que geram bons resultados quando utilizadas de modo aderente com pacientes com intensa desregulação emocional. O clínico deve ser preciso e observar de maneira atenta as dificuldades do paciente, e ser tecnicamente preparado para utilizar estas intervenções.

## REFERÊNCIAS


1. Catania, A. C. (1999). *Aprendizagem: comportamento, linguagem e cognição* (4a ed.). [Learning: Behavior, Language and Cognition.] Porto Alegre: Artmed (Trabalho original publicado em 1998).
2. Beck, J. S. (2020). *Cognitive behavior therapy* (3rd ed.). Guilford Press.
3. Chapman, A. L., & Rosenthal, M. Z. (2016). *Managing therapy-interfering behavior: Strategies from dialectical behavior therapy.* American Psychological Association.
4. Chapman, A. L., & Rosenthal, M. Z. (2016). *Managing therapy-interfering behavior: Strategies from dialectical behavior therapy.* American Psychological Association.
5. Duran, E.; & Macedo, B.B.D. (2023). Terapia comportamental dialética: desafios no tratamento com desregulação emocional grave. In P, Abreu e J, Abreu. (Org.). *Atualização em terapias comportamentais contextuais.* (pp. 142-156).Santana de Parnaíba: Manole.
6. Goodman, M., Carpenter, D., Tang, C. Y., Goldstein, K. E., Avedon, J., Fernandez, N., & Hazlett, E. A. (2014). Dialectical behavior therapy alters emotion regulation and amygdala activity in patients with borderline personality disorder. *Journal of psychiatric research, 57*, 108-116.
7. Gunderson, J. G., Herpertz, Skodol, A. E., Torgersen, S., & Zanarini, M. C. (2018) Borderline personality disorder. *Nature Reviews Disease Primers, 4*(1), 1-20.
8. Harned, M. S., Schmidt, S. C., Korslund, K. E., & Gallop, R. J. (2021). Does adding the Dialectical Behavior Therapy Prolonged Exposure (DBT PE) protocol for PTSD to DBT improve outcomes in public mental health settings? A pilot nonrandomized effectiveness trial with benchmarking. *Behavior therapy, 52*(3), 639-655.
9. Harned M. S. (2023). Tratando trauma com a terapia comportamental dialética: protocolo de exposição prolongada em DBT. (E. Nicoletti e V. G. Dornelles, Trad.). Novo Hamburgo, RS: Sinopsys Editora.
10. Heard, H. L., Swales, M. A., & Linehan, M. M. (2015). *Changing behavior in DBT: problem solving in action.* The Guilford Press.
11. Iskric, A., & Barkley-Levenson, E. (2021). Neural changes in borderline personality disorder after dialectical behavior therapy – a review. *Frontiers in psychiatry, 12*, 772081.
12. Knapp, P., & Beck, A. T. (2008). Fundamentos, modelos conceituais, aplicações e pesquisa da terapia cognitiva. *Brazilian Journal of Psychiatry*, 30, s54-s64. https://doi.org/10.1590/S1516-44462008000600002
13. Koerner K., 2020 (2012). Aplicando a terapia comportamental dialética: um guia prático. Novo Hamburgo, RS: Sinopsys Editora.
14. Linehan, M. M., Armstrong, H. E., Suarez, A., Allmon, D., & Heard, H. L. (1991). Cognitive-behavioral treatment of chronically parasuicidal borderline patients. *Archives of general psychiatry, 48*(12), 1060-1064.

15. Linehan, M. M., Heard, H. L., & Armstrong, H. E. (1994). "Naturalistic follow-up of a behavioral treatment for chronically parasuicidal borderline patients": Erratum. *Archives of General Psychiatry, 51*(5), 422.
16. Linehan, Marsha M. (2010). *Terapia Cognitivo-Comportamental para Transtorno da Personalidade Borderline.* Porto Alegre, RS: Artmed.
17. Linehan, M. M., & Wilks, C. R. (2015). The course and evolution of dialectical behavior therapy. *American journal of psychotherapy, 69*(2), 97-110.
18. Linehan, Marsha, M. (2018). *Treinamento de habilidades em DBT: manual de Terapia Comportamental Dialética para o terapeuta.* (2. ed.). Porto Alegre: Artmed.
19. Moreira, M. B., & de Medeiros, C. A. (2018). *Princípios básicos de análise do comportamento.* Porto Alegre, RS: Artmed.
20. Padesky, C. A. (1993, September). Socratic questioning: Changing minds or guiding discovery. In *A keynote address delivered at the European Congress of Behavioural and Cognitive Therapies, London* (Vol. 24).
21. Rizvi, S. L. (2019). *Chain analysis in dialectical behavior therapy.* The Guilford Press.
22. Swenson, C. R. (2016). *DBT® principles in action: Acceptance, change, and dialectics.* Guilford Press.
23. Waltman, S. H., Codd, R. T., McFarr, L. M., & Moore, B. A. (2020). *Socratic questioning for therapists and counselors.* Routledge.
24. Wright, J. H., Brown, G. K., Thase, M. E., & Basco, M. R. (2018). *Aprendendo a Terapia Cognitivo--Comportamental-: Um Guia Ilustrado.* Porto Alegre, RS: Artmed Editora.

# 24

# Estratégia de mudança: aquisição de habilidades e manejo de contingências na terapia comportamental dialética

Thyale Brizolara Nunes

## DESCRIÇÃO DO PROBLEMA PARA O QUAL A TÉCNICA FOI FORMULADA

A terapia comportamental dialética (DBT) postula o desenvolvimento do transtorno da personalidade *borderline* (TPB) a partir da teoria biossocial do comportamento. Esta teoria pode ser entendida como um modelo explicativo pautado na seleção do comportamento baseado em consequências. Para o modelo biossocial, existe um enfoque na transação de um sujeito que apresenta uma vulnerável biológica e um ambiente que modela comportamentos emocionais extremos e/ou evitativos. Dessa forma, o ambiente invalidante tem um papel de punir/extinguir respostas emocionais normativas e reforçar um repertório emocional restrito a estratégias de evitação e/ou reação emocional intensa (Rathus & Miller, 2002, Linehan 2010, Fruzzetti & Ruork, 2017; Musser, Zalewski, Stepp & Lewis, 2018). Dentro dos modelos baseados em consequência, personalidade é entendida como um padrão de respostas estáveis, adquiridas em contingências matriciais e que foi generalizada em diferentes ambientes. Um transtorno de personalidade, dentro da teoria comportamental, é compreendido como um repertório comportamental pervasivo que, a longo prazo, diminui a capacidade do organismo de se adaptar e acessar reforçadores no seu ambiente (Guilhardi, 2015; Banaco, Costa, Gon, & Zamignani, 2019).

O ambiente que apresenta um contexto invalidante falha em ensinar, de maneira variada, habilidades de regulação das emoções e interpessoais. Assim, o indivíduo com TPB oscila entre estratégias de evitação/supressão das emoções e reações emocionais extremas (Chapman, Specht & Cellucci, 2005; Chapman, Gratz & Brown, 2006). Esses comportamentos foram selecionados pelo ambiente e tinham uma função de sobrevivência e acesso a reforçadores nesta contingência matricial. O problema deste aprendizado recai em dois fatores. Este padrão de comportamento emocional não costuma ser adaptativo fora do ambiente invalidante. Quando o individual alcança a puberdade e a vida adulta passa a socializar em outros contextos que acabam sendo aversivos a esse padrão de respostas adquiridas. Além de não funcionar o que aprenderam em outros ambientes, eles também não sabem variar de estratégias (Linehan,2010; Daros & Williams, 2019).

Regulação pode ser definida como a capacidade de um sujeito de influenciar (consciente ou inconsciente) seu comportamento emocional no aspecto fisiológico, cognitivo e motor. Além disso, a regulação das emoções envolve a habilidade do indivíduo em discriminar qual resposta será mais eficiente em alcançar reforçadores, com o mínimo de punidores envolvidos, a curto e longo prazo, em um determinado contexto. Existem diferentes formas para promover mudanças nos estados emocionais. Elas podem ser antecedentes, que modificam as experiências emocionais antes que elas se instalem completamente, e as focalizadas, que pretendem modificar padrões comportamentais ou fisiológicos das emoções já em curso. A supressão é uma das formas de regulação emocional focalizada, muito presente em indivíduos diagnosticados como borderline, pois o ambiente invalidante dificultaria o aprendizado de outras estratégias de regulação emocional ao ser pouco responsivo e/ou punitivo aos comportamentos emocionais (Linehan, 2010; McRae & Gross, 2020).

Todos os indivíduos estão usando estratégias para influir na sua experiência emocional, tanto na fisiológica quanto em cognição e ações motoras. Nenhuma estratégia é, per si, melhor ou pior que a outra. Todas são dependentes do contexto. Evitar ou suprimir comportamentos emocionais pode ser útil se você está em um contexto em que expressar emoções levará a punições. Vemos que o indivíduo com TPB usa excessivamente e de modo pouco sensível ao contexto estratégias como evitação, ruminação, supressão cognitiva e expressiva, alteração fisiológica por meios passivos (uso de substâncias), atenção concentrada em estímulos aversivos, distração com sensações intensas (autolesivos) e soluções de problemas dependentes (Chapman, Specht & Cellucci, 2005; Chapman, Gratz & Brown, 2006; Dixon-Gordon, Peters, Fertuck, & Yen, 2017; Daros & Williams, 2019). Independentemente de o contexto reforçar ou não esses padrões, existe essa resposta supragemeralizada desses comportamentos. Por estes padrões serem aprendidos muito cedo e terem sido amplamente reforçados, são repertórios mais resistentes a extinção e punição, ou seja, por mais que não esteja funcionando, o indivíduo continua sendo insistente nessas respostas, angariando prejuízos em quase todas as esferas da vida (Bonaco et al., 2019).

## DESCRIÇÃO DA TÉCNICA

Parte do trabalho do clínico envolve ampliar o uso de estratégias como seleção de atenção (ser capaz de controlar sua atenção e redirecionar a estímulos neutros ou amenos), modificação da situação (com solução de problemas ativa), distração com diferentes estímulos, modificação cognitiva, abertura e aceitação das experiências emocionais (aumentar o contato do paciente com emoções), alteração fisiológica com diferentes estratégias e comunicação assertiva nas relações interpessoais. Para isso, a DBT inclui no corpo de tratamento um treinamento para aquisição e fortalecimento de habilidades socioemocionais, sendo elas: atenção plena, regulação das emoções, tolerância ao mal-estar e eficácia interpessoal (Gratz, & Roemer, 2004; Linehan, 2010; Swales & Dunkley, 2020).

A atenção plena desenvolve a melhora do controle atencional, o contato do paciente com as contingências do momento presente, com uma postura disposta e sem julgamento. O ensino dessa habilidade tem a função de reduzir a ruminação, além de melhorar o foco, a consciência e a percepção de si. A segunda habilidade é regulação das emoções, que tem como objetivo aumentar a aptidão dos pacientes em modificar emoções indesejadas, ampliar emoções positivas e experimentar as emoções difíceis sem evitação. Este bloco substitui a labilidade emocional intensa e comportamentos dependentes do humor. O terceiro envolve tolerância ao mal-estar, que visa ensinar evitações mais adaptativas das emoções, usando a distração, a diminuição da excitação fisiológica e favorecendo o maior contato com estímulos aversivos necessários para as metas do paciente. Este módulo tem a finalidade de reduzir impulsividade e comportamentos baseados no humor. Por fim, as habilidades interpessoais, que desenvolvem competências de conversação e influência social, expressão de empatia por parte do paciente e assertividade. A eficácia interpessoal busca diminuir a instabilidade nos relacionamentos e rupturas que levam ao isolamento social (Linehan, 2010).

Quando o paciente apresenta um comportamento-problema, a primeira intervenção de mudança será obter uma avaliação para entender se ele se comporta de tal modo por apresentar um déficit e buscar identificar a função da resposta. Partimos sempre do pressuposto de que um comportamento-alvo é fruto da falta de uma ação mais habilidosa (modelo do déficit). E para substituir uma resposta pela outra, precisamos entender as variáveis de controle sobre aquele comportamento e quais reforçadores o mantêm. Tudo o que o cliente faz é mantido por consequências. Estamos falando aqui do conceito de respostas operantes, o que os pacientes fazem enquanto experimentam emoções. Para isso será conduzida uma avaliação funcional. A análise em cadeia parte do princípio de que dificilmente emitiremos uma única resposta para acessar algum reforçador (Guilhardi, 2011). Precisamos de respostas "encadeadas" condicionadas (ou seja, previamente aprendida), e a intervenção perpassa em quebrar essa cadeia comportamental, favorecendo a aquisição de resposta alternativa hábil e eliminando fatores que bloqueiam esse objetivo (cognições, emoções ou reforços inadequados) (Heard & Swales, 2015; Rizvi, 2019; Thomas et al., 2021; Swales & Dunkley, 2020).

## INTERVENÇÃO

Após conduzir uma análise em cadeia, identificaremos as variáveis de controle de uma resposta do cliente. O que o mantém fazendo o que ele está fazendo? Ele sabe uma resposta alternativa ou não? Se ele sabe, quais fatores ficaram no caminho de ele se motivar e aplicar? Se o paciente não sabe outra forma alternativa, precisamos instruir a habilidade correspondente à função do comportamento-problema e modelar. Como avaliamos isso? Perguntando diretamente ao paciente o que seria uma resposta habilidosa e pedindo a ele que descreva e execute o que seria essa outra forma de responder. Se o paciente se autolesiona com a função de comunicar limites ao ambiente, perguntaríamos o que seria uma outra versão de comunicar esse limite? O paciente deverá responder não, pedir para parar, encerrar a interação e ignorar as investidas da pessoa (DEAR MAN, FAST e extinção). Exemplo de um processo avaliativo desta natureza seria convidar o paciente a simular a interação com o namorado ciumento, sendo o terapeuta este namorado atuando de maneira coercitiva e a paciente deverá usar essas habilidades. Caso ela não saiba o que dizer e como se comportar, isso se configuraria como um déficit (Heard & Swales, 2015; Rizvi, 2019; Swales & Dunkley, 2020; Thomas et al., 2021).

Caso o paciente tenha a habilidade, mas cognições ou emoção funcionaram como interferências na motivação, será adequado utilizar procedimentos como modificação cognitiva e/ou exposição emocional (informal ou formal). O enfoque estaria na letra A (antecedente) ou contexto do ABC do comportamento (emoções e cognições interferindo nas capacidades do sujeito).

### Exemplos de como emoções podem interferir em comportamentos inábeis

Uma adolescente apresenta a vergonha como *link* problemático em situações em que recebe *feedbacks* negativos, sendo a resposta de se autolesionar um comportamento de fuga da sensação fisiológica emoção. Neste caso, além de modelar um comportamento de TIPP (lavar o rosto com água fria e fazer um relaxamento) para aliviar a sensação fisiologia da vergonha, o terapeuta ainda terá que expor a paciente a esta pista (críticas) e bloquear comportamentos autolesivos (exposição informal) em sessão. Essas intervenções serão descritas em outros capítulos deste livro (Lineha, 2010; Heard & Swales, 2015; Rizvi, 2019; Thomas et al., 2021).

No evento de a paciente ter as habilidades, mas ao tentar usá-las estas parecerem inócuas no ambiente, a letra C do ABC do comportamento é variável de controle. O ambiente está extinguindo ou punindo o uso das habilidades. Em um contexto hipotético, a paciente utiliza o DEAR MAN com seu marido, solicitando que ele a ajude nas tarefas domésticas com os filhos, porém o esposo faz chacota dela e continua ignorando seus pedidos (pune e extingue o uso das habilidades). Mas quando ela faz uma dosagem excessiva de medicamento, ele tende a ser mais prestativo em casa. Neste contexto, o ambiente não só é aversivo com o uso das habilidades, como também reforça comportamentos-problema. Neste cenário, a intervenção necessária será o manejo de contingência. A modificação deverá ser na letra C do ABC, favorecendo que o ambiente promova reforçadores para as habilidades e puna ou extingua comportamentos emocionais inábeis (Linehan, 2010; Heard & Swales, 2015; Rizvi, 2019; Thomas, 2021)

Uma vez determinado que a variável de controle é o C, iremos programar intervenções ambientais conjuntamente com o paciente. Um dilema comum na DBT é a busca de equilíbrio entre o paciente mudar suas próprias contingências ou o terapeuta manejar por ele. Geralmente, há um incentivo ao paciente para que faça isso com o fim de gerar autonomia. Para tal, ensinamos habilidades interpessoais e os princípios do comportamento para o paciente influir seu próprio ambiente. O paciente irá descrever como a interação dele com o ambiente fomenta emoções e ações inefetivas e solicitará que este ambiente se comporte de modo diferente (Linehan, 2010; Heard & Swales, 2015).

Para fins ilustrativos analisaremos o seguinte caso: a paciente Marta geralmente se autolesionava após conflitos com o marido. Em análise em cadeia com sua terapeuta, foi identificado que brigas com o marido e o distanciamento afetivo (evento desencadeador) geravam emoções de tristeza e abandono. Marta utilizava habilidades de reparação (caso o problema fosse fruto de suas ações) ou habilidades de conversação de temas amenos, mas o marido continuava tratando-a de modo distante. Quando ela se autolesionava, geralmente era o momento em que o marido se aproximava, demonstrava preocupação e limpava as feridas (ele era enfermeiro). A paciente convidou o seu marido para a sessão e comunicou a ele diretamente essa contingência, solicitando que ele reforçasse outras ações. Foi combinado que o marido não se ofereceria mais para limpar suas feridas e tentaria dar alguma atenção a Marta antes de eventos como cortes. Na interação em casa, quando eles tiveram o primeiro conflito em que o marido fez esse padrão de distanciamento, Marta sinalizou que estava tentando usar habilidades e ele pôde esforçar-se para fazer uma ação oposta à sua raiva e dialogar com Marta.

Os critérios que justificam intervenção ambiental do terapeuta são: a) o paciente não ter as capacidades e o resultado é muito importante (p. ex., mantê-lo vivo ou proteger a vida de terceiros; b) o ambiente ser impenetrável, sendo somente os provedores do serviço as autoridades capazes de intervir diante do contexto; c) intervir quando for humano e isso não causará mal. As intervenções do terapeuta no ambiente são mais ativas no tratamento com adolescentes devido ao fato de os jovens estarem numa relação hierárquica inferior, o ambiente ser poderoso em prover reforços e não ter muitas habilidades pelo seu período de desenvolvimento. Uma ilustração de uma intervenção ambiental seria o terapeuta acionar as autoridades em uma situação de violência doméstica a sua paciente. Outro contexto desta intervenção é o caso de uma adolescente, em que o clínico liga para os pais solicitando que eles reduzam estratégias aversivas ou invalidações ao notar que sua paciente está escalonando um comportamento suicida com a função de evitar esses estressores ambientais (Linehan, 2010).

## PROBLEMAS DA APLICAÇÃO E SOLUÇÕES

E quando o paciente diz que as habilidades não funcionam?

Muitos clínicos já se deparam com situações em que os pacientes afirmam que as habilidades sugeridas não funcionam ou que eles não estavam nem motivados a tentar. Antes de pressupor que isto é um comportamento que interfere na terapia motivado por indisposição ou falta de comprometimento do paciente, precisamos conduzir uma avaliação (Chapman & Rosenthal, 2016). Muitas vezes, quando os pacientes não se sentem motivados ou dizem que não conseguem, pode estar ocorrendo um reforço inadequado do ambiente ao comportamento inábil concorrente. Para que o cliente irá se esforçar em empregar uma nova habilidade se o comportamento inábil tem trazido consequências importantes? Ou simplesmente outros problemas de execução podem estar acontecendo (Swales & Dunkley, 2020).

As habilidades podem estar fracassando por diversos motivos. Execução inadequada ou incompreensão da habilidade podem ser comuns no início da aquisição de novas respostas. Começar um DEAR MAN dizendo "acho que você não está me respondendo a mensagem, porque não está interessado no que eu tenho a dizer" é claramente um entendimento incorreto, por confundir a descrição de fatos com pensamentos julgadores. Achar que para praticar validação você precisa concordar com a pessoa: "o zelador que iria consertar minha máquina a uma semana não compareceu porque teve problemas pessoais, então vou ter que lavar minhas roupas na mão, fazer o quê?". Outro exemplo, "usei ação oposta para meu humor deprimido, fui um dia no vôlei, mas não funcionou" (uso insuficiente – um dia somente – e expectativas irreais) (Swales & Dunkley, 2020).

Outros obstáculos podem ser não avaliar o contexto antes de escolher uma habilidade. "Fique mal pelo que meu chefe disse na reunião, fui para minha mesa e resolvi fazer um escaneamento do corpo (*mindfulness* da emoção) e me debulhei em lágrimas sobre a mesa. Uma amiga do trabalho disse que virei o comentário da mesa de almoço e que o chefe falou que chorar só revela que não sei ouvir *feedbacks*". Neste caso a paciente escolheu uma habilidade que favorece o contato emocional em um ambiente onde seria punida, sendo que o adequado seria uma habilidade de esquiva funcional (usar TIPP e distração). Interromper o uso prematuro de uma habilidade também leva ao insucesso. "Falei ao meu amigo de quarto que estava no hospital, expressei a ele que estava mal. Mas ele não ofereceu ajuda, estava claro que eu precisava de um acompanhante, mas ele não falou nada e eu só deixei pra lá. Fiquei bem decepcionada" (faltou ser assertivo – "queria que você me acompanhasse" – e o reforço: "eu ia ficar imensamente aliviada com seu apoio) (Heard & Swales, 2015; Swales & Dunkley, 2020; McRae & Gross, 2020).

## EXEMPLO CLÍNICO

Mateus, adolescente de 17 anos, homem trans, apresentou um comportamento de overdose medicamentosa após discussão com o pai.

### Análise em cadeia

Descreva a instância específica do comportamento-problema, usando termos comportamentalmente específicos. Considere a topografia, frequência, duração e intensidade como relevantes:

- Hiperdosagem de medicamento – 10 comprimidos em um único momento.

O contexto de vulnerabilidade em que o comportamento ocorreu, se aplicável:

- Os pais têm crenças religiosas que chocam com a orientação sexual e gênero do paciente. Eles acreditam ser pecaminoso o jeito que Mateus "escolheu" viver a vida. Chamam constantemente pelo nome de registro, mesmo ele repetidamente solicitando ser chamado de Mateus.

O evento desencadeante:

- O conflito se inicia por um evento de família, em que o pai insiste que ele vá vestido do "jeito certo". O conflito se escalona e ele diz: "Você não percebe? Essa sua escolha não é certa, Deus vai trazer as consequências para sua vida".

**Tabela 1** Cadeia desde antecedentes até o comportamento-problema

| Lista cronológica de elos na cadeia | Descrição/solução |
|---|---|
| Aniversário da prima: "Vai ser legal estar com ela". Animado | |
| Pai entra no quarto. "Queria te fazer um pedido." | |
| Coração acelerado | Condicionamento respondente problemático; ele já fica ativado com o rosto e a frase (trabalhar exposição à fala do pai e a expressão facial). |
| "Vai ter o aniversário da Yasmim e eu queria que você pegasse leve. Queria que você se vestisse do jeito certo. A família vai estar lá e você poderia pelo menos diminuir." | Evento ambiental aversivo. O comportamento transfóbico do pai funciona como um estímulo discriminativo para emoções justificadas pelos fatos. |
| Aperto no peito, coração acelera | |
| Pensamento: Não acredito que vamos entrar nessa novamente, ele não muda. | |
| Frustração: 7 de 10<br>Vergonha: 6 de 10 | Frustração e vergonha são emoções condicionadas justificadas pelos fatos. Frustração, já que "apesar das conversas o pai continua tendo comportamentos transfóbicos"; e a vergonha, já que os pais o criticam e o excluem pela vestimenta. |
| Com voz trêmula, diz: "Não! Não vamos entrar nesta novamente. Já te expliquei que esse é meu jeito de me vestir. Esse sou eu. Você precisa aceitar isso. Não aguento mais essas conversas. Eu vou para o aniversário da Yasmim vestido de mim! Essa conversa só me deixa chateado, não vou mudar quem eu sou. Não vou fingir ser uma pessoa que eu não sou. Não me peça mais coisas como essa. | Uso de habilidade interpessoal. Utiliza o DEAR MAN e o FAST. Comunica ao pai de maneira descritiva a orientação e defende seus valores e sua identidade, mesmo com a invalidação traumática do ambiente. |
| O pai fala alto, com uma fisionomia raivosa. "Eu sou seu pai, você precisa respeitar as pessoas da família. Se você quer andar assim na vida, faça, mas não com a gente." | O pai pune o uso de habilidades fazendo controle aversivo (ou se comporta como queremos ou tiramos um reforçador). |
| Raiva | Emoção justificada pelos fatos, subproduto do controle aversivo do pai. |
| "Eu já falei que vou do jeito que eu sou!" | Uso de habilidades *mindfulness* do seu objetivo principal (trancar o disco). |

*(continua)*

**Tabela 1** Cadeia desde antecedentes até o comportamento-problema (*continuação*)

| Lista cronológica de elos na cadeia | Descrição/solução |
|---|---|
| "Você precisa crescer! Não é do jeito que você quer! O mundo não gira ao seu redor! Ou você maneira o jeito que vai vestida ou você não vai conosco. Você está sendo muito egoísta em não pensar em seus pais!" [gritando] | O pai intensifica invalidação traumática e controle aversivo. O paciente está aplicando extinção na resposta do pai de tentar mudar sua identidade de *self*. O pai vai escalonando a resposta. |
| Vergonha intensa (9) e raiva (10) | |
| "Pois bem, foda-se a festa, fodam-se todos vocês. Não quer que eu vá eu não vou! Não quero mais falar com você, saia daqui!" | Resposta inefetiva. O paciente escalonou para agressão verbal quando deveria manter o disco travado. |
| Lembra da conversa na sessão. "Não preciso ficar ouvindo. Vou sair daqui!" | Praticou a habilidade STOP e tentou desescalonar a interação. |
| Pega o celular e o fone e sai do quarto para o banheiro, fechando a porta. Mas não coloca o fone no ouvido. Ouve o pai gritar por trás da porta. | Buscar habilidade de distração. |
| O pai segue berrando: "Venha aqui, Cínthia. Você não vai sair assim não. Você vai me ouvir! Vai me xingar e não vai me ouvir? Mas vai sim! Você desrespeita a Deus e tudo o que a gente te ensinou, já chega!! Você precisa ouvir umas verdades!" | O pai bloqueia a esquiva funcional do STOP e escalona ao máximo o comportamento. |
| "Não acredito que ele me chamou de Cínthia!" "Ele sempre faz isso para me atacar! Não aguento mais viver com ele. Quero sumir!" | Escalonada do comportamento do pai atrai a atenção do paciente. |
| Tristeza, vontade de chorar (10) e raiva (10). | |
| "Vai para o inferno!" | |
| "Cale a boca! Você não percebe? Essa sua escolha não é certa! Deus vai trazer as consequências para sua vida!! Você acha que as pessoas acham isso bonito? Desse jeito que você se veste? Todo mundo já está falando de você!" | Evento ambiental. O comportamento do pai chega ao máximo da explosão comportamental. |
| Vergonha intensa: 10. | |
| "Não aguento mais isso. Para mim já deu, chega!" | |

*(continua)*

**Tabela 1** Cadeia desde antecedentes até o comportamento-problema (*continuação*)

| Lista cronológica de elos na cadeia | Descrição/solução |
|---|---|
| Abre a gaveta do banheiro e vê os Dorflex. | Resposta desadaptativa de esquiva. Fazer controle de estímulo do banheiro (remover métodos do banheiro). |
| "Já chega para mim essa vida! Eles vão se livrar de mim e eu deles, já que eu sou o problema desta casa." | |
| Toma o Dorflex com água da torneira. | |
| Sente alívio. | Reforço negativo (hiperdosagem com função de fuga da resposta do pai). |
| O pai continua a gritar na porta do banheiro, ouve a mãe pedindo para ele parar. | |
| Senta no chão, coloca uma música para ouvir para não escutá-lo. Fica assim chorando por 10 minutos no banheiro. | |
| "Acabou para mim. Deveria me despedir dos meus amigos e minha terapeuta." | Pensamento desadaptativo: "mandar mensagem para se despedir" ao invés de mandar adeus. Não pediu ajuda da terapeuta. |
| Pega o celular para escrever e percebe a visão turva. | |
| Sente medo. | |
| "E se eu morrer mesmo? E se eu ficar vegetal?" | Pensamento adaptativo, pensar no risco. |
| Medo maior. | Emoção adaptativa. |
| Preciso avisar a minha terapeuta. | Comportamento adaptativo. |
| Liga, mas a terapeuta não atende. | |
| Sai do banheiro e avisa ao irmão, que chama a mãe e a levam ao hospital. | Comportamento adaptativo. |
| O pai fica calado por todo o caminho para o hospital. | O pai reforça negativamente o comportamento suicida quando para de brigar. |

A intervenção em voga mais efetiva neste contexto é o manejo das contingências. Por mais que possamos ofertar habilidades ao paciente e isso seja possível, o ambiente parece impenetrável. O indicado é o terapeuta fazer umas sessões individuais com os pais; neste caso, sem a presença do paciente. Geralmente, em DBT incentiva-se que as famílias façam sessões multifamiliares com a participação ativa do paciente. Contudo, o nível de invalidação traumática está muito alto e a possibilidade de os pais não conseguirem gerenciar suas emoções e inibirem ações agressivas, mesmo com a ajuda da terapeuta, é muito alta. Assim, a intervenção contará com uma intervenção ambiental. O trabalho da terapeuta será conduzir uma análise em cadeia com os pais para entender quais variáveis controlam o comportamento deles em aceitar a identidade de gênero do seu filho. Identificar quais emoções, crenças, falta de habilidades ou consequências mantêm essas respostas. Prover um ambiente favorável à validação do luto do filho ideal (a Cínthia), psicoeducar sobre os aspectos de gênero e ensinar esses pais a gerenciarem as emoções deles em relação ao filho. Encaminhar os pais a um grupo multifamiliar, ao programa de familiares em DBT (conexões familiares), orientação parental ou até a uma psicoterapia individual pode também ser indicado.

## REFERÊNCIAS


1. Bonaco, R. A., Costa, C. E., Gon, M. C. C., & Zamignani, D. R. (2019). Perseguindo um modelo experimental para transtornos de personalidade: relatos iniciais de um grupo de pesquisa. *Psicologia e análise do comportamento: pesquisa e intervenção*, 68-79.
2. Daros, A. R., & Williams, G. E. (2019). A meta-analysis and systematic review of emotion-regulation strategies in borderline personality disorder. *Harvard review of psychiatry*, *27*(4), 217-232.
3. Dixon-Gordon, K. L., Peters, J. R., Fertuck, E. A., & Yen, S. (2017). Emotional processes in borderline personality disorder: An update for clinical practice. *Journal of psychotherapy integration*, *27*(4), 425.
4. Gratz, K. L., & Roemer, L. (2004). Multidimensional assessment of emotion regulation and dysregulation: Development, factor structure, and initial validation of the difficulties in emotion regulation scale *Journal of psychopathology and behavioral assessment*, *26*(1), 41-54.
5. Chapman, A. L., Gratz, K. L., & Brown, M. Z. (2006). Solving the puzzle of deliberate self-harm: The experiential avoidance model. *Behaviour research and therapy*, *44*(3), 371-394.
6. Chapman, A. L., Specht, M. W., & Cellucci, T. (2005). Borderline personality disorder and deliberate self-harm: does experiential avoidance play a role? *Suicide and Life-Threatening Behavior*, *35*(4), 388-399.
7. Guilhardi, H. J. (2011). Comportamentos não causam comportamentos. *Instituto de Terapia por Contingência de Reforçamento.*
8. Guilhardi, H. J. (2015). Contingências de reforçamento matriciais. *Instituto de Terapia por Contingência de Reforçamento.*
9. Heard, H. L., & Swales, M. A. (2015). *Changing behavior in DBT: Problem solving in action.* Guilford Publications.
10. Linehan, M. (2016). *Terapia Cognitivo-Comportamental para Transtorno da Personalidade Borderline: Tratamentos que Funcionam: Guia do Terapeuta.* Porto Alegre, RS: Artmed Editora.
11. McRae, K., & Gross, J. J. (2020). Emotion regulation. Emotion, 20(1), 1-9.
12. Musser, N., Zalewski, M., Stepp, S., & Lewis, J. (2018). A systematic review of negative parenting practices predicting borderline personality disorder: Are we measuring biosocial theory's 'invalidating environment'?. *Clinical Psychology Review*, *65*, 1-16.
13. Neacsiu, A. D., Rizvi, S. L., & Linehan, M. M. (2010). Dialectical behavior therapy skills use as a mediator and outcome of treatment for borderline personality disorder. *Behaviour research and therapy*, *48*(9), 832-839.
14. Rizvi, S. L. (2019). *Chain analysis in dialectical behavior therapy*. Guilford Publications.
15. Swales, M., & Dunkley, C. (2020). Principles of skills assessment in dialectical behavior therapy. *Cognitive and Behavioral Practice*, *27*(1), 18-29.
16. Thomas, M., Meldon, S., Roman, K & Stern, M. (2021). Where Would You Intervene and Why? A Conversation on Solution Analysis. *DBT Bulletin*, *11*(5), 13-17.

# 25

# Intervindo em comportamentos suicidas e autolesivos sem intenção suicida

Érica Panzani Duran

## DESCRIÇÃO DO PROBLEMA PARA O QUAL A TÉCNICA FOI FORMULADA

A terapia comportamental dialética (DBT) é um tratamento baseado em evidências e princípios, desenvolvida para indivíduos com risco de suicídio crônico (Katz et al., 2004; Turner et al., 2014; D'Anci et al., 2019). Os comportamentos suicidas e autolesivos sem intenção suicida (CASIS) representam expressões agudas de angústia psicológica, frequentemente ligadas a condições como transtornos de personalidade, depressão severa e transtornos de ansiedade (Plener et al., 2015). Estas manifestações são tentativas de manejar emoções intoleráveis, pensamentos intrusivos ou situações de vida esmagadoras. A crescente incidência desses comportamentos sublinha a urgência de intervenções eficazes.

Na medida em que um profissional de saúde mental tem um paciente com risco de suicídio, ele precisa ter informações sobre prevalência e conhecimento dos fatores de risco que rodeiam o ambiente do paciente. O suicídio, em particular, é reconhecido como um problema de saúde pública global. A Organização Mundial da Saúde (OMS) reporta mais de 700 mil mortes por suicídio anualmente, representando 1,4% do total de mortes mundialmente. É prevalente sobretudo entre jovens de 15 a 29 anos, posicionando-se como a quarta causa de morte mais comum neste grupo etário. No Brasil, os números são igualmente alarmantes, com um aumento de 43% nos casos de suicídio em uma década, evidenciando um desafio significativo para a saúde pública nacional (OMS, 2023).

Os comportamentos definidos como autolesão sem intenção suicida (CASIS) são igualmente preocupantes. A Associação Americana de Psicologia (American Psychiatric Association (APA), 2014) e a International Society for the Study of

Self-Injury (ISSS, 2024) reconhecem essas manifestações como fatores de risco significativos para o suicídio, demandando atenção clínica especializada.

Portanto, a DBT oferece uma estratégia integrada que prioriza a segurança do paciente e a reconstrução de vidas marcadas por dor, embasando-se em uma compreensão profunda tanto da complexidade do sofrimento humano quanto das nuances envolvidas na gestão de emoções e comportamentos disruptivos. Ao fazer isso, a DBT não apenas aborda os sintomas apresentados pelos pacientes, mas também os capacita com habilidades para a vida, promovendo assim um bem-estar duradouro e uma qualidade de vida significativa.

## DESCRIÇÃO DA TÉCNICA

A DBT é baseada em metas, estágios, alvos e segue uma hierarquia de alvos primários de tratamento, priorizando a segurança do paciente acima de tudo, focando inicialmente na redução de comportamentos suicidas, CASIS, comportamentos que interferem na terapia e na qualidade de vida, construindo assim o estágio 1 do tratamento (Teles; Caetano Neto; Dornelles, 2021). Essa abordagem enfatiza o controle e a estabilização comportamental, com a implementação de estratégias terapêuticas em diferentes configurações, incluindo terapia individual, grupo de habilidades e *coaching* telefônico, visando à melhoria da qualidade de vida do paciente e à resolução de problemas de vida (Swenson, 2024).

Para ingressarmos nesse estágio tão desafiador, é importante que o terapeuta tenha em mãos estratégias que priorizem a segurança do paciente. Para isso, o protocolo de suicídio é um dos fatores mais decisivos nos programas de DBT. Chamado de LRAMP (*Linehan Risk Assessment and Management Protocol*), trata-se de um protocolo estruturado, claro e empírico, que fornece uma lista de verificação estruturada para avaliar, gerenciar e documentar o risco de suicídio (Linehan et al., 2015).

É de suma importância que todos os profissionais envolvidos no tratamento sejam capacitados no uso desse protocolo, garantindo um monitoramento consistente da suicidabilidade dos pacientes. Essa prática é essencial para o cuidado de indivíduos em risco de suicídio e é considerada um fator determinante na eficácia da intervenção para reduzir comportamentos suicidas (Linehan et al., 2012).

Além da LRAMP, outro aspecto que pretendo abordar aqui é a análise em cadeia, a qual facilita a exploração dos fatores que mantêm a ideação e o comportamento suicidas. Essa abordagem atende tanto às circunstâncias únicas do indivíduo quanto às circunstâncias específicas que levam e sustentam seus pensamentos e comportamentos, investigando os elementos que impulsionam e mantêm o risco de suicídio. É crucial compreender e intervir completamente sobre os fatores que mantêm o risco de suicídio, pois, sem essa compreensão, pensamentos e comportamentos suicidas podem continuar a ocorrer no futuro (Borges et al., 2019).

Porém, na DBT precisamos ser mais específicos, focalizando mudanças em momento a momento das condições externas, das emoções, dos pensamentos, das sensações em uma sequência temporal com um grande nível de detalhamento (Boggiano & Gagliesi, 2018). Para isso, é necessário identificarmos as operações motivadoras sobre tal comportamento, ou seja, está relacionada a variáveis externas que dependem de certas alterações no ambiente, as quais têm efeitos sobre o comportamento do indivíduo. Variáveis motivadoras funcionam como variáveis antecedentes que alteram temporariamente a efetividade do evento reforçador e, assim, evocam comportamentos relevantes para aqueles eventos, enquanto consequência. Uma operação motivadora tem a função evocativa, no sentido de aumentar comportamentos que tenham sido previamente reforçados pelo estímulo (Aureliano & Borges, 2012).

Uma análise minuciosa dos antecedentes envolve examinar o contexto ambiental no qual o comportamento suicida ocorre, o que é essencial para compreender como as condições ambientais podem influenciar a motivação do indivíduo. Isso inclui aspectos como o acesso a meios letais, o nível de apoio social disponível e o histórico de tentativas de suicídio anteriores, entre outros (Borges et al., 2019). Essa compreensão mais profunda nos ajudará a entender melhor as motivações subjacentes. Em resumo, ao identificar um comportamento-alvo relevante para o paciente, selecione exemplos específicos desse comportamento para realizar uma análise em cadeia. Esta análise busca compreender as variáveis antecedentes e consequentes que mantêm o comportamento problemático, facilitando assim a identificação de estratégias efetivas para promover mudanças positivas (Dimeff, Rizvi & Koerner, 2022).

No coração da DBT, as operações motivadoras desempenham um papel essencial como ferramenta para desbloquear o potencial de mudança. Elas funcionam como chaves que abrem portas para novas formas de compreender e interagir com o mundo interno e externo. Ao identificar o que move o indivíduo – seus valores, desejos e necessidades não atendidas – o terapeuta pode direcionar a terapia para áreas que promovem maior engajamento e motivação para a mudança (Rizvi & Ritschel, 2014).

Nesse sentido, a DBT cria um ambiente que favorece a aceitação e a mudança, em que esses dois elementos dançam juntos. Por meio da validação, os terapeutas reconhecem a realidade e a dor do paciente sem julgamento, enquanto simultaneamente incentivam a adoção de novas habilidades e comportamentos mais adaptativos. Essa abordagem dual atende à necessidade humana básica de ser visto e compreendido, ao mesmo tempo que impulsiona o indivíduo em direção a um futuro mais promissor.

## INTERVENÇÃO

A análise em cadeia constitui um processo metodológico destinado a desvendar os elementos que sustentam comportamentos ou cognições problemáticas, afetando adversamente a funcionalidade do indivíduo. Este processo centra-se especificamente no comportamento de risco ou comportamento-alvo, neste contexto exemplificado pelo comportamento de autolesão e ideação suicida, considerando-os como o foco da cadeia comportamental. A ênfase aqui não é se concentrar no que dá "certo" ou "errado", e sim concentrar-se no que funciona em um determinado cenário.

A investigação envolve a identificação de dois tipos de variáveis de controle: fatores de vulnerabilidade e eventos desencadeantes, que são precursores que culminam na manifestação do comportamento em questão, além de uma análise minuciosa das suas consequências, visando discernir os elementos que possam estar reforçando tal comportamento. A avaliação dos fatores de vulnerabilidade é imperativa. Estes fatores, situados temporalmente antes do evento desencadeador, amplificam a propensão do indivíduo a se engajar no comportamento de risco, ou seja, definem o contexto em que os eventos desencadeantes têm maior poder. Incluem variáveis como o consumo de substâncias, o nível de dor experimentado, a aderência a medicações psiquiátricas, padrões de sono e alimentação, condição física geral e estressores ambientais imediatos. Estes elementos, caracterizados por sua natureza transitória, incrementam o risco de engajamento no comportamento de risco em um dado intervalo de tempo (Koerner, 2020).

Posteriormente, paciente e terapeuta colaborativamente avaliam cada passo desde o evento desencadeante até o comportamento-problema, detalhando cada pensamento, emoção e ação que conduziu o paciente do ponto A ao ponto B. É crucial focar nas relações bidirecionais entre os estímulos ambientais e as reações do paciente, incluindo respostas emocionais, cognitivas e comportamentais observáveis (Koerner, 2020).

Consequentemente, na análise das consequências é importante considerar que o comportamento de risco pode produzir entendimentos de como essas consequências podem motivar ou desencorajar para o comportamento de risco. Isso pode incluir a percepção do indivíduo sobre as consequências do suicídio, bem como as consequências reais que afetam o ambiente e as pessoas ao redor. Ou seja, fazemos a análise em cadeia ou dos *missing links* para compreender o histórico de transação entre o paciente e seu ambiente e como moldou estes comportamentos, levando em conta a teoria biossocial (Rizvi, 2019).

Um outro foco na avaliação são os *missing links*, ou análise da ausência de comportamento. Eles servem para detectar quais ações efetivas estão faltando ao participar de um comportamento de risco para assim resolver problemas a fim de que a pessoa possa se comportar de modo mais eficaz no futuro, com o objetivo de deixar de se envolver em comportamentos ineficazes (Rizvi, 2019).

Na esfera de intervenção, a utilização de contratos de segurança ou compromissos terapêuticos constitui uma prática comum, estabelecendo acordos explícitos quanto à abstenção de comportamentos autodestrutivos e ao emprego de estratégias de enfrentamento alternativas. Ferramentas como o uso de diários para o monitoramento de emoções e comportamentos e sessões de treinamento de habilidades em grupo são implementadas, propiciando tanto o autoexame quanto o aprendizado coletivo em um contexto de apoio mútuo (Borges et al., 2019). Caso isso não seja cumprido, é necessário o uso da análise em cadeia para uma melhor avaliação e não presumir ou até mesmo julgar o paciente. O não preenchimento do cartão diário ou seu esquecimento estão conectados a outros problemas do paciente, como vergonha intensa por um comportamento, e com isso o paciente evita preencher para que não ocorra a intensificação desse constrangimento. Caso contrário, o paciente faz adesão ao cartão, então com isso procuramos padrões e indícios de progressos ou problemas, apontando relações funcionais entre os comportamentos que encontramos no cartão (Koerner, 2012).

Afinal de contas, se estamos falando de avaliação dos comportamentos de risco, estamos falando do estágio I da DBT, que é dedicado à construção de uma base sólida de habilidades e segurança, sem a qual a abordagem de questões mais profundas, tais como traumas e o desenvolvimento da autoestima, não poderia ser efetuada com êxito, exceto em alguns casos específicos, avaliados individualmente. Esta etapa preparatória enfatiza a estabilização e o aprimoramento das habilidades, estabelecendo as bases para os desafios terapêuticos futuros.

Nesta fase inicial, é crucial que o terapeuta conduza uma avaliação abrangente. Para um profissional especializado em terapia comportamental dialética (DBT), é fundamental compreender em detalhes cinco categorias de comportamentos que possam representar riscos sérios à vida, organizados por ordem de urgência: atitudes associadas a crises suicidas, automutilação sem intenção de suicídio, pensamentos e comunicações suicidas, crenças e expectativas sobre o suicídio, e emoções vinculadas ao suicídio. No começo ou antes de dar início ao tratamento, o terapeuta deve obter informações sobre a frequência de automutilação proposital no último ano, detalhando as ações realizadas, o objetivo por trás delas e a necessidade de intervenção médica. Tal histórico é vital para uma correta avaliação do perigo de suicídio, permitindo identificar momentos que desencadeiam pensamentos suicidas e automutilação, além de possibilitar o manejo eficaz de crises suicidas. Especial atenção deve ser dada à identificação de episódios de tentativas de suicídio quase fatais, outros atos de automutilação com forte desejo de morte e comportamentos de automutilação considerados graves clinicamente (Koerner, 2020).

Além disso, as reuniões regulares de consultoria entre os terapeutas, dentro do quadro da DBT, visam fornecer um suporte recíproco no manejo de casos complexos, assegurando a aderência aos princípios da DBT e promovendo estratégias para prevenir o desgaste profissional (*burnout*).

Em resumo, com o resultado da análise em cadeia e dos *missing links* que ajudarão o terapeuta a descobrir como engajar o paciente na terapia e motivá-lo à mudança são adotadas estratégias específicas, como a identificação de valores pessoais, a construção de metas terapêuticas alinhadas a esses valores, o reforço positivo dos avanços realizados e o uso de metáforas e narrativas que reenquadrem a experiência do paciente. Estas abordagens visam não apenas promover a mudança comportamental, mas também superar resistências e fortalecer a resiliência, mantendo o foco nas motivações fundamentais do indivíduo como guia por meio do processo de transformação.

## EXEMPLO CLÍNICO

Ana (nome fictício), uma jovem de 24 anos com um histórico de depressão severa, ansiedade e diagnóstico prévio de transtorno de personalidade borderline, foi encaminhada para tratamento após uma tentativa de suicídio e várias instâncias de autolesão sem intenção suicida (CASIS). Ela lutava com sentimentos persistentes de vazio, dificuldades em regular emoções intensas e relações interpessoais instáveis que exacerbavam seu sofrimento psicológico. Durante a avaliação inicial com o uso do protocolo LRAMP, a terapeuta identificou fatores de risco significativos para o comportamento suicida de Ana, como isolamento social, uso esporádico de substâncias e um histórico de tentativas de suicídio.

Uma análise em cadeia detalhada revelou que episódios de autolesão eram frequentemente precipitados por conflitos interpessoais e sentimentos intensos de rejeição, culminando em uma incapacidade de manejar emoções avassaladoras. Este padrão de comportamento fornecia um alívio temporário da angústia emocional de Ana, mas também reforçava o ciclo de autolesão. De maneira bem pragmática, o foco dessa ferramenta é sobre pensarem juntas, terapeuta e paciente, sobre o que seria necessário para que a sequência de eventos fosse diferente, de modo que o comportamento-problema não acontecesse.

No caso de Ana, identificar e trabalhar as operações motivadoras é crucial para aumentar sua motivação para a mudança. As operações motivadoras referem-se aos fatores que influenciam a disposição dela para adotar comportamentos mais saudáveis. Durante as sessões, a terapeuta dedicou um tempo significativo para explorar seus valores fundamentais, desejos e necessidades não atendidas. Essa exploração ajudou Ana a reconectar-se com o que é verdadeiramente importante para si, aumentando sua motivação intrínseca para se engajar no processo terapêutico e reduzir comportamentos autolesivos.

O tratamento de Ana começou com um foco imediato na sua segurança e na redução de comportamentos suicidas e autolesivos. Contratos de segurança foram estabelecidos e Ana foi introduzida ao módulo de habilidades de regulação emocional em um grupo de DBT, aprendendo estratégias eficazes para identificar, aceitar e regular suas emoções. Sessões individuais de terapia permitiram a Ana trabalhar mais profundamente na análise em cadeia dos eventos e sentimentos que desencadeavam a autolesão. A terapeuta ajudou a explorar as operações motivadoras subjacentes a seus comportamentos, particularmente como a rejeição e o medo da solidão exacerbavam suas crises emocionais.

Ana foi encorajada a desenvolver e praticar habilidades de enfrentamento alternativas para momentos de crise, como a técnica de tolerância ao mal-estar, ação oposta e *mindfuness* das emoções atuais, que foram encontradas nas análises de *missing links*. O grupo de habilidades ofereceu oportunidades à paciente de praticar novas habilidades e construir um senso de comunidade e apoio.

À medida que Ana progredia na terapia, a contínua análise dos *missing links* ajudou a identificar e reforçar áreas que precisavam de mais apoio. Esse processo permitiu que Ana reconhecesse padrões de pensamento disfuncionais e praticasse habilidades de resolução de problemas de maneira mais eficaz, melhorando significativamente sua qualidade de vida e reduzindo a dependência de comportamentos autolesivos.

Os *missing links* referem-se a habilidades ou estratégias que a paciente ainda não havia adquirido ou aplicado efetivamente para gerenciar suas emoções intensas ou situações desencadeantes. Identificar essas lacunas foi um passo importante para personalizar ainda mais o plano de tratamento. A terapeuta se concentrou em ensinar habilidades específicas de DBT que Ana precisava desenvolver, como habilidades de *mindfulness* para observar suas emoções sem reagir impulsivamente e estratégias de regulação emocional para lidar com a desesperança e a autoestima baixa.

Como exemplo, vamos avaliar um episódio de autolesão seguindo a estrutura da análise em cadeia (Quadro 1).

Este exercício de análise em cadeia oferece uma visão detalhada dos processos que levam Ana a engajar-se em comportamento de autolesão. Identificando claramente cada passo, desde os eventos desencadeantes até as consequências, permite-se a criação de intervenções direcionadas que abordam não apenas o comportamento em si, mas também os fatores subjacentes, promovendo assim uma mudança comportamental duradoura e um bem-estar emocional melhorado.

**Quadro 1** Estrutura da análise em cadeia

| 1. Identificação do comportamento-alvo |
|---|
| Dois cortes transversais e superficiais no antebraço realizados com uma lâmina de apontador. |
| 2. Evento desencadeante (antecedente) |
| O comportamento ocorreu após uma discussão com a mãe, na qual fez comentários que foram percebidos como extremamente críticos e desvalorizantes. Contendo a seguinte fala "Você não presta nem para arrumar o seu quarto. Tudo que te peço você ou não sabe fazer ou tem preguiça" [sic]. |
| 3. Fatores de vulnerabilidade |
| Insônia na noite anterior.<br>Estava o dia inteiro sem comer.<br>Sentimentos residuais de tristeza devido a um evento estressante na semana anterior. |
| 4. Elos |
| Sentimentos (emoções):<br>• Raiva<br>• Rejeição |
| Sensações físicas:<br>• Tensão no peito.<br>• Batimentos cardíacos acelerados. Sensação de sufocamento. |
| Pensamentos<br>• "Eu mereço ser punida."<br>• "Eu sempre estrago tudo."<br>• "Eu não tenho valor para os outros." |
| 5. Comportamento-alvo |
| Ana se isola em seu quarto. |
| Procura um objeto cortante. |
| Ela começa a autolesão como uma forma de lidar com a dor emocional, buscando um alívio temporário. Usando a lâmina de um apontador que desmontou. |
| 6. Consequências (curto e longo prazo) |
| Curto prazo: alívio temporário da tensão emocional. Dor física substituindo a dor emocional. |
| Longo prazo: reforço do ciclo de autolesão como mecanismo de enfrentamento diante alta carga emocional. Sensação de culpa e vergonha após ver as cicatrizes. Piora na relação com a mãe. |
| ANÁLISE DE *MISSING LINKS* (baseado na análise em cadeia acima)<br>1. Operações motivadoras |
| Desejo de escapar de emoções negativas diante da crítica. |
| Falta de habilidades eficazes de regulação emocional. |
| 2. Identificação dos *missing links* (lacunas nas habilidades) |
| Habilidades de regulação emocional para lidar com a rejeição e crítica. |
| Estratégias de resolução de conflitos interpessoais. |

*(continua)*

**Quadro 1** Estrutura da análise em cadeia (*continuação*)

| |
|---|
| Técnicas de *mindfulness* para reconhecer e gerenciar pensamentos intrusivos. |
| Habilidades de comunicação e resolução de conflitos: Ana não conseguiu expressar seu descontentamento ou defender-se de forma construtiva durante o conflito com sua mãe. |
| Regulação emocional: Ana recorreu à autolesão como meio de lidar com suas emoções de raiva e rejeição, indicando uma falta de estratégias eficazes de regulação emocional. |
| Suporte social e isolamento: após o conflito, Ana isolou-se em seu quarto, sem procurar apoio de amigos ou familiares. |
| Estratégias de enfrentamento: a única estratégia de enfrentamento que Ana utilizou foi a autolesão, mostrando uma dependência deste comportamento para alívio emocional. |
| **3. Intervenções propostas** |
| Habilidades de regulação emocional: identificar sinais físicos e emocionais para assim nomear as emoções de raiva e rejeição. |
| Habilidade de tolerância ao mal-estar: realizar o plano de crise e uso de TIP (uso do gelo ou pimenta). |
| Práticas de exercícios de *mindfulness* para aumentar a consciência dos pensamentos e sentimentos, sem julgamento. Como exercício para fazer em casa, foi proposto escaneamento corporal com prática realizada no consultório, gravando as orientações com a voz da terapeuta, pois a paciente relata que se sentiria mais segura e aumentaria o engajamento dessa forma. |
| *Role-playing* e prática de habilidades de comunicação assertiva para melhorar as relações interpessoais e prática de ação oposta. |

Além do mais, a terapeuta utilizou o LRAMP para monitorar continuamente o risco de suicídio de Ana, garantindo que quaisquer ameaças de suicídio ou episódios de CASIS fossem imediatamente abordados com estratégias de intervenção específicas, incluindo planos de prevenção de crise personalizados. Além desse fator, a terapeuta participou regularmente de reuniões de consultoria em equipe, que foram cruciais para discutir o manejo do caso e motivar a terapeuta ao tratamento, proporcionando suporte mútuo e assegurando a aderência às melhores práticas de DBT.

A paciente tinha acesso a suporte telefônico fora das sessões para lidar com crises iminentes de suicídio ou CASIS. Essa linha direta de comunicação permitiu intervenções em tempo real para ajudar Ana a aplicar habilidades de DBT em situações de alta tensão emocional e, posteriormente, para ajudar a paciente a generalizar as habilidades em seus contextos de vida.

Após um ano de tratamento intensivo com a DBT, Ana não apresentava comportamentos suicidas e os impulsos dos comportamentos de CASIS diminuíram de frequência. Ela reportou melhorias na regulação emocional, habilidade de formar relações interpessoais mais saudáveis e um aumento na esperança e autonomia. A integração do tratamento das operações motivadoras, da análise em cadeia e do preenchimento dos *missing links* nesse caso permitiu uma abordagem mais abrangente e direcionada. O uso consistente do protocolo LRAMP garantiu uma avaliação e monitoramento contínuos do risco de suicídio e autolesão, enquanto as estratégias terapêuticas focadas abordaram diretamente os fatores subjacentes aos comportamentos de risco.

Esta abordagem integrada não apenas facilitou uma redução significativa nos comportamentos lesivos, mas também promoveu um maior entendimento de si mesma, melhorou suas habilidades de enfrentamento e aumentou sua qualidade de vida. Ao tratar as operações motivadoras, analisar as cadeias de eventos que levam a comportamentos de risco e preencher as lacunas nas habilidades, o tratamento tornou-se uma jornada de crescimento pessoal e de transformação.

## PROBLEMAS DA APLICAÇÃO E SOLUÇÕES

A implementação da DBT para o tratamento do suicídio e autolesão enfrenta desafios significativos tanto na avaliação quanto na adesão dos pacientes ao programa terapêutico. A análise em cadeia, um componente central da DBT, oferece uma abordagem centrada no paciente para entender e gerenciar o risco de suicídio, mas sua aplicação não está isenta de obstáculos. A complexidade de avaliar comportamentos que não são facilmente quantificáveis exige que tanto pacientes quanto profissionais expandam sua compreensão das emoções, pensamentos e circunstâncias ambientais. Este processo pode ser particularmente desafiador, dada a aversão natural dos pacientes em discutir suas experiências passadas com comportamentos suicidas, frequentemente carregadas de emoções negativas e associadas a consequências adversas, como hospitalizações involuntárias (Borges et al., 2019).

Para superar essas barreiras, uma abordagem terapêutica colaborativa é essencial. Iniciar a análise em cadeia com uma discussão sobre seu propósito e a utilidade potencial no alívio do impacto negativo do comportamento suicida pode facilitar a adesão do paciente. Adotar uma postura de estar ao lado do paciente, usar sua linguagem para descrever comportamentos e validar suas experiências pode criar um ambiente de confiança e cooperação. Além disso, conectar explicitamente os comportamentos à interferência nas metas do paciente pode aumentar sua motivação para aprender e praticar novas habilidades (Rizvi, 2019).

No entanto, a resistência à participação nos grupos de habilidades e a aplicação das habilidades aprendidas em contextos fora da terapia permanecem como desafios substanciais. A desregulação emocional persistente e a instabilidade nas relações interpessoais podem complicar ainda mais a adesão e a eficácia do tratamento. Soluções práticas, como a adaptação flexível das sessões às necessidades individuais, o reforço positivo contínuo das habilidades praticadas e a construção de uma relação terapêutica baseada na validação e confiança, podem ser estratégias eficazes para superar essas barreiras. A educação contínua sobre a relevância das habilidades da DBT, uso do *coaching* telefônico e o impacto positivo que podem ter na vida do paciente é crucial para aumentar a motivação e a adesão (Boggiano & Gagliesi, 2018).

A integração de *coaching* telefônico e a promoção de grupos de habilidades para os pacientes e grupos de apoio também para os familiares oferecem recursos valiosos para os pacientes. O suporte telefônico permite intervenções em tempo real e orientação sobre a aplicação das habilidades da DBT em situações desafiadoras, enquanto os grupos de apoio entre pares proporcionam um ambiente em que os pacientes podem compartilhar experiências e estratégias de sucesso, promovendo um senso de comunidade e apoio mútuo (Koerner, 2020).

Enfrentar os desafios na aplicação da DBT requer uma abordagem multifacetada que valorize a flexibilidade, o suporte contínuo e a força da relação terapêutica. Adotando estratégias direcionadas para superar essas barreiras, é possível maximizar os benefícios do tratamento para os pacientes, contribuindo para uma melhoria significativa na qualidade de vida e na gestão de uma vida valiosa.

## REFERÊNCIAS

1. American Psychiatric Association (APA). (2014). *Manual diagnóstico e estatístico de transtornos mentais: DSM-5* (5. ed.) Porto Alegre, RS: Artmed.
2. Aureliano, L., & Borges, N. (2012). Operações motivadoras. In, *Clínica analítico-comportamental: aspectos teóricos e práticos.* Porto Alegre, RS: Artmed.
3. Boggiano, J. P., & Gagliesi, P. (2018). *Terapia Dialéctico Conductual: Introducción al tratamiento de consultantes con desregulación emocional* (1. ed.). La Plata: EDULP.
4. Borges, L. M., Nazem, S., Matarazzo, B. B., Barnes, S. M., & Wortzel, H. S. (2019). Therapeutic Risk Management: Chain Analysis of Suicidal Ideation and Behavior. *Journal of Psychiatric Practice, 25*(1), 46–53. https://doi.org/10.1097/PRA.0000000000000358
5. D'Anci, K. E., Uhl, S., Giradi, G., & Martin, C. (2019). Treatments for the Prevention and Management of Suicide. *Annals of Internal Medicine, 171*(5), 334. https://doi.org/10.7326/M19-0869
6. Dimeff, L. A., Rizvi, S. L., Koerner, K. (2022). *Terapia comportamental dialética na prática clínica: aplicações em diferentes transtornos e cenários.* Porto Alegre, RS: Artmed.
7. ISSS. (2024). *International Society for the Study of Self-Injury.* https://www.itriples.org/
8. Katz, L. Y., Cox, B. J., Gunasekara, S., & Miller, A. L. (2004). Feasibility of Dialectical Behavior Therapy for Suicidal Adolescent Inpatients. *Journal of the American Academy of Child & Adolescent Psychiatry, 43*(3), 276-282. https://doi.org/10.1097/00004583-200403000-00008
9. Koerner, K. (2012). *Doing dialectical behavior therapy: a practical guide.* Guilford Publications.
10. Koerner, K. (2020). *Aplicando a Terapia Comportamental Dialética: Um guia prático.* Novo Hamburgo, RS: Sinopsys Editora.

11. Linehan, M. M., Comtois, K. A., & Ward-Ciesielski, E. F. (2012). Assessing and Managing Risk With Suicidal Individuals. *Cognitive and Behavioral Practice, 19*(2), 218-232. https://doi.org/10.1016/j.cbpra.2010.11.008
12. Linehan, M. M., Korslund, K. E., Harned, M. S., Gallop, R. J., Lungu, A., Neacsiu, A. D., McDavid, J., Comtois, K. A., & Murray-Gregory, A. M. (2015). Dialectical Behavior Therapy for High Suicide Risk in Individuals With Borderline Personality Disorder. *JAMA Psychiatry, 72*(5), 475. https://doi.org/10.1001/jamapsychiatry.2014.3039
13. Organização Mundial da Saúde. (2023). *Suicide.* OMS. https://www.who.int/news-room/fact-sheets/detail/suicide
14. Plener, P. L., Schumacher, T. S., Munz, L. M., & Groschwitz, R. C. (2015). The longitudinal course of non-suicidal self-injury and deliberate self-harm: a systematic review of the literature. *Borderline Personality Disorder and Emotion Dysregulation, 2*(1), 2. https://doi.org/10.1186/s40479-014-0024-3
15. Rizvi, S. L., & Ritschel, L. A. (2014). Mastering the art of chain analysis in dialectical behavior therapy. *Cognitive and Behavioral Practice, 21*(3), 335-349.
16. Rizvi, S. L. (2019). *Chain Analysis in Dialectical Behavior Therapy.* The Guilford Press.
17. Swenson, C. R. (2024). *Princípios da terapia comportamental dialética em ação: aceitação, mudança e dialética na DBT.* Porto Alegre, RS: Artmed Editora.
18. Teles, D. F., Caetano Neto, E., & Dornelles, V. G. (2021). Terapia comportamental dialética II – Formulação de caso: trabalhando com estágios de tratamento, alvos comportamentais e dilemas dialéticos. In *Transtorno da personalidade borderline da etiologia ao tratamento.* Novo Hamburgo, RS: Sinopsys Editora.
19. Turner, B. J., Austin, S. B., & Chapman, A. L. (2014). Treating Nonsuicidal Self-Injury: A Systematic Review of Psychological and Pharmacological Interventions. *The Canadian Journal of Psychiatry, 59*(11), 576-585. https://doi.org/10.1177/070674371405901103

# 26

# Manejo do trauma na terapia comportamental dialética

Érica Panzani Duran

## DESCRIÇÃO DO PROBLEMA PARA O QUAL A TÉCNICA FOI FORMULADA

O trauma é uma ferida psicológica profunda que marca a vida dos indivíduos por meio de experiências avassaladoras. Manifesta-se de maneira multifacetada, incluindo revivências, evitação, hipervigilância e intensa angústia emocional. Essas manifestações comprometem não apenas a qualidade de vida, mas também afetam a capacidade dos indivíduos de estabelecer relações interpessoais saudáveis, manter a estabilidade emocional e funcionar efetivamente no cotidiano.

No entanto, o transtorno de estresse pós-traumático (TEPT) é caracterizado por um início tardio e de longa duração (Xiao, 2022), e quando associado especialmente ao transtorno de personalidade *borderline* (TPB) apresenta desafios adicionais, caracterizados por distúrbios na auto-organização do indivíduo. Essa combinação pode intensificar ainda mais os sintomas, tornando assim o trauma um alvo terapêutico importante para muitos pacientes que recebem a terapia comportamental dialética (DBT) como forma de tratamento (Snoek et al., 2020).

O TEPT ocorre em 5 a 10% da população geral, chegando a 36% entre adultos que recebem tratamento de saúde mental na atenção primária à saúde (Maercker et al., 2022), e é duas vezes mais comum em mulheres do que em homens (Yehuda et al., 2015). Além de suas próprias características, destaca-se por sua singularidade e complexidade. Avanços significativos foram alcançados no entendimento dos mecanismos patológicos subjacentes ao TEPT, com o estabelecimento de três teorias principais: a teoria do reflexo condicionado e da generalização desse reflexo, a teoria cognitiva e a teoria socioindividual. Estas teorias são sustentadas por evidências preliminares de estudos em animais e seres humanos, mostrando alterações plásticas na estrutura e função cerebral, fornecendo uma base sólida para práticas clínicas e intervenções em crises. Uma variedade de métodos de tratamento tem sido empregada, tanto isoladamente quanto em combinação, para abordar com eficácia os sintomas do TEPT (Xiao, 2022; Rauch et al., 2006). Estas estatísticas ressaltam não apenas a prevalência do TEPT, mas também a urgência de disponibilizar tratamentos eficazes que lidem com as nuances do trauma e suas interações complexas com outros distúrbios, como o TPB. Assim, torna-se essencial capacitar os profissionais de saúde mental para o manejo competente das questões relacionadas ao trauma.

Ampliando o espectro do TEPT, o transtorno de estresse pós-traumático complexo (TEPT complexo), introduzido pela CID-11, representa um avanço significativo na compreensão e abordagem da complexidade e dos efeitos do trauma na saúde mental. É um transtorno mental grave que emerge em resposta a eventos traumáticos ao longo da vida, caracterizado por seis grupos de sintomas: os três critérios clássicos do TEPT (revivências, evitação, hipervigilância), além de mais três, distúrbios de auto-organização, como desregulação emocional, dificuldades interpessoais e autoconceito negativo (Nestgaard Rød & Schmidt, 2021; Jowett et al., 2020). O transtorno é desencadeado inicialmente por estresse persistente e invasivo, sem sintomas necessariamente decorrentes de estímulos relacionados ao trauma em seu início (Maercker et al., 2022). Os sintomas aparecem em diferentes variações, mas que causem sofrimento e incapacidade em áreas pessoais, familiares, sociais, educacionais, relacionadas ao trabalho ou outras áreas importantes de funcionamento (OMS, 2018). Essa definição operacional enfatiza a profundidade e a abrangência do impacto do trauma na psique humana, refletindo a realidade de muitos que vivenciaram traumas prolongados ou múltiplos, como abuso na infância e violência doméstica ou comunitária (Maercker et al., 2022).

As intersecções entre o TPB e o TEPT complexo são particularmente notáveis. Estudos indicam que entre 30 e 70% dos adultos diagnosticados com TPB apresentaram sintomas de TEPT em algum ponto de suas vidas. A relação entre esses transtornos é complexa, com uma proporção significativa de indivíduos continuando a apresentar critérios para TPB mesmo após a remissão do TEPT. Isso sugere uma interação intrínseca entre as experiências traumáticas e as características do TPB, em que as experiências de trauma e as respostas a ele podem exacerbar ou contribuir para a persistência dos sintomas do TPB (Ford & Courtois, 2021).

Em suma, o trauma e seu complexo espectro de manifestações representam um desafio significativo tanto para os indivíduos afetados quanto para os profissionais que buscam oferecer tratamento. A compreensão da natureza multifacetada do TEPT complexo e sua relação com transtornos como o TPB é crucial para o desenvolvimento de abordagens terapêuticas eficazes que possam abordar a totalidade da experiência traumática e suas repercussões na vida do indivíduo. Além de investir na formação e atualização dos profissionais de saúde mental em DBT, pode ser crucial para garantir uma resposta eficaz e compassiva às necessidades daqueles que vivenciaram traumas e estão em busca de suporte terapêutico.

## DESCRIÇÃO DA TÉCNICA

A DBT foi originalmente desenvolvida para tratar o TPB, uma condição frequentemente associada a histórias de trauma. Embora a DBT não tenha sido projetada especificamente como uma terapia de trauma, ela incorpora elementos cruciais para o manejo de sintomas traumáticos, como a regulação emocional, tolerância ao sofrimento e habilidades de *mindfulness*. A abordagem dialética enfatiza a importância de equilibrar a aceitação da realidade atual com a necessidade de mudança, um princípio fundamental no trabalho com sobreviventes de trauma.

O Protocolo de Exposição Prolongada da DBT (DBT PE – sigla em inglês) foi desenvolvido especificamente para fornecer um método estruturado de tratamento do TEPT dentro da DBT. Baseando-se no Protocolo de Exposição Prolongada (PE) (Foa et al., 2019), sendo estruturado em 9 a 15 sessões de 90 minutos de duração cada sessão. Inclui três componentes principais: 1) exposição *in vivo* às situações evitadas, mas que sejam seguras; 2) exposição imagística às memórias traumáticas; e 3) processamento das emoções e crenças provocadas pela exposição imagística. Essas abordagens são consideradas formas de tratamento com fortes evidências científicas, principalmente sendo eficazes na redução do TEPT em pacientes com características borderline (Feeny et al., 2002; Xiao, 2022).

A PE se fundamenta na teoria do processamento emocional de Foa e Kozak (1986), segundo a qual o TEPT desenvolve-se a partir da formação de estruturas patológicas de medo após um evento traumático. Tais estruturas consistem em estímulos que desencadeiam respostas fisiológicas e comportamentais, assim como interpretações perturbadoras sobre o estímulo e a reação a ele. No entanto, o protocolo de DBT PE, conforme descrito por Harned (2023), reconhece que o medo não é a única emoção crítica, mas que intensos sentimentos de vergonha, culpa e autoavaliação também são centrais. Estes sentimentos frequentemente originam-se de um ambiente invalidante, que contribui para uma autoimagem extremamente negativa. Assim, para algumas pessoas, o tratamento de exposição isoladamente pode não ser suficiente. A DBT aborda isso utilizando seu modelo próprio de emoções e um sistema de regulação emocional para identificar e aplicar estratégias adicionais que permitem a modificação das emoções quando necessário. As técnicas de exposição *in vivo* e imagística são empregadas não só para tratar o TEPT, mas também para ensinar os pacientes a vivenciar e tolerar emoções intensas sem recorrer a comportamentos de fuga disfuncionais. Nesse processo, foram incorporadas ideias da teoria da aprendizagem inibitória, que enfatizam a importância da tolerância emocional em detrimento da simples habituação durante a exposição.

Adaptado e desenvolvido por Melanie S. Harned, o protocolo DBT PE é enraizado nas teorias da terapia cognitivo-comportamental (TCC) sobre o mecanismo de manutenção do TEPT e apresenta os três paradigmas da DBT: mudança, aceitação (para reduzir o sofrimento relacionado com o trauma) e dialética. Esse protocolo tem como objetivo pacientes com intensa desregulação emocional e com problemáticas de alto risco e de grande complexidade.

Além desses três paradigmas da DBT, é importante considerar a teoria biossocial do desenvolvimento do TPB, a qual enfatiza como resultado uma transação entre vulnerabilidade emocional biológica, que consiste em uma sensibilidade e reatividade emocional aumentada combinada com um lento retorno à linha de base emocional, e um ambiente invalidante. Um ambiente invalidante é aquele que comunica de maneira crônica e generalizada aos indivíduos que eles são maus, errados e inaceitáveis; em sua forma extrema, podendo incluir abusos e outros tipos de experiências traumáticas. Esse cenário é particularmente prejudicial para uma criança sensível, pois frequentemente desencadeia emoções intensas, levando a uma resposta de minimização, julgamento ou punição de sua própria expressão emocional. Com o tempo, isso força a criança a tentar controlar constantemente suas emoções sem orientação efetiva sobre como fazê-lo. Consequentemente, ela não aprende a entender, regular ou tolerar suas emoções, mas sim a reprimir e invalidar seus sentimentos. Para lidar com tal situação, recorre-se a estratégias mal adaptativas, como automutilação, abuso de substâncias e sintomas dissociativos, que proporcionam alívio emocional temporário, mas agravam a desregulação emocional a longo prazo, culminando em um ciclo de inibição emocional e episódios de emoções extremas. Além disso, um ambiente invalidante leva ao aprendizado de padrões de comportamento irracionais, desconfiança nas próprias percepções da realidade, autopercepções negativas e uma expectativa constante de rejeição (Dimeff, Rizvi & Koerner, 2022; Koerner, 2020).

No contexto do TEPT, a evitação emocional extrema surge como um problema central, perpetuando o sofrimento do paciente. O pavor de enfrentar as emoções, moldado por experiências de vida passadas, provoca o medo de perda de controle, dor insuportável e rejeição social. A angústia ligada à vivência das emoções se torna tão aguda que os pacientes estão dispostos a recorrer a quaisquer estratégias para evitá-la, mesmo que tais estratégias intensifiquem os sintomas do TEPT a longo prazo e agravem o sofrimento. O tratamento foca em desenvolver a capacidade dos pacientes de experimentar e tolerar suas emoções, postergando o tratamento do TEPT para o estágio 2, que só é iniciado quando o paciente adquire suficiente regulação emocional e controle comportamental para lidar com o aumento das emoções evocadas. Inclui-se também a análise da relação funcional entre o evento traumático e as dificuldades atuais do paciente. É essencial identificar se alguns dos comportamentos presentes no estágio 1 estão servindo para evitar ou regular emoções ou memórias relacionadas ao trauma. Caso a memória traumática esteja associada a comportamentos de autolesão, estes se tornam alvos prioritários de intervenção no estágio 1 (Koerner, 2020).

Em paralelo a esse enfoque terapêutico, a teoria biossocial (Linehan, 1993) oferece uma lente conceitual para compreender as invalidações generalizadas presentes no TEPT. Ela ilumina a tendência dos pacientes de se culpabilizarem pelas experiências traumáticas, julgando suas reações durante e após tais eventos e acreditando que são pessoas más e inaceitáveis por causa dessas vivências. Essa perspectiva destaca a importância da intervenção terapêutica para desfazer a autocrítica exacerbada e as crenças de inaceitabilidade, características marcantes em indivíduos com TEPT.

Por fim, outro aspecto crucial do tratamento é a inclusão de membros da família no processo terapêutico. Estudos como os de Hernandez-Tejada et al. (2020) ressaltam que o envolvimento familiar na terapia é frequentemente mais eficaz para pessoas com TEPT do que o tratamento realizado de maneira independente. O apoio familiar não só oferece um contexto adicional de suporte e validação, mas também trabalha para reformular as dinâmicas que podem ter contribuído ou resultaram do trauma, criando assim um ambiente propício para a recuperação e prevenção de recaídas.

## INTERVENÇÃO

No manejo do trauma, a DBT é meticulosamente adaptada para priorizar a estabilização emocional do paciente antes de abordar as memórias traumáticas diretamente. O foco inicial recai sobre o desenvolvimento de habilidades para manejar as reações emocionais e comportamentais ao trauma, tais como a ansiedade, a depressão e os comportamentos de evitação. Este processo é realizado em um ambiente terapêutico fundamentado na validação, em que os pacientes são encorajados a aceitar suas experiências e emoções traumáticas sem autocrítica, enquanto simultaneamente se empenham em alterar padrões de comportamento disfuncionais (Dimeff, Rizvi & Koerner, 2022).

Com base nos princípios da TCC, e enfatizando a importância da aceitação para mitigar o sofrimento associado ao trauma, estratégias como *mindfulness*, aceitação radical da realidade tal como ela é, compaixão e autocompaixão são incorporadas ao tratamento. Essa abordagem está alinhada com a perspectiva dialética, incentivando o paciente a abandonar as emoções, crenças e comportamentos extremos ligados ao trauma. Isso envolve a procura ativa por aspectos negligenciados, visando alcançar uma síntese entre opostos e uma abertura para a mudança. Nesse sentido, os terapeutas exercem uma troca habilidosa e flexível entre estratégias de mudança, aceitação e dialética, auxiliando os pacientes a avançarem rumo ao objetivo de uma vida livre do sofrimento traumático (Sele et al., 2023).

Dentro desse protocolo, os procedimentos centrais incluem a exposição *in vivo*, a exposição imagística e o subsequente processamento da exposição imagística. A exposição *in vivo* é vital, pois enfrenta o problema comum de pacientes que perderam a capacidade de sentir prazer e de se engajar em atividades que geram emoções positivas. Os objetivos são variados: desde ensinar que as situações evitadas são, na verdade, seguras, até reforçar que emoções intensas, embora desafiadoras, não são perigosas e podem ser toleradas. Os pacientes também aprendem que as emoções são transitórias e tendem a diminuir em intensidade com o tempo. O objetivo geral é desenvolver a maestria e reforçar a crença nos próprios pacientes de que são capazes e competentes para enfrentar situações difíceis (Oppenauer et al., 2023).

## Procedimento da exposição *in vivo*

A terapia de exposição *in vivo* é implementada com o objetivo de melhorar a qualidade de vida do paciente por meio de uma abordagem sistemática e estruturada. O processo inicia-se com a formulação detalhada do caso, permitindo a seleção de tarefas específicas de exposição que serão organizadas hierarquicamente, das menos às mais estressantes. Os procedimentos seguem várias etapas (Dimeff, Rizvi & Koerner, 2022):

- Identificação de estímulos evitados ou percebidos como perigosos pelo paciente, incluindo situações sociais, objetos ou contextos específicos (p. ex., multidões, interação com desconhecidos ou permanecer no escuro).
- Seleção de lembretes relacionados ao trauma (sons, odores, objetos presentes durante o trauma).
- Atividades evitadas devido à depressão (como eventos sociais e atividades de lazer), além de situações que despertam vergonha injustificada (como cometer erros ou dizer não).

Após essa seleção, o paciente é encorajado a escolher um estímulo específico para abordar intencionalmente, visando ativar emoções e crenças associadas. A exposição é realizada de modo gradual, começando com tarefas moderadamente desconfortáveis e progredindo para as mais desafiadoras. Durante o processo, os impulsos de evitar o estímulo são confrontados, promovendo a atenção plena (*mindfulness*) e a consciência do momento presente em relação aos estímulos (Harned & Schidt, 2022).

Por fim, o paciente é exposto repetidamente ao estímulo até que as expectativas e reações emocionais se atenuem. Cada tarefa de exposição é justificada com base nas crenças específicas a serem testadas e, idealmente, refutadas, visando a uma desmistificação e redução da intensidade das respostas emocionais do paciente. Esse processo é fundamental para enfrentar e superar os medos e evitar comportamentos que limitam a vida do paciente, promovendo assim um avanço significativo em sua trajetória de recuperação (Harned, 2023).

## Procedimento da exposição imagística

É um processo composto por quatro etapas estruturadas, direcionadas a tratar os sintomas do TEPT por meio do engajamento direto com lembranças traumáticas. Este procedimento visa reduzir o sofrimento associado ao trauma, seguindo um protocolo cuidadosamente delineado (Harned, 2023):

Inicialmente, paciente e terapeuta colaboram para selecionar até três memórias traumáticas específicas, baseando-se no impacto dessas lembranças na manifestação do TEPT. Uma das lembranças mais perturbadoras geralmente é escolhida para a primeira sessão de exposição imagística, visando a uma redução mais acelerada do sofrimento, embora isso não seja uma regra rígida.

Em um ambiente seguro, com os olhos fechados, o paciente é orientado a descrever a memória traumática selecionada em voz alta, detalhadamente e no tempo presente, repetindo o relato várias vezes. A cada cinco minutos, aproximadamente, o terapeuta avalia o nível de ativação emocional do paciente utilizando a Escala de Unidades Subjetivas de Desconforto (SUDS), para assegurar um engajamento emocional adequado na terapia. Esta avaliação é crucial para o sucesso da intervenção, pois um nível de ativação emocional muito baixo ou muito alto pode comprometer o aprendizado corretivo e essas sessões são gravadas para que o paciente as escute entre uma sessão e outra. Durante o processo, paciente e terapeuta permanecem atentos a qualquer tentativa de evitação emocional, trabalhando juntos para confrontá-la e bloqueá-la. Comumente, os pacientes começam relatando aspectos externos do trauma, mas progressivamente são encorajados a explorar e relatar as experiências internas com mais detalhes. O objetivo é que o paciente articule integralmente todos os aspectos da experiência traumática, sem omitir ou alterar detalhes.

A exposição é realizada de maneira prolongada, variando entre 20 e 45 minutos, e repetida em várias sessões semanais. Após a habituação às memórias iniciais, o foco se desloca para os pontos mais estressantes (*hotspots)* ainda presentes na lembrança. Esse processo é repetido até que não restem mais elementos tensionais significativos. Antes de prosseguir para a próxima memória traumática, uma sessão final de exposição imagística à lembrança completa assegura a eficácia do tratamento, visando à eliminação de quaisquer resíduos de tensão que possam perpetuar o sofrimento. Este procedimento de exposição imagística é fundamental para o tratamento eficaz do TEPT, permitindo que o paciente confronte e processe as memórias traumáticas de maneira segura, reduzindo assim os sintomas associados e promovendo a recuperação.

Consequentemente, após a exposição imagística, os pacientes começam a fortalecer suas crenças na capacidade de tolerar emoções intensas, aprendendo que as emoções são transitórias e não permanentes. Isso leva a um aumento na sensação de domínio e competência, reforçando a ideia de que recordar um trauma não equivale a vivenciá-lo novamente. No contexto do TEPT, os pacientes frequentemente evitam pensar nos traumas, tentando reprimi-los quando emergem. Essa abordagem de evitação impede o processamento adequado dos eventos traumáticos. A exposição imagística, portanto, visa contrapor essa evitação cognitiva, sendo uma ferramenta crucial no protocolo da DBTPE. O objetivo é promover a aquisição, o fortalecimento e a generalização de novos aprendizados por meio do processamento da exposição imagística.

## O processamento pós-exposição

Imediatamente após a exposição imagística, paciente e terapeuta dedicam entre 15 e 30 minutos para discutir as emoções e crenças que surgiram durante a exposição. Este processo, focado na aprendizagem corretiva, representa a ativação da mente emocional, enquanto o processamento subsequente ativa a mente racional. A combinação desses procedimentos busca engajar a "mente sábia" do paciente, integrando razão e emoção para alcançar uma nova perspectiva sobre o trauma. Isso inclui a formação de uma compreensão sobre os eventos antes, durante e após o trauma, organizando-os em uma narrativa mais coerente e acessando a mente sábia do paciente (Harned, 2023).

O terapeuta começa com um reforço positivo imediato após a exposição, introduzindo habilidades de regulação emocional para facilitar a discussão produtiva. Inicialmente, são feitas perguntas abertas como "O que você aprendeu com essa técnica?" ou "Como você se sente sobre essa experiência?". Isso permite ao terapeuta identificar crenças problemáticas evidentes durante a exposição. Após o paciente compartilhar seus pensamentos, o terapeuta oferece suas observações e formula perguntas mais específicas sobre os aspectos emergidos na exposição. Utilizando as estratégias da DBT baseadas nos paradigmas de mudança, aceitação e dialética, o processo visa à aprendizagem corretiva, contribuindo para a redução de crenças e emoções pós-traumáticas problemáticas (Dimeff, Rizvi & Koerner, 2022).

Esse método sistemático e integrado da DBT-PE não só facilita o processamento emocional dos traumas, mas também promove a resiliência emocional, melhorando significativamente a qualidade de vida dos pacientes ao ensinar-lhes como enfrentar e integrar suas experiências traumáticas de maneira saudável e adaptativa.

## EXEMPLO CLÍNICO

Lucas, um homem de 30 anos, chegou ao consultório relatando intensa ansiedade, episódios de depressão e dificuldades em estabelecer e manter relacionamentos íntimos e de amizade. Durante as sessões iniciais, revelou ter vivenciado múltiplos traumas ao longo da vida, incluindo abuso emocional contínuo por parte de um dos pais, *bullying* severo na escola e uma experiência traumática de assalto à mão armada aos 25 anos. Lucas descreveu um sentimento constante de alerta e desconfiança em relação às pessoas, além de episódios frequentes de dissociação.

### Exposição *in vivo*

A abordagem inicial consistiu em construir uma hierarquia de exposição *in vivo* focada em situações que Lucas evitava por medo de rejeição, humilhação ou violência.

A reavaliação do nível de desconforto (SUDS) de cada item é realizada após completarmos uma exposição específica. Curiosamente, observamos que, após uma única exposição e reavaliação, os níveis de desconforto para os outros itens na lista tendem a diminuir naturalmente, mesmo sem o paciente estar ciente das mudanças nas suas próprias pontuações SUDS anteriores. Este fenômeno (habituação) sublinha a interconexão entre os desafios enfrentados e como a superação de um pode inadvertidamente reforçar a capacidade de enfrentar outros, promovendo uma recuperação progressiva. Além disso, é importante ressaltar que o paciente participe ativamente deste processo, preenchendo os formulários de exposição após realizá-las, o que facilita a reflexão e o reconhecimento de seu próprio progresso.

Tabela 1

| Tarefas *in vivo* | SUDS – início | SUDS – depois* |
|---|---|---|
| 1. Participar de um grupo pequeno no trabalho | 60 | 50 |
| 2. Participar do time de futebol do clube | 90 | 90 |
| 3. Visitar locais públicos sozinho durante o dia | 65 | 60 |
| 4. Expressar preferências ou dar opiniões | 70 | 70 |
| 5. Fazer pedidos em locais públicos | 75 | 75 |
| 6. Visitar locais associados à experiência do assalto – clube | 80 | 30 |
| 7. Participar de eventos sociais grandes ou festas | 85 | 70 |
| 8. Discutir temas controversos em grupos | 90 | 85 |
| 9. Participar do grupo de habilidades | 90 | 85 |
| 10. Pegar o metrô no horário de pico | 100 | 100 |
| 11. Visitar escola onde sofreu *bullying* | 75 | 65 |

* Depois de 4 exposições com o mesmo item e à medida que são realizadas as exposições, todos os itens eram reavaliados sem que o paciente saiba o SUDS dado anteriormente.

As tarefas selecionadas incluíram:

- Retornar a locais associados a memórias negativas, começando por visitar a escola onde sofreu *bullying*, avançando gradualmente para lugares que lembravam o assalto, até conseguirmos realizar a exposição *in vivo* indo ao local do assalto (clube).
- Engajar-se em interações sociais básicas, como iniciar conversas casuais com colegas de trabalho, com o objetivo de progredir para participação em grupos sociais ou atividades de lazer.
- Praticar assertividade em situações cotidianas, como expressar suas preferências em restaurantes ou fazer pedidos em lojas, algo que evitava por medo de conflito ou julgamento.

## Detalhamento do processo

- Preparação: antes da visita à escola, Lucas e sua terapeuta passam um tempo considerável preparando-se para a experiência. Eles revisam as habilidades de enfrentamento que Lucas pode utilizar durante a exposição, como técnicas de respiração profunda, *mindfulness* e afirmações positivas para manter-se ancorado no presente.
- Objetivo claro: o objetivo da visita é duplo; por um lado, desafiar a sensação de perigo iminente que Lucas associa a esses locais (escola e clube) e, por

outro, permitir-lhe processar e integrar a experiência traumática de uma forma que reduza seu impacto em sua vida cotidiana.

- Estratégias de segurança: Lucas escolhe um horário do dia em que se sente mais seguro para realizar a visita, acompanhado inicialmente pela terapeuta e posteriormente por uma pessoa de confiança. Ele leva consigo uma garrafa com água congelada e um lembrete no bloco de notas do celular das habilidades de enfrentamento que aprendeu.
- Processo de exposição: durante a visita, Lucas é incentivado a observar atentamente o ambiente, e suas experiências internas, notando quaisquer mudanças desde a experiência traumática. A terapeuta observa as possíveis dificuldades que o paciente pode enfrentar nas visitas subsequentes e trabalham com resolução de problemas. Até que o paciente se reconheça como uma pessoa diferente agora, com novas forças e recursos. Ele é guiado para perceber os sinais de segurança no ambiente atual e reconhecer sua capacidade de lidar com suas emoções, reforçando sua sensação de controle e estando pronto para escolherem outro tópico mais estressante da hierarquia (ir ao clube).
- Processamento pós-exposição: após a visita, Lucas e a terapeuta dedicam tempo para processar a experiência, discutindo as emoções e pensamentos que surgiram. Eles exploram como a realidade da visita se compara às expectativas e medos de Lucas, destacando discrepâncias entre suas percepções anteriores e suas experiências atuais.
- Reflexão e aprendizado: Lucas é encorajado a refletir a respeito do que aprendeu sobre si e sua capacidade de enfrentar situações que antes considerava insuperáveis. Este processo ajuda-o a recontextualizar a experiência traumática, reduzindo seu poder de influenciar negativamente sua vida. Esta etapa é crucial na jornada de recuperação de Lucas, pois enfrentar diretamente um dos seus maiores medos com sucesso pode significativamente diminuir a intensidade do trauma e aumentar sua confiança e autoeficácia.

## Exposição imagística

Para a exposição imagística, Lucas e a terapeuta realizaram uma hierarquia de traumas-alvos e focaram inicialmente no trauma mais impactante e recorrente em suas memórias: o assalto à mão armada na porta do clube. Foi orientado a fechar os olhos e narrar o evento em detalhes, expressando não apenas a sequência de acontecimentos, mas também suas sensações físicas, pensamentos e emoções durante o trauma.

Durante a exposição, a terapeuta monitorava a ativação emocional de Lucas utilizando a SUDS (com uso de um formulário, ver Harnerd [2023]) e intervinha com técnicas de regulação emocional, conforme necessário.

Vale ressaltar que aqui também é realizada uma hierarquia, como visto na exposição *in vivo*, porém com os tópicos da imagística.

Tabela 2

| Traumas-alvo | SUDS – início |
|---|---|
| 1. Visualizar a experiência de assalto à mão armada (ponto central 1) | 70 |
| 2. Relembrar discussões verbais com o pai | 50 |
| 3. Evocar momentos de negligência e solidão na infância | 80 |
| 4. Recordar situações de *bullying* na escola | 40 |
| 5. Confrontar os momentos mais intensos de abuso emocional pelo pai | 80 |
| 6. Reviver detalhes específicos e sensações do assalto, focando em momentos de maior medo (narrativa completa) | 90 |

Após cada sessão de exposição, seguia-se uma fase de processamento, em que Lucas refletia sobre as emoções e crenças que emergiam, com a terapeuta facilitando a reconstrução de uma narrativa menos dolorosa e mais confiante, encorajando o paciente a explorar o que havia aprendido sobre si e suas reações durante a exposição. Inicialmente, a terapeuta reconhecia o esforço de Lucas, reforçando positivamente sua coragem em enfrentar as memórias traumáticas. Questões abertas eram utilizadas para estimular o paciente a refletir sobre sua experiência, identificando crenças disfuncionais que foram evidenciadas durante a exposição e trabalhando para reformulá-las.

Utilizando os princípios da DBT, a terapeuta guiou Lucas na integração de emoções e racionalizações, promovendo a aprendizagem corretiva. Estratégias específicas incluíram a validação das experiências e emoções de Lucas, o encorajamento da aceitação delas e a promoção do diálogo interno positivo. O objetivo era ajudar o paciente a desenvolver uma compreensão mais profunda e compassiva de suas experiências, reduzindo o impacto do trauma em sua vida cotidiana e melhorando sua capacidade de regular emoções e construir relações saudáveis.

## Resultados

Ao longo do tratamento, Lucas reportou uma diminuição significativa nos sintomas de ansiedade e depressão, uma melhor capacidade de enfrentar situações antes evitadas e regular melhor suas emoções (Tabela 3) e um aumento na qualidade de suas relações sociais. O trabalho terapêutico permitiu que o paciente desenvolvesse uma nova perspectiva sobre seus traumas, reconhecendo sua capacidade de superação e a possibilidade de construir um futuro mais

**Tabela 3** Formulário de monitoramento do progresso na exposição imagística até a sexta sessão

| Sessão | Memória | Descrição da exposição imagística | Alvos primários de processamento | SUDS | Pós-medo | Pós-culpa | Pós-vergonha | Pós-nojo | Pós-raiva | Pós-tristeza | Pós-aceitação radical | Escore TEPT |
|---|---|---|---|---|---|---|---|---|---|---|---|---|
| 4 | 1 | Narrativa completa | Medo, culpa | 100 | 90 | 90 | 100 | 80 | 100 | 50 | 30 | 69 |
| 5 | 1 | Narrativa completa | Medo, raiva | 90 | 80 | 70 | 90 | 70 | 80 | 30 | 45 | 65 |
| 6 | 1 | Ponto central 1 | Raiva | 70 | 75 | 50 | 70 | 60 | 65 | 20 | 60 | 62 |

positivo, visto que fazia cinco anos que ele não entrava no clube e hoje participa do time de futebol.

## PROBLEMAS DA APLICAÇÃO E SOLUÇÕES

Um dos principais desafios no tratamento do trauma para pacientes de DBT é prevenir a retraumatização ao reviverem suas memórias dolorosas. Para atenuar esse risco, é fundamental que a terapia priorize o desenvolvimento de um robusto conjunto de habilidades de enfrentamento antes de proceder com o processamento das memórias traumáticas (Wagner et al., 2007). A qualidade da relação terapêutica também é vital, criando um ambiente seguro e acolhedor que permite ao paciente explorar e processar suas experiências traumáticas com segurança (Wagner et al., 2007).

Muitos pacientes temem que a reflexão sobre seus traumas possa desencadear a perda de controle comportamental, como tentativas de suicídio ou o uso de substâncias; controle cognitivo, ficando presos em pensamentos negativos; ou controle emocional, resultando em choro incessante (Dimeff, Rizvi & Koerner, 2022). A exposição imagística é estrategicamente utilizada para confrontar e desmistificar essas crenças, ensinando os pacientes que, embora os pensamentos e emoções relacionados ao trauma possam ser intensamente dolorosos, eles não são perigosos e podem ser tolerados.

É essencial que o paciente adote a exposição não apenas como uma técnica, mas como um estilo de vida. Nesse sentido, Harnerd (2023) desenvolveu o conceito da habilidade FREE, um acrônimo em inglês que representa: *Fight* (enfrente o medo), *(Do) Random acts of exposure* (realize tarefas de exposição aleatórias), *Expand your world* (expanda o seu mundo) e *Embrace emotions* (abrace suas emoções). Em outras palavras, diante de impulsos para evitar situações seguras, porém desconfortáveis, o paciente é encorajado a optar pela aproximação. Outro aspecto crucial é o monitoramento contínuo dos fatores de risco para recaída do TEPT, com o intuito de reconhecer precocemente qualquer aumento desses fatores e intervir de modo ágil, prevenindo o ressurgimento do transtorno. Isso é particularmente importante, pois durante o tratamento pode-se observar um incremento nos sintomas do TEPT. Identificar os fatores de risco para recaída e empregar estratégias de resolução de problemas diante dos obstáculos são passos fundamentais no manejo efetivo do TEPT.

Pesquisas continuam a ser desenvolvidas sobre a eficácia da DBT no TEPT, evidenciando que, mesmo diante de desafios, tal abordagem revela-se altamente eficaz. A eficácia é especialmente notável quando o tratamento prioriza inicialmente a estabilização emocional e o desenvolvimento de habilidades de enfrentamento, antes de se concentrar no processamento do trauma em si

(Harned et al., 2013). Esta metodologia não só promove uma recuperação mais segura e controlada para os pacientes, mas também contribui para um processo terapêutico mais eficiente e duradouro (Bohus et al., 2020).

Em síntese, a aplicação da DBT no manejo do trauma apresenta desafios significativos, mas também oferece um caminho promissor para a recuperação. Ao equilibrar cuidadosamente a preparação prévia do paciente com o processamento seguro do trauma, e enfatizando uma relação terapêutica baseada na segurança e validação, a DBT se mostra como uma abordagem terapêutica poderosa. Ela oferece aos indivíduos traumatizados não apenas a esperança de cura, mas também as ferramentas necessárias para reconstruir suas vidas de maneira significativa e resiliente. O sucesso deste tratamento ressalta a importância de abordagens personalizadas e bem fundamentadas no manejo do trauma, marcando um avanço significativo na psicoterapia contemporânea.

## REFERÊNCIAS


1. Bohus, M., Kleindienst, N., Hahn, C., Müller-Engelmann, M., Ludäscher, P., Steil, R., Fydrich, T., Kuehner, C., Resick, P. A., Stiglmayr, C., Schmahl, C., & Priebe, K. (2020). Dialectical Behavior Therapy for Posttraumatic Stress Disorder (DBT-PTSD) Compared with Cognitive Processing Therapy (CPT) in Complex Presentations of PTSD in Women Survivors of Childhood Abuse: A Randomized Clinical Trial. *JAMA Psychiatry*, *77*(12), 1235-1245. https://doi.org/10.1001/jamapsychiatry.2020.2148
2. Dimeff, L. A., Rizvi, S. L., & Koerner, K. (2022). *Terapia comportamental dialética na prática clínica: aplicações em diferentes transtornos e cenários*. Porto Alegre, RS: Artmed.
3. Foa, E. B., Hembree, E. A., Rothbaum, B. O., & Rauch, S. A. M. (2019). *Prolonged exposure therapy for PTSD: Emotional processing of traumatic experiences* (2nd ed.). Oxford University Press.
4. Ford, J. D., & Courtois, C. A. (2021). Complex PTSD and borderline personality disorder. *Borderline Personality Disorder and Emotion Dysregulation*, *8*(1), 16. https://doi.org/10.1186/s40479-021-00155-9
5. Harned, M. S. (2023). *Tratando Trauma com a Terapia Comportamental Dialética: protocolo de exposição prolongada em DBT*. Novo Hamburgo, RS: Sinopsys.
6. Harned, M. S., & Schidt, S. C. (2022). Tratando transtorno de estresse pós-traumático durante a DBT: Aplicando os princípios e procedimentos do protocolo de exposição prolongada da DBT. In *Terapia comportamental dialética na prática clínica: aplicações em diferentes transtornos e cenários* (2nd ed., p. 458). Porto Alegre, RS: Artmed. https://doi.org/10.1002/jclp.21943
7. Harned, M. S., Tkachuck, M. A., & Youngberg, K. A. (2013). Treatment Preference among Suicidal and Self-Injuring Women with Borderline Personality Disorder and PTSD. *Journal of Clinical Psychology*, *69*(7), 749-761.
8. Hernandez-Tejada, M. A., Muzzy, W., Price, M., Hamski, S., Hart, S., Foa, E., & Acierno, R. (2020). Peer support during in vivo exposure homework to reverse attrition from prolonged exposure therapy for posttraumatic stress disorder (PTSD): description of a randomized controlled trial. *Trials*, *21*(1), 366. https://doi.org/10.1186/s13063-020-04302-5
9. Jowett, S., Karatzias, T., Shevlin, M., & Albert, I. (2020). Differentiating symptom profiles of ICD-11 PTSD, complex PTSD, and borderline personality disorder: A latent class analysis in a multiply traumatized sample. *Personality Disorders: Theory, Research, and Treatment*, *11*(1), 36-45. https://doi.org/10.1037/per0000346
10. Koerner, K. (2020). *Aplicando a Terapia Comportamental Dialética: Um guia prático*. Novo Hamburgo, RS: Sinopsys.

11. Linehan, M. M. (1993). *Cognitive-behavioral treatment of borderline personality disorder*. Guilford.
12. Maercker, A., Cloitre, M., Bachem, R., Schlumpf, Y. R., Khoury, B., Hitchcock, C., & Bohus, M. (2022). Complex post-traumatic stress disorder. *The Lancet*, *400*(10345), 60-72. https://doi.org/10.1016/S0140-6736(22)00821-2
13. Nestgaard Rød, Å., & Schmidt, C. (2021). Complex PTSD: what is the clinical utility of the diagnosis? *European Journal of Psychotraumatology*, *12*(1). https://doi.org/10.1080/20008198.2021.2002028
14. Organização Mundial da Saúde (OMS). (2018). Classificação internacional de doenças para estatísticas de mortalidade e morbidade. In *Organização Mundial da Saúde* (11 ed.). https://icd.who.int/browse/2024-01/mms/en
15. Oppenauer, C., Sprung, M., Gradl, S., & Burghardt, J. (2023). Dialectical behaviour therapy for posttraumatic stress disorder (DBT-PTSD): transportability to everyday clinical care in a residential mental health centre. *European Journal of Psychotraumatology*, *14*(1). https://doi.org/10.1080/20008066.2022.2157159
16. Rauch, S. L., Shin, L. M., & Phelps, E. A. (2006). Neurocircuitry Models of Posttraumatic Stress Disorder and Extinction: Human Neuroimaging Research – Past, Present, and Future. *Biological Psychiatry*, *60*(4), 376-382. https://doi.org/10.1016/j.biopsych.2006.06.004
17. Sele, P., Hoffart, A., Cloitre, M., Hembree, E., & Øktedalen, T. (2023). Comparing phase-based treatment, prolonged exposure, and skills-training for Complex Posttraumatic Stress Disorder: A randomized controlled trial. *Journal of Anxiety Disorders*, *100*, 102786. https://doi.org/10.1016/j.janxdis.2023.102786
18. Snoek, A., Beekman, A. T. F., Dekker, J., Aarts, I., van Grootheest, G., Blankers, M., Vriend, C., van den Heuvel, O., & Thomaes, K. (2020). A randomized controlled trial comparing the clinical efficacy and cost-effectiveness of eye movement desensitization and reprocessing (EMDR) and integrated EMDR-Dialectical Behavioural Therapy (DBT) in the treatment of patients with post-traumatic stress. *BMC Psychiatry*, *20*(1), 396. https://doi.org/10.1186/s12888-020-02713-x
19. Wagner, A. W., Rizvi, S. L., & Harned, M. S. (2007). Applications of dialectical behavior therapy to the treatment of complex trauma-related problems: when one case formulation does not fit all. *Journal of Traumatic Stress*, *20*(4), 391-400. https://doi.org/10.1002/JTS.20268
20. Xiao, C. (2022). Efficacy and Risk Factor Analysis of DBT Therapy for PTSD-Related Symptoms in Mainland Chinese College Students Based on Data Mining. *Computational Intelligence and Neuroscience*, *2022*, 1-10. https://doi.org/10.1155/2022/3829623
21. Yehuda, R., Hoge, C. W., McFarlane, A. C., Vermetten, E., Lanius, R. A., Nievergelt, C. M., Hobfoll, S. E., Koenen, K. C., Neylan, T. C., & Hyman, S. E. (2015). Post-traumatic stress disorder. *Nature Reviews Disease Primers*, *1*(1), 15057. https://doi.org/10.1038/nrdp.2015.57

Seção V

# TÉCNICAS DA TERAPIA COMPORTAMENTAL INTEGRATIVA DE CASAL (IBCT)

# 27

# Apresentação da terapia comportamental integrativa de casal

Artur Vandré Pitanga

A terapia comportamental integrativa de casal (IBCT), desenvolvida por Andrew Christensen e Neil S. Jacobson, representa uma inovação significativa dentro do campo das intervenções terapêuticas para casais. Esta abordagem terapêutica é um reflexo das evoluções no campo da terapia comportamental, em resposta às mudanças nas relações no início do século XXI. A IBCT nasce a partir da terapia de casal comportamental tradicional (TBCT), expandindo o escopo desta última ao integrar componentes de aceitação emocional às técnicas comportamentais estabelecidas, visando a uma abordagem mais integrativa e eficaz para o tratamento de dificuldades conjugais.

No cerne da IBCT está a premissa de que as lutas e os desafios enfrentados pelos parceiros não devem ser vistos meramente como obstáculos, mas como caminhos para aprofundar a compreensão mútua e fortalecer o vínculo compartilhado. Trata-se de uma terapia que privilegia a aceitação das experiências emocionais complexas e frequentemente dolorosas, reconhecendo-as como inerentes às relações íntimas. O trabalho terapêutico na IBCT está ancorado no contextualismo funcional, uma filosofia que valoriza a compreensão do comportamento dentro do ambiente e das circunstâncias específicas do casal. As intervenções do terapeuta são, portanto, adaptadas para atender às particularidades únicas de cada relação, com uma ênfase na análise funcional dos padrões comportamentais que sustentam a dinâmica do casal (Vargas Madriz & Ramírez Henderson, 2013; Roddy et al 2016). Este enfoque terapêutico facilita a identificação dos padrões de interação problemáticos, promove a aceitação das diferenças, além de elaborar estratégias de mudança comportamental sustentáveis e respeitosas para ambos os parceiros.

É necessário destacar a importância e a eficácia da IBCT e da TBCT. Embora ambas sejam reconhecidas por alcance de resultados significativos, elas diferem em suas filosofias e métodos de promoção de mudança. A IBCT acentua a necessidade de aceitação, reconhecendo e validando as experiências emocionais do casal como um passo essencial em direção à conexão amorosa e ao crescimento mútuo. Por outro lado, a TBCT foca no desenvolvimento de habilidades específicas e na implementação de alterações comportamentais concretas para melhorar a interação e a satisfação no relacionamento conjugal (Perissutti & Barraca, 2013). A escolha entre estas duas terapias depende da adequação ao contexto específico do casal e de suas necessidades particulares, cultura, objetivos terapêuticos e características comportamentais singulares. Isso demonstra a variabilidade e a versatilidade do campo atual da terapia de casal.

A terapia comportamental passou por uma evolução significativa, refletida nas "ondas", uma metáfora que representa suas fases de desenvolvimento. Cada "onda" de terapia trouxe consigo um conjunto distinto de ideias e práticas, influenciando de modo fundamental a maneira como os terapeutas abordam os desafios enfrentados em ambiente clínico. Este progresso histórico oferece um panorama das mudanças na percepção e tratamento no que se refere a trabalho terapêutico com casais. Vandenberghe (2006) esclarece a evolução da terapia comportamental de casal a partir de uma perspectiva histórica em contexto estadunidense.

A primeira onda da terapia comportamental de casal se caracteriza por ser uma abordagem pragmática, em que o relacionamento é visto como um contrato. As técnicas da terapia comportamental de casal da primeira onda são favoráveis quando existe déficit no repertório necessário de habilidades de interação ou quando há exigências explícitas por mudança. A segunda onda enfatiza modelo cognitivo de compreensão do funcionamento humano. Trata-se de um estilo de terapia indicado para casais que estão presos em expectativas rígidas e interpretações distorcidas da realidade. As técnicas cognitivas são eficazes com casais dispostos a revisar e mudar suas crenças para melhorar a convivência.

A terceira onda de terapias comportamentais de casal representa uma fronteira inovadora no tratamento de disfunções conjugais, em que aceitação e *mindfulness* são incorporados como elementos-chave. Esta abordagem moderna não se concentra em modificar ou controlar diretamente sentimentos e pensamentos. Em vez disso, ela coloca ênfase em compreender a utilidade destes processos internos, valorizando-os como indicadores essenciais para compreender as dinâmicas complexas da relação. Especialmente benéfica para aqueles casais que se deparam com dificuldades aparentemente intransponíveis por meio de métodos tradicionais, a terapia comportamental de casal de terceira onda oferece um caminho para redescobrir o propósito e significado mais profundo da relação, incentivando-os a transcender os problemas diários e explorar novos terrenos de conexão e entendimento (Vandenberghe, 2006). Sendo assim, essa evolução teórica e prática sinaliza uma transformação significativa de perspectiva, destacando a importância de identificar e responder às contingências que sustentam os padrões comportamentais dentro da dinâmica conjugal.

A IBCT compreende que a aceitação mútua e o entendimento profundo das diferenças individuais são pilares para a resolução eficaz de conflitos e o florescimento de um relacionamento conjugal saudável. Neste contexto, a aceitação é vista não apenas como um meio de promover a harmonia momentânea, mas como um contexto para transformações sustentáveis na dinâmica do casal. Ela permite que ambos os parceiros reconheçam e respeitem suas singularidades, facilitando um espaço de crescimento mútuo (Briggs, Finley & Sprenkle, 2015).

A pesquisa pioneira de Jacobson et al. (2000) fornece evidências que apontam para a eficácia da aceitação como uma estratégia terapêutica que favorece a construção de vínculos mais fortes e íntimos entre os parceiros. Isso é particularmente relevante para aqueles casais que se deparam com conflitos crônicos, que parecem desafiar qualquer esperança de resolução. IBCT não é apenas uma alternativa às terapias convencionais de casais, é, sobretudo, um avanço promissor no campo da terapia de casal, proporcionando ferramentas novas e mais adaptáveis para o enfrentamento e a transformação dos desafios conjugais.

A IBCT, em síntese, destaca-se dentro das terapias comportamentais contextuais como uma resposta adaptativa às complexidades sociais do século XXI, desenvolvida para abordar as ambivalências e características dos conflitos conjugais. Tem sua gênese no movimento de terapia comportamental e evolui para incorporar a aceitação emocional e *mindfulness.* A IBCT opera sob a premissa de que a aceitação pode ser uma estratégia mais eficaz para casais cujos problemas resistem a métodos convencionais de mudança, promovendo um relacionamento mais íntimo e duradouro ao invés de buscar apenas a resolução de conflitos.

Trata-se, sobretudo, de abordagem integrativa e flexível que oferece aos casais ferramentas tanto para resolver problemas específicos quanto para desenvolver uma compreensão e aceitação mais profundas um do outro. Isso reflete uma visão mais holística e compreensiva da terapia de casal, em linha com os desenvolvimentos contemporâneos das ciências comportamentais.

Um casamento pode ser um terreno fértil para o desenvolvimento de uma série de transtornos psiquiátricos. Problemas de saúde, como depressão e transtornos de ansiedade, podem encontrar espaço em casamentos marcados por conflito crônico. Transtorno de estresse pós-traumático pode ser consequência direta de relacionamentos permeados por abusos e violências. O conflito conjugal pode deteriorar a qualidade do sono e intensificar o estresse. O espectro de possíveis condições resultantes do estresse conjugal pode se estender a transtornos alimentares e ao abuso de substâncias, por exemplo. As tentativas de regulação do sofrimento e de emoções aversivas, como aumento do consumo de álcool, podem ser desastrosas. Estas dinâmicas reforçam a necessidade de uma atenção terapêutica cuidadosa da saúde de cada um dos parceiros, para prevenir e/ou tratar tais transtornos que emergirem de maneira eficaz.

No contexto das relações interpessoais, Christensen, Doss e Jacobson (2018) identificaram algumas situações na vida de um casal como contextos desencadeadores de conflitos. Críticas, por exemplo, podem ser entendidas como ataques ou comentários que visam diminuir o valor do parceiro, seja de maneira intencional ou até em situações em que a intenção não seja, necessariamente, prejudicar. Indo além, demandas consideradas injustas ou excessivas por quem ouve podem ser fonte de descontentamento e discórdia. Exigências podem variar desde solicitações de auxílio até a busca por conexão e presença, que, quando vistas como algo negativo, conduzem a um clima de tensão. A irritação que vai se intensificando com a repetição de comportamentos como esquecimentos ou demoras, além da rejeição, caracterizada pelo não reconhecimento dos gestos de carinho, são outros fatores que contribuem significativamente para a desarmonia do casal, podendo levar um dos parceiros a sentir-se rejeitado e descartável.

Christensen, Doss e Jacobson (2018) ainda prosseguem ao esclarecer sobre as reações habituais em meio aos conflitos, em que quase sempre os indivíduos buscam apresentar razões para justificar seus comportamentos com base em causas externas, ao mesmo tempo que atribuem ao outro culpas ou falhas de caráter moral. Esse padrão de acusar e se defender constantemente pode enfraquecer ainda mais a relação, evidenciando o desafio de reconhecer a responsabilidade compartilhada nos desentendimentos e a tendência de amplificar as falhas percebidas do parceiro. Tal comportamento raramente resulta em uma mudança construtiva. Além disso, o hábito de buscar explicações para o comportamento do outro sob uma perspectiva negativa pode ser visto como um ciclo de ressentimentos e cada vez mais destrutivo. Isso impede a resolução dos problemas e o desenvolvimento saudável da relação.

O processo terapêutico da IBCT é planejado a partir de etapas (Christensen, Doss & Jacobson, 2018). Inicialmente, o processo começa com uma fase de avaliação e formulação do caso, seguida pela terapia, em que as intervenções específicas são aplicadas a cada caso. A etapa inicial é denominada de Formulação de Caso DEEP, que representa uma metodologia para avaliar (D) diferenças expressivas entre os parceiros, incluindo divergências, diferença de valores ou necessidades; (E) vulnerabilidades emocionais, que são sensibilidades ou marcas de sofrimento psicológico que podem influenciar a maneira como cada parceiro responde ao outro; (E) estressores externos, que são fatores que podem estar fora do relacionamento, como questões financeiras, trabalho ou problemas familiares; e (P) padrão de interação e de comunicação habitual utilizado pelo casal e como tentam resolver seus problemas de convivência. O enfoque da análise DEEP é multidimensional e permite uma compreensão abrangente das complexidades de cada caso.

Em seguida à fase de análise de formulação de caso DEEP, a IBCT entra na fase ativa como terapia. O terapeuta irá aprofundar o entendimento das emoções, tratando-as como componentes-chave para a descoberta de caminhos rumo à resolução de conflitos. O modelo busca alcançar uma compreensão detalhada das reações emocionais de cada parceiro, reconhecendo como estas influenciam a dinâmica conjugal. Nesse sentido, a terapia foca na validação das experiências individuais, fortalecendo a empatia e a compreensão mútua, elementos para fomentar intimidade entre os parceiros.

A partir de uma perspectiva advindo do contextualismo funcional, a IBCT busca identificar que muitos desafios conjugais emergem das circunstâncias do relacionamento e não de falhas individuais. Portanto, ao invés de atribuir culpas, busca-se compreender os comportamentos dentro do amplo espectro de influências e circunstâncias que os moldam, reconhecendo que todos os comportamentos têm seu sentido e propósito dentro do contexto da experiência do casal.

IBCT incorpora práticas de *mindfulness*, incentivando os parceiros a permanecerem plenamente atentos e presentes em suas interações, mais atentos sobre julgamentos e avaliações, além de perceberem os desafios do relacionamento de maneira mais consciente.

IBCT é uma intervenção embasada na perspectiva do contextualismo funcional, que busca transcender as manifestações aparentes do sofrimento conjugal. Reconhece-se que a dissonância da interação entre os parceiros em um relacionamento pode ter como consequência o desenvolvimento de transtornos psiquiátricos, tais como depressão, ansiedade e até o transtorno de estresse pós-traumático. Além do mais, a IBCT deriva de uma perspectiva complexa de fatores intrapessoais e contextuais, particularmente diferenças individuais, vulnerabilidades emocionais, estressores externos e padrões disfuncionais de interação. A fase de avaliação e formulação de caso na IBCT, como a Formulação de Caso DEEP, oferece uma estratégia criativa para avaliar e compreender componentes multifacetados, facilitando assim a aplicação de intervenções terapêuticas alinhadas com as necessidades idiossincráticas de cada casal. Portanto, a IBCT não apenas provê uma maneira terapêutica para o alívio de sofrimentos emergentes do conflito conjugal, mas também oferece um caminho para a reconstrução de padrões de comunicação e interações, promovendo uma atmosfera de aceitação, compreensão e adaptação mútua.

## REFERÊNCIAS


1. Briggs, J. G., Finley, M. A., & Sprenkle, D. H. (2015). A substantive and methodological review of the Integrative Behavioral Couple Therapy research program: Clinical implications for a research informed practice. *Journal of Couple & Relationship Therapy, 14*(3), 219-253. https://doi.org/10.1080/15332691.2014.959229
2. Christensen, A., Doss, B. D., & Jacobson, N. S. (2018). *Diferenças reconciliáveis: Reconstruindo seu relacionamento ao redescobrir o parceiro que você ama, sem se perder* (M. R. S. W. Lins & M. Rozman, Trads., 2ª ed.). Sinopsys.
3. Jacobson, N. S., Christensen, A., Prince, S. E., Cordova, J., & Eldridge, K. (2000). Integrative Behavioral Couple Therapy: An Acceptance-Based Promising New Treatment for Couple Discord. *Journal of Consulting and Clinical Psychology, 68*(2), 351-355. https://doi.org/10.1037//0022-006X.68.2.351
4. Perissutti, C., & Barraca, J. (2013). Integrative Behavioral Couple Therapy vs. Traditional Behavioral Couple Therapy: A theoretical review of the differential effectiveness. *Clínica y Salud, 24*(1), 11-18. https://doi.org/10.5093/cl2013a2
5. Roddy, M. K., Nowlan, K. M., Doss, B. D., & Christensen, A. (2016). Integrative Behavioral Couple Therapy: Theoretical Background, Empirical Research, and Dissemination. *Family Process*. https://doi.org/10.1111/famp.12223
6. Vandenberghe, L. (2006). Terapia comportamental de casal: uma retrospectiva da literatura internacional. *Revista Brasileira de Terapia Comportamental e Cognitiva, 8*(2), 145-160. http://pepsic.bvsalud.org/scielo.php?script=sci_arttext&pid=S1517-55452006000200004&lng=pt&tlng=pt.
7. Vargas Madriz, L. F., & Ramírez Henderson, R. (2013). Terapia Conductual Integrativa de Pareja: Descripción General de un Modelo con Énfasis en la Aceptación Emocional. *Revista de Ciencias Sociales* (Cr), *139*, 53-63. Universidad de Costa Rica.

# 28
# Estratégia de aceitação: união empática

Mara Regina Soares Wanderley Lins

## DESCRIÇÃO DO PROBLEMA PARA O QUAL A TÉCNICA FOI FORMULADA

A estratégia união empática (UE) foi elaborada a partir de conceitos essenciais que abordam as relações íntimas. Por exemplo, o *Interpersonal Process Model of Intimacy* (IPMI, Reis & Shaver, 1988) propõe que a intimidade se desenvolve por meio de interações entre os parceiros, as quais devem ser sobre fatos relativos à vida e a emoções. A questão é que para a interação ser íntima há a necessidade de quem transmite a informação ser honesto e quem a recebe ser compreensivo e cuidadoso. Observa-se que, de acordo com cada característica da pessoa e do contexto, pode haver filtros (p. ex., medo de falar sobre algo e/ou de que maneira) enquanto a outra pessoa recebe a informação. O grande objetivo é empatia, ocasionando a percepção de que o ouvinte está respondendo à revelação com compreensão, validação e cuidado, o que elicia a reciprocidade e, consequentemente, mais intimidade. Isto é fundamental para o desenvolvimento de relacionamentos próximos, de confiança e satisfatórios (Christensen et al., 2020; Kanter et al., 2020; Reis & Shaver, 1988, Vargas Madriz & Henderson, 2013).

Muitas vezes, as pessoas, diante do sofrimento, desregulam-se emocionalmente, fato que pode ter consequências importantes, tanto para o próprio bem-estar quanto para o outro membro. Sendo assim, estratégias de regulação emocional podem influenciar a qualidade das interações do casal (Brandão et al., 2019). Normalmente, os casais que iniciam a terapia estão presos em ciclos de interação destrutivos nos quais declarações de culpa e expressões de emoções duras (p. ex., raiva) em um parceiro são respondidas com atitude defensiva. Na união empática, o terapeuta concentra-se na experiência emocional de cada parceiro, auxiliando a observar quais comportamentos ou sequências diferenciam o afastamento da forma habitual de interação do casal de um modo de expressão que dá abertura para a vulnerabilidade, representando uma capacidade de resposta que reforça em vez de punir (McGinn, 2012; Lins, 2020).

Observa-se que a forma como se dão estes processos de acessar as emoções tem relação direta com as experiências dolorosas pessoais anteriores e, quando se consegue compartilhar experiências emocionais dolorosas com outras pessoas, neste caso, com seu parceiro íntimo, pode resultar num conhecimento compartilhado que facilita a empatia (Christensen et al., 2020; Goubert et al., 2005). A terapia comportamental integrativa de casal (IBCT, do inglês *integrative behavioral couple therapy*) outorga grande importância à história de aprendizagem de cada parceiro, pois, mesmo que os problemas se reproduzam na atual vida do casal, pode haver uma topografia determinada por cada história, baseada em quais experiências de cada um vão determinar quais conteúdos giram em torno dos conflitos e com que frequência surgem. A história pessoal que determina, por exemplo, se a pessoa se sente amada ou não e a expressão disto se dará na relação (Lins, 2021).

A forma de compartilhar a vulnerabilidade é por meio de autorrevelações verbais de eventos/emoções negativas e positivas. São revelações de emoções, eventos, pensamentos vulneráveis, autocríticos, autobiográficos de situações passadas vivenciadas tanto na família quanto em outras relações ao longo da vida. Entende-se por autorrevelação vulnerável na medida em que existe um risco real de que ela não seja aceita ou seja julgada e/ou resulte num risco de punição interpessoal (Kanter et al., 2020; Chsitensen et al. 2020)

Um componente essencial é a capacidade da pessoa de autopercepção e heteropercepção, isto é, atenção plena para seus processos internos e aprendizagem de observação, reconhecimento das consequências do próprio comportamento na interação, além da percepção do que ocorre com seu parceiro. Por exemplo, é essencial a pessoa discriminar suas emoções superficiais (ou secundárias) das profundas (ou primárias) para ter uma compreensão do comportamento dentro do contexto no qual ocorre, ampliando o conhecimento sobre a interação do casal. O terapeuta IBCT não informa aos clientes o que deveriam aceitar, mas cria condições para que, naturalmente, aumentem a aceitação, suscitando sentimentos associados ao problema, os quais geralmente não são expressos. Isto pode provocar respostas mais construtivas e empáticas. Primeiramente cada parceiro é estimulado a falar sobre as questões que os afastam sem acusações, observando os sentimentos e pensamentos mais suaves, mais vulneráveis, por exemplo, acessar as mágoas, sentimentos de negligência ou incerteza, com o cuidado de expor falando das próprias percepções, fato que, por si só, possibilita uma maior escuta da outra pessoa (Christensen et al., 2004; Vargas Madriz & Henderson, 2013).

Sendo assim, a autoconsciência é fundamental para se engajar na autorrevelação vulnerável, é estar consciente dos próprios sentimentos e necessidades para poder comunicá-los de modo eficaz e que evoque respostas de reforço. Reforça-se que o ouvinte também necessita treinar a habilidade de estar consciente das características relevantes do contexto situacional e relacional em que a interação ocorre. Por exemplo, o grau em que o ouvinte responderá à expressividade emocional do falante depende de qual emoção é expressa, da natureza do relacionamento, da duração da interação e de quão custosa será a resposta para o ouvinte (Kanter et al., 2020).

Por fim, Christensen et al. (2020) referem que a empatia, ao ser um importante preditor de ajuda, aumenta a motivação para ajudar também. Dessa forma, o processo de aceitação se dá por meio de aberturas às experiências emocionais, fato que pode diminuir a responsabilização/culpabilização dos comportamentos dos parceiros e apresentar um vínculo direto entre empatia e perdão, por meio de uma modelagem da emoção daquele que está revelando, promovendo compreensão e restauração das dificuldades da relação.

## DESCRIÇÃO DA TÉCNICA

Todo o processo terapêutico da IBCT tem como estrutura a Formulação de Caso DEEP, descrita no Capítulo 27. Sua principal importância é que tanto o terapeuta quanto o casal têm conhecimento das dificuldades da relação, sua dinâmica e dos processos a serem trabalhados. Inicia-se a sessão com a agenda organizada com base nas respostas do casal ao Questionário Semanal, e para trabalhar a aceitação por meio da união empática é necessária uma situação específica na qual houve conflito por diferenças do casal, por acionarem suas feridas emocionais, pela ocorrência de algo que não tem como alterar. O principal objetivo da união empática é auxiliar que o casal fale do lugar de compreensão e não de acusação (Christensen et al., 2020; Lins, 2020).

Primeiramente, segundo Christensen et al. (2004), é um desafio para o terapeuta IBCT criar um ambiente terapêutico para que as pessoas se sintam seguras para expressar seus sentimentos e pensamentos profundos, visto que retratam sua vulnerabilidade crua. É importante reforçar que é a função do comportamento, e não sua topografia, que importa, mesmo o foco da união empática sendo a vulnerabilidade e sentimentos suaves. Por exemplo, uma pessoa pode expressar algo profundo e a outra ignorar. Neste caso, o terapeuta IBCT deverá explorar como estas expressões estão sendo recebidas pelo ouvinte, e como o falante reage a essa recepção. Esta exploração pode suscitar ressentimentos e pensamentos de ser ignorado.

Diante de determinado tema, o terapeuta IBCT explora as reações emocionais, as condições que as eliciam e o impacto que têm. Ao discutir de maneira empática e sem julgamento, com o tempo, ambos parceiros se tornam mais atentos aos seus processos internos e vão ficando menos reativos um com o outro. Estas discussões criam mudanças nas interpretações cognitivas e nos comportamentos, por exemplo, maior compreensão e aceitação da raiva do outro (jamais de um comportamento agressivo, mas compreender a emoção é possível). A proposta é que a aceitação preconiza que cada um tem seus sentimentos, sua história, sua perspectiva sobre a relação, uma posição sobre o problema que é digno de atenção e consideração (Christensen, 2004).

Para observar a potência e as limitações da aceitação, deve-se distinguir um "problema inicial" de um "problema reativo" (Christensen et al., 2000). O problema inicial é o tema específico que o casal sugere trabalhar, por exemplo, diferenças ao lidar com os filhos. O problema reativo emerge das tentativas do casal de lidar com o problema inicial, geralmente com coerção, polarização ou afastamento. Aceitar a experiência do parceiro implica aceitar as próprias reações emocionais geradas nesta situação. Implica, ainda, aceitar estes sentimentos pessoais sem agir de acordo com eles. Para tal objetivo, o terapeuta molda uma conversa produtiva, por meio de maneiras pelas quais o casal se sinta reforçado para expressar sua experiência. Os parceiros são convidados a observar quais são os disparadores da reatividade de cada um, quais emoções duras surgem (secundárias) e quais são as emoções suaves (primárias). A partir deste reconhecimento é possível fazer relações com a história de aprendizagem de cada um, notando se a situação aciona ou não as vulnerabilidades emocionais (Christensen et al., 2004; Christensen et al., Lins, 2021).

As habilidades do terapeuta para utilizar estas estratégias se referem à atenção ao material trazido pelo casal e à realização de uma análise funcional constante, visto que a interação se dá ao vivo na sessão. Esta habilidade se dá por meio de um controle misto entre condutas governadas por regras e condutas governadas por contingências, pois a primeira passa por instruções, psicoeducação do terapeuta em relação, por exemplo, às funções das emoções, demandando um esforço intencional consciente do que se faz e por que se faz. Sendo assim, ao agir de acordo com as regras, o comportamento do casal vai sendo modelado sistematicamente pelas contingências naturais. Além disso, a capacidade do terapeuta de observar facilita a elaboração de uma análise funcional do comportamento do casal e este passa a ser mais espontâneo (Christensen et al., 2020; Vargas Madriz & Henderson, 2013).

Ao propor o reconhecimento e a identificação das emoções, o terapeuta enfatiza a consciência dos parceiros em relação aos antecedentes, inclusive no ambiente externo e em si mesmos e uns nos outros (comportamentos privados). Cada parceiro deve falar sobre si mesmo com o intuito de colocar o ouvinte em contato com questões não expressas normalmente. Por fim, o que é revelado influencia que o ouvinte tenha empatia e possa validar a experiência do falante. Esta validação, por sua vez, influencia a forma como o falante se sente e promove maior abertura para a escuta do outro, quando for sua vez de se expressar. A visão comportamental-contextual faz que o ouvinte, além de saber como seu parceiro realmente se sente, possa compreender o contexto relevante (histórico e atual) que provocou esses sentimentos (Christensen et al., 2020, Kanter et al., 2020; Lins, 2021).

## INTERVENÇÃO

Christensen et al (2020) propõem que a união empática já seja utilizada desde a fase de formulação do caso, visto que avalia as vulnerabilidades emocionais de cada parceiro, além de relacioná-las na avaliação DEEP. Na fase de intervenção ativa, por meio do Questionário Semanal, o casal traz situações vivenciadas durante a semana, as quais são exploradas na sessão. Isto faz que o acesso às emoções profundas seja facilitado e, para processar os sentimentos e aumentar a chance de empatia, o terapeuta propõe manejar de maneira distinta do que estão acostumados. O convite é cada um focar nas próprias reações (e não no que o outro fez ou deixou de fazer que originou a reação). Ao falar sobre sua experiência, cada parceiro é estimulado a identificar e falar sobre a emoção suave ou oculta, fato que geralmente expõe a vulnerabilidade e promove proximidade.

Os autores sugerem as seguintes etapas:

> (1) tomamos uma decisão estratégica, com base no que está acontecendo na sessão e no padrão típico de interação do casal, sobre em quem focar primeiro; (2) tiramos o foco de atenção do comportamento do parceiro para as suas próprias reações; (3) iniciamos no momento emocional em que os parceiros estão, o que geralmente é com emoções difíceis, e os levamos a uma exploração de suas emoções ocultas, refletindo e validando essas reações emocionais; (4) à medida que exploramos suas emoções ocultas, podemos tentar destacá-las e intensificá-las; (5) temos empatia com ambos os parceiros, mas não os pressionamos a serem empáticos, sabendo que a experiência de ouvir as emoções ocultas de seu parceiro e nos ver respondendo com compreensão e apoio terá um impacto positivo; (6) se o "parceiro de escuta" parecer receptivo ao que o "parceiro de fala" está dizendo, podemos tentar incorporar o "parceiro de escuta" na conversa,

fazendo-o resumir a experiência do "parceiro de fala" ou revelar as suas próprias reações emocionais do momento ao "parceiro de fala"; e, finalmente, (7) ficamos atentos ao "parceiro de escuta" para determinar em parte quando precisamos resumir o que disse o "parceiro de fala" e fazer a transição para o "parceiro de escuta" (Christensen et al. 2020, p.131. Tradução livre da autora deste capítulo).

## EXEMPLO CLÍNICO

Para ilustrar a técnica apresentada, apresenta-se o seguinte caso: Kaio e Bernardo foram para terapia de casal por estarem brigando muito. Mudaram-se para Barcelona há dois anos para tentarem uma vida de maior qualidade: financeira e social, visto que no Brasil sentiam preconceitos devido à sua homossexualidade. Ambos têm curso superior, mas não conseguiram empregos nas suas áreas. Ambos se queixam de cansaço, distanciamento e uma vida sexual insatisfatória.

O casal chega na sessão e deseja trabalhar sobre o incidente negativo da semana, o qual se refere a uma briga que tiveram. Decidiram ir a uma festa para namorar e mudar os ares, pois estavam há muito tempo presos na rotina. No local, Kaio estava quieto, somente observando, e Bernardo queria dançar. Após diversas negativas de Kaio, Bernardo se desregulou e disse, gritando, que não queria um "homem morto ao seu lado". Kaio disse que Bernardo era um monstro e foi embora. Bernardo chegou de madrugada, bêbado e Kaio fingiu que estava dormindo. No outro dia retomaram a rotina e não falaram mais sobre a briga.

Terapeuta: vi que vocês não tocaram mais no assunto, podemos entender que é algo muito difícil e escolher falar na terapia é uma forma de proteção para a relação. Quem deseja iniciar falando sobre sua perspectiva?

Bernardo: [após um tempo de silêncio] Tem de ser eu, sempre eu. Kaio não se movimenta para nada, estou cansado disso. Resolvemos ir a uma festa para nos divertir, tem tempo que não consigo um momento de prazer, e lá ele ficou aplastado na cadeira; não queria dançar, fazer nada. Para que sair, então? Estou de saco cheio!

Kaio: De saco cheio estou eu porque você sempre é agressivo. Como vou querer ficar perto de alguém que só põe a gente para baixo? Não aguento mais...

Terapeuta: Vejo que é um tema sensível, mas não consigo compreender com vocês falando desta forma, e é muito importante eu entender o que acontece com vocês. Vamos tentar falar sobre isso de outra maneira? [ambos concordam]. Kaio, gostaria que você retomasse sua perspectiva, mas falando sobre o que você sentiu, pode ser?

Kaio: Sim, senti raiva...

Terapeuta: OK, e agora, observando a situação, o que mais você sentiu? Lá no fundo?

Kaio: Tristeza?

Terapeuta: Não sei... observe dentro de si...

Kaio: Tristeza e medo...

Terapeuta: E você consegue discriminar quais foram os gatilhos que geraram a tristeza? E o medo?

Kaio: Triste porque parece que a gente não consegue se acertar e medo porque não consigo falar tudo para o Bernardo porque ele vai me criticar.

Terapeuta: E você conseguiria, agora, falar para ele o que não conseguiu falar no dia?

Kaio: Vou tentar... a gente combinou de sair: OK. Mas antes de ele chegar minha mãe ligou, falando de um problemão com minha irmã e eu teria que resolver. Fiquei muito mal, mas não queria estragar a empolgação do Bernardo. É claro que na festa eu não tinha clima... e fiquei com medo quando ele começou a ficar agressivo. Fui pra casa chorando.

Terapeuta: E esses sentimentos de tristeza com o medo, eles tocaram em alguma sensibilidade sua? [o casal já tem consciência das suas vulnerabilidades emocionais, pois já conhecem seu DEEP].

Kaio: Ah... me acompanham uma vida... as críticas do Bernardo tocam nas críticas da minha avó, desde que meu pai morreu eu deveria ser o homem da casa, resolver tudo, e dizia que um gay "não prestava pra nada". E o medo era de não conseguir dar conta, porque minha mãe me tirava para companheiro dela, tendo de resolver tudo, até hoje... Lá na festa senti que não prestava nem pra ser parceiro...

Terapeuta: Bernardo, escutando o Kaio, quais pensamentos vêm na sua mente?

Bernardo: Que eu não sabia que ele estava assim... bem que poderia ter me dito... Me poupava da confusão...

Terapeuta: Esta forma pode tocar na sensibilidade da crítica novamente, de que outra forma você pode dizer o que pensa sobre a situação?

Bernardo: Não sei falar direito... mas vou tentar... que eu fico chateado quando ele está triste ou sobrecarregado com suas questões, que quero ajudar de alguma maneira, mas preciso saber o que acontece pra poder agir...

Terapeuta: Kaio, o que você sente escutando o Bernardo?

Kaio: Sinto que ele está tentando ser parceiro desta forma...

Terapeuta: Você pensa que ele está sendo parceiro, mas o que sente quando ele age assim?

Kaio: Sinto-me melhor... entendido...

Terapeuta: Obrigada, Kaio, por falar com mais abertura sobre o que aconteceu com você. E você, Bernardo, agora é sua vez de falar como se sentiu na situação da festa.

Bernardo: Sim, senti muita raiva. Depois de tempos sem sair ele conseguiu estragar um momento que seria bom... mas agora, sabendo o que se passou, sinto tristeza porque a gente não consegue se comunicar...

Terapeuta: Observando mais a fundo, o que mais você sentiu naquele momento que foi disparador para você? Se você olhar por trás da raiva, o que mais você encontra?

Bernardo: Primeiro eu fiquei com raiva, ele parecia minha mãe que não se mexia para nada, não me defendia das agressões do meu pai... passiva, esta é a palavra, odeio passividade... Depois, quando ele foi embora, eu me senti o pior homem do mundo, porque toca na ferida do meu pai, que dizia que eu era tão ruim que ninguém na vida ia me querer. Lembrei-me de quando ele me trancou num quarto escuro para eu aprender a ser homem... Não aceitava quem eu era... rejeição, total rejeição... [Bernardo chora ao fazer esta autorrevelação].

Terapeuta: E você, Kaio, o que pensa enquanto escuta Bernardo?

Kaio: Que eu jamais queria machucá-lo. Eu quis me afastar pra evitar conflito, mas machuquei, e quero aprender outras formas de a gente lidar com nossos problemas...

Terapeuta: De alguma maneira vocês já estão aprendendo... no momento em que se permitem acessar o que há internamente e escolher a forma de falar, aqui está um caminho que pode ser melhor... Como cada um está se sentindo agora?

Kaio: Ainda triste, mas agora porque entendi a situação e quero que a gente consiga mudar... Eu quero ficar mais próximo do Bernardo...

Bernardo: Eu me sinto melhor, mais conectado.

## Comentário

O terapeuta interveio começando onde ambos estavam emocionalmente, ou seja, com raiva. O terapeuta validou que cada um estava com raiva. A validação pelo terapeuta e a aceitação de suas emoções no momento impediram que eles se sentissem na defensiva sobre onde estavam emocionalmente; assim, não sentiram a necessidade de provar que tinham todos os motivos para estarem com raiva. Portanto, foi possível se afastarem de sua raiva e considerarem outras emoções que também pudessem estar sentindo. Mencionaram tristeza, e o terapeuta imediatamente os encorajou a falar sobre esta emoção e observar mais sobre este sentimento, em quais outros momentos da vida sentiram algo parecido. É muito mais provável que a tristeza leve a uma resposta empática do que a raiva. Ao explorar as relações que cada um fez com suas histórias de aprendizagem, explorando e dando abertura para sua tristeza, possibilitou validação e maior proximidade entre os dois.

## PROBLEMAS DA APLICAÇÃO E SOLUÇÕES

Como dificuldades para a aplicação da união empática, ou desafios para o terapeuta, por vezes as chamadas emoções suaves nem sempre têm o impacto esperado. Algumas pessoas podem responder negativamente às expressões de mágoa e tristeza, vendo essas expressões como oportunidades de recuperar ou aumentar seu domínio na relação (Christensen et al., 2020). Outro importante aspecto é que o terapeuta não reaja negativamente acusando, culpando um dos parceiros, diante de algum comportamento mais provocativo (Vargas Madriz & Henderson, 2013). Uma grande dificuldade reside no funcionamento de casais com alto conflito, visto que acessar as emoções é gatilho para reatividade emocional e escalada simétrica. Sendo assim, a melhor intervenção terapêutica nestes casos é iniciar o processo terapêutico com as estratégias de mudança, principalmente o treinamento em comunicação, para depois utilizar as estratégias de aceitação como a união empática (Christensen et al., 2020).

Outro aspecto que pode ser gerador de problemas se refere ao comportamento verbal e não verbal dos parceiros. A falta de sincronia entre ambos pode gerar confusão e maior dificuldade de compreensão e intimidade. Por exemplo, a ironia ou falar de uma briga sorrindo (Kanter et al., 2020). Nestes momentos a tarefa terapêutica é apontar a incoerência entre as condutas e explorar o que realmente está ocorrendo com o falante (Christensen et al., 2020).

McGinn (2012) reforça que se espera como resposta do parceiro um comportamento de empatia e validação. Porém, por vezes há respostas punitivas ou invalidantes. O terapeuta deve estar atento, não permitir a punição modelando e reforçando alguma resposta de validação encontrada. Além disso, é possível haver algum grau de evitação para acessar as emoções vulneráveis, o que pode ser um obstáculo para a intimidade do casal. Há pessoas que, devido às suas características individuais, são mais propensas a relutar em se autorrevelar e, como consequência, podem ter problemas relacionais. Sentem como perigoso expressar sua vulnerabilidade e podem evitar totalmente ou buscar muitas garantias de que não serão punidas ao se abrirem. Sendo assim, a tarefa do terapeuta não será somente buscar a consciência dos sentimentos vulneráveis, mas a aceitação dos processos internos e a coragem para experimentar a vulnerabilidade a serviço da intimidade (Kanter et al., 2020).

É extremamente necessária a habilidade do terapeuta de manter uma atmosfera terapêutica sem confrontação, interrompendo interações negativas, acusatórias ou de culpabilizações. Outro aspecto essencial é a habilidade do terapeuta no uso da linguagem, adequada às particularidades do casal, visando que o casal preste atenção à linguagem, com o objetivo de modelar as expressões de maneira que estejam adequadas às suas necessidades (Vargas Madriz & Henderson, 2013; Christensen et al., 2018).

## CONSIDERAÇÕES FINAIS

Como referem Kanter et al. (2020), relacionamento íntimo é um processo inerentemente vulnerável, com as pessoas se expondo à possibilidade de serem punidas e, ao mesmo tempo, confiando que isso não ocorra. Sendo assim, é tarefa fundamental o trabalho em torno da dialética entre vulnerabilidade e se colocar em risco, com o objetivo de proximidade entre os parceiros. Para tal, os processos de atenção plena e aceitação, tanto dos próprios processos internos quanto os do parceiro são essenciais para esta experiência.

De uma perspectiva comportamental-contextual, segundo Christensen et al. (2020), a união empática propõe compreender a história de uma pessoa, incluindo compartilhar sua história ou pelo menos ser exposto a ela verbalmente, acessando e discriminando as emoções, oportunizando maior proximidade entre o casal. É claro que os casais responderão idiossincraticamente a experiências particulares, pois aquilo que funciona para um determinado casal não necessariamente funcionará para o próximo. Cabe ao terapeuta estar atento e escolher as melhores estratégias de acordo com cada casal. Desse modo, a aceitação dos processos internos do parceiro e a aceitação dos próprios sentimentos e pensamentos perturbadores andam de mãos dadas. Aceitar verdadeiramente o parceiro dá pouco espaço para evitação experiencial dos próprios sentimentos, numa roda virtuosa de intimidade.

## REFERÊNCIAS


1. Brandão, T., Matias, M., Ferreira, T., Vieira, J., Schulz, M. S., & Matos, P. M. (2019). Attachment, emotion regulation, and well-being in couples: Intrapersonal and interpersonal associations. *J Pers, 88*(4), 748-761. doi: 10.1111/jopy.12523.
2. Christensen, A., Sevier, M., Simpson, L., & Gattis, K. (2004). Acceptance, Mindfulness, and Change in Couple Therapy. In: Hayes, S., Follette, V., Linehan, M. *Mindfulness and Acceptance: Expanding the Cognitive-behavioral Tradition*. Guilford Press.
3. Christensen, A., Doss, B. D., & Jacobson, N. S. (2018). *Diferenças Reconciliáveis: reconstruindo seu relacionamento ao redescobrir o parceiro que você ama, sem se perder*. Novo Hamburgo, RS: Sinopsys.
4. Christensen, A., Doss, B. D., & Jacobson, N. S. (2020). *Integrative Behavioral Couple Therapy: A Therapist's Guide to Creating Acceptance and Change*. (2nd edition). Norton.
5. Goubert, L., Craig, K. D., Vervoort, T., Morley, S., Sullivan, M. J. L., Williams, C. A. C., Cano, A., & Crombez, G. (2005). Facing others in pain: the effects of empathy. *Pain, 118*(3): 285-288. doi: 10.1016/j.pain.2005.10.025.

6. Kanter, J., Kuczynski, A., Manbeck, K., Corey, M., & Wallace, E. (2020). An integrative contextual behavioral model of intimate relations. *Journal of Contextual Behavioral Science*, 18, 75-91. https://doi.org/10.1016/j.jcbs.2020.09.001
7. Lins, M. R. (2020). Terapia Comportamental Integrativa de Casal: A terapia de casal da abordagem contextual. In Cardoso, B, & Paim, K (Org.). *Terapias Cognitivo-Comportamentais para casasi e famílias*. Novo Hamburgo, RS: Sinopsys.
8. Lins, M. R. (2021). Formulação de caso na terapia comportamental integrativa de casal. In Abreu, P. & Abreu, J. *Transtornos Psicológicos: Terapias Baseadas em evidências*. Santana de Parnaíba, SP: Manole.
9. McGinn, M. M. (2012). An Examination of Change Processes in Integrative Behavioral Couple Therapy. *UCLA*. ProQuest ID: McGinn_ucla_0031D_10631. Retrieved from https://escholarship.org/uc/item/20s7z3z2
10. Reis, H., & Shaver, P. (1988). Intimacy as an interpersonal process. In S. Duck (Ed.). *Handbook of personal relationships: Theory, research and interventions* (pp. 367-389). Chichester, UK: Wiley.
11. Vargas Madriz, L. F., Henderson, R. R. (2013). Terapia Conductual Integrativa De Pareja: Descripción General De Un Modelo Con Énfasis En La Aceptación Emocional. *Revista de Ciencias Sociales* (Cr) [en linea]. *I*(139), 53-63[fecha de Consulta 19 de Marzo de 2024]. ISSN: 0482-5276. Disponible en: https://www.redalyc.org/articulo.oa?id=15329873004

# 29
# Distanciamento unificado do problema

Artur Vandré Pitanga
Priscila Rolim de Moura

## DESCRIÇÃO DO PROBLEMA OU PROPÓSITO

A técnica do distanciamento unificado do problema da terapia comportamental integrativa de casal (IBCT) foi concebida para facilitar a aceitação e promover a mudança em casais que enfrentam conflitos interpessoais. Seu propósito é auxiliar os parceiros a desenvolverem uma perspectiva mais distanciada de seus problemas, permitindo uma análise profunda e priorizar discussões descritivas e empáticas.

A adesão empática contra-ataca a culpa, promovendo a aceitação e a mudança ao cultivar empatia e compaixão entre os membros do casal. O distanciamento unificado trabalha para esses mesmos objetivos, promovendo uma visão não julgadora e mais conjunta do problema. Em vez de evocar expressões emocionais diretas, essa abordagem envolve os parceiros em uma análise racional do problema, incentivando-os a observar a interação de maneira mais objetiva possível (Christensen, Doss, & Jacobson, 2020).

O desenvolvimento do distanciamento unificado está fundamentado na premissa de que, ao adotar uma perspectiva mais distanciada dos problemas conjugais, os parceiros podem abordá-los com maior clareza e objetividade. Isso é alcançado por meio de discussões estruturadas, nas quais o terapeuta orienta os parceiros a analisarem as sequências de interação que desencadeiam os conflitos e a compreenderem as diferentes perspectivas envolvidas. Isso envolve guiar o casal por meio de uma análise detalhada dos padrões de interação, identificando gatilhos emocionais e promovendo uma compreensão mais profunda das dinâmicas subjacentes ao conflito. As sessões são conduzidas de modo a encorajar a expressão aberta e não julgadora, permitindo que os parceiros compartilhem suas experiências e perspectivas de maneira construtiva.

## DESCRIÇÃO DA TÉCNICA

Durante uma sessão, um casal apresenta conflitos em relação a como devem organizar o tempo para encontro aos finais de semana. O terapeuta observa que este tema frequentemente leva a discussões acaloradas, acusações e ressentimentos. Em um primeiro passo, o terapeuta pode guiar o casal numa análise detalhada de suas interações durante essas discussões, buscando identificar as causas subjacentes às emoções e a sensação de não ser ouvido e desvalorizado. Dando mais um passo, o terapeuta deve facilitar uma discussão, permitindo a cada parceiro expressar aberta e honestamente seus sentimentos e perspectivas sobre o assunto, sem julgamento e acusações. Nesse contexto da sessão, um parceiro pode compartilhar que se sente ignorado quando o outro prontamente rejeita suas sugestões para ir ao cinema, por exemplo, enquanto o outro pode expressar que se sente pressionado a participar de momentos que não lhe interessam.

Ao promover essa comunicação aberta e desafiadora, o terapeuta ajuda o casal a compreender melhor os comportamentos subjacentes ao seu conflito. Eles exploram como esse conflito pode ser reflexo de problemas mais profundos, como tentativa de controle ou medo de rejeição. A partir dessa nova perspectiva, o casal pode pensar em possíveis soluções que respeitem as necessidades e limites de ambos, encontrando um equilíbrio entre passar tempo juntos, adicionar atividades fora e em casa, de modo que ambos se sintam valorizados e respeitados.

## INTERVENÇÃO

Para promover o desapego unificado, o terapeuta pode enfatizar repetidamente o tema central nas interações dos parceiros, seu padrão de interação e a armadilha mútua em que ambos se encontram. Por exemplo, Ana e Pedro, um casal atendido pela segunda autora, discutiram sobre o planejamento financeiro e as tensões rapidamente surgiram. Ana acusou Pedro de ser "pouco responsável e negligente", enquanto Pedro a acusou de ser "controladora e exageradamente preocupada".

Previamente, o terapeuta havia identificado um tema de "autonomia *versus* segurança" para Ana e Pedro. Ana, que valoriza sua independência financeira, prefere lidar com as finanças sozinha e detesta se sentir controlada. Pedro, por outro lado, busca segurança financeira e valoriza o planejamento conjunto para evitar contratempos. Embora o tema de autonomia *versus* segurança não seja imediatamente evidente na discussão sobre o planejamento financeiro, o terapeuta consegue estabelecer uma conexão entre o comportamento de Ana e sua busca por independência, e o comportamento de Pedro e sua busca por segurança. Essa abordagem permite que Ana e Pedro reconheçam que compartilham um dilema que podem enfrentar juntos, removendo elementos de culpa e permitindo que observem o problema de maneira mais objetiva.

Ver a partir de outra perspectiva inclui *mindfulness*, observar sem julgamentos e atentamente o fluxo de emoções e pensamentos como respostas da interação ao contexto imediato (Burpee & Langer, 2005). Sendo assim, *mindfulness* pode ser um recurso valioso para o distanciamento unificado. Em casos clínicos, como o de Ana e Pedro, aprender a se observar de maneira não julgadora e atenta pode ser um recurso utilizado pela terapeuta para ajudá-los a se tornarem mais conscientes de suas emoções e reações durante as discussões. Por exemplo, a terapeuta pode instruir Ana e Pedro a fazerem uma pausa quando sentirem que a conversa foi ou está sendo intensa emocionalmente. Durante essa pausa, eles podem ser encorajados a respirar profundamente e observar seus próprios eventos privados, sem julgamento. Esse momento pode ser compreendido como uma maneira de se distanciar de pensamentos, sentimentos e de "reações condicionadas" (como imediatamente acusar o outro de ser negligente ou controlador) e de entender melhor as preocupações subjacentes de cada um (autonomia para Ana, segurança para Pedro).

Além disso, *mindfulness* pode ajudar Ana e Pedro a reconhecer que, apesar das aparências, ambos compartilham um dilema comum, que é o equilíbrio entre independência e segurança. Ao observar suas interações de uma perspectiva abrangente e menos reativa, eles podem começar a ver suas diferenças não como fontes de conflito, mas como áreas onde podem buscar compreensão e compromisso. O objetivo, então, é reduzir a culpabilidade e aumentar a objetividade no manejo do problema, tornando a conversa mais produtiva e menos conflituosa. É importante mencionar que as técnicas na IBCT são integrativas e formam uma espécie de rede conectada ampla.

## EXEMPLO CLÍNICO

Outro exemplo de intervenção é o de Martha e Edson, um casal que frequentemente entra em desacordo quando o assunto envolve finanças. Martha, com 34 anos, é uma empreendedora autônoma, que valoriza a independência financeira e investe em novas oportunidades de negócios. Por outro lado, Edson, 32 anos, trabalha como funcionário público, é meticuloso com o manejo do dinheiro e pensa em poupanças a longo prazo.

Os trechos a seguir representam uma intervenção a partir do distanciamento unificado:

Terapeuta: Martha e Edson, gostaria de abordar sobre como vocês vêm manejando as finanças. Vamos tentar ver essa questão das finanças de uma maneira distanciada, digo sem julgamentos; vamos pensar como se estivéssemos distantes um dos outros, observando como o outro pensa a maneira de lidar com situações cotidianas. Lembrando que cada pessoa "traz consigo sua história de vida" e isso influencia a percepção, forma de lidar com problemas etc. [Terapeuta prepara o contexto para o distanciamento unificado]. Martha, você mencionou sentir-se frustrada por não ter total liberdade para tomar decisões financeiras. Você poderia nos contar mais sobre isso? [O terapeuta tenta explorar causas subjacentes ao tema finanças]

Martha: Sim, é que eu sou uma pessoa que vê as oportunidades que nos chegam. Surgiu esses dias a chance de investir em um negócio que eu realmente acredito, mas o Edson ficou irritado porque eu não avisei; expliquei isso a ele antes.

Edson: Eu entendo que a Martha gosta muito do trabalho dela, mas quando se trata de nosso dinheiro, acho que devemos decidir juntos. Quero que estejamos seguros financeiramente e evitar riscos desnecessários. [Nesse momento é possível ao terapeuta detectar a perspectiva de cada um sobre como administrar as finanças].

Terapeuta: Edson, sua preocupação com a segurança é completamente válida, assim como o desejo de Martha por autonomia. [O terapeuta apresenta compreensão empática sobre a perspectiva de cada um dos parceiros]. O desafio é encontrar um equilíbrio que funcione para ambos. Martha, como você acha que poderia incluir o Edson no processo de tomada de decisão sem se sentir controlada? (O terapeuta propõe uma reflexão à Martha enfatizando o equilíbrio como caminho para o entendimento].

Martha: Podemos estabelecer um limite para os investimentos que eu posso fazer sem precisar consultar o Edson? Isso me daria liberdade, mas dentro de uma margem que o deixasse confortável. Pode ser isso? [Martha apresenta um "caminho do meio" como flexibilidade]

Terapeuta: [Percebendo uma oportunidade de consequenciar um comportamento flexível, responde a Martha]. Sim, isso pode ser uma maneira de manejar as finanças. Boa ideia. [Se volta para Edson]. Edson, como você entende essa proposta?

Edson: Talvez possamos também agendar reuniões regulares para discutir nossas finanças, assim eu não ficaria surpreso com novos investimentos. Pode funcionar.

Terapeuta: Excelente o que vocês pensaram. [O terapeuta consequencia novamente]. Vocês estão experimentando construir uma comunicação mais clara sobre suas finanças. Martha, como você pode comunicar suas ideias de investimento ao Edson de uma forma que respeite sua necessidade de segurança?

Martha: Eu poderia preparar uma apresentação rápida, mostrando as vantagens de cada investimento e como ele se encaixa em nosso momento e possibilidade financeira.

Terapeuta: Edson, com você se sente...

Edson: Sim, me deixaria mais tranquilo. Também posso compartilhar minhas análises sobre nossas finanças para que a Martha entenda minhas preocupações.

Terapeuta: Lembrem-se, Martha e Edson, a ideia é encontrar um meio-termo em que ambos se sintam ouvidos e suas necessidades vistas e respeitadas. Sobretudo, vocês conseguem ver a perspectiva um do outro? [O terapeuta retoma a perspectiva do distanciamento e aceitação, ao mesmo tempo apoiando mudanças]

O diálogo entre Martha e Edson ilustra como o terapeuta pode ajudar um casal a adotar uma perspectiva mais objetiva em relação aos seus conflitos. O terapeuta incentiva ambos a observar suas interações por trás de suas ações, sem julgamento e promovendo uma compreensão mais profunda dos padrões de comportamento e das necessidades subjacentes. O distanciamento unificado deve quebrar a perspectiva de um problema ou discordância vistos como uma disputa individual. O casal, guiado pelo terapeuta, deve encontrar possíveis soluções que equilibram a autonomia e segurança (no exemplo de questões financeiras apresentado nas linhas acima), mostrando flexibilidade e disposição. Esse processo de reconhecer e respeitar as perspectivas um do outro, e de trabalhar colaborativamente para encontrar soluções, é o cerne do distanciamento unificado. Consequentemente, o terapeuta deve evitar qualquer análise avaliativa de atribuição de culpa ou responsabilidade pela mudança de um parceiro para o outro, pois o foco está em uma descrição conjunta e consciente da sequência problemática. O problema não é um "você" ou um "eu", mas um "isso" (Christensen, Doss, & Jacobson, 2020).

## PROBLEMAS DA APLICAÇÃO E SOLUÇÕES

Embora o distanciamento unificado possa ser uma ferramenta eficaz para promover a aceitação e a mudança, sua aplicação pode enfrentar alguns desafios. A terapia de casal é exigente, pois as vivências cotidianas dos parceiros são complexas e suas perspectivas sobre os temas dos conflitos podem ser muito diferentes. Alguns casais podem ter dificuldade em adotar uma perspectiva mais distanciada de seus problemas, especialmente se estiverem presos em padrões de interação negativos. Nem sempre uma maneira de interferir será eficaz. O terapeuta deverá utilizar outros caminhos para promover novas perspectivas sobre um conflito, demonstrando habilidades técnicas e versatilidade.

Então, outras estratégias para promover o desapego unificado pode ser enquadrar as diferenças e sensibilidades dos parceiros como resultados de suas distintas origens familiares, culturais e étnicas, ou até mesmo de suas diferenças em termos de repertório comportamental. Por exemplo, se um dos parceiros cresceu em uma família em que o planejamento financeiro era enfatizado desde cedo, enquanto o outro vem de uma família mais descontraída nesse aspecto, isso pode criar dificuldades de entendimento mútuo. Ao destacar essas diferenças, o terapeuta ajuda o casal a perceber suas divergências como meras diferenças, em vez de falhas em um dos parceiros. Nesse sentido, as seguintes reflexões podem ser propostas pelo terapeuta aos casais, considerando perspectivas sobre finanças, como posto como exemplo: (a) "Como as práticas em relação às finanças na casa onde você cresceu podem estar influenciando suas expectativas e comportamentos atuais em relação ao planejamento financeiro no seu relacionamento?"; (b) "Quando enfrentam conflitos enraizados em suas diferentes origens familiares, como vocês podem apoiar um ao outro para entender essas diferenças de uma maneira compreensiva?; (c) "Como você se sente [direcionado para um dos parceiros] ao pensar que as diferenças entre vocês podem ser vistas como complementares, em vez de pontos de conflitos?"

Uma terceira estratégia para promover o desapego unificado é ajudar o casal a identificar e articular o padrão em um conflito específico. Incentivando os parceiros a adotarem uma perspectiva mais distanciada sobre o conflito, o terapeuta os orienta a identificar seus gatilhos emocionais, os esforços para fazer o outro compreender sua perspectiva, a subsequente distância emocional enquanto "lambe as feridas" e as tentativas de preencher a lacuna entre eles. À medida que os parceiros descrevem o padrão de interação, eles começam a percebê-lo de maneira menos emocional e mais unificada. Algumas vezes, os terapeutas incentivam os parceiros a criarem um nome descritivo, e até humorístico, para o seu padrão como uma maneira de alcançar o distanciamento. Amanda começou a sessão relatando o incidente de um jantar que ficou queimado, contou que Matheus a criticou de maneira pejorativa e isso a fez se sentir julgada e, por conseguinte, retraída e distante. O terapeuta os guiou para ver além do incidente, reconhecendo padrões: Matheus buscava eficiência, enquanto Amanda procurava aprovação. Ao descreverem essa "dança de constrangimentos", eles a nomearam de " O Jantar Queimado", como um modo lúdico para aliviar a carga emocional aversiva, além de uma tentativa de reconexão empática.

Além disso, o terapeuta pode introduzir uma quarta cadeira durante as sessões, sugerindo que os parceiros imaginem que o problema está sentado nela. Essa visualização pode ajudá-los a dissociar o problema de suas identidades pessoais e a percebê-lo como algo externo ao relacionamento. Da mesma forma, atribuir uma cadeira imaginária ao terapeuta durante conflitos fora das sessões pode incentivar os parceiros a expressarem seus sentimentos de maneira mais controlada e distanciada. A eficácia dessas técnicas pode variar de acordo com a dinâmica do casal, mas se permitirem que o casal aborde o problema de uma perspectiva mais distanciada, então terão alcançado sucesso. O terapeuta pode dizer: "Trata-se de algo externo que estamos todos observando e tentando compreender juntos. Assim, ao invés de dizer 'você me fez sentir assim...' ou 'é sua culpa que...', podemos dizer 'olhando para o problema aqui nesta cadeira, eu me sinto...' ou 'o problema nesta cadeira está causando...'".

A partir da "técnica da quarta cadeira", o terapeuta pode propor para cada parceiro: (a) "Quando você olha para o problema nessa cadeira, quais aspectos dele você percebe que são independentes de vocês como indivíduos e do relacionamento em si?"; (b) "Como o ato de externalizar o conflito e colocá-lo na cadeira ajuda a alterar sua resposta emocional ou comportamental em relação ao conflito?"; (c) "Quais novas ideias ou perspectivas surgem para você ao se comunicar com seu parceiro olhando para o problema como algo sentado na cadeira, ao invés de algo que é uma parte inerente de um de vocês ou de ambos?

Outras estratégias podem ser implementadas pelo terapeuta para a prática do distanciamento unificado:

- Discussão da sequência de interação: durante as sessões, o terapeuta analisa a sequência de interação durante um incidente específico, identificando pontos-chave de gatilho que causam desconforto ou fazem a interação tomar um rumo pior. Um casal descreve um incidente em que ocorreu um desentendimento sobre a divisão de tarefas domésticas. Durante a análise da sequência de interação, identifica-se que a discussão começou quando um parceiro expressou frustração com a falta de contribuição do outro em relação às responsabilidades domésticas.
- Discussão das intenções iniciais e contraste com o impacto: o terapeuta explora as intenções iniciais de cada parceiro e contrasta com o impacto que suas ações tiveram no outro. Um parceiro expressa frustração com a falta de comunicação do outro. Ao explorar as intenções iniciais, descobre-se que o parceiro queria apenas expressar preocupação, mas a comunicação ineficaz levou o outro a se sentir negligenciado e incompreendido.
- Identificação e discussão de diferenças: abordam-se as diferenças entre os parceiros, destacando como elas podem ser benéficas e problemáticas para o relacionamento. Um casal discute suas diferentes maneiras de lidar com o estresse. Ao reconhecer que cada manejo de estresse tem seus méritos, eles podem encontrar um equilíbrio que atenda às necessidades de ambos.
- Uso de metáforas e imagens: metáforas e imagens podem ser utilizadas para descrever características importantes do relacionamento, criando distância emocional dessas características. Um casal descreve sua dinâmica como um jogo de "puxa e empurra". Ao visualizar seu relacionamento dessa maneira,

eles podem começar a identificar padrões de comportamento e encontrar maneiras de interagir de modo mais saudável.

- Promoção de análise conjunta e não julgadora: nessa estratégia o terapeuta promove discussões em que os parceiros examinam sua interação de maneira conjunta e não julgadora, focando na compreensão mútua e na resolução de problemas. Durante uma sessão, um casal discute um incidente em que ambos se sentiram frustrados e incompreendidos. Ao examinar a situação juntos, eles podem encontrar formas de se comunicar de modo mais eficaz e evitar conflitos futuros.

Todas essas estratégias de desapego unificado ajudam os casais a olharem para seus problemas em conjunto, sem entrar em discussão sobre eles e sem culpar um ao outro por eles. Elas são uma forma eficaz de promover a aceitação mútua e a mudança construtiva no relacionamento.

Em síntese, o distanciamento unificado na IBCT aborda uma metodologia terapêutica destinada a melhorar a dinâmica de relacionamentos ao reduzir a culpa e aumentar a aceitação e compaixão entre os parceiros. Proporciona que os parceiros vejam os problemas de uma perspectiva menos pessoal e mais objetiva, o que facilita uma abordagem mais racional na resolução de conflitos. A IBCT é sustentada por uma base teórica e empírica sólida (as ciências comportamentais), com estratégias específicas para implementação que demonstram sua aplicabilidade e eficácia em situações reais de conflito conjugal. O interesse em terapia de casal, a partir de publicações, indica uma preocupação de terapeutas e acadêmicos pela procura de procedimentos que ajudem casais a ter vida conjugal saudável (Costa, Wagner, Delatorre & Mosmann, 2017).

O presente capítulo levanta discussão sobre como o distanciamento unificado ajuda os casais a transformarem a forma como interagem sobre seus problemas, movendo-se de uma postura de confronto para uma de colaboração. Ao adotar essa abordagem, os casais são encorajados a externalizar o problema – visualizando-o como algo sentado em uma cadeira, por exemplo, separado de suas identidades –, o que permite uma discussão mais clara e empática. Isso é particularmente útil em casos em que os padrões de interação que levam ao sofrimento estão profundamente enraizados. Além do mais, o distanciamento unificado busca reestruturar a narrativa do conflito, promovendo uma compreensão mútua e ajudando os parceiros a trabalharem juntos na busca por soluções, em vez de se culparem mutuamente.

## REFERÊNCIAS


1. Burpee, L. C., & Langer, E. J. (2005). Mindfulness and marital satisfaction. *Journal of Adult Development, 12*(1), 43-51.
2. Costa, C. B. da, Wagner, A., Delatorre, M. Z., & Mosmann, C. P. (2017). Terapia de Casal e Estratégias de Resolução de Conflito: Uma Revisão Sistemática. *Psicologia: Ciência e Profissão, 37*(1), 208-223. https://doi.org/10.1590/1982-3703000622016.
3. Christensen, A., Doss, B. D., & Jacobson, N. S. (2020). *Integrative Behavioral Couple Therapy: A Therapist's Guide to Creating Acceptance and Change.* New York, NY: W.W. Norton & Company.
4. Christensen, A., Wheeler, J. G., Doss, B. D., & Jacobson, N. S. (2016). Problemas do casal. In: D. H. Barlow (Org.). *Manual clínico dos transtornos psicológicos: tratamento passo a passo* (5ª ed, pp. 697-724). Porto Alegre, RS: Artmed.

# 30

# Construindo a tolerância no casamento: quando não é possível aceitar nem mudar o que incomoda

Ana Carolina Aquino de Sousa

## DESCRIÇÃO DO PROBLEMA PARA O QUAL A TÉCNICA FOI CRIADA

Um elemento que define a terapia comportamental integrativa de casal (IBCT, *integrative behavioral couple therapy*) é a integração de estratégias para promover mudanças com intervenções para aumentar a aceitação e a tolerância (Jacobson & Addis, 1993; Jacobson & Christensen, 1998). Assim, o terapeuta tem o desafio de, a partir da formulação de caso, traçar o plano de tratamento do casal, identificando técnicas de aceitação, de tolerância ou de mudança, a serem utilizadas nas sessões seguintes, começando por uma ou outra, conforme o estado e a necessidade de cada casal.

As estratégias de mudança são oriundas da primeira fase da terapia comportamental de casal, descritas e propostas por Jacobson e Margolin (1979), e são priorizadas no tratamento quando o problema é recente e mais pontual. Quando casais chegam com interações muito aversivas, ainda que relativamente recentes, é menos produtivo começar por estas intervenções. Pode ser mais efetivo começar pelas de aceitação (Christensen et al., 2020).

As estratégias de aceitação são empregadas como ferramentas para manejar as incompatibilidades do casal, as diferenças que parecem irreconciliáveis ou os problemas que não se resolvem (Jacobson et al., 2000). Tratam-se de um meio para melhorar a relação, ajudando o casal a alcançar a aceitação do que parece inaceitável, ou do que traz infelicidade ou do que parece tornar o relacionamento inviável (Christensen et al., 1995; Christensen et al., 2020). A aceitação é o veículo para melhorar a intimidade e a conexão entre eles (Dimidjian et al., 2008). Implica também cessar a luta de mudar um ao outro, e desprender-se das ideias de que as diferenças são insuportáveis ou da visão idealizada do cônjuge. Ao trabalhar a aceitação, é importante ressaltar os limites lógicos e éticos, como a não aceitação de condutas de maus-tratos ou violência do(a) companheiro(a) (Jacobson & Christensen, 1998).

Quando não se pode aceitar certas diferenças ou incompatibilidades, ou quando as intervenções de aceitação não foram efetivas como esperado, as estratégias de tolerância são úteis. Consiste num grau diferente de aceitação. O objetivo é levar o casal a se recuperar mais rapidamente do conflito, sem ficar tão afetado por este. O terapeuta auxilia o casal a pelo menos tolerar o melhor possível o comportamento do outro (Jacobson & Christensen, 1998; Christensen et al., 2020). Este capítulo focará na descrição e aplicabilidade das intervenções de tolerância, ilustrando como promovê-la na terapia de casal.

## DESCRIÇÃO DA TÉCNICA

Construir aceitação nem sempre é fácil. Pode ser bem desafiador, especialmente quando um dos parceiros vivencia intenso sofrimento em razão do comportamento do outro. Quando as técnicas de aceitação empregadas não foram suficientes para que o casal aceite as diferenças entre eles, as intervenções focadas no desenvolvimento da tolerância podem facilitar que cada cônjuge aumente suas habilidades para lidar com elas. O objetivo central é que o comportamento do outro deixe de ser tão doloroso, torne-se suportável, amenizando assim a intensidade dos conflitos e reduzindo o sofrimento e o tempo de recuperação de uma briga (Mairal, 2016; Christensen et al., 2020).

Segundo Christensen et al. (2016), para desenvolver a tolerância é necessário que cada um cesse a luta ou a esquiva do comportamento problemático do outro. É necessário que o terapeuta crie um contexto que facilite a exposição ao problema, sem a luta infrutífera com a qual o casal já está acostumado. Espera-se que, como resultado desta exposição, a intensidade dos pontos de sensibilidade seja reduzida e, portanto, estes se tornem menos dolorosos.

As técnicas de aceitação, em geral, impactam mais profundamente no aumento da intimidade e da conexão emocional. Ao trabalhar a construção da tolerância, é necessário estar consciente de que seus objetivos são mais modestos. O Quadro 1 resume os principais objetivos da IBCT ao desenvolver a tolerância nos casais.

Para a IBCT, as estratégias para construir tolerância são uma alternativa às de aceitação, mas também podem se constituir num meio para se chegar à aceitação posterior. Pode ocorrer ainda, em alguns casos, que um deles (ou ambos) nunca chegue a aceitar determinados comportamentos do outro, ainda que os relevem ou os tolerem melhor (Mairal, 2016). Ser tolerante é como aprender a ficar "calejado" ou como vestir uma capa de proteção quanto àquilo que não

**Quadro 1** Objetivos da construção da tolerância

| Principais objetivos ao desenvolver a tolerância |
| --- |
| Interromper o conflito |
| Tornar os efeitos do conflito menos devastadores |
| Facilitar uma recuperação mais rápida do impacto negativo do conflito |
| Sentir menos dor em relação aos comportamentos que não gosta no(a) parceiro(a) |

se pode mudar. Isso se dá de maneira progressiva no processo terapêutico, a partir da exposição gradativa, no ambiente mais seguro e controlado da terapia.

## INTERVENÇÃO

O Quadro 2 resume as quatro técnicas utilizadas pela IBCT para construir a tolerância.

**Quadro 2** Técnicas para construir a tolerância

| Estratégias para aumentar a tolerância: |
| --- |
| 1. Focar nos aspectos positivos de uma conduta negativa |
| 2. Praticar os comportamentos negativos na sessão |
| 3. Fingir os comportamentos negativos em casa, entre as sessões |
| 4. Promover a tolerância por meio do autocuidado |

### Focar nos aspectos positivos de uma conduta negativa

Nesta técnica, o terapeuta auxiliará cada parceiro a tentar enxergar os aspectos positivos daquilo que é negativo. Aqui é particularmente mais fácil quando aquilo que hoje incomoda já foi visto com admiração ou como uma característica inicialmente atraente (Mairal, 2016; Christensen et al., 2020). Por exemplo, a característica que hoje Marcelo julga como "irresponsabilidade" já foi vista como corajosa, aventureira, focada em viver o melhor da vida e foi o que o atraiu em primeiro lugar na Mariana, sua esposa. Ou, ainda, o que Mariana avalia agora como "controlador" reflete uma postura de cuidado, de se atentar a possíveis contratempos, de mostras de preocupações de que as coisas corram bem e que não tenham que passar por pequenos problemas. Se essa nova perspectiva é contemplada, tanto por Marcelo como por Mariana, considerando que há aspectos também positivos nestas condutas, podem enfrentar melhor a parte negativa.

Considerar o aspecto positivo daquilo que também incomoda pode levar o casal a perceber que as diferenças podem trazer um equilíbrio para a relação (Christensen et al., 2018). Pode ser bastante útil e efetivo levar o casal a relembrar como, no começo, tal característica era vista como qualidade e se conectar com esses sentimentos. Na realidade, muitas divergências que atualmente causam mal-estar e conflitos podem ser reinterpretadas como formas de complementariedade entre o casal e, então, reduzir a distância e as discussões entre eles (Mairal & Olid, 2019).

O terapeuta, ao se concentrar em como as diferenças entre eles se complementam, pode apresentá-las como parte daquilo que os uniu e os mantém funcionando juntos hoje (Christensen et al., 2016). A rigidez de Marcelo, por exemplo, equilibra o espírito aventureiro de Mariana e vice-versa. O parceiro que poupa dinheiro e é mais comedido nos gastos funciona de modo a equilibrar o parceiro gastador, enquanto este pode auxiliar o primeiro a desfrutar mais do dinheiro ganho. O falante pode auxiliar o calado a aprender a falar mais, ao passo que o mais calado contribui para que o outro escute mais. Dessa forma, o terapeuta aponta que essas diferenças entre eles, ao invés de serem uma ameaça destrutiva, podem ser motivo de orgulho e ponte de crescimento.

Até mesmo alguns comportamentos muito desagradáveis podem ter uma leitura positiva (Mairal, 2016). Suponha, por exemplo, que o Eduardo trabalhe muito, faça muitas horas extra, e que, apesar de Maria Clara se sentir só, consegue enxergar que o companheiro se preocupa em não deixar faltar recursos financeiros para a família. Ou, ainda, num outro casal, cuja parceira tem atitudes muito ciumentas, de checar o celular, fazer muitas perguntas a fim de investigar a veracidade do que o marido conta a ela, levando este a se sentir sufocado, pode também sinalizar para ele que a relação é muito valiosa para ela e que sente muito medo de perdê-lo.

É imprescindível ressaltar, por fim, que esta intervenção não se trata de ver só o lado positivo da conduta dolorosa do(a) companheiro(a), nem de ter uma atitude ingênua ou alienada, mas sim de analisar a função do comportamento: ele está a serviço de quê? (Mairal, 2016; Mairal & Olid, 2019). É muito simplista tachar o cônjuge, por exemplo, de "ciumento" ou de "controlador", sem entender, por exemplo, que estas atitudes podem estar relacionadas com o medo de perder alguém tão importante. O foco nesta técnica não nega os aspectos negativos do comportamento em questão. A ênfase é levar a uma perspectiva diferente, a de que qualquer característica pode apresentar lados positivos e negativos (Christensen et al., 2016). Isso tende a auxiliar o casal a ter uma visão mais flexível sobre o que incomoda e a não recair na armadilha mútua.

## Praticar os comportamentos negativos na sessão

A prática de comportamentos negativos na sessão tem a finalidade de reduzir a carga emocional que estes geram, a partir da exposição a eles na sessão, dentro de um ambiente seguro e com a colaboração do terapeuta. Assim, o casal é convidado a repetir uma sequência de interação que o desagradara e que, muitas vezes, até evita, com o objetivo de promover a dessensibilização, aumentando a tolerância a estes momentos (Mairal & Olid, 2019).

Durante a sessão, o casal representará, de modo repetido, um de seus conflitos, especialmente aqueles ligados com os seus problemas centrais. No decorrer do exercício, deve reproduzir pensamentos e sentimentos que experimenta frequentemente nestas ocasiões, além da maneira como falam um com outro, para que os vivam de modo realístico na terapia. Parte do que se espera neste tipo de atividade é que compreendam o quanto as suas emoções, palavras e reações são compreensivas, dadas as circunstâncias (Christensen et al., 2020).

De acordo com Mairal e Olid (2019), pode-se elencar vários objetivos ao utilizar esta ferramenta:

- O casal é preparado para situações futuras e possíveis de conflito de modo a reduzir reações destrutivas e problemáticas, o que evita o escalonamento da tensão.
- A atuação, na sessão, de como enfrentam seus problemas e o *feedback* do terapeuta e de ambos um ao outro traz nova perspectiva e amplia a possibilidade de que exponham seus sentimentos, ao invés de serem arrastados ou engolidos por eles.
- O ensaio deve produzir uma mudança no contexto, mudando como o casal o experimenta, podendo assim aumentar a tolerância, uma vez que o reaparecimento de situações de conflitos é esperado e comum, reduzindo, assim, a possibilidade de que desanimem tanto diante delas.
- O ensaio permite que o impacto sobre eles seja menor.
- Finalmente, a repetição desta técnica favorece a extinção, ao diminuir seu grau de aversividade.

Os objetivos da IBCT são bem diferentes dos da terapia cognitivo-comportamental (TCC) tradicional, ao se valer de *role-playings*. A TCC, em geral, serve ao propósito de ensinar habilidades sociais, como as de comunicação, assertividade etc., a fim de que se desenvolvam condutas mais competentes nas interações com as pessoas. Na IBCT, todavia, quando utilizada no contexto da construção da tolerância, trata-se de ensaiar situações dolorosas e frequentes para o casal, com o intuito de aumentar a tolerância a elas.

Outro ponto fundamental a ser destacado é que, por mais que a terapia flua bem e leve a resultados positivos para o casal, conflitos são inerentes ao relacionamento e, portanto, sempre pode haver recaídas em padrões de comportamentos anteriores (Christensen et al., 2018). Por isso, o terapeuta deve preparar o casal para sobreviver a elas da melhor maneira possível.

Uma vez que o casal tenha treinado nas sessões, com o terapeuta, parte-se para a próxima fase: praticar em casa a técnica, fingindo os comportamentos negativos, conforme o tópico seguinte.

## Fingir os comportamentos negativos em casa, entre as sessões

Partindo da mesma proposta abordada na intervenção anterior, agora o terapeuta solicita ao casal que finja, como tarefa de casa, discussões sobre conflitos que vivenciam. O objetivo central é promover a dessensibilização, a fim de aumentar a tolerância diante de uma situação aversiva para eles. É imprescindível notar, entretanto, que o sentido deste tipo de tarefa não é uma prescrição paradoxical, mas sim uma ferramenta para ajudar a observar as reações do outro e aumentar a empatia (Mairal, 2016).

Christensen et al. (2020) e Mairal (2016) sugerem que as instruções sejam dadas a ambos, juntos, na sessão. Desse modo, cada um estará consciente de que, em qualquer incidente como o descrito ao terapeuta, poderá ser verdadeiro ou simulado pelo parceiro. Isto por si só ocasionará uma mudança significativa na interação: quando a situação ocorrer, a cada um será permitido perguntar "Você está fingindo?"; ao invés de já agir de maneira impulsiva e reativa, contra-atacando o(a) parceiro(a), torna-se possível contemplar o processo de maneira mais tranquila.

Percebe-se, portanto, que a atuação pode ter um efeito de mudar as funções do comportamento: ao invés de estar sob controle das contingências, passa a ficar sob controle de regras: "Tenho que fingir estar irritado(a) nesta situação". A irritação deixa de ser espontânea e perde sentido, reduzindo drasticamente a possibilidade de aumentar a tensão entre eles, aumentando a probabilidade de que se extinga. Essa mudança de contexto facilitará que a intensidade da raiva diminua (Mairal, 2016; Mairal & Olid, 2019).

## Promover a tolerância por meio do autocuidado

Com esta intervenção, a IBCT pretende aumentar a confiança em si e a capacidade de se cuidar ou se satisfazer, independentemente do(a) parceiro(a). Ao se engajar em atividades de diversão e lazer por si mesmo, ou com amigos e outras pessoas, solicitará menos do outro e se sentirá menos chateado(a) e aborrecido(a) quando este não estiver disponível (Christensen et al., 2016; Christensen et al., 2020).

O terapeuta discutirá esses objetivos com o casal e o auxiliará a buscar, individualmente, essas atividades pessoais e de autocuidado a fim de reduzir a alta expectativa sobre o outro suprir suas próprias necessidades. O propósito é melhorar a tolerância diante de determinadas situações em que o outro não possa (ou não queira) acompanhá-lo como deseja ou precisa. Não se trata aqui de promover uma vida independente, mas sim de se sentir melhor nos momentos em que o outro não possa te ajudar, estar com você ou satisfazer as suas necessidades. Consiste em aumentar a tolerância nestas ocasiões, até que logo mais ambos possam se engajar num tempo de qualidade juntos (Mairal, 2016; Mairal & Olid, 2019).

A promoção do autocuidado pode facilitar o caminho até a aceitação. Cultivar a responsabilidade pessoal e a autonomia é útil em qualquer relação de casal. Quanto maior o engajamento nestes comportamentos, maior a possibilidade de aceitar as diferenças e cessar a luta para mudar o outro (Mairal & Olid, 2019).

Christensen et al. (2020) apontam que esta última estratégia de tolerância implica buscar meios alternativos para que cada um possa satisfazer suas próprias necessidades, ao invés de esperar que seja sempre o(a) parceiro(a) quem lhes supre, reduzindo a possibilidade de sentir frustração, raiva ou ressentimento quando o outro não queira ou não possa fazê-lo. É ilusório acreditar que a pessoa que nos ama esteja sempre disposta e disponível quando necessitamos e que agirá sempre com tato e de modo cuidadoso conosco. Cada pessoa está sujeita às pressões do trabalho, a demandas e responsabilidades familiares e de amizade, à necessidade de autocuidado e de ter tempo para si, o que inviabiliza estar completamente disponível ao outro.

Mairal (2016) destaca que o autocuidado é particularmente imprescindível nos seguintes momentos:

- Quando as discussões estão mais amargas e intensas.
- Cada um está imerso em posições polarizadas e muito afetado emocionalmente.
- Quando a desavença é maior.
- Quando ambos estão transtornados e não conseguem nem se falar.

Em situações como essas, será mais produtivo e efetivo se concentrar em suas próprias atividades por um tempo para que a dor passe mais rapidamente ou não escalone. Dessa forma, buscar consolo ou companhia de familiares ou amigos; ficar só; praticar algum esporte; ou se engajar em alguma atividade tranquila; ou, ainda, assertivamente se recusar a conversar em determinado momento (quando, por exemplo, insultos estão ocorrendo ou prestes a ocorrer de ambas as partes) podem ser boas estratégias para lidar com circunstâncias como essas. Embora possam ser úteis e efetivas, essas ferramentas não devem ser tomadas unilateralmente e devem ser discutidas previamente com o terapeuta, em sessão conjunta (Christensen et al., 2016; Mairal, 2016; Mairal & Olid, 2019).

## EXEMPLOS CLÍNICOS

No atendimento de um casal, a autora, após a formulação de caso, avaliou que Marta e Maria, que estavam juntas há oito anos, apresentavam um problema central: a dificuldade em aceitar as diferenças entre elas. Em uma das sessões da fase de tratamento, utilizou-se a intervenção "focar nos aspectos positivos de um comportamento negativo" para aumentar a tolerância de Maria em relação ao comportamento "encrenqueiro" de Marta. Maria afirmava que "aonde quer que ela vá, arruma confusão! Desde coisas como uma comida que está demorando a um olhar torto de alguém para ela ou para mim". Sente-se cansada destas confusões, pede frequentemente que ela se comporte e discutem em seguida, aumentando o ataque e contra-ataque de ambos os lados.

Retomando parte da história delas, a terapeuta solicitou que Maria descrevesse o que a levou a se interessar por Marta, quando se conheceram. Além da atração física, seu jeito articulado de conversar e o seu senso de justiça foi o que mais lhe chamou a atenção. Maria era mais passiva, tendia a aceitar as coisas para evitar conflitos. Marta era assertiva e lutava pelos seus direitos e, se via alguma pequena injustiça ou abuso saía em defesa do prejudicado. Achava isso "fofo" e "autêntico" nela. De fato, Maria viveu numa família em que todos aguentavam tudo calados. Parecia que ninguém se importava em defender ninguém, nem a si. Via que Marta se importava muito tanto com as pessoas, como com os seus próprios direitos e isso a cativou. Com o tempo de convivência, entretanto, começou a se irritar e chatear com este comportamento recorrente; gostaria que ela fosse menos assim.

A partir disso, a terapeuta solicitou que Maria descrevesse o que via de negativo nesta conduta hoje. Então, em seguida, pediu que se conectasse com esses aspectos positivos que viu, lá atrás, no comportamento de Marta. No início, apresentou dificuldades, dizia de maneira reativa que não via nada de bom nisso hoje, que ela só fazia barraco e a envergonhava. Nem sempre é tarefa fácil para o terapeuta ajudar o casal a praticar a tolerância. Nestas circunstâncias, a terapeuta validava seu sofrimento e a levava a entrar em contato com as suas emoções. Em seguida, utilizava técnicas de respiração para a regulação emocional. Solicitava que Maria voltasse sua atenção para aquela Marta que ainda estava lá, que, desde o início, despertou nela a admiração pela pessoa justa, que se importa com as pessoas, a ponto de sair em defesa delas. Conseguiu olhar sob a perspectiva de que se apaixonou por Marta, pelo seu grande coração, que lutava para que as coisas funcionassem bem e para que as pessoas fossem tratadas com mais respeito e cuidado e que essa característica ainda era muito importante para ela. A terapeuta solicitou que Maria praticasse este olhar, de ambos os lados, no dia a dia. Depois de alguns dias treinando, Maria se percebeu mais tolerante e menos reativa com este comportamento de Marta. Por outro lado, Marta relatou que passou a enxergar melhor como isso afetava a parceira e afirmou estar se esforçando para fazer um pouco menos.

No atendimento a outro casal, Armando e Vanessa, a autora se valeu da intervenção "praticar os comportamentos negativos na sessão a fim de aumentar a tolerância". Eles trouxeram como conflito frequente o tempo de lazer juntos. Armando trabalha em média 10 horas/dia. Vanessa trabalha 6 horas/dia. Armando ama jogar beach tênis, mas quase não tem tempo. Vanessa vai à academia todos os dias, além de sua massagem semanal e uma tarde, por semana, numa cafeteria, com sua melhor amiga. O tempo de Armando, por outro lado, para fazer coisas de que gosta, acaba sobrando para os finais de semana.

Depois de tantas brigas, discussões e acusações de Vanessa de que ele não se importa em tirar um tempo para o casal, Armando decidiu jogar beach tênis com um de seus amigos, aos sábados pela manhã, enquanto Vanessa ficava dormindo e curtindo uma manhã livre em casa. Esta estratégia parecia que resolveria o problema, porém, quase todos os sábados após o jogo, Armando se sentava com o amigo para tomar uma cervejinha e acabava demorando a voltar para casa. No começo, ele a avisava, mas, como esta acabava brigando por causa de sua demora, passou a mandar mensagem, "o que não impedia Vanessa de expressar seu descontentamento", disse ele. Depois de um tempo, para evitar ouvir as reclamações de Vanessa, Armando passou a não avisar sobre sua demora. Sempre que chegava em casa, ela estava nervosa, tentavam conversar a respeito e acabavam brigando. Segundo ela, além de demorar a voltar para casa e não avisar, ele chegava sem condições de sair, sempre dormia por mais ou menos 2 horas, o que a levava a passar mais tempo sozinha. Esperava poder passear com ele e ter um tempo de qualidade.

Na perspectiva dele, trabalha muito, não tem o tempo que ela tem para fazer o que gosta e não vê qualquer problema em passar um tempo com seu amigo, já que sobra um pedaço da tarde e noite de sábado e o domingo para ficarem juntos. Do ponto de vista dela, acha que faz mais questão de estar com o amigo do que com ela, sempre a deixa passar boa parte do sábado sozinha, não tem consideração com seus sentimentos nem compromisso com a relação. Quase todo sábado esta interação problemática se repete, acabam se magoando e se afastando, passando o resto do sábado e do domingo cada um no seu canto.

Na sessão, a terapeuta escolheu utilizar a técnica de praticar comportamentos negativos na sessão: convidou-os a reconstruir toda a interação descrita e, durante o exercício, solicitou-se que reproduzissem os mesmos pensamentos e sentimentos, além das falas de cada um nesta circunstância, de modo realista. Enquanto o casal fazia o *role-playing*, a terapeuta solicitava que descrevessem suas emoções e seus pensamentos e que se conectassem com as razões para a sua ocorrência, na tentativa de que compreendessem os motivos de estarem tão chateados e zangados. O exercício foi repetido várias vezes nas sessões a fim de que os objetivos a seguir fossem alcançados.

Na primeira sessão utilizando esta intervenção, frequentemente, ambos saíam do roteiro de atuação e se atacavam, com trocas de falas carregadas de emoções. Problemas como este não são raros no atendimento a casais e requerem flexibilidade e criatividade por parte do terapeuta. A terapeuta, então, propôs atuar fazendo o papel de cada um deles na sessão, a fim de que, ao observarem alguém se comportando como eles, levasse ao distanciamento emocional, contribuísse para que regulassem melhor as suas emoções, e, só então, retornou ao *role-playing*. Essa estratégia teve o efeito positivo de que se acalmassem e entrassem no papel. Depois de 2 sessões seguidas treinando este exercício com Armando e Vanessa, ambos conseguiram representar suas discussões e os objetivos da utilização desta estratégia foram alcançados. Estavam menos reativos, eram capazes de descrever melhor seus sentimentos um para o outro e conversar, ao invés de brigar.

Outra intervenção de tolerância também foi utilizada com eles: a promoção da tolerância por meio do autocuidado. Embora Vanessa possuísse mais tempo e estivesse mais engajada em atividades de autocuidado e atividades prazerosas do que Armando, ao longo da semana, foi imprescindível trabalhar com ambos momentos de autonomia e autocuidado vs. momentos do casal. Vanessa pôde compreender melhor as necessidades de Armando, bem como a sua falta de tempo para executar essas atividades ao longo da semana, o que abriu espaço para que ela também se cuidasse mais, enquanto ele satisfazia suas próprias necessidades pessoais. Ela passou a ficar mais tolerante à sua ausência em parte do dia de sábado, ao não assumir a perspectiva de que ele não se importava com a relação, e ao inserir atividades com a sua mãe e irmãs, no mesmo período em que ele estava com seu amigo. Deixou de ficar ressentida com ele e passou a fazer coisas com pessoas que também lhe eram importantes. Ele, por outro lado, entendeu os sentimentos dela de solidão e se propôs a recompensá-la depois que descansasse um pouco do jogo e do momento de *happy-hour* com seu amigo. Aos poucos, sentiam-se mais conectados, nos momentos que reservavam para o casal, e, ao mesmo tempo, reduziram as cobranças e as discussões sobre este tópico de conflito.

A princípio, foi difícil trabalhar o autocuidado, haja vista o impacto da crença de que "quem ama faz todo tipo de sacrifício", que Vanessa frequentemente trazia para a sessão, e como se prendia à perspectiva de que se ele não se sacrificava, significava que não a amava como deveria. A terapeuta acolhia seu sofrimento, ao mesmo tempo que validava a experiência dele (de que só queria um pouco de tempo para si e que isso não significava falta de amor) e, então, apresentava o terceiro lado (Christensen et al., 2018), apontando como as duas perspectivas eram válidas, na história de aprendizagem deles e no contexto atual de suas vidas. Às vezes, empatizavam um com o outro, mas voltavam a não tolerar essa diferença. Uma vez que brigar não trazia resultados efetivos e só piorava o problema, a terapeuta voltou à brincadeira do cabo de guerra, trabalhada no início do processo terapêutico (com a função de demonstrar como suas tentativas de resolver seus problemas só criavam mais tensão – controle e contracontrole), para motivá-los a tentar algo diferente do que estavam fazendo. Assim, Vanessa se abriu a tentar práticas de autocuidado.

Com Linda e Alex, outro casal atendido pela autora, após praticarem os comportamentos negativos na sessão, a terapeuta solicitou que fingissem os comportamentos negativos em casa, entre as sessões. Apresentavam uma desavença frequente: Alex solicitava que Linda preenchesse na tabela de gastos (arquivo compartilhado no drive deles), todas as despesas extras feitas, no decorrer do mês, para que tivessem maior controle sobre os gastos no cartão de crédito. Linda frequentemente se esquecia. Alex quase que diariamente preenchia até com um cafezinho que tomava fora de casa e se irritava muito com Linda por não fazer o mesmo. Linda, por outro lado, se irritava quase que diariamente com Alex, por ele se esquecer de trocar os lixos nos horários definidos no prédio em que moram. Por mais que eles já tivessem conversado, discutido e brigado por estes esquecimentos de ambos, o problema persistia e ambos ficavam irritados com o comportamento um do outro. Cada um alegava que não fazia por mal, que a correria do dia a dia acabava levando a estes pequenos esquecimentos.

Com este casal, a terapeuta, depois de praticar na sessão a estratégia de praticar os comportamentos negativos na sessão, solicitou que Alex simulasse estar irritado, diante de um esquecimento de Linda sobre o preenchimento da planilha de despesas. Após a atuação de Alex, à Linda, a terapeuta pediu que fingisse estar irritada com a falha de Alex em trocar os lixos, num dia da semana. A ambos requereu-se que, ao começar a fingir, observassem, com atenção, as reações de seu(sua parceiro(a), algo que fariam com mais propriedade, haja vista que não estariam alterados emocionalmente (já que estariam fingindo). Logo após o(a) companheiro(a) reagir de modo típico na situação, aquele que estivesse fingindo deveria dizer algo como "Estou fazendo o que a psicóloga nos pediu", a fim de evitar que a tensão entre eles escalonasse.

A oportunidade de observar com atenção as reações do(a) parceiro(a), em estado de calma (para aquele que simula a emoção de irritação) permitia observar, de modo privilegiado, com distanciamento emocional, as reações emocionais e verbais da outra pessoa. Ao estar "de fora" ou não ser arrastado pela discussão, poderia, então, observar suas próprias contestações habituais na situação, a dor do(a) companheiro(a) e como a interação se dá nestas ocasiões, o que acarretaria na mudança de sua perspectiva, quando ocorresse realmente.

Alex e Linda apresentaram um pouco de dificuldade na primeira semana. Quando o(a) parceiro(a) começava a reagir da maneira habitual, muitas vezes, pensavam: "Olha ele(a), sempre reativo(a) e impaciente com as imperfeições alheias!" A terapeuta havia previsto possibilidades como esta e sugeriu que, sempre que pensamentos assim viessem, era importante voltar à autoinstrução: "Você está fingindo! Volte para o objetivo deste exercício: observe como ele(a) está reagindo, observe também as suas falas! Tente se conectar com como ele(a) pode estar se sentindo neste momento". Ambos relataram ter conseguido superar este tipo de entrave e seguiram fazendo a tarefa.

Foi exatamente o que ocorreu com Alex e Linda, depois de algumas semanas praticando a tarefa de casa. Ficaram mais conscientes de suas emoções e pensamentos, bem como das de seu(sua) parceiro(a), abrindo espaço para que conversassem de modo mais tranquilo sobre o conflito e compreendessem a perspectiva do outro.

## PROBLEMAS DA APLICAÇÃO E SOLUÇÕES

O principal objetivo da IBCT é que o casal construa um relacionamento genuíno, com conexão emocional e baseado especialmente na aceitação. No contexto geral da condução das sessões é possível alcançar aceitação de divergências. Nem sempre, todavia, isso acontece com todas elas. Um ou outro comportamento que incomoda o(a) parceiro(a) pode não ser aceito pelo outro. É neste contexto que a IBCT pensou nas técnicas de tolerância. Se não é possível aceitar o que incomoda, pode-se, ao menos, desenvolver habilidades de tolerância para que seja o menos sofrido possível. Assim, a partir das quatro intervenções apresentadas, o terapeuta tem recursos que podem auxiliá-los a desenvolver maior tolerância àquilo que não pode ser nem aceito nem modificado.

Quando se inicia o treino da tolerância, o casal tende a apresentar dificuldades. Ao tentar, por exemplo, levantar os aspectos positivos de uma conduta negativa, pode ser penoso elencá-los, já que ambos estão reativos às consequências dela. Pode ser útil, nestas circunstâncias, validar o seu sofrimento e levá-los a entrar em contato com as suas emoções, ali na sessão. Ou, ainda, realizar práticas de *mindfulness,* voltando ao tempo para aquela pessoa que ainda estava lá, que, desde o início, despertou admiração exatamente por aquela característica que hoje incomoda (Christensen et al., 2018; Christensen et al., 2020).

É possível ainda que na prática das intervenções propostas, como, por exemplo, praticar o comportamento negativo, ambos tenham inicialmente dificuldade de seguir as instruções, como sair do roteiro de atuação e se atacarem, com trocas de falas carregadas de emoções. Problemas como este não são raros no atendimento a casais e requerem flexibilidade e criatividade por parte do terapeuta (Christensen et al., 2020). Com Armando e Vanessa, por exemplo, a terapeuta propôs atuar fazendo o papel de cada um deles na sessão, a fim promover maior distanciamento emocional.

Outra dificuldade que o casal pode encontrar é julgar o parceiro, mesmo quando estão fingindo, ao invés de observar o que acontece (Christensen et al., 2018; Christensen et al., 2020). O terapeuta pode auxiliá-los a lidar com isso, ao ensiná-los na sessão a observar os pensamentos indo e vindo e desapegarem do julgamento, voltando à autoinstrução: "Você está fingindo! Volte para o objetivo deste exercício: observe como ele(a) está reagindo, observe também as suas falas! Tente se conectar com como ele(a) pode estar se sentindo neste momento". Foi exatamente o que ocorreu no atendimento com Alex e Linda, conforme ilustrado na sessão anterior deste capítulo.

Por fim, no que se refere ao autocuidado, pode ser desafiador, especialmente mediante as crenças culturais que aprendemos sobre o amor e como elas podem impactar diferentemente as pessoas. Assim, quando um não ama de acordo com o que o outro acredita que seja (ou deva ser) o amor, podem travar lutas quanto a quem está certo e quem está errado. Christensen et al. (2018) apresentam a importância do terceiro lado, apontando como as duas perspectivas são válidas, na história de aprendizagem deles e no contextual atual de suas vidas; além de retomar, sempre que necessário, a experiência do cabo de guerra com a função de demonstrar como suas tentativas de resolver seus problemas só criam mais tensão – controle e contracontrole – para motivá-los a tentar algo diferente do que estão fazendo.

As sugestões aqui apresentadas, longe de serem prescrições, compõem apenas algumas possibilidades de soluções diante de problemas que possam surgir na utilização das intervenções.

## REFERÊNCIAS

1. Christensen, A., Jacobson, N. S., & Babcock, J. C. (1995). Integrative behavioral couple therapy. In: N.S. Jacobson & A.S. Gurman (Eds.), *Clinical handbook of couple therapy* (pp. 31-64). New York: Guilford Press.
2. Christensen, A., Wheeler, J. G., Doss, B. D., & Jacobson, N. S. (2016). Problemas do casal. In: *Manual Clínico dos Transtornos Psicológicos: Tratamento passo a passo.* Org. David H. Barlow. (R.C. Costa, trad.; 5ª. ed., pp. 697-724). Porto Alegre, RS: Artmed, 2016.
3. Christensen, A., Doss, B. D., & Jacobson, N. S. (2018). Diferenças reconciliáveis: Reconstruindo o seu relacionamento ao redescobrir o parceiro que você ama, sem se perder. (M.R.S.W. Lins & M. Rozman, Trads.). Novo Hamburgo: RS: Sinopsys.
4. Christensen, A., Doss, B. D., & Jacobson, N. S. (2020). *Integrative behavioral couple therapy: A therapist's guide to creating acceptance and change.* WW Norton & Company.

5. Dimidjian, S., Martell, C. R. & Christensen, A. (2008). Integrative behavioral couple therapy. In: A. S. Gurman (Ed.), *Clinical Handbook of Couple Therapy* (4th ed., pp. 73-107). Nova York: Guilford Press.
6. Jacobson, N. S. & Margolin, G. (1979). *Marital therapy: Strategies based on social learning and behavior exchange principles*. Nova York: Brunner/Mazel.
7. Jacobson, N. S., & Addis, M. E. (1993). Research on couples and couple therapy: What do we know? Where are we going? *Journal of Consulting and Clinical Psychology, 61*, 85-93.
8. Jacobson, N. S. & Christensen, A. (1998). *Acceptance and change in couple therapy: A therapist's guide to transforming relationships*. Nova York: Norton.
9. Jacobson, N. S., Christensen, A., Prince, S. E., Cordova, J., & Eldridge, K. (2000). Integrative behavioral couple therapy. An acceptance-based, promising new treatment for couple discord. *Journal of Consulting and Clinical Psychology, 68*, 351-355.
10. Mairal, J. B. (2016). *Terapia Integral de Pareja: Uma intervención para superar las diferencias irreconciliables*. Madrid: Editorial Sinteses.
11. Mairal, J. B. & Olid, J. M. S. (2019). *Terapia Integral de Pareja Paso a Paso*. (2ª ed.). Independently published.

# 31
# Intercâmbio comportamental

Ana Carolina Aquino de Sousa

## DESCRIÇÃO DO PROBLEMA PARA O QUAL A TÉCNICA FOI CRIADA

A terapia comportamental integrativa de casal (IBCT), ao adicionar o termo "integrativa", pretendeu incorporar a importância do equilíbrio entre aceitação e mudança. Christensen et al. (2020) apontam um aparente paradoxo sobre a mudança: por um lado, a mudança é inevitável e é certo que ocorrerá; por outro, ela é difícil e pode levar a um longo processo de tentativas mútuas de mudar um ao outro e a si mesmo, com o intuito de melhorar o relacionamento. Este capítulo focará na tentativa deliberada de mudança, aquela quando os parceiros tentam mudar a si ou o outro, a fim de que o relacionamento se torne melhor. Este tipo de mudança, motivada pela insatisfação, é difícil de fazer e de se manter.

Christensen et al. (2020) explicam por que a mudança deliberada, mesmo que a serviço do relacionamento, é tão complicada:

- Queremos que nosso parceiro mude quando está estressado ou emocionalmente ativado. Por exemplo, Karina quer que Felipe, mesmo quando nervoso e irritado, mude seu modo "grosseiro" de falar o que pensa. Felipe gostaria que Karina, nos momentos em que se sente triste com ele, não fale num tom de voz alto e irritadiço. Se é difícil, todavia, se comportar de modo diferente mesmo quando se está calmo, é muito mais desafiador mudar a atitude num contexto em que se está emocionalmente alterado. Emoções intensas frequentemente nos empurram para caminhos já percorridos (e, muitas vezes, infrutíferos) de padrões comportamentais, ao invés de novas e criativas estratégias para lidar com a situação.

- Frequentemente queremos que nosso parceiro experiencie emoções que não experimenta. Felipe não quer apenas que Karina se irrite com ele, mas que não se sinta triste com ele também. Karina não deseja que ele mude apenas seu jeito de falar, mas que não se sinta tão impaciente com "coisas banais". Não podemos nos forçar a sentir (ou deixar de sentir) uma emoção qualquer.
- Gostaríamos que nosso companheiro visse dadas situações de um jeito que não vê. Felipe acha que Karina deveria ver seus colegas de trabalho como pessoas legais, mas Karina os vê como esnobes e arrogantes. Karina pensa que Felipe deveria parar de ver tudo como um grande problema e parar de "criar caso" com coisas banais; entretanto, Felipe vê Karina como desleixada com detalhes que fazem toda a diferença no andamento de tarefas corriqueiras da casa.
- Finalmente, desejamos que nosso parceiro mude algo fundamental sobre si. Felipe dá mais importância ao trabalho e à sua carreira do que Karina gostaria; porém, ele foi assim desde sempre, muito dedicado, responsável e se entrega de corpo e alma. Karina nunca gostou nem aprendeu a ser uma excelente dona de casa e, embora Felipe deseje que seja mais cuidadosa com isso, ela cresceu num ambiente em que nunca precisou fazer isso e foi reforçada a estudar e ser independente. Em ambos os casos, tanto Felipe quanto Karina querem mudar algo fundamental sobre o outro, algo que existia desde muito cedo, e persistiu, em suas vidas, muito antes de se conhecerem e se relacionarem.

Mudar não é fácil, especialmente quando se trata de padrões comportamentais construídos e reforçados ao longo da vida. Isso pode transformar o relacionamento em uma dança na qual cada um quer conduzir à sua maneira, ou em uma luta em que um tenta ganhar do outro.

A IBCT, ao trabalhar com estratégias de mudança, além de focar em solução de problemas e técnicas para uma comunicação mais eficaz, visa também auxiliar o casal a melhorar mutuamente a troca de reforçadores no relacionamento conjugal, técnica conhecida como intercâmbio comportamental.

## DESCRIÇÃO DA TÉCNICA

### O desenvolvimento inicial do intercâmbio comportamental na terapia comportamental tradicional de casal

A ideia foi sistematizada inicialmente por Stuart (1969) e denominada como contrato comportamental. Tratava-se de uma proposta de tratamento operante, focada na mudança da relação interpessoal, baseada no pressuposto de que o que diferenciava os casamentos bem-sucedidos dos malsucedidos era a frequência e a qualidade de reforços que os parceiros trocavam entre si. Considerava que parte dos problemas que o casal enfrentava tinha origem no desequilíbrio de reforçadores, em que um parceiro acumulava mais reforçadores às custas do outro. Assim, propunha que para melhorar o funcionamento e a satisfação conjugal era necessário seguir alguns passos que culminariam num balanço mais equilibrado e justo de respostas positivas entre o casal.

Neste programa de Stuart (1969), o papel do terapeuta era auxiliar o casal a estabelecer um padrão eficiente de trocas de reforços positivos. Para uma definição clara e objetiva dos comportamentos que cada um esperava do outro, o terapeuta solicitava uma lista do que cada um desejava que o outro mudasse e, na sessão, as relacionava, operacionalizando as mudanças que cada um deveria fazer e, juntos, estabeleciam o que cada parceiro faria em troca do comportamento que desejava do outro. Desse modo, o terapeuta intermediava a organização das trocas de reforço positivo, progressivamente, dentro dos combinados entre eles, a cada sessão. O casal, então, colocava em prática, como tarefa de casa.

Na década de 1970, com o fenômeno que ficou conhecido como Revolução Cognitiva, Jacobson e Margolin (1979), sob influência do modelo cognitivo, publicaram *Marital Therapy: Strategies Based on Social Learning & Behavior Exchange Principles*, incluindo neste manual, um pacote de técnicas para modificação do comportamento (intercâmbio comportamental, solução de problemas e estratégias de comunicação), além de técnicas de reestruturação cognitiva para a correção de crenças disfuncionais (partindo do pressuposto de que a maneira como cada um interpretava a conduta do outro influenciava o modo como se relacionavam). Este livro foi um marco na medida em que a terapia comportamental de casal é consagrada e alcançou maturidade como uma prática clínica de consultório (Vandenberghe, 2006; Vandenberghe, 2015).

A Figura 1 resume o modelo de intervenção da terapia comportamental tradicional de casal (TBCT), no modelo reformulado por Jacobson e Margolin (1979). Verifica-se que todas as intervenções focavam no processo de mudança comportamental e cognitiva.

As intervenções foram testadas e validadas empiricamente, ao longo dos anos. Os resultados da TBCT eram significativamente melhores do que outras abordagens de terapia de casal. A melhora era rápida e significativa, no início do tratamento, em quase 70% dos casais atendidos, mas, no follow-up, 30% dos que melhoraram não mantiveram as melhoras dois anos depois do término da terapia (Jacobson & Addis, 1993; Cordova et al., 1998). Quase metade, após 5 anos do término da terapia, não apresentavam melhoras significativas na satisfação conjugal (Baucom et al., 2011); em um terço dos casais não houve melhoras significativas (Roddy et al., 2016); além de melhoras pouco significativas e fracassos em casais com problemas severos (distantes emocionalmente, muito

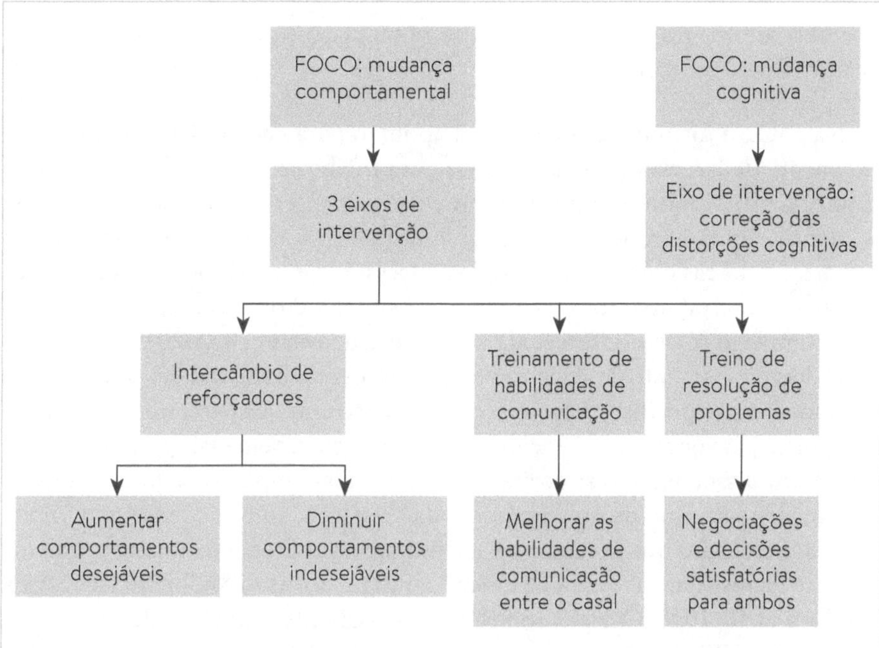


**Figura 1** Eixos de intervenções na terapia comportamental tradicional de casal.

polarizados, com muitas diferenças entre eles, ou ainda aqueles que já estavam juntos por um longo tempo) (Christensen & Doss, 2017).

Cordova et al. (1998), Jacobson et al. (2000) e Christensen et al. (2010) analisaram estes resultados e interpretaram que o problema, talvez, estivesse no foco excessivo em tentar mudar o parceiro. Apesar de melhorarem rapidamente no início do tratamento, as melhoras diminuíam de modo gradual, no follow-up. Apesar de haver um aumento significativo na frequência de atividades positivas, criando um impulso inicial na satisfação conjugal e na motivação para satisfazer um ao outro, isso muitas vezes piorava problemas de longa data, diminuindo a satisfação depois de um tempo do término do tratamento.

Os achados, apesar de superiores a outras formas de terapia de casal, impulsionaram a nova fase da terapia comportamental de casal: o desenvolvimento da IBCT. Incluíram-se elementos de aceitação: aceitar o outro e e acolher os problemas inerentes a um relacionamento; abandonou-se de vez o modelo cognitivo e, consequentemente, as intervenções focadas na reestruturação cognitiva; e modificou-se a maneira de se trabalhar as técnicas de mudança, ampliando e superando o modelo anterior (da TBCT), ao propor uma releitura destas estratégias, num enfoque mais compreensivo e com novos significados, conforme abordado a seguir.

## O intercâmbio comportamental na terapia comportamental integrativa de casal

Na IBCT a formulação de caso irá apontar, para cada casal atendido, qual é o pacote de intervenções necessárias para melhorar a relação. A decisão do terapeuta IBCT sobre se iniciará o processo por intervenções de aceitação ou mudança dependerá de vários fatores: da polarização entre os parceiros; da disposição do casal em colaborar; das necessidades específicas dos parceiros envolvidos no tratamento; se o problema é simples e/ou recente, ou se é antigo e/ou complexo (Christensen et al., 2016; Christensen et al., 2020).

O desenvolvimento da aceitação tende a aumentar a eficácia das intervenções de mudança. Ao produzir um espaço de conexão entre os parceiros, a aceitação abre portas para que as intervenções de mudança sejam bem mais produtivas entre eles. Além disso, quando se aceita um ao outro, isso por si só já pode produzir mudança, no sentido de que, por meio da aceitação, ambos conseguem implementar estratégias que já tinham, haja vista que, geralmente, o maior problema consiste na resistência mútua de mudar o outro (Jacobson & Christensen, 1996; Cordova et al., 1998; Christensen et al., 2016; Christensen et al., 2020).

A estratégia intercâmbio comportamental na IBCT sofreu grandes ajustes, quando comparada com a versão tradicional de Stuart (1969). Deixa de ser um contrato no qual cada um oferece ao outro o que este deseja de mudança no parceiro, e passa a ser um compromisso mútuo de doar comportamentos para o bem da relação, sem a obrigação (ou exigência) de que o outro faça algo em troca, e ainda, aceitar o que cada um tem para oferecer (Vandenberghe, 2015).

A Figura 2 apresenta as principais mudanças feitas no IC pela IBCT.

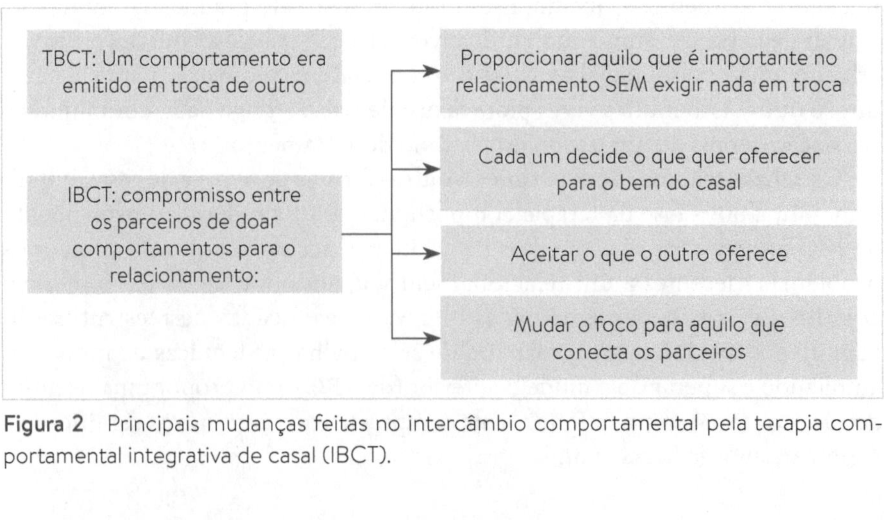


**Figura 2** Principais mudanças feitas no intercâmbio comportamental pela terapia comportamental integrativa de casal (IBCT).

## INTERVENÇÃO

De acordo com Christensen et al. (2016), o IC é composto por três passos básicos:

- Identificar o que cada parceiro pode oferecer ao outro a fim de aumentar a satisfação conjugal.
- Trabalhar para que a frequência destes comportamentos positivos aumente no dia a dia do casal.
- Compreender e aceitar a experiência de dar e receber comportamentos positivos.

A Tabela 1 apresenta o passo a passo para a realização do IC dentro da IBCT. A construção desta tabela é um compilado de conteúdos de várias publicações disponíveis sobre IBCT (Jacobson & Christensen,1998; Vandenberghe, 2015; Mairal, 2016; Christensen et al., 2016; Christensen et al., 2020).

A forma de se conduzir o IC na IBCT permite maior liberdade e responsabilidade por parte de cada um e, portanto, aumenta as chances de cumprir as tarefas escolhidas. Observa-se que é o oposto das tentativas mútuas de controlar o parceiro para que mude, já que não se trata de mudar a conduta do outro, mas sim a sua própria. É exatamente por essa razão que esta técnica, embora seja herança da TBCT, ganha um sentido totalmente diferente dentro da IBCT.

Cabe ao terapeuta IBCT facilitar seu emprego e se assegurar de explicar sua utilidade e função, oferecer instruções claras a ambos, tirar suas dúvidas e corrigir erros iniciais ou mal-entendidos, além de prever obstáculos lógicos, dada a rotina de cada casal, e motivá-lo a continuar a sua prática semanal, mesmo quando ocorram conflitos entre eles (Mairal, 2016).

## EXEMPLO CLÍNICO

Talita e Marcos vieram para a terapia de casal com a principal demanda de falta de confiança. Embora Talita acredite que Marcos nunca tenha tido um caso extraconjugal, frequentemente o acusa de "abrir espaços" para outras mulheres, quando, por exemplo, alguma colega de trabalho manda mensagens com qualquer tipo de emojis ou ainda na foto de perfil desta colega, esta veste-se de modo que considera "inapropriado"; ou ainda, se qualquer mulher, no trabalho, fica de "papinho" com ele. Marcos acusa Talita de tentar controlá-lo, sente-se desconfortável quando qualquer mulher que ela consideraria bonita passa por eles, pois ela fica vigilante aos olhos dele a fim de checar se está flertando. Sempre que há almoços entre colegas, homens e mulheres, ela liga duas ou três vezes, pergunta

**Tabela 1** Passo a passo do intercâmbio comportamental na terapia comportamental integrativa de casal (IBCT)

| |
|---|
| 1. Terapeuta traz para a sessão a importância de identificar o que cada parceiro pode oferecer ao outro a fim de aumentar a satisfação conjugal. |
| 2. Terapeuta passa a tarefa de casa: listar comportamentos que querem oferecer para melhorar o relacionamento.<br>• Objetivo: cada um deve contribuir de maneira autônoma para a relação.<br>• As seguintes instruções são dadas:<br>  • Um não deve informar o outro sobre o conteúdo da lista (só na sessão).<br>  • O(a) parceiro(a) não deve oferecer sugestões. |
| 3. Na sessão seguinte, discutem as listas, tentando clarificar os itens listados por cada um. Neste processo, o beneficiário não pode interferir. O terapeuta pode sugerir temas não listados (esquecidos) que já foram mencionados em sessões anteriores. Além disso, ajuda a eliminar itens que podem ser muito aversivos ou desgastantes para quem os propôs. |
| 4. O terapeuta alinha com cada um, em sua lista, um comportamento que está disposto a aumentar a frequência durante a semana, como tarefa de casa. |
| 5. Na sessão seguinte, o terapeuta solicita que descrevam como foi a experiência de doar o comportamento escolhido. Em seguida, deve relatar quais esforços perceber por parte de cada um.<br>• Objetivos: Investigar e discutir se as mudanças contribuíram para a qualidade do relacionamento (Eles se aproximaram? Fizeram coisas juntos? Houve uma maior disposição para investir na relação? Aumentou a satisfação com o relacionamento?) |
| 6. A lista pode ser modificada a fim de eliminar itens que pareceram não ter efeitos. Durante todo o processo, o casal é incentivado a pedir *feedback* um para o outro de modo a otimizar os efeitos dos comportamentos listados e praticados. |
| 7. A cada sessão programam qual comportamento doarão na próxima semana e todo o processo se repete até que eles estejam fazendo espontaneamente esses comportamentos positivos. |

quem está lá e, muitas vezes, quer que ele fale por vídeo para que tenha certeza de que está falando a verdade. Ele se recusa a passar por este constrangimento. Ela insiste ligando várias vezes, ao que ele coloca o celular no silencioso, mas já antecipa o provável interrogatório e briga quando chegar em casa.

A solução simples de Marcos para este problema é que Talita deveria relaxar e confiar nele. A solução simples de Talita é que Marcos deveria atender suas ligações e seus pedidos para, então, se sentir confortável e confiar nele. Se o terapeuta entrar no modo solução de problemas, neste momento, poderia discutir e mediar a negociação do que é ou não apropriado e aceitável para cada um. Na IBCT, entretanto, o terapeuta explorou antes o problema mais a fundo, a fim de promover empatia entre eles (estratégias de aceitação).

Marcos viveu num lar onde sua mãe passou por várias traições no casamento e sentia muita raiva do pai por tratá-la assim. Dessa forma, para ele, sempre foi um valor muito precioso tratar as mulheres de modo muito diferente do que o pai fazia. Tudo o que não desejava era ser como seu pai. Talita veio de uma família em que seu pai era um moralista religioso, pastor de uma igreja, e pregava regras que, anos depois, todos descobriram que ele não praticava. "Ele fingia ser um homem de bem e, por muito tempo, todos acreditavam que ele era. Até que apareceu na porta da nossa casa uma filha dele, de 20 anos, com uma mulher com a qual se relacionou por anos, sem a minha mãe saber."

No processo terapêutico, à medida que Talita pôde compreender e se conectar com a dor de Marcos de que seu caráter fosse colocado em dúvida, bem como o constrangimento e a raiva de ser investigado, quando tudo o que ele fez na vida foi tentar ser diferente do seu pai, reduziu sua hipervigilância e se tornou mais aberta a fazer mudanças no seu comportamento. O mesmo aconteceu com Marcos. Ao empatizar com a dor e a decepção vivida por Talita com o pai e compreender como era difícil para ela confiar, apenas conseguiu lidar melhor com o conflito central entre eles (a desconfiança) e se mostrou mais disposto a mudar e a trabalhar de maneira mais produtiva pela relação.

Mesmo após promover mais aceitação entre eles, o processo de mudança não foi livre de desafios. É bem comum que casais resistam à mudança, um tentando direcionar para mudanças específicas e a outra parte resistindo, combatendo com sua própria lista de mudanças. Com Talita e Marcos isso também ocorreu. Quando ocorria, a terapeuta retomava o contexto de empatia, com breves intervenções de aceitação, a fim de interromper a interação baseada na coerção e promover uma interação baseada no cuidado um com o outro, ao invés de forçá-los a mudar. Isso nos levava de volta à disposição em aumentar a proporção de interações positivas entre eles, isto é, tornava possível a implementação do intercâmbio comportamental (IC).

Após várias sessões utilizando e praticando estratégias de aceitação, foi possível iniciar o IC com eles. Todos os passos da Tabela 1 foram seguidos e trabalhados com eles. Nas primeiras semanas, conseguiram praticar e os resultados foram muito positivos. Na terceira semana, quando apareceu um conflito mais sério entre eles, Marcos se afastou e não se dispôs a fazer nada pelo relacionamento por vários dias. Talita tentou se aproximar e conversar, mas não funcionou. Então, se sentiu enraivecida e fez exigências de mudança. Ele se afastou mais.

Na sessão posterior ao conflito, afirmaram que embora tivessem se lembrado das estratégias trabalhadas para situações como esta, não conseguiram agir diferente. Após a análise sobre de que maneira o conflito os afastou, a terapeuta os levou a entrar em contato com os sentimentos de cada um, voltou a uma metáfora já trabalhada no início sobre a cilada mútua, restabeleceu a conexão por meio de exposição emocional e os motivou a retomar, ainda sob efeitos emocionais do conflito, a prática das tarefas de IC.

## PROBLEMAS DA APLICAÇÃO E SOLUÇÕES

Nem sempre é fácil, na prática, conseguir a disposição para cuidar e investir no que funciona, no relacionamento. Em regra, na IBCT, precisamos de aceitação para facilitar a mudança. Por outro lado, muitas vezes, quando os parceiros notam movimentos de mudança isso pode contribuir para aumentar a aceitação. A dialética aceitação e mudança não ocorre de modo linear no processo terapêutico. Mesmo quando houve progressos na aceitação e o terapeuta decide inserir intervenções de mudança, novas demandas, conflitos e situações podem levar o casal a maneiras infrutíferas de interação. Mudar em situações em que estamos emocionalmente alterados não é tarefa fácil. Na sessão, diante do terapeuta, é mais provável que a interação seja melhor. Embora não se espere que eles facilmente reproduzam o padrão de interação trabalhado na terapia em casa, é um passo importante para tentar quebrar padrões inefetivos de interação e, gradativamente, melhorá-los.

## REFERÊNCIAS

1. Baucom, K. J., Sevier, M., Eldridge, K. A., Doss, B. D., & Christensen, A. (2011). Observed communication in couples two years after integrative and traditional behavioral couple therapy: outcome and link with five-year follow-up. *Journal of consulting and clinical psychology, 79*(5), 565.
2. Christensen, A., Atkins, D. C., Baucom, B., & Yi, J. (2010). Marital status and satisfaction five years following randomized clinical trial comparing traditional versus integrative behavioral couple therapy. *Journal of Consulting and Clinical Psychology, 78*, 225-235.
3. Christensen, A., Wheeler, J. G., Doss, B. D., & Jacobson, N. S. (2016). Problemas do casal. In Manual Clínico dos Transtornos Psicológicos: Tratamento passo a passo. Org. David H. Barlow. (R.C. Costa, trad.) 5ª. Edição, p. 697-724. Porto Alegre, RS: Artmed, 2016.
4. Christensen, A., & Doss, B. D. (2017). Integrative behavioral couple therapy. *Current opinion in psychology, 13*, 111-114.
5. Christensen, A., & Doss, B. & Jacobson, N. S. (2020). Integrative behavioral couple therapy: A Therapist's Guide to Creating Accepatance and Change. W.W.Norton & Company, 2020.
6. Cordova, J. V., Jacobson, N. S., & Christensen, A. (1998). Acceptance versus change interventions in behavioral couple therapy: impact on couples 'in-session communication. *Journal of marital and family therapy, 24*(4), 437-455.
7. Jacobson, N. S. & Margolin, G. (1979). *Marital therapy: Strategies based on social learning and behavior exchange principles.* Nova York: Brunner/Mazel.
8. Jacobson, N. S. y Christensen, A. (1998). *Acceptance and change in couple therapy: A therapist's guide to transforming relationships.* Nova York: Norton.
9. Jacobson, N. S. & Addis, M. E. (1993). Research on couples and couples therapy: What do we know? Where are we going? *Journal of Consulting and Clinical Psychology, 61*, 85-93.
10. Jacobson, N. S., & Christensen, A. (1996). Integrated couple therapy: Promoting acceptance and change. New York: Norton.
11. Jacobson, N. S., & Christensen, A. (1998). *Acceptance and change in couple therapy: A therapist's guide to transforming relationships.* New York: Norton.
12. Jacobson, N. S., Christensen, A., Prince, S. E., Cordova, J., & Eldridge, K. (2000). Integrative behavioral couple therapy. An acceptance-based, promising new treatment for couple discord. *Journal of Consulting and Clinical Psychology, 68*, 351-355.

13. Mairal, J. B. (2016). *Terapia Integral de Pareja: Uma intervención para superar las diferencias irreconciliables.* Madrid: Editorial Sinteses.
14. Mairal, J.B., & Olid, J.M.S. (2019). *Terapia Integral de Pareja Paso a Paso* (2ª ed.). Independently published.
15. Roddy, M. K., Nowlan, K. M., Doss, B. D., & Christensen, A. (2016). Integrative behavioral couple therapy: Theoretical background, empirical research, and dissemination. *Family process*, *55*(3), 408-422.
16. Stuart, R. B. (1969). Operant-interpersonal treatment for marital discord. Journal of Consulting and Clinical Psychology, 33(6), 675-682. https://doi.org/10.1037/h0028475
17. Vandenberghe, L. (2006). Terapia Comportamental de Casal: Uma retrospectiva da literatura internacional. Revista Brasileira de Terapia Comportamental e Cognitiva, 8(2).
18. Vandenberghe, L (2015). Terapia Comportamental Integrativa de Casais. In *Terapias Comportamentais de Terceira Geração. Guia Para Profissionais.* (Org. Lucena-Santos, P., Pinto-Gouveia, J. & Oliveira, M.S.) (pp. 506-526). Novo Hamburgo, RS: Sinopsys, 2015.

# 32

# Treinamento para comunicação e solução de problemas

Ana Carolina Aquino de Sousa
Artur Vandré Pitanga

## DESCRIÇÃO DO PROBLEMA PARA O QUAL A TÉCNICA FOI CRIADA

A terapia comportamental tradicional de casal (TCTC) e a terapia comportamental integrativa de casal (IBCT) representam estratégias relevantes no campo da terapia de casal, focando na melhoria da comunicação e na resolução de conflitos para fortalecer os relacionamentos. Ambas as terapias se fundamentam na premissa de que habilidades de comunicação eficazes e a capacidade de resolver problemas conjuntamente são essenciais para um relacionamento conjugal saudável. Enquanto a TCTC se concentra no desenvolvimento e na prática dessas habilidades em um ambiente estruturado, a IBCT avança ao incorporar a aceitação das diferenças entre os parceiros, promovendo compreensão profunda e empatia dentro da dinâmica de interação do casal.

A IBCT é uma modalidade da terceira onda das terapias comportamentais. A inclusão do conceito de "aceitação" é destacada como um diferencial importante, oferecendo uma perspectiva inovadora para a intervenção em problemas de relacionamento conjugal. Trata-se de uma modalidade de terapia que destaca a relação entre aceitação e tolerância incorporada aos métodos tradicionais de terapia. Para Mairal (2015), a crescente necessidade de terapias de casal está em função do aumento de tensões e problemas conjugais contemporâneos, incluindo questões como infidelidade e abuso de substâncias. Nesse sentido, a IBCT envolve uma série de estratégias de intervenção, além das tradicionais técnicas de terapia de casal, como a troca de comportamentos positivos, treinamento em comunicação e resolução/solução de problemas. Estas estratégias visam promover melhor entendimento dos casais às suas diferenças, favorecendo um ambiente conjugal mais harmonioso e resiliente.

A IBCT distingue-se pela ênfase em priorizar a experiência direta e as contingências naturais sobre a mudança governada por regras. Segundo Lebow, Chambers, Christensen & Johnson (2012), essa abordagem permite que a mudança no comportamento e na interação entre os parceiros ocorra de maneira mais fluida, adaptando-se às necessidades e às circunstâncias específicas do relacionamento, ao invés de seguir um conjunto predeterminado de diretrizes ou estratégias, por vezes, pré-estabelecidas. Essa flexibilidade é fundamental para o sucesso da terapia de casal, pois cada relacionamento é único e requer uma abordagem personalizada.

Os fundamentos da análise do comportamento e do behaviorismo radical direcionados para a terapia com casais são um pilar na resolução de conflitos conjugais, sendo a terapia comportamental tradicional de casais (TCTC) uma das abordagens mais recorrentes. Contudo, a emergência da IBCT sugere uma evolução promissora na área, conforme Briggs, Finley e Sprenkle (2015), que destacam a necessidade de novas estratégias que abordem as complexidades das relações conjugais contemporâneas.

Os autores acima mencionados apresentam um estudo que compara a eficácia da IBCT com a da TCTC, enfocando três aspectos principais: a distinção entre as abordagens, a efetiva implementação das técnicas específicas e os resultados obtidos. Metodologicamente, a pesquisa empregou rigorosas avaliações de aderência, confirmando que a IBCT oferece uma perspectiva distinta comparada à TCTC, especialmente no que tange à promoção da aceitação entre os parceiros. Os terapeutas, seguindo as diretrizes da IBCT, alcançaram resultados significativos em termos de satisfação dos casais e resolução de conflitos.

A terapia comportamental de casal tradicional e a IBCT se distinguem fundamentalmente nas ações do terapeuta durante as sessões, o que afeta o comportamento do casal tanto dentro quanto fora delas (Perissutti & Barraca, 2013). Para aprofundamento sobre as diferenças entre TCTC e IBCT, ver Christensen et al. (2004).

Sevier et al. (2008) exploraram as mudanças na comunicação de casais e os mecanismos potenciais de mudança. A pesquisa avaliou 134 casais em situação de estresse que foram aleatoriamente designados para receber terapia comportamental de casal tradicional ou terapia comportamental integrativa de casal (IBCT). Os pesquisadores constataram que, ao longo da terapia, observou-se uma melhoria na resolução de problemas e diminuição de negatividade em discussões sobre problemas no relacionamento. Estas mudanças foram mais observadas na terapia comportamental de casal tradicional, que promove a mudança comportamental a partir de regras, em comparação com a IBCT, que busca mudanças comportamentais por meio da compreensão das emoções e da aceitação. A satisfação em estar casado está relacionada ao aumento da positividade e na resolução de problemas, enquanto declínios na satisfação de estar casado foram relacionados a um aumento na negatividade sobre problemas relacionais. Não foram encontradas diferenças significativas entre os tipos de tratamento em relação a estas associações. A pesquisa destacou a importância do contexto nas interações dos casais, com diferenças notáveis nas mudanças comportamentais observadas entre discussões de problemas relacionais e pessoais. Este achado sugere que o contexto da discussão influencia a maneira como os casais se comunicam e o impacto dessa comunicação na satisfação do relacionamento. Sevier et al. (2008) sugerem ainda que a melhoria na comunicação entre os parceiros está associada a aumentos na satisfação do relacionamento. Embora ambas as formas de terapia tenham resultado em melhorias, a IBCT mostrou ganhos maiores na positividade e reduções na negatividade.

Treinamento em comunicação e resolução de problemas são componentes da terapia comportamental tradicional de casal (TCTC). A ideia central é a de que casais apresentam déficits nas habilidades de comunicação que são essenciais para o sucesso do relacionamento. Tradicionalmente, o treino de comunicação envolve dois grupos distintos de habilidades: 1. Treino geral em comunicação, que inclui compartilhar sentimentos, dar apoio e compreender; 2. Treinar como lidar com decisões difíceis, problemas e conflitos (treino em solução de problemas). Ambos os treinos são diferentes tanto do ponto de vista conceitual como em termos de procedimento (Jacobson & Margolin, 1979).

No treino de comunicação (TC) o casal aprende como se expressar de maneira mais direta, mas com menos culpa e acusações, além de aprender a serem melhores ouvintes quando seu parceiro está falando. Já no treino de solução de problemas (TSP), o casal é ensinado a definir e clarificar o problema, gerar soluções possíveis e, então, negociar e implementar essas soluções. Nos dois tipos de treino eles aprendem em uma interação estruturada e deliberada (Jacobson & Margolin, 1979; Jacobson & Christensen, 1996). No tópico a seguir, será detalhada a releitura do TC pela IBCT, a partir do que era feito na TCTC.

## DESCRIÇÃO DA TÉCNICA

### Treinamento para comunicação (TC)

O TC na TCTC, segundo Jacobson e Margolin (1979), fazia uma distinção clara entre falante e ouvinte, referindo-se muitas vezes a habilidades falante-ouvinte. Enquanto o falante estava se expressando, usando suas habilidades de falante, o ouvinte deveria prestar atenção, com suas habilidades de ouvinte.

Estes papéis eram trocados até o falante finalizar a sua fala ou quando o ouvinte solicitava sua vez de falar. O casal era treinado em ambos os papéis. O objetivo para as habilidades do falante consistia em treiná-los a se expressar de maneira assertiva. Para alcançá-lo, o falante era treinado a assumir a responsabilidade pelos seus sentimentos usando afirmações iniciando por "Eu" e que indicassem a situação e o comportamento específico que ocasionaram aqueles sentimentos, ao invés de sentenças que começassem por "você" e que apontassem o comportamento ou característica indesejáveis do parceiro. Dessa forma, o parceiro, ao invés de dizer "Você não tem consideração! Nem me avisou que ia se atrasar no trabalho!", aprendia a dizer algo como "Eu me sinto frustrado e preocupado quando você se atrasa e não me avisa."

O ouvinte, por sua vez, era treinado a ouvir ativamente, utilizando ferramentas como parafrasear o que o falante disse, ou resumir o que ouviu ou compreendeu da fala do parceiro. Fazer isso auxiliava o ouvinte a focar no que estava sendo dito, ao invés de preparar uma contra-argumentação e aumentar a possibilidade de que o parceiro se irritasse por não ser ouvido (Jacobson & Margolin, 1979).

Jacobson e Margolin (1979) apontavam que o terapeuta deveria propor regras ou diretrizes e explicar a função delas, como: escolher um momento e lugar apropriado, sem distrações ou problemas que poderiam aumentar as chances de reações emocionais intensas; identificar claramente quem é o falante e o ouvinte a cada momento da interação, sem interromper o outro ou falar excessivamente; o falante deve ser direto e breve; deve fazer pausas para que o ouvinte possa parafrasear ou resumir o que compreendeu, ou ainda, solicitar esclarecimento; o ouvinte deve comunicar, com expressões não verbais, de maneira polida e atenciosa, olhando para o falante, não o interrompendo; quando discordar do falante, o ouvinte sinaliza se compreendeu, ainda que não concorda com o que foi dito. Além dessas regras, o terapeuta partia dos exemplos de interação do casal e modelava padrões tanto do papel do falante como do ouvinte.

Não era suficiente apenas descrever a habilidade. As habilidades eram treinadas dentro da sessão e o casal recebia *feedback* do terapeuta. Práticas prematuras destas habilidades em casa eram desencorajadas pelo terapeuta, já que poderiam levar a dificuldades na interação e tornar o aprendizado mais difícil. Além disso, o treino se iniciava por um tópico positivo, com o falante descrevendo sentimentos positivos sobre algo que o parceiro fazia e este parafraseava a fala do primeiro (Jacobson & Margolin, 1979).

O terapeuta oferecia uma instrução clara e precisa sobre o que deveriam fazer. Um exemplo seria "Vamos praticar o parafrasear, OK? Sua tarefa, Melissa, será contar para o Breno seus sentimentos sobre como ele cuida bem do filho de vocês. Mas o foco, neste momento, será em você, Breno. Seu trabalho será ouvir, manter o contato visual e parafrasear. Não coloque seu ponto de vista.

Apenas demonstre que você está ouvindo e entendendo o que está sendo dito, independentemente de você concordar ou não." O objetivo é treinar a habilidade de parafrasear. Aos poucos, o treino seguia em direção a tópicos mais problemáticos para o casal (Jacobson & Margolin, 1979).

As instruções pretendiam reduzir os erros da prática da habilidade, especialmente no que se refere aos julgamentos que frequentemente as pessoas fazem, diante das mais diversas circunstâncias. A prática contínua, aliada aos *feedbacks* corretivos do terapeuta, levava ao desenvolvimento da habilidade (Jacobson & Margolin, 1979).

Ao casal frisava-se que o objetivo era facilitar para que o seu parceiro o escutasse e não que permanecesse numa posição defensiva. Assim, poderia ser útil trazer a perspectiva do ouvinte em questionamentos, como: "Breno, fez alguma diferença para você o modo como Melissa disse isso? Como essa forma de dizer impactou em você?".

À medida que o casal evoluía na destreza da comunicação, o terapeuta se retirava, gradativamente, tornando-se menos diretivo, deixando a comunicação do casal fluir melhor na sessão. O terapeuta, então, encorajava o casal a praticar a habilidade em casa, compartilhando sentimentos positivos e negativos.

Todas essas estratégias da TCTC para melhorar a comunicação do casal foram mantidas pela IBCT (Jacobson & Christensen, 1996; Jacobson & Christensen, 1998; Mairal & Olid, 2019; Christensen & Doss, 2017; Christensen et al., 2020).

## Treino em solução de problemas

A IBCT é fundamentada na ideia de que os padrões comportamentais desempenham um papel fundamental na dinâmica de interação de um casal. Pensando assim, o terapeuta oferece um caminho estruturado para ajudar os casais a identificar e modificar comportamentos problemáticos, promovendo a construção de vínculos mais saudáveis. Um dos componentes centrais da IBCT é denominado treino em solução de problemas, uma dinâmica terapêutica sistemática para o manejo de conflitos dentro do relacionamento. Trata-se de uma série de passos que ajudam os casais a compreender a natureza fundamental dos problemas, explorar diferentes soluções e implementar estratégias eficazes para resolvê-los. De acordo com essa possibilidade, os terapeutas ajudam o casal a identificar de maneira clara as causas e consequências dos problemas que estão enfrentando, encorajando uma comunicação aberta e honesta sobre as questões dos conflitos. Isso envolve explorar as preocupações e pontos de vista de ambos os parceiros, garantindo que cada um tenha a oportunidade de expressar suas necessidades e sentimentos. Exemplo de problemas que são relatados por casais em sessões de terapia:

- Comunicação conflituosa e punitiva: um casal está constantemente em conflito sobre questões financeiras. Um culpa o outro. Percebem que a vida financeira está um caos. Durante uma sessão eles identificam que a comunicação conflituosa sobre suas preocupações e metas financeiras é a raiz do problema.
- Distanciamento afetivo: um casal percebe que a motivação e o desejo sexual diminuíram significativamente nos últimos quatro meses. Depois de algumas sessões, um dos parceiros admite que está enfrentando estresse advindo do trabalho e reconhece vergonha e constrangimento em conversar sobre temas relacionados à relação sexual.
- Desacordo em relação à educação dos filhos: um casal está constantemente em desacordo sobre como educar seus filhos. Durante a terapia, eles reconhecem que têm diferentes estilos parentais e valores conflitantes. Diferenças sobre perspectivas religiosas e valores morais começam a ficar mais evidentes.
- Conflitos familiares: um casal está enfrentando tensões devido à interferência excessiva de membros da família de um dos parceiros. A vida do casal começa a ficar tensa, estão com a sensação de "pisar em ovos" o tempo todo. A partir das perguntas reflexivas da terapeuta, eles identificam a necessidade de estabelecer limites saudáveis com a família estendida e comunicar suas expectativas de maneira assertiva.

Algumas questões surgem no contexto da IBCT, que podem ser direcionadas ao casal, tais como: (1) Como você pode aplicar os princípios de comunicação aberta e não julgadora para melhor entender e abordar as preocupações e necessidades do seu parceiro dentro do seu relacionamento? (2) De que maneira a aceitação das diferenças e a promoção da empatia podem transformar os desafios compartilhados em oportunidades para fortalecer o vínculo e a intimidade entre você e seu parceiro? (3) Como vocês acreditam que as experiências e as percepções individuais de cada um influenciam a maneira como vocês interpretam e reagem aos conflitos no relacionamento? Podem compartilhar exemplos específicos em que essa dinâmica ficou evidente? (4) De que forma vocês podem utilizar a compreensão e a aceitação das diferenças do outro para desenvolver uma nova perspectiva sobre um problema recorrente no relacionamento?

## INTERVENÇÃO

### Treinamento de comunicação

No que se refere ao treinamento de comunicação, é conveniente, segundo Mairal e Olid (2019), manter uma intervenção estruturada e de acordo com a sequência descrita na Tabela 1.

**Tabela 1** Diretrizes para uma intervenção estruturada de treinamento de comunicação

| |
|---|
| 1. O terapeuta deve fornecer instruções claras quanto às condutas a serem executadas. |
| 2. Ensaiar o comportamento na sessão, em pequenos passos, progredindo gradativamente ao passo seguinte, pelo processo de modelagem. |
| 3. O terapeuta dá *feedbacks* da prática da habilidade e repete até que o casal a domine. |
| 4. Praticar as habilidades em casa de modo semelhante ao que foi feito na sessão. |
| 5. O terapeuta começa intervindo muito e vai se retirando aos poucos, a fim de facilitar a generalização. |

Mairal e Olid (2019) sugerem, de modo bem didático, que para melhorar as habilidades de comunicação do casal recomenda-se levar em consideração dois pontos: escuta ativa e comunicação expressiva. Uma vez que não podem ser aplicadas concomitantemente, os dois membros do casal se alternam entre estes componentes.

A escuta ativa compreende aprender duas habilidades: parafrasear e o refletir a emoção (Mairal & Olid, 2019). A Tabela 2 resume e exemplifica cada uma delas.

**Tabela 2** Habilidades de escuta ativa

| Parafrasear | Refletir a emoção do parceiro |
|---|---|
| Consiste em repetir exatamente o que foi dito.<br>O objetivo aqui é ouvir, sem julgar, quando alguém está a falar, e evitar a postura de ataque. | Trata-se de adicionar ao que foi dito uma descrição dos sentimentos que podem ter estado presentes quando foi dito.<br>O objetivo é refletir a emoção do parceiro e, assim, validá-la, o que aumenta a satisfação com a comunicação em andamento. |
| Exemplo:<br>Melissa repetiu exatamente o que Breno lhe disse: "Você acabou de dizer que fica nervoso e irritado quando eu tento te controlar." | Exemplo:<br>Melissa adicionou: "Você me disse que fica nervoso comigo quando eu tento te controlar e vejo que fica triste e chateado com isso, que se sente sufocado. |

A comunicação expressiva inclui dizer o que pensa, sem acusações, defesas ou provocações. Neste tipo de habilidade é característico focar no uso do pronome "eu" para enfatizar que se trata de como a pessoa vê a situação, o que sente ou percebe, sem afirmar que seja verdade ou qual era a intenção do parceiro (Mairal & Olid, 2019). Assim, Breno, em uma sessão, foi treinado a substituir a frase "Você não passa de uma louca controladora que só quer me tolher!" para "Eu me sinto controlado e tolhido sempre que você me enche de perguntas sobre o meu dia!"

É fundamental prestar atenção a outros pontos mais sutis na execução das habilidades de comunicação. O tom de voz pode ser insistente ou mais enfático e isso pode levar a uma postura defensiva por parte do parceiro (Christensen et al., 2016; Christensen et al., 2020). Assim, muitas vezes, será necessário treinar o tom de voz a fim de reduzir a possibilidade de interação coercitiva.

Christensen et al. (2020) apontam ainda que quem ouve tenta capturar o estado emocional de quem fala, bem como resume o conteúdo do que está sendo dito. Isso muitas vezes pode levar quem ouve a ver estes sentimentos como incompreensíveis ou inadequados e os colocar numa posição de ataque. O parceiro que ouve pode também demonstrar entendimento do que ouviu e validar os sentimentos inerentes àquela situação.

Christensen et al. (2020) apontam que as pessoas, em alguns momentos, querem mais do que parafrasear, ter a sua emoção refletida ou serem validadas. Querem que o outro concorde com a sua posição e, como resultado, admita a culpa e se desculpe. O impasse surge quando o parceiro não enxerga a posição do outro como válida e, por isso, não acha que caiba um pedido de desculpas.

Em síntese, as habilidades de comunicação, dentro da IBCT, são utilizadas de modo a agregar a promoção da empatia em torno do problema vivenciado pelo casal. Para muitos casais, este treino serve como ferramenta para que aceitem de maneira mais efetiva as releituras que emergem na terapia, quebrando barreiras na comunicação entre eles e ampliando a aceitação das diferenças, conforme Jacobson & Christensen (1996).

A TCTC e a IBCT são abordagens importantes na terapia de casais, visando melhorar a comunicação e resolver conflitos para reforçar relacionamentos. Ambas se fundamentam na importância das habilidades comunicativas e resolução de problemas para a saúde conjugal. A TCTC foca no desenvolvimento dessas habilidades num ambiente estruturado, enquanto a IBCT incorpora a aceitação das diferenças entre os parceiros, fomentando a compreensão e empatia. A IBCT nasce no contexto de desenvolvimento da terceira onda das terapias comportamentais, distingue-se pela ênfase na aceitação, apresentando-se como uma evolução na área com estratégias que abordam complexidades das relações modernas. Pesquisas indicam que ambas as terapias podem melhorar a comunicação e satisfação no casamento, porém com ênfases distintas: a TCTC foca na mudança comportamental por meio de regras, enquanto a IBCT enfatiza a compreensão emocional e aceitação. O treinamento em comunicação e resolução de problemas é central na TCTC, com práticas específicas para expressão e escuta, visando à comunicação assertiva e ativa, respectivamente. Na IBCT, o treinamento de comunicação mantém estratégias similares, mas com uma abordagem que valoriza a expressão das emoções e a escuta ativa, promovendo a empatia e a aceitação das diferenças. A ideia é que, ao melhorar a comunicação, o casal possa enfrentar problemas de maneira mais eficaz, respeitando as perspectivas e sentimentos um do outro, fortalecendo assim o relacionamento.

## Treino em solução de problemas

Intervenção e procedimentos da IBCT são direcionados fundamentalmente para a ampliação de repertórios de interação direcionados para o manejo e solução de problemas do casal (Christensen, Doss & Jacobson, 2014). Os parágrafos que seguem apresentam possibilidades sobre solução de problemas no contexto da IBCT.

Um dos caminhos fundamentais em IBCT é a empatia e a aceitação mútua. Os terapeutas incentivam os casais a expressarem suas vulnerabilidades, medos, desacordos e desejos de maneira aberta e honesta. Isso é feito por meio de exercícios de comunicação que ajudam cada parceiro a entender melhor as perspectivas e emoções do outro, promovendo um ambiente de maior compreensão e aceitação. Por exemplo: um casal pode ser orientado a compartilhar experiências pessoais, frustrações ou preocupações de modo que o outro apenas ouça, sem interromper ou julgar. A função do exercício é fortalecer a empatia e a compreensão mútua. O esforço desse exercício se fundamenta em observar e não julgar, considerando que vários problemas de relacionamento estão no fato de que ambos os parceiros podem apresentar padrões rígidos de julgamentos advindos da cultura. Um exemplo de partes de uma sessão ilustra esse exercício:

Marina e Clara estão esgotadas em função de excesso de trabalho e cuidados com a casa. Percebem que estão se distanciando física e afetivamente e a frequência de fuga/esquiva está aumentando consideravelmente com o passar do tempo.

Terapeuta: Proponho um exercício de "ouvir com empatia". Marina, por favor, compartilhe algo que tem acontecido com você ultimamente. Clara, tente ouvir, sem interrupções e, se possível, sem julgamentos. [terapeuta estabelece as regras e incentiva Clara a ouvir com empatia e compreensão].

Marina: [olhando para Clara] Meu trabalho está me consumindo muito, está bem estressante. Quando chego em casa eu não tenho energia para fazer qualquer coisa. Isso me deixa triste, desmotivada, com raiva. Quero ficar deitada, sem ouvir barulho, não quero conversar...

Terapeuta: [acena com a cabeça, encorajando Marina a continuar se expressando].

[Clara escuta atentamente]

Terapeuta: [depois de um breve silêncio] Clara, o que Marina acabou de compartilhar?

Clara: [hesita em dizer, expressão de reflexão, olhando para Marina] Marina, acho que você... Não tenho certeza, acho que você está se sentindo exausta pelo trabalho e isso te deixa triste, com raiva. E isso dificulta nosso contato, envolvimento.

Terapeuta: [reforça o comportamento de Clara de não julgar e de entrar na dinâmica no exercício] Ótimo, Clara, sem julgar...

Terapeuta: Marina, é isso?

Marina: Sim, é. [hesita] Fico preocupada sobre algo que possa nos distanciar.

Terapeuta: Clara, como é para você ouvir a Marina falar sobre essa preocupação?

Clara: [olhando para Marina] Sei que está esgotada. Estou entendendo. Sinto sua falta.

Terapeuta: Marina, como é ouvir Clara compreendendo sua situação e expressando sentimentos?

Marina: Me sinto mais compreendida.

Terapeuta: A regra de ouvir com empatia agora está com você, Marina, tudo bem? [terapeuta inverte a dinâmica do exercício]. Clara, compartilhe algo que acontece com você.

Clara: [pensativa, quase chorando] Eu me sinto um pouco sobrecarregada com tanta coisa para fazer em casa, com algumas desordens. Sinto que estou carregando um peso muito grande, me vejo sozinha.

Terapeuta: Marina, o que você compreende sobre os sentimentos de Clara? Lembre-se, sem julgar... [terapeuta chama Marina para o exercício de não julgar]

Marina: [olha para Clara] Bem, OK, você se sente cansada e ansiosa por ter que arrumar tudo sozinha. Eu fico um pouco envergonhada por não perceber o quanto isso está pesando sobre seus ombros.

Terapeuta: OK, e como você se sente ao ouvir isso, Clara?

Clara: Alívio. Só de ser ouvida já me ajuda.

Terapeuta: [explica ou retoma a função do exercício] Tentamos aqui um exercício de ouvir com empatia e um esforço de compreensão. Isso pode ser desafiador nos primeiros momentos, pois aprendemos a julgar a partir de valores pessoais e história de vida o comportamento e as circunstâncias de vida das outras pessoas. A ideia aqui é fazer o outro se sentir ouvido e compreendido.

Nesse sentido, ao solicitar que uma das parceiras ouça enquanto a outra fala, o terapeuta desenvolve um espaço para que cada uma expresse seus sentimentos sem estar sob controle de críticas ou julgamentos. Este é um passo fundamental para o fortalecimento da conexão e intimidade. Para mais, ao se colocar no lugar da outra, pode haver não somente a compreensão do conteúdo do que foi dito, como o entendimento de sentimentos subjacentes.

A reformulação, no sentido de "ressignificação" ou "ver por outro ângulo" os problemas conjugais, é outro caminho da IBCT. Esse procedimento se caracteriza com um contexto em que os terapeutas ajudam os casais a compreender suas disputas ou desafios não como falhas individuais, mas como problemas compartilhados que ambos podem manejar juntos. Isso ajuda a reduzir a atribuição de culpa e a estigmatização e, por outro lado, visa aumentar a cooperação na busca por soluções. Se um casal discute frequentemente sobre a desordem na casa, o terapeuta pode ajudá-los a entender como suas rotinas, estilos de vida e preferências contribuem para o problema, incentivando-os a buscar soluções conjuntas ao invés de argumentação que induz culpa, rótulos pejorativos e transferência de responsabilidades. Neste ponto pode-se pensar um direcionamento aos terapeutas:

- Como cada parceiro pode contribuir para uma dinâmica mais "operacional" em casa, adaptando suas próprias rotinas e estilos de vida para reconhecer as necessidades do relacionamento? Esta pergunta tem a função de direcionar os parceiros a refletirem sobre flexibilidade, compromisso mútuo e o bem comum.
- Como o casal pode comunicar suas expectativas e preferências de maneira construtiva e assertiva, promovendo um ambiente de apoio mútuo ao invés de conflito e culpa? Trata-se de encorajar cada um dos parceiros a utilizar comunicação eficaz e empatia na busca de soluções que respeitem as limitações, necessidades e desejos de ambos.

## EXEMPLO CLÍNICO

Breno e Melissa buscaram terapia de casal para melhorar a comunicação entre eles, já que no último ano isso piorou muito. Trocavam acusações frequentes, falas carregadas de agressão verbal e provocações mútuas. Com eles, na fase de mudança, trabalhou-se a comunicação expressiva que incluía dizer o que pensa, sem acusações, defesas ou provocações. Assim, Breno, em uma sessão, foi treinado a substituir a frase "Você não passa de uma louca controladora que só quer me tolher!" para "Eu me sinto controlado e tolhido sempre que você me enche de perguntas sobre o meu dia!". Seguimos com um trecho e sugestões de como o terapeuta pode manejar esse momento na sessão:

Terapeuta: O objetivo nesse momento é compartilhar sentimentos sem acusações, defesas ou provocações, com atenção ao tom de voz. Breno, você pode começar? [terapeuta explica regras do exercício e incentiva um dos parceiros a iniciar].

Breno: Certo. Melissa, eu... [hesita] eu me sinto sufocado quando você começa a me fazer um monte de perguntas sobre como foi meu dia. Sinto como se você não confiasse em mim e que deseja a todo custo me controlar.

Melissa: Eu entendo [olha para o terapeuta buscando confirmação da regra, terapeuta acena com a cabeça positivamente]. Não quero fazer você se sentir sufocado. Eu não estou desconfiando de você. Realmente tenho interesse pelo seu dia, é uma forma de tentar conversar. Sinto falta de estarmos conectados.

Terapeuta: OK. Certo, Melissa, muito bem. Vamos para mais um passo? [terapeuta reforça o engajamento dos parceiros ao exercício e prossegue] Tente expressar esse interesse de uma forma que Breno não se sinta controlado. Você consegue?

Melissa: Vou pensar um pouco aqui [tentando achar palavras]. Hum, então eu posso começar perguntando como foi o seu dia de uma maneira mais aberta, leve e sem buscar detalhes inúteis.

Terapeuta: [intraverbal...] A função é...

Melissa: Conectar, estar mais próximos.

Terapeuta: Exatamente. [terapeuta reforça a função de perguntar sobre o dia e direciona o olhar para Breno]

Breno: OK, então eu posso compartilhar sobre o meu dia, coisas interessantes que aconteceram. Isso poderia ajudar?

Terapeuta: Vejo um ótimo passo para ambos [terapeuta reforça mais uma vez o engajamento ao exercício]. Compreendi o esforço de vocês em tentar ver e respeitar as necessidades um do outro. Comunicar sentimentos de maneira clara e assertiva, sem culpar ou buscar ter razão a todo custo é fundamental para o progresso na terapia. Como se sentem agora?

Melissa: Alívio. Breno pode compartilhar as coisas comigo de maneira livre. Não quero que seja uma obrigação.

Breno: Me sinto compreendido. E compreendo que Melissa tenta se aproximar, se conectar.

Outro ponto fundamental treinado na comunicação deles foi o tom de voz, ambos elevavam o tom, insistiam nos seus próprios argumentos, o que levava a uma postura defensiva por parte do parceiro. Por exemplo, Melissa numa dada ocasião disse ao marido: "Eu não acredito que você convidou pessoas para almoçar conosco sem me comunicar antes!" Dependendo do tom e da ênfase dada em uma fala como esta, pode comunicar uma mensagem como "Você errou feio comigo!" Dessa forma, incluiu-se no treino a entonação utilizada por ambos, quando tentavam dialogar ou resolver seus conflitos na última sessão.

Eles frequentemente não compreendiam os sentimentos um do outro e afirmavam que eram inadequados para dadas situações, o que aumentava muito as chances de que o parceiro ficasse numa posição de ataque. Dessa forma, treinou-se uma escuta mais ativa e observadora por ambos. A ideia era que conseguissem capturar o estado emocional de quem falava, bem como resumir o conteúdo do que estava sendo dito, ao mesmo tempo que aprendiam a ver sob a ótica do outro, a fim de entender o que estava sendo comunicado. Cada um foi convidado a ouvir e demonstrar entendimento do que ouviu, além de validar os sentimentos inerentes à circunstância trazida. Melissa conseguiu dizer para Breno que ficava triste porque os filhos sempre o chamavam para colocá-los na cama, ao invés dela. Breno pôde entender a tristeza dela e dizer que fazia sentido que se sentisse assim.

Em alguns momentos, a comunicação deles estancava porque desejavam ter a sua emoção refletida ou serem validados. Queriam que o outro concordasse com a sua posição e, como resultado, admitisse a culpa e se desculpasse. O problema aparecia quando o parceiro não enxergava a posição do outro como válida e, por isso, não achava que cabia um pedido de desculpas. Melissa, por exemplo, queria que Breno admitisse que estava certa em se irritar com ele por convidar os amigos para almoçar, sem se comunicar com ela antes. Breno se recusou a fazer isso, pois alegou que foi um convite espontâneo, num momento de diversão, e que não concorda em pedir autorização para ela nem deixar de ser espontâneo. Diante deste impasse, a terapeuta retornou à explicação de que o objetivo era compreender o ponto de vista do outro, e não concordar ou resolver o problema.

As habilidades de comunicação foram utilizadas de modo a agregar a promoção da empatia em torno do problema vivenciado pelo casal e serviram como ferramenta para que aceitassem de maneira mais efetiva as releituras que emergiam na terapia, quebrando barreiras na comunicação entre eles e ampliando a aceitação das diferenças.

## PROBLEMAS DA APLICAÇÃO E SOLUÇÕES

Terapeutas de casais orientados pela IBCT tendem a desenvolver uma terapia voltada para a tolerância ao desconforto e às diferenças, ajudando os casais a aceitar aspectos do parceiro que são improváveis de mudar. Isso é feito por meio de *mindfulness* e aceitação, encorajando uma postura de curiosidade, abertura e não julgamento perante os problemas. Um parceiro, por exemplo, pode ter comportamentos mais restritos, enquanto o outro é extrovertido socialmente. Ao invés de tentar mudar essa característica do outro, a IBCT encoraja a aceitação dessa diferença e a busca por vivências que satisfaçam ambos os parceiros (Christensen et al., 2014; Christensen et al., 2016; Christensen et al., 2020). Isso muitas vezes pode ser um desafio, na medida em que o casal chega com tantos problemas e desgastes e ficam na ânsia por mudar um ao outro. Por isso, a formulação de caso e a discussão dela com o casal é uma ferramenta essencial para alinhar o processo terapêutico e trazer o entendimento do que precisa ser aceito e do que precisa ser mudado. Nesse contexto, perguntas reflexivas podem ser direcionadas ao casal:

- Como cada um dos cônjuges pode distinguir entre comportamentos que necessitam de mudança e aqueles que devem ser aceitos como parte da individualidade de cada um? Essa pergunta pode incentivar os parceiros a refletirem sobre o reconhecimento das diferenças individuais enquanto aprendem a manejar juntos mudanças necessárias.

- Como a formulação e a discussão de caso em conjunto podem ajudar o casal a compreender melhor as causas e o que mantém os problemas na relação, e como isso pode facilitar o processo de mudança ou aceitação? A função desta pergunta é destacar o valor do processo terapêutico em promover compreensão dos problemas na relação, essencial para a colaboração mútua.

Promover comportamentos de aproximação afetiva entre os parceiros é uma estratégia essencial na IBCT. Isso inclui encorajar a expressão de apreciação, gratidão e compreensão, além de incentivar atividades que ambos os parceiros desfrutem juntos, fortalecendo o vínculo e a intimidade do casal (Christensen et al., 2016; Christensen et al., 2020). O casal pode combinar um "encontro semanal" e dedicar tempo um para o outro, participando de atividades que ambos apreciam em busca de conexão emocional e satisfação no relacionamento. Isso muitas vezes vai deixando de fazer parte da vivência do casal, à medida que eles falham em resolver seus conflitos e até os pioram em decorrência de uma comunicação inefetiva.

Encontros semanais, como um espaço de interação saudável, podem ser solicitados pelo terapeuta como tarefa de casa. Ir ao cinema, conhecer lugares novos, andar em um parque, ter experiências gastronômicas, por exemplo, dentro das possibilidades de tempo e financeiras dos parceiros, podem ser momentos de conexão e intimidade, além de um resgate de momentos que foram esquecidos e não mais vivenciados a dois. Essa tarefa pode incluir algo como "não falar sobre as crianças", "não falar sobre trabalho" ou exercer *mindfulness* enquanto andam no parque, comentar sobre o filme ou o restaurante que acabaram de conhecer. À vista disso, o terapeuta é guiado de acordo com a seguinte questão: Como a implementação de um "encontro semanal" ou o "espaço do casal" pode fortalecer a conexão emocional em um relacionamento amoroso?

Sumariamente, a terapia comportamental integrativa de casais (IBCT) visa identificar e modificar comportamentos problemáticos para melhorar a interação e o vínculo entre casais. O treino de solução de problemas é uma estratégia sistemática que auxilia casais a compreender e resolver conflitos. Os terapeutas ajudam a identificar as raízes dos problemas, fomentando a comunicação aberta e explorando preocupações de ambos os parceiros (Christensen et al., 2020). Tarefa desafiadora para o terapeuta, especialmente quando o casal está polarizado. Assim, o terapeuta precisa estar atento e flexível a balancear dialeticamente aceitação *versus* mudança.

Problemas comuns incluem comunicação conflituosa, distanciamento afetivo, desacordo na educação dos filhos e conflitos familiares. Intervenções na IBCT são voltadas para ampliar repertórios de interação para a solução de problemas, baseando-se em empatia, aceitação mútua, comunicação eficaz, reformulação de problemas e promoção de tolerância às diferenças. Exercícios específicos encorajam a expressão de vulnerabilidades e a compreensão das perspectivas do parceiro, além de incentivar a aceitação de características imutáveis e promover atividades conjuntas para fortalecer o vínculo. A IBCT se destaca por promover um ambiente de compreensão, cooperação e aproximação, orientando casais a manejar desafios conjuntamente, aumentar a intimidade e melhorar a qualidade do relacionamento (Christensen et al., 2016).

## REFERÊNCIAS


1. Briggs, J. G., Finley, M. A., & Sprenkle, D. H. (2015). A Substantive and Methodological Review of the Integrative Behavioral Couple Therapy Research Program: Clinical Implications for a Research Informed Practice. *Journal of Couple & Relationship Therapy, 14*(3), 219-253. http://dx.doi.org/10.1080/15332691.2014.959229
2. Christensen, A., Doss, B. D., & Jacobson, N. S. (2014). *Reconcilable Differences* (2ª ed.). Nova York: Guilford Press.
3. Christensen, A., Wheeler, J. G., Doss, B. D., & Jacobson, N. S. (2016). Problemas do casal. In: Manual Clínico dos Transtornos Psicológicos: Tratamento passo a passo. Org. David H. Barlow. (R. C. Costa, trad., 5ª. Edição, pp. 697-724). Porto Alegre, RS: Artmed, 2016.
4. Christensen, A., & Doss, B. D. (2017). Integrative behavioral couple therapy. *Current opinion in psychology, 13*, 111-114. https://doi.org/10.1016/j.copsyc.2016.04.022
5. Christensen, A., & Doss, B. & Jacobson, N. S. (2020). *Integrative behavioral couple therapy: A Therapist's Guide to Creating Acceptance and Change*. W. W. Norton & Company, 2020.
6. Christensen, A., Atkins, D. C., Berns, S., Wheeler, J., Baucom, D. H., & Simpson, L. E. (2004). Traditional versus Integrative Behavioral Couple Therapy for Significantly and Chronically Distressed Married Couples. *Journal of Consulting and Clinical Psychology, 72*(2), 176-191. https://doi.org/10.1037/0022-006X.72.2.176
7. Jacobson, N. S. & Margolin, G. (1979). *Marital therapy: Strategies based on social learning and behavior exchange principles*. Nova York: Brunner/Mazel.
8. Jacobson, N. S. & Christensen, A. (1996). Integrated couple therapy: Promoting acceptance and change. New York: Norton.
9. Jacobson, N. S. & Christensen, A. (1998). *Acceptance and change in couple therapy: A therapist's guide to transforming relationships*. New York: Norton.
10. Lebow, J. L., Chambers, A. L., Christensen, A., & Johnson, S. M. (2012). Research on the treatment of couple distress. *Journal of Marital and Family Therapy, 38*(1), 145-168. https://doi.org/10.1111/j.1752-0606.2011.00249.x
11. Mairal, J. B. & Olid, J. M. S. (2019). *Terapia Integral de Pareja Paso a Paso* (2ª edición). Independently published.
12. Sevier, M., Eldridge, K., Jones, J., Doss, B. D., & Christensen, A. (2008). Observed communication and associations with satisfaction during traditional and integrative behavioral couple therapy. *Behavior Therapy, 39*(2), 137-150. https://www.elsevier.com/locate/bt
13. Perissutti, C., & Barraca, J. (2013). Integrative Behavioral Couple Therapy vs. Traditional Behavioral Couple Therapy: A theoretical review of the differential effectiveness. *Clínica y Salud, 24*(1), 11-18. http://dx.doi.org/10.5093/cl2013a2

Seção VI

# TÉCNICAS DA TERAPIA FOCADA NA COMPAIXÃO (TFC)

# 33
# Apresentação da terapia focada na compaixão

Taisa Borges Grün
Jorge Ramirez-Landaeta

A terapia focada na compaixão (TFC) é uma abordagem integrada e multifacetada para trabalhar com indivíduos que estão vivenciando sofrimento psicológico e emocional (Dale-Hewitt & Iron, 2015; Gilbert, 2014). Tem sido descrita, não sem controvérsias, como parte do movimento crescente da terapia cognitivo-comportamental (TCC) e das terapias de terceira onda, como a terapia cognitiva baseada em *mindfulness* (MBCT), terapia comportamental dialética (DBT) e a terapia de aceitação e compromisso (ACT), que abordam a compaixão, *mindfulness*, imaginação e filosofias orientais no processo de psicoterapia (Gilbert, 2014). Embora compartilhe alguns princípios semelhantes à TCC e na prática clínica possa ser aplicada em conjunto (Westbrook, Kennerley & Kirk, 2011), a TFC mostra diferenças em suas bases filosóficas, compreensão das dificuldades psicológicas e aplicação técnica, baseando-se em intervenções usadas em outras terapias. Entretanto, as intervenções da TFC estão focadas no desenvolvimento do *self* compassivo e têm como objetivo ajudar as pessoas a regular o afeto e aliviar o sofrimento, por meio do cultivo da compaixão (Gilbert, 2009, 2014, 2019).

## ORIGENS DA TERAPIA FOCADA NA COMPAIXÃO

A TFC foi desenvolvida por Paul Gilbert (2009) para trabalhar com pessoas que têm problemas de saúde mental complexos e crônicos, muitas das quais sofriam com altos níveis de vergonha e autocrítica. Muitos desses clientes vinham de contextos caracterizados por relações de apego difíceis e tinham experimentado cuidadores e outras pessoas de modo geral como hostis, críticas e abusivas.

Gilbert (2009) descobriu que ao usar terapias tradicionais, por exemplo a TCC, embora pudessem corrigir pensamentos distorcidos por meio de intervenções padrão, os clientes tinham dificuldade em se sentir melhor: "Eu entendo o que você está dizendo, e posso ver racionalmente que não foi minha culpa ter sido abusado, mas ainda sinto que foi e que há algo de errado comigo". Esse fenômeno foi descrito como atraso entre a cabeça e o coração, descompasso entre cognição e emoção ou dissociação emocional racional (Stott, 2007), sendo comum na clínica, mas pode bloquear a evolução e a eficácia da psicoterapia.

Ao explorar essa experiência com seus clientes, Gilbert (2009) reconheceu que, embora muitos fossem capazes de gerar pensamentos alternativos úteis e baseados em evidências de maneira cognitiva, o tom emocional desses novos pensamentos muitas vezes era permeado por uma variedade de emoções e sentimentos negativos, como raiva, desprezo, decepção ou frieza. O que também surgiu em sua prática clínica foi que, ao serem solicitados a gerar um sentimento mais cuidadoso, caloroso e compassivo para acompanhar os pensamentos alternativos, muitos clientes achavam isso muito difícil, assustador ou aversivo. Assim, a TFC se desenvolveu inicialmente como uma forma de ajudar os clientes a praticar um certo tipo de tom emocional positivo (p. ex., em seu tom de voz) que está enraizado em um certo tipo de afeto positivo afiliativo (Dale-Hewitt & Iron, 2015; Gilbert, 2014, 2019).

## FUNDAMENTOS E PRINCÍPIOS CENTRAIS DA TFC

A TFC é uma jovem abordagem psicológica, fundamentada em uma ampla literatura científica e base de pesquisa, sendo guiada por descobertas da psicologia evolutiva, psicologia do desenvolvimento, teoria do apego, neurociência, neurofisiologia e psicologia social. Também se baseia em ideias da filosofia e prática budista, mas sua abordagem é agnóstica. A seguir estão descritos alguns princípios que sustentam a terapia.

### Princípio 1: A mente e motivações complexas emergem de processos evolucionários

Como uma abordagem informada pela psicologia evolucionista, a TFC sugere que, como parte do "fluxo da vida", os seres humanos evoluíram através das linhas mamíferas e depois primatas, e consequentemente compartilham motivos semelhantes (p. ex., buscar *status*, formar vínculos, cuidar dos filhos), respostas comportamentais (p. ex., lutar, fugir, submeter-se) e emoções básicas (p. ex., raiva, ansiedade, repulsa). Esses são referidos como habilidades do "cérebro antigo". No entanto, aproximadamente dois milhões de anos atrás, os ancestrais pré-humanos começaram a evoluir uma variedade de novas competências cognitivas ligadas às capacidades de raciocínio indutivo e dedutivo, imaginação e antecipação, junto com uma capacidade de automonitoramento e autoidentidade complexos. Consequentemente, ao contrário de outros primatas, até onde a ciência entende, os seres humanos podem antecipar coisas que ainda não aconteceram, ruminar sobre o passado e imaginar vários cenários reais e fantásticos. Infelizmente, embora a evolução traga uma variedade de vantagens adaptativas, ela o faz por meio de compensações. A forma como as mentes evoluíram as deixou muito "traiçoeiras", com falhas não racionais embutidas que são vulneráveis a ciclos mentais não úteis (Gilbert, 2009, 2014).

Exemplos podem ajudar os clientes a entender este fenômeno, como comumente usado na TFC o caso da zebra fugindo do leão. Uma vez que a zebra escapa e o estímulo não está mais presente nos domínios olfativos, visuais ou auditivos (e nada ameaçador permanece), ela se acalmará relativamente rápido. Por outro lado, um ser humano obviamente ficaria aliviado ao escapar das garras de um leão, mas pode recriar o estímulo em sua mente e imaginar o que poderia ter acontecido se tivesse sido pego (p. ex., o leão o devorando vivo) ou se preocupar que o leão possa voltar.

Esses processos continuamente estimulam emoções do cérebro antigo (ansiedade) e respostas defensivas (fuga, evitação). Por termos um "novo" cérebro, podemos trazer estímulos de ameaça que antes eram externos "para dentro da cabeça", mantendo-os ativos mesmo na ausência de uma ameaça atual e real. O cérebro antigo e o novo podem entrar em *loops* que não são nossa culpa, no sentido de não terem sido criados intencionalmente por nós. O ponto-chave é que esses *loops* podem causar muito sofrimento para as pessoas, e entender sua natureza e funcionamento são pontos importantes no trabalho com a TFC (Dale-Hewitt & Iron, 2015).

## Princípio 2: A percepção de *self* é um produto dos genes e experiências socioculturais

Parte da psicoeducação é ajudar os clientes a entender como a percepção de *self* emerge na interação entre a mente evoluída, moldada geneticamente, e as circunstâncias sociais. Muitos dos clientes têm uma percepção de *self* descrita em termos altamente negativos e depreciativos, de alguma forma fixa ou imutável (p. ex., "eu nasci ruim e defeituoso").

No entanto, não escolhemos os genes e, em grande parte, não escolhemos os tipos de experiências que temos ou as circunstâncias sociais da vida (especialmente na primeira infância). Pesquisas têm mostrado que nossas mentes são altamente maleáveis, assim como nossos fenótipos (Gilbert, 2009). O desenvolvimento científico na compreensão das interações gene-ambiente, incluindo o estudo da epigenética comportamental, está contribuindo ainda mais para a compreensão de que a versão atual de cada um de nós é apenas uma das possíveis versões do que poderia ter sido, dadas as diferentes combinações de genes e experiências sociais. Para explicar este princípio, Gilbert (2009) sugere que solicitemos aos nossos clientes que imaginem o que teria acontecido se o terapeuta tivesse sido sequestrado quando bebê por membros de uma gangue violenta de drogas. Neste exercício, os clientes são convidados a imaginar como o terapeuta seria diferente se isso tivesse acontecido, como ele poderia ser mais propenso a certas emoções (p. ex., raiva), comportamentos (p. ex., agressão e violência) e tipos de relacionamento (p. ex., baseados na desconfiança, abuso). A conclusão é que podem existir variações fenotípicas diferentes devido à interação de genes e experiências sociais. Existe uma ampla variedade de diferentes versões de nós (*self*) que podem estar atualmente latentes ou que poderiam ser moldadas com diferentes experiências no futuro (Dale-Hewitt & Iron, 2015). A terapia é uma dessas experiências que pode ajudar a construir uma versão diferente de *self* durante o processo.

## Princípio 3: Três tarefas de sobrevivência na vida

Um ponto principal da TFC é desenvolver uma compreensão das três tarefas de sobrevivência na vida e como estão equilibradas para os clientes. Todos os organismos vivos, incluindo os mais simples como a bactéria, vão realizá-las ao longo da vida. Destas tarefas emergem três sistemas de regulação emocional intimamente relacionados (Gilbert, 2009; 2019; 2022).

- Evitar ameaças: esta tarefa evoluiu para ajudar os animais a detectar e responder a ameaças contra si, mas também a outros importantes (p. ex., sua prole). Para auxiliar neste processo, são utilizadas diversas estruturas cerebrais (p. ex., amígdala) e respostas hormonais ao estresse cérebro-corpo (o eixo hipotálamo-hipófise-adrenal) para ativar respostas comportamentais do cérebro antigo (p. ex., congelamento, fuga, luta, submissão) e emoções baseadas em ameaças (p. ex., raiva, ansiedade, nojo) a fim de nos ajudar a lidar com situações de perigo e possíveis danos. O funcionamento cognitivo sob ativação desta função muitas vezes opera com base no princípio de "melhor prevenir do que remediar", naturalmente orientando o pensamento e estreitando a atenção neste sentido.
- Buscar recursos necessários para a sobrevivência e a reprodução: esta tarefa evoluiu para ajudar os animais a buscar, perseguir e adquirir recursos importantes. Isso pode incluir a busca e aquisição de comida, território e

oportunidades de reprodução, junto com impulsos sociais e recompensas (p. ex., aprovação social, status e poder). É uma tarefa altamente ativadora, que nos move em direção a objetivos, e está associada a certos tipos de sentimentos positivos (alegria, euforia) quando os alcançamos.

- Descansar e digerir: quando não estão lidando com ameaças nem buscando recursos é importante para os animais descansar e se recuperar. Esta tarefa está associada a uma variedade de emoções positivas de menor ativação, como calma, segurança e contentamento. Está ligada também ao funcionamento do sistema nervoso parassimpático e do nervo vago aos neuro-hormônios ocitocina e endorfina, e parece ter um efeito regulador natural sobre os sistemas relacionados à ameaça.

## Princípio 4: Fortalecer a tarefa de descansar e digerir aumenta o bem-estar

A TFC se preocupa com o funcionamento de todas as três tarefas, suas motivações e sistemas, mas em particular com o funcionamento e o desenvolvimento (ou, em muitos casos, bloqueio) dos sistemas relacionados a descansar e digerir. Mamíferos e seres humanos em particular evoluíram para ter uma grande necessidade de, e responsividade a, relacionamentos afiliativos e sinais de cuidado e afeto. A experiência de cuidado e relacionamentos afiliativos impacta uma variedade de sistemas fisiológicos baseados em ameaças, expressão genética, e na forma como nos relacionamos conosco e com os outros (Dale-Hewitt & Iron, 2015; Gilbert, 2014; 2019).

## Princípio 5: Nova teoria da mentalidade social

Em uma revisão recente, Gilbert (2019) apresentou a importância das motivações sociais ou também denominadas mentalidades sociais, as quais dependem principalmente da comunicação social e das interações recíprocas, dando origem à chamada teoria da mentalidade social. Embora não haja uma nosologia consensual de mentalidades sociais e os objetivos biossociais a que servem, um esboço aproximado seria: competição e classificação social, cooperação e partilha, procura e resposta de cuidado. Alternar entre estes objetivos diferentes envolve a troca de motivações, atenção, vários sistemas de processamento e de sistemas comportamentais e pode envolver a troca de tipos de mentalização.

Destaca a interconexão entre as motivações sociais, como a busca por status, cooperação e cuidado, e as tarefas de sobrevivência que respondem a essas motivações. As motivações sociais são influenciadas pela comunicação social e pelas interações recíprocas e podem incluir a competição e classificação social, a cooperação e partilha, bem como a busca e resposta de cuidado. Alternar entre essas motivações envolve trocas complexas entre sistemas de processamento e comportamentais, além da capacidade de mentalização. As emoções desempenham um papel fundamental na manifestação das motivações sociais. Emoções como raiva, ansiedade, alegria e contentamento estão intimamente ligadas às motivações e influenciam os pensamentos e ações. Por exemplo, a busca por recursos pode gerar entusiasmo e alegria, enquanto ameaças podem desencadear raiva e ansiedade. Para exemplificar, suponha que um cliente está motivado a buscar status e competir com os outros; em tal caso, sua atenção estará voltada às informações relevantes sobre os concorrentes, realizar comparações entre os recursos que eles têm e os próprios, julgar se competir com eles seria útil para nós, entre outras ações necessárias para atender a esta motivação (Liottii & Gilbert, 2011).

Gilbert (2019) aponta que os indivíduos se relacionam consigo mesmos usando sistemas mentais que evoluíram originalmente para interagir com outras pessoas. As pessoas empregam essas capacidades cognitivas de ordem superior, como autoconsciência, imaginação e reflexão, para se envolver em processos internos de pensamento e emoção. Por exemplo, mesmo na ausência de um parceiro sexual, as pessoas podem gerar excitação sexual por meio de fantasias e imaginação, ativando assim estímulos internos em vez de externos. Esta capacidade de ativar mentalidades sociais não se limita apenas às interações com outras pessoas, mas também se estende às relações consigo mesmo. Em outras palavras, os processos mentais não estão restritos apenas à interação com o mundo exterior; eles também desempenham um papel significativo na própria experiência interna. As relações sociais desempenham um papel crucial na regulação dessas emoções e tarefas de vida. Relacionamentos positivos e de apoio podem estimular o conforto e segurança, enquanto conflitos e perdas podem ativar sistemas de ameaça e defesa. Portanto, este princípio enfatiza a importância de compreender e trabalhar com as motivações sociais e os sistemas emocionais na terapia.

## COMPAIXÃO, FUNÇÕES NA PSICOTERAPIA E EVIDÊNCIAS INICIAIS

A compaixão não é um conceito novo. Na história da humanidade tem sido discutida há milhares de anos por antigas tradições espirituais e religiosas (Kirby, Tellege & Staindl, 2017). No entanto, mais recente é o interesse crescente recebido pela comunidade científica, prestando especial atenção sobre a compaixão no campo orientado à saúde e ao bem-estar humano (Gilbert, 2014, 2020; Neff, 2023).

Existem evidências limitadas que identificam os mecanismos de mudança na TFC, embora pesquisas iniciais sugerem que os efeitos da TFC podem ser medidos por reduções na autocrítica ou aumentos na compaixão (Dale-Hewitt & Iron, 2015). Deve-se observar que, enquanto identificar os mecanismos psicológicos de mudança é importante para a TFC, também é importante estudar os processos biológicos e fisiológicos subjacentes, para os quais já existem evidências científicas mais amplas. Serão necessários mais ensaios em larga escala para examinar a eficácia da TFC e desenvolver uma compreensão quanto aos mecanismos subjacentes de mudança.

À luz de benefícios positivos associados à compaixão, foram desenvolvidas várias intervenções que incluem programas, técnicas e procedimentos que visam especificamente cultivar a compaixão e autocompaixão, influenciados pela tradição budista tibetana e utilizando diferentes protocolos padronizados de intervenção e posições teóricas (Gilbert, 2014). Pelo menos, seis tipos de intervenções possuem evidências e apoio empírico centradas no cultivo da compaixão (Kirby, 2017), destacando principalmente a terapia focada na compaixão (CFT – *compassion focused therapy*, Gilbert, 2014), sendo esta a única considerada como uma terapia psicológica, o programa de *mindfulness* e autocompaixão (MSC – *mindful self-compassion*, Neff & Germer, 2013), o treinamento cognitivo baseado em compaixão (CBCT – *cognitively-based compassion training*), treinamento para cultivar compaixão (CCT – *compassion cultivating training*), equilíbrio emocional baseado em *mindfulness* (MBEB – *mindfulness-based emotional balance*), treinamento da compaixão baseado na cognição (CBCT – *cognitively-based compassion training*) e meditação da bondade amorosa e da compaixão (LKM – *loving kindness meditation*; CM – *compassion meditations*.

A compaixão surge inicialmente das relações entre pais e filhos nos mamíferos, da capacidade de cuidar de nossos jovens, idosos e uns dos outros, sendo considerada um comportamento fundamental para o sucesso dos mamíferos, incluindo os seres humanos. Diversas qualidades de cuidado e afiliação ajudaram a facilitar essas habilidades, e desses atributos emergiu o processo psicológico mais complexo da compaixão. A TFC utiliza uma versão adaptada de uma definição budista da compaixão: uma sensibilidade ao sofrimento próprio e alheio (e às suas causas) com um compromisso profundo em aliviá-lo, impedir que retorne e promover o bem-estar.

Do ponto de vista da TFC, esta definição contém duas perspectivas psicológicas diferentes: (1) os atributos e a capacidade de ser sensível ao sofrimento e engajar-se com ele; e (2) a motivação e habilidade para tentar aliviar o sofrimento, impedir que retorne e cultivar o bem-estar (Dale-Hewitt & Iron, 2015; Gilbert, 2014, 2019).

O desenvolvimento da compaixão contribui para o bem-estar ao diminuir os pensamentos automáticos negativos, reduzir o emaranhamento com emoções negativas e aprimorar habilidades de regulação emocional (Neff, 2023), conseguindo efeitos positivos inclusive quando são de curto prazo (Ferrari et al., 2019) e poderiam ser mantidos por 6 meses até 5 anos ou mais (Lee et al., 2021). A compaixão também reduz a vergonha, que está no núcleo de muitos estados mentais negativos persistentes (Neff, 2023) e pode ser treinada em pouco tempo, em treinamentos individuais ou em pequenos grupos (Grün & Ramirez-Landaeta, 2021). Por exemplo, o traço de autocompaixão previu menos vergonha e níveis mais baixos de depressão entre fumantes que desenvolveram câncer de pulmão, sobreviventes de estupro e redução de diversas psicopatologias (Ferrari et al., 2019).

O desenvolvimento da compaixão tem sido associado inicialmente com a regulação emocional, manejo de vergonha e autocrítica, o que pode melhorar as relações interpessoais (Gilbert, 2020). Apresenta associação inversa entre autocompaixão e estados mentais negativos, como depressão, ansiedade, estresse e tendências suicidas (Ferrari et al. 2019; Grün & Ramirez-Landaeta, 2022), diminuição da dor crônica e marcadores inflamatórios em doentes com fibromialgia (Montero-Marín et al., 2019), menos patologias alimentares e preocupações com a imagem corporal (Turk & Waller, 2020), melhora o crescimento e a aprendizagem em situações de estresse pós-traumático (Winders et al., 2020) e está associado a menos ideias suicidas e autoagressão (Cleare et al., 2019). Por outro lado, a compaixão está associada a comportamentos saudáveis em várias condições físicas de longo prazo e populações saudáveis, como redução do tabagismo, dieta saudável, menor dor, problemas respiratórios, busca de atendimentos médicos, aumento de atividade física, sexo seguro, adesão ao tratamento e menos procrastinação na hora de dormir (Sirois et al., 2019). Os medos que podem surgir ao tentar cultivar a compaixão têm sido estudados, uma metanálise identificou que o medo de receber compaixão tem efeito significativo e moderado na vergonha, autocrítica e depressão (Kirby et al., 2019).

## FOCO DAS INTERVENÇÕES E TÉCNICAS DA TFC

A TFC propõe uma perspectiva geral da psicologia, em vez de focar em aspectos específicos, como cognição, comportamento ou emoção, para então construir uma terapia focada em abordar processos psicológicos de modo integral. A respeito das intervenções e das técnicas clínicas terapêuticas, a TFC integra outras intervenções baseadas em evidências, como descoberta guiada, exposição, imaginação e aquisição de habilidades, entre muitas outras (Dale-Hewitt & Iron, 2015; Gilbert, 2009, 2014, 2019, 2020).

## Treinamento de atenção e *mindfulness*

Assim como em outras abordagens, entender o papel significativo que a atenção pode ter em nosso sofrimento e sua diminuição é fundamental para a TFC. Aquilo no que prestamos atenção pode ter poderosos correlatos fisiológicos. A TFC promove o aprendizado para perceber onde a atenção de alguém tende a estar ou ser atraída e cultivar uma maior estabilidade da atenção em coisas que são benignas ou até mesmo úteis na diminuição de nosso sofrimento (em vez de evitá-lo). A atenção tem sobreposições com o *mindfulness*, e na TFC é importante ajudar os clientes a desenvolver estas habilidades. Quando desenvolvidas, o *mindfulness* pode ser utilizado para perceber os *loops* na mente entre pensamentos do cérebro novo (p. ex., pensamentos negativos ou autocríticos típicos) e o cérebro antigo (p. ex., ansiedade ou evitação social), e, ao invés de permanecerem presos automaticamente neles, usar a atenção e habilidades de *mindfulness* para gerenciá-los de modo mais útil.

## Ritmo respiratório calmante

A prática de certos tipos de ritmo respiratório, associada a desacelerar e aprofundar a respiração, pode ter uma variedade de benefícios fisiológicos e psicológicos e estimular o tônus parassimpático/vagal. Há evidências crescentes de que estimular o nervo vago mielinizado por meio de várias formas de treinamento impacta o comportamento pró-social. A TFC usa essas ideias para ajudar os clientes a desenvolver um ritmo respiratório tranquilizador ou calmante, no qual uma sensação de enraizamento e desaceleração é praticada.

## Imaginação

Desenvolver certos tipos de imagens, especialmente aquelas em que são evocados sentimentos afiliativos, de cuidado e compaixão, pode ser importante para estimular a emoção. A TFC se concentra em desenvolver a imaginação para facilitar a compaixão como fluxo. A compaixão é vista como sendo experimentada em três direções:

- De outros para si. Aqui, ajudamos os clientes a desenvolver e praticar a imagem de um outro compassivo ideal. Os clientes são orientados a considerar as qualidades e atributos essenciais que gostariam que um outro compassivo ideal tivesse e, após a identificação desses, desenvolver imagens que ajudem a representar esse ideal. Uma vez desenvolvido, os clientes são encorajados e orientados a experimentar as qualidades compassivas fluindo da imagem para eles.

- De si para os outros. Aqui, o terapeuta orienta os clientes, por meio de imaginação, atuação e técnicas de postura corporal, a desenvolver seu *self* compassivo ideal. Uma vez que este *self* é desenvolvido, os clientes são incentivados a praticar direcionando isso para os outros: para pessoas pelas quais se importam e se sentem próximas, para estranhos ou, quando mais experientes nesta prática, para pessoas com as quais possam ter relacionamentos mais difíceis.
- De si para si (autocompaixão). Os clientes são orientados a direcionar pensamentos e sentimentos baseados em compaixão de seu *self* compassivo ideal (praticado anteriormente) para si mesmos. Por meio da relação de si para si, os clientes são encorajados a desenvolver uma compreensão compassiva da natureza de seu sofrimento e a facilitar a mentalização e a coragem que podem servir para aliviar dificuldades subjacentes (Dale-Hewitt & Iron, 2015).

## Direcionando a mente compassiva

Uma vez que o outro compassivo ideal e o *self* compassivo ideal são desenvolvidos, os terapeutas de TFC então usam uma variedade de técnicas, muitas das quais são derivadas de outras abordagens terapêuticas, para continuar o processo de se engajar e aliviar o sofrimento. Isso inclui: preenchimento de formulários de pensamento compassivo, redação de cartas compassivas, trabalho com cadeiras, trabalho com múltiplos *selves*, experimentos comportamentais, e assim por diante.

## Outras técnicas da TFC

Abrangem uma variedade de práticas, muitas das quais foram desenvolvidas em outras terapias e adaptadas para uso específico dentro do contexto da TFC. Uma rápida revisão (Gilbert & Simos, 2022) permite identificar algumas das principais técnicas utilizadas.

Essas técnicas são ajustadas para se alinharem com os aspectos mencionados anteriormente e, quando combinadas com as técnicas próprias da TFC, formam um amplo repertório de ferramentas disponíveis para os terapeutas. Algumas delas serão abordadas nos capítulos a seguir.

**Tabela 1** Algumas técnicas gerais utilizadas na terapia focada na compaixão (TFC)

| Trabalho corporal | Uso de imagens | Exposição |
|---|---|---|
| Trabalho com cadeiras | Visualização para facilitar processos terapêuticos | Técnica que engloba psicodrama |
| Diálogo socrático | Respiração e ancoragem | Realidade virtual para tratamento da compaixão |
| Descoberta guiada | Técnicas de atuação | Psicoeducação do modelo de regulação dos três afetos |
| Descoberta de pensamentos e emoções | Entrevista motivacional | Escrita compassiva de cartas |
| Experimentos comportamentais | Visualizações compassivas | Desenvolvimento da meditação do *self* compassivo |
| Imagens compassivas | Ritmo respiratório tranquilizante | |

Fonte: adaptada de Gilbert e Simos (2022).

## REFERÊNCIAS

1. Cleare, S., Gumley, A., & O'Connor, R. C. (2019). *Self*-compassion, *self*-forgiveness, suicidal ideation, and *self*-harm: A systematic review. *Clinical psychology & psychotherapy*, *26*(5), 511-530.
2. Dale-Hewitt, V., & Iron, C. (2015). Compassion Focused Therapy. In D. Dawson & N. Moghaddam (Eds.), *Formulation in Action*, *1*(1), 161-184. https://doi.org/10.1515/9783110471014-012
3. Ferrari, M., Hunt, C., Harrysunker, A., Abbott, M. J., Beath, A. P., & Einstein, D. A. (2019). *Self*-compassion interventions and psychosocial outcomes: A meta-analysis of RCTs. *Mindfulness,10*(8), 1455-1473.
4. Gilbert, P. (2009). Introducing compassion-focused therapy. *Advances in Psychiatric Treatment*, *15*, 199-208. https://doi.org/10.1192/apt.bp.107.005264
5. Gilbert, P. (2014). Compassion-focused therapy: Preface and introduction for special section. *British Journal of Clinical Psychology*, *53*(1), 1-5.
6. Gilbert, P. (2019). Psychotherapy for the 21st century: An integrative, evolutionary, contextual, biopsychosocial approach. *Psychology and psychotherapy*, *92*(2), 164-189. https://doi.org/10.1111/papt.12226
7. Gilbert, P. (2020). Compassion: From Its Evolution to a Psychotherapy. *Front. Psychol. 11*, 586161.
8. Gilbert, P. & Simos, G. (Eds.) (2022). *Compassion Focused Therapy: Clinical Practice and Applications.* London: Routledge. doi: 10.3389/fpsyg.2020.586161
9. Grün, T. & Ramirez-Landaeta, J. (2021). Terapia focada na compaixão para a autocrítica: Protocolos para intervenção individual e em grupo. In: Abreu, P. & Abreu, J. *Transtornos Psicológicos: Terapias Baseadas em Evidências* (pp. 91-109). Barueri, SP: Manole.
10. Grün, T. & Ramirez-Landaeta, J. (2022). Terapia focada na compaixão para o transtorno de ansiedade social, em Abreu, P. e Abreu, J. *Psicopatologia – Tratamento Comportamental Contextual* (pp. 62-77). Barueri: Manole.
11. Hermanto, N & Zuroff, D. C. (2016) The social mentality theory of *self*-compassion and *self*-reassurance: The interactive effect of care-seeking and caregiving. *The Journal of Social Psychology*, *156*(5), 523-535. https://doi.org/10.1080/00224545.2015.1135779

12. Kirby, J. N. (2017). Compassion interventions: The programmes, the evidence, and implications for research and practice. *Psychology and Psychotherapy: Theory, Research and Practice*, *90*(3), 432-455. doi:10.1111/papt.12104
13. Kirby, J. N., Day, J., & Sagar, V. (2019). The 'Flow' of compassion: A meta-analysis of the fears of compassion scales and psychological functioning. *Clinical Psychology Review*, *70*, 26-39.
14. Kirby, J. N., Tellegen, C. L., & Steindl, S. R. (2017). A meta-analysis ofcompassion-based interventions: Current state of knowledge and future directions. *Behavior Therapy*, *48*(6), 778-792. https://doi.org/10.1016/j.beth.2017.06.003
15. Lee, E. E., Govind, T., Ramsey, M., Wu, T. C., Daly, R., Liu, J., Tu, X. M., Paulus, M. P., Thomas, M. L., & Jeste, D. V. (2021). Compassion toward others and *self*-compassion predict mental and physical well-being: A 5-year longitudinal study of 1090 community-dwelling adults across the lifespan. *Translational Psychiatry*, *11*(1), 1-9.
16. Liotti, G., & Gilbert, P. (2011). Mentalizing, motivation, and social mentalities: Theoretical considerations and implications for psychotherapy. *Psychology and Psychotherapy: Theory, Research and Practice*, *84*, 9-25. https://doi.org/10.1348/147608310X520094
17. Monteiro, F., Fonseca, A., Pereira, M., Alves, S., & Canavarro, M. C. (2019). What protects at-risk postpartum women from developing depressive and anxiety symptoms? The role of acceptance--focused processes and *self*-compassion. *Journal of Affective Disorders*, 246, 522-529. https://doi.org/10.1016/j.jad.2018.12.124
18. Neff, K. D. (2023). *Self*-Compassion: Theory, Method, Research, and Intervention. *Annual Review of Psychology*. *74*, 193-218. https://doi.org/10.1146/annurev-psych-032420-031047
19. Neff, K. D., & Germer, C. K. (2013). A pilot study and randomized controlled trial of the mindful *self*-compassion program. *Journal of Clinical Psychology*, *69*(1), 28-44. doi:10.1002/jclp.21923
20. Sirois, F. M., Nauts, S., & Molnar, D. S. (2019). *Self*-compassion and bedtime procrastination: an emotion regulation perspective. *Mindfulness*, *10*, 434-445.
21. Stott, R. (2007). When head and heart do not agree: A theoretical and clinical analysis of rational-emotional dissociation (RED) in cognitive therapy. *Journal of Cognitive Psychotherapy*, *21*(1), 37-50.
22. Strauss, C., Lever Taylor, B., Gu, J., Kuyken, W., Baer, R., Jones, F., & Cavanagh, K. (2016). What is compassion and how can we measure it? A review of definitions and measures. *Clinical Psychology Review*, *47*. 15-27.
23. Turk, F., & Waller, G. (2020). Is *self*-compassion relevant to the pathology and treatment of eating and body image concerns? A systematic review and meta-analysis. *Clinical Psychology Review*, 101856.
24. Westbrook, D., Kennerley, H., & Kirk, J. (2011). *An introduction to Cognitive Behaviour Therapy: Skills and applications*. London: Sage.
25. Winders, S. J., Murphy, O., Looney, K., & O'Reilly, G. (2020). *Self*-compassion, trauma, and post-traumatic stress disorder: A systematic review. *Clinical Psychology & Psychotherapy*, *27*(3), 300-329.

# 34

# Intervenções da terapia focada na compaixão com foco nas emoções: diálogo socrático usando o diagrama da aranha e a exploração dos múltiplos *selves*

Erika Leonardo de Souza

## DESCRIÇÃO DO PROBLEMA PARA O QUAL A TÉCNICA FOI FORMULADA

Na terapia focada na compaixão (TFC), existe a compreensão de que diferentes emoções e motivações organizam a mente de maneiras distintas (Gilbert, 2024a). A ideia é que diferentes emoções e motivações relacionadas estão associadas a padrões diferentes de atenção (para onde dirigimos nossa atenção), emoção sentida (como sentimos nossas emoções no corpo), pensamento e raciocínio, imagens mentais, motivação (o que queremos fazer) e comportamento (o que de fato fazemos). Não reconhecer essas diferenças pode nos fazer ficar presos e sobrecarregados por nossas emoções, especialmente as emoções do sistema de ameaça-defesa. É necessário reconhecer como diferentes emoções organizam de modo distinto nossa mente e deliberadamente evocar emoções do sistema de tranquilização para nos regularmos quando experimentamos as emoções do sistema de ameaça-defesa.

Além disso, a TFC compreende que somos multimentes, destacando o fato de que raramente fazemos coisas por um único motivo ou temos um fluxo único de pensamentos ou até mesmo experienciamos uma única emoção, pode tudo isso estar em conflito. E eles podem ser ativados juntos, tornando-se muito complicados de reconhecer e de se trabalhar (Gilbert, 2024b). Assim, torna-se um dos objetivos da TFC o trabalho com as emoções de modo a ajudar o cliente a tomar consciência, diferenciar, tolerar, integrar e transformar a sua experiência.

# DESCRIÇÃO DA TÉCNICA

## Diálogo socrático usando o diagrama da aranha

O diagrama da Figura 1, também conhecido como diagrama da aranha, pode ser usado para orientar o diálogo socrático com nossos clientes, ajudando-os a aprender como as emoções se manifestam e a relacionar o modo como as emoções organizam nossa mente com as origens evolutivas da emoção (Kolts, 2016). Em geral, trabalhamos com o diagrama de aranha para explorar emoções do sistema de ameaça-defesa. Exploramos cada círculo do diagrama com uma emoção de ameaça-defesa e depois passamos a explorar emoções do sistema de tranquilização.

## Exploração dos múltiplos *selves*

É possível fazer o trabalho com os múltiplos *selves* por meio de descoberta guiada e também por meio do trabalho com a cadeira compassiva. Nos próxi-

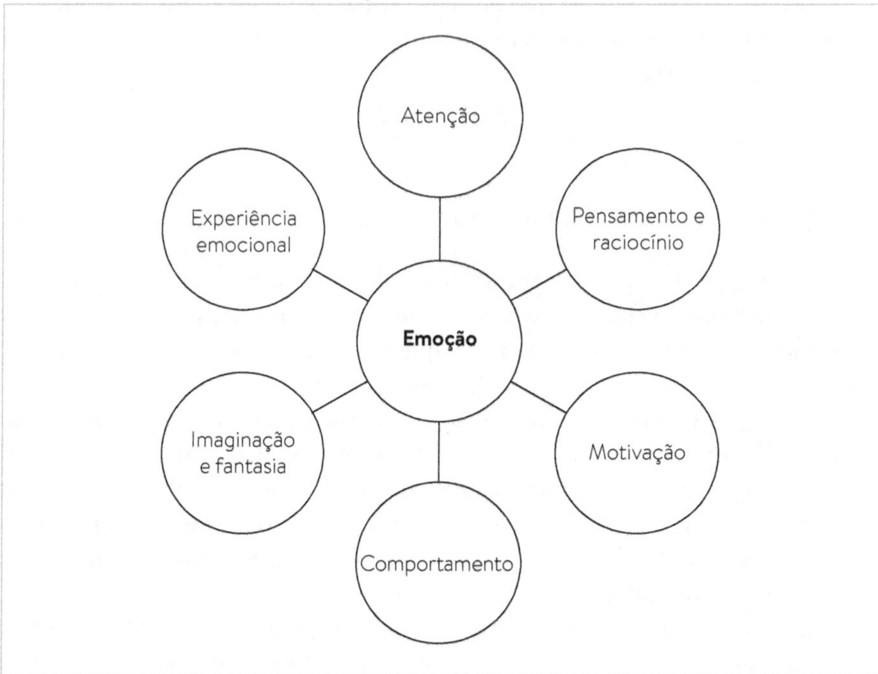


**Figura 1** Diagrama da aranha.
Fonte: adaptada de Kolts (2016).

mos capítulos, o exercício da cadeira será descrito em outras intervenções. O foco aqui será o trabalho por meio da descoberta guiada, usando papel, lápis e a folha de resposta que será vista no caso clínico.

Na exploração dos múltiplos *selves* (Gilbert, 2024b) os clientes são guiados por meio de uma exploração de como várias emoções e motivações moldam sua experiência. Pediremos aos clientes que identifiquem uma situação com a qual estejam lutando e os ajudaremos a explorar sua resposta à situação (motivos, atenção, pensamentos, corpo, ações, memórias e tranquilização) associados a diferentes estados emocionais, guiando-os para dentro e para fora desses diferentes *selves* emocionais. A exploração dos múltiplos *selves* geralmente se concentra em raiva ("*self* raivoso"), ansiedade ("*self* ansioso") e tristeza ("*self* triste"), mas outros *selves* podem ser explorados, dependendo das preocupações apresentadas pelo cliente. Trabalhamos com as três principais emoções do sistema de ameaça (*big three*) – raiva (relacionada a um senso de transgressão, de ultrapassar limites, de necessidades não atendidas), ansiedade (relacionada à ameaça e à vulnerabilidade) e tristeza (relacionada à perda). Elas devem ser trabalhadas nessa ordem.

Depois de explorar as perspectivas desses diferentes *selves*, o cliente é orientado a mudar para a perspectiva do *self* compassivo e solicitado a considerar tanto a situação quanto a perspectiva dos outros *selves* emocionais a partir dessa perspectiva compassiva (Kolts, 2016).

## INTERVENÇÃO

### Diálogo socrático usando o diagrama da aranha

Iniciamos explicando o diagrama da aranha e o que cada círculo representa. Exploramos como o sistema de ameaça-defesa organiza a mente. Pedimos ao cliente que se lembre de um episódio em que se sentiu ameaçado (ou trabalhamos com algo que o cliente acaba de trazer para a sessão).

Solicitamos que coloque no centro da aranha a emoção relacionada ao episódio. E, em seguida, exploramos cada círculo do diagrama: Como sentiu a emoção no corpo, quais pensamentos surgiram durante a situação, imagens que acompanharam os pensamentos, o que gostaria de ter feito ou planejou fazer, o que de fato fez (comportamento) (nesse ponto, é importante investigar e clarificar a motivação por trás do comportamento).

É importante que o terapeuta, ao final da exploração da emoção, mostre ao cliente que até mesmo a lembrança desse evento ameaçador organiza as coisas de maneiras específicas neste momento; é quase como se essas experiências se combinassem para criar uma versão (ansiosa, raivosa ou triste, por exemplo).

É importante também que o terapeuta valide e acolha o cliente durante todo o diálogo socrático. Além disso, ao ajudar os clientes a observar como eles são organizados de modo muito diferente por emoções variadas, às vezes pode ser útil referir-se a elas como "versões diferentes do *self*", observando que nossa experiência corporal, atenção, raciocínio, imagens, motivação e comportamentos podem ser muito diferentes, dependendo da emoção ou do motivo que estamos experimentando. Pode parecer que somos pessoas diferentes quando estamos envolvidos por essas diferentes emoções. Usar termos como "(nome do cliente) ansioso" pode ajudar os clientes a reconhecer que, por mais poderosas que sejam essas experiências, essa é apenas uma versão do *self* e que podemos desenvolver outros aspectos adaptativos do *self* (abrindo caminho para a ideia do *self* compassivo) (Kolts, 2016). Por isso, o próximo passo é colocar no centro da aranha uma emoção relacionada ao sistema de tranquilização, a segurança (Kolts, 2016).

Iniciamos realizando a respiração de calma por alguns minutos (para detalhes sobre essa prática, ver Gilbert, 2019). Em seguida, exploramos como os sentimentos de segurança organizam a mente e o corpo. Pedimos que o cliente se lembre de algum momento em que se sentiu seguro, tranquilo, conectado, com detalhes. Exploramos também como está se sentindo ao recordar esse momento. E passamos a explorar os círculos do diagrama da aranha, convidando o cliente para se dar conta de como a mente se organiza de modo distinto de quando estava se sentindo com raiva ou ansioso.

No final, fazemos uma revisão de todo o exercício, com o objetivo de comparar essas diferentes organizações da mente de acordo com a experiência emocional.

## Exploração dos múltiplos *selves*

Para preparar o terreno para esse exercício, Kolts (2016) sugere o uso da metáfora do capitão do navio.

Nessa metáfora, fazemos o cliente imaginar um navio no mar, com vários passageiros a bordo, incluindo os vários eus emocionais. Quando o navio finalmente encontra uma tempestade (como todos nós enfrentaremos tempestades emocionais na vida), imaginamos os passageiros emocionais fazendo o que sempre fazem: o eu raivoso se enfurece e critica; o eu ansioso se preocupa e se encolhe; o eu triste se encolhe e torna-se triste. Em seguida, estabelecemos o eu compassivo como o capitão do navio. Gentil, sábio e confiante, este capitão entende que as tempestades são apenas uma parte da navegação e tem a sabedoria e a experiência para conduzir o navio em segurança. O capitão também entende que tais tempestades podem ser muito assustadoras para os passageiros; então, em vez de ficar chateado com eles, o capitão os conforta, tranquiliza e se oferece para cuidar das coisas.

As instruções mais formais do exercício envolvem dizer ao cliente que o que ajuda, algumas vezes, é desacelerar as coisas e olhar para uma emoção de cada vez e ver como essas diferentes emoções se relacionam; que essa relação entre as emoções muitas vezes pode parecer um emaranhado e que então vamos apenas desacelerar e conhecer cada emoção e nossa mente (Gilbert, 2024).

Gilbert (2024) apresenta as três fases do exercício e nos sugere perguntas a serem feitas.

- Fase 1 – evocando a multiplicidade: pedimos ao cliente para trazer a mente uma situação específica em que diferentes emoções potencialmente conflitantes foram experimentadas. Ou trabalhamos com algo que o cliente espontaneamente tenha trazido na sessão.

  Começamos pela raiva, pois ela tende a ser mais ativadora. Então, conduzimos a exploração do *self* raivoso por meio das seguintes perguntas: "como *self* raivoso, qual sua motivação? O que você quer ou espera atingir?"; "como *self* raivoso, em que você está prestando atenção? O que está se passando na sua mente? O que você está pensando ou ruminando?"; "Onde você está com raiva em seu corpo? Como você (a raiva) muda o corpo? Onde é essa mudança? O que acontece em seu corpo se você (a raiva) se tornar mais forte ou mais intensa? Como estão seu tom de voz, sua expressão facial e sua postura corporal?"; "Sem se preocupar com as consequências, o que você como self raivoso quer fazer? Quais são seus impulsos para ação? O que você está querendo com suas ações?"; "Considerando o que ativou seu *self* raivoso, que memórias você tem? Essa situação a faz lembrar de alguma coisa ou de situações anteriores como essa?"; "O que você faz para se tranquilizar?".

  Em seguida, fazemos a mesma exploração com o *self* ansioso e com o *self* triste. Entre um *self* e outro, convide o cliente a fazer alguns movimentos, caminhar pelo espaço em que ele se encontra.
- Fase 2 – as relações entre as emoções: você pode perguntar: "O que seu self raivoso pensa e sente sobre seu *self* ansioso? O que seu *self* raivoso gostaria de fazer pelo seu *self* ansioso? Você gosta do seu *self* ansioso?". Isso é feito com todas as combinações entre os *selves*.
- Fase 3 – a mente compassiva integradora: após a exploração do *self* raivoso, do ansioso e do triste, passamos à exploração do *self* compassivo. O objetivo é usar a sabedoria, a força e o compromisso do *self* compassivo para integração e transformação. Reservamos alguns momentos para o cliente se conectar e corporificar o seu *self* compassivo (nesse momento, o cliente está bastante ativado pela exploração dos *selves* das emoções e precisamos acessar seu sistema nervoso parassimpático). Ajudamos o cliente a se focar na postura básica da compaixão e se engajar no ritmo de respiração de calma. Então,

resgatamos as três qualidades do *self* compassivo: sabedoria, força e compromisso (que será descrito em capítulo posterior). Em seguida, convidamos o cliente a novamente trazer à mente a situação explorada com os outros *selves*, olhando para a situação por meio da mente compassiva. E passamos a conduzir o mesmo conjunto de perguntas que utilizamos com os outros *selves*. É importante ressaltar que o item "crescimento" (ver Tabela 1 item "Eu compassivo") diz respeito a explorar como o *self* compassivo considera um bom resultado para o problema em questão (Irons, 2019). Por fim, podemos perguntar o que a mente compassiva e o *self* compassivo sentem sobre o *self* raivoso, o ansioso e o triste.

É importante ressaltar que algum trabalho prévio com o *self* compassivo deve ter sido feito antes do trabalho com *selves* das emoções. Nos próximos capítulos, teremos descrições desse trabalho.

## EXEMPLO CLÍNICO

A seguir, será oferecida uma vinheta clínica de cada uma das técnicas descritas. Trata-se de Ana, uma mulher branca de 35 anos, que procurou psicoterapia devido a problemas de relacionamento no trabalho. Além disso, apresentava um quadro de estresse ocupacional e episódios de pânico no contexto de trabalho.

### Diálogo socrático usando o diagrama da aranha

T: Ana, gostaria de te explicar melhor como as emoções se manifestam em nós. Na TFC, falamos sobre como as diferentes emoções podem "organizar a mente" de diferentes maneiras, como demonstrei neste "diagrama de aranha" aqui (aponta para o diagrama). Além dos sentimentos que temos com as diferentes emoções, também experimentamos diferenças na forma como prestamos atenção, pensamos sobre as coisas e imaginamos coisas em nossas mentes quando essas emoções surgem. (Aponta para os círculos de "atenção", "pensamento e raciocínio" e círculos de "imaginação e fantasia" no diagrama, sequencialmente). Elas também afetam o que queremos (aponta para "motivação") e o que de fato fazemos (aponta para "comportamento"). Portanto, quando experimentamos qualquer emoção, na verdade há muita coisa acontecendo e talvez por isso nos sentimos tão presos quando estamos experimentando-as. Faz sentido para você?

A: Sim, faz. É um turbilhão de coisas acontecendo e eu não sei nem por onde começar a sair daquilo. Sinto como se estivesse me afogando e sem nenhum salva-vidas.

T: Isso pode ser muito angustiante, Ana... Vamos fazer um exercício? Ele explora como seu sistema de ameaça e defesa e o sistema de segurança organizam sua mente de maneiras muito diferentes. Primeiro, vamos considerar um momento em que você se sentiu muito ameaçada. Você tem trazido para as sessões muitas situações emocionalmente desafiadoras em seu trabalho. Podemos focar em alguma delas?

A: Sim, pode ser o que aconteceu há poucos dias. Um colega do trabalho não entregou a sua parte em um relatório, o que acabou atrasando a minha entrega e eu fui duramente advertida pela minha gestora.

T: OK. Agora vamos percorrer o diagrama de aranha. Que emoção devemos colocar no meio, aqui?

A: Raiva.

T: [Escreve raiva no centro do círculo.] Certo, então vamos começar com o círculo de "emoção sentida". O que você observou com relação às sensações no seu corpo?

A: Quando ela me deu a advertência, meu coração disparou. Senti a minha mandíbula travada... Eu queria falar... Na verdade eu queria gritar... mas eu fiquei paralisada, com o corpo rígido e quente, a respiração ofegante... Mesmo agora, lembrando, minha mandíbula aperta.

T: Ana, quais pensamentos passaram pela sua cabeça?

A: Que aquilo era muito injusto. Sempre estou tentando dar o meu melhor e não é justo que eu seja prejudicada por causa de outras pessoas.

T: Em geral, esses pensamentos vêm acompanhados de imagens muito poderosas. Há algo nesse sentido que você notou?

A: Nossa, sim! Me imaginei indo brigar com meu colega, gritando com ele que não era justo que a sua irresponsabilidade me prejudicasse. Nossa, eu estava com muita raiva!!!

T: Deve ter sido muito difícil, Ana... O que você quis ou planejou fazer? E o que você de fato fez?

A: Na verdade, eu queria socar a cara dele... [risos] Mas eu sei que isso me traria problemas muito maiores. Então, fui para o banheiro chorar. Chorei muito...

T: Como você mesma já mencionou, só de lembrar o evento aqui comigo a raiva meio que volta, né? A lembrança de tudo isso organiza as coisas de maneiras específicas neste momento – você se sente focada na ameaça novamente, se sente injustiçada e com raiva. É quase como se essas experiências se combinassem para criar uma versão raivosa de si. Faz sentido para você?

A: Sim, tipo o médico e o monstro [risos]. Isso tem sido frequente nesse trabalho. Às vezes, nem me reconheço.

T: Então, a "Ana raivosa" tem aparecido muito ultimamente.

A: Demais. Eu não estou feliz nesse emprego.

T: Vamos agradecer à "Ana raivosa" por compartilhar sua perspectiva conosco e ver se conseguimos saber como é a "Ana segura".

A: Ah, nossa, por favor!!! Será que essa pessoa existe?

T: Vou te ajudar a encontrá-la. Vamos ver como a mente é organizada de modo muito diferente quando nos sentimos seguros. Queremos saber como é a sensação de segurança da Ana. Vamos começar fazendo um pouquinho da nossa respiração de calma? [Após cerca de 3 minutos] Como você se sente agora?

A: Mais calma...

T: Lembre-se sempre de que esse exercício pode te ajudar a buscar segurança nos momentos em que está experimentando emoções do sistema de ameaça... Agora, vamos explorar como os sentimentos de segurança organizam a mente e o corpo. Você já teve momentos em que se sentiu completamente segura e à vontade?

A: Sim, eu me sinto completamente à vontade quando estou com meus gatos. me acalmam, não me julgam... porém, nos últimos tempos, tenho levado tanto trabalho para casa que mal consigo ter muitos momentos em que fico apenas com eles.

T: Que pena... Gostaria de me concentrar em um momento em que você estava com os gatos e se sentiu completamente segura e confortável. Consegue se lembrar de um momento como esse?

A: Sim. Há 15 dias eu consegui não ter tanto trabalho no final de semana e tirei um momento para brincar com eles, fazer carinho, ficar com eles jogada na cama sem me preocupar com nada.

T: Quando você se lembrou disso, agora, imaginando estar de volta lá, como você se sentiu?

A: Primeiro, saudade! E muito relaxada, como se eu não estivesse nem aí para nada – apenas curtindo o tempo livre com eles.

T: Observe como você se sente ao descrever isso. Esse é um exemplo perfeito de como o sistema de segurança organiza a mente. Posso imaginar você lá, sentindo-se completamente confortável. Atenção aberta para perceber todas as sensações maravilhosas que lhe cercavam. Pensamento aberto e flexível, capaz de pensar sobre o tipo de vida que você gostaria de ter...

A: É muito gostoso. Gostaria de ter mais momentos como esse.

T: Observe como as imagens em sua mente funcionam quando você está se sentindo segura. Mesmo agora, lembrar tudo isso é reconfortante, não é?

A: Nossa, sim! Sinto falta...

A: Eu também sentiria falta deles. Sempre tenho esses momentos com meus cães...Então, sentindo-se segura ali com os gatinhos, a ameaça com relação ao seu trabalho parece ficar em outro plano, certo?

A: Sim. É uma surpresa me dar conta disso agora. Não é como se meus problemas lá deixassem de existir, mas percebi que nesses momentos em que me sinto segura posso experimentar uma realidade diferente.

T: Sim... Podemos dizer que, ao pensar nesse momento, você conseguiu se conectar um pouco com o que era a "Ana segura"?

A: Muito.

T: Então, vamos revisar o que aprendemos sobre como as diferentes emoções organizam a mente. Observe que, quando consideramos a situação ameaçadora sua atenção, pensamento, imagens mentais e motivação eram todos muito restritos e focados na ameaça percebida. E então, quando trouxemos à tona a memória com seus gatos, tudo isso mudou. Você se lembrou de se sentir segura, confortável e conectada. Sentindo-se segura, sua atenção se abriu para as coisas que apreciava em seu ambiente, para seu futuro, para as coisas que queria para sua vida. Seus pensamentos e imagens mentais também estavam flexíveis e abertos, enquanto você imaginava o tipo de vida que gostaria de ter. Sua motivação não era mais capturada pelo sentimento de que precisava se proteger e você podia se imaginar fazendo todo tipo de coisa... Observa como sua mente estava organizada de modo diferente de quando você se sentia ameaçada? Que a "Ana segura" é diferente?

A: Era muito mais aberta e livre. Gostaria de me sentir assim com mais frequência.

### Trabalho com os múltiplos *selves*

Na descoberta guiada dos múltiplos *selves*, usamos o modelo a seguir, que pode ser encontrado com mais detalhes em Gilbert (2024).

Foi trabalhada uma situação em que a chefe de Ana lhe cobrou a entrega de um trabalho antes que o prazo para a sua finalização já estivesse se esgotado. Então, Ana chega à sessão relatando muita raiva, ruminação e altos níveis de ansiedade relacionados à situação. Usando as perguntas descritas anteriormente, temos o seguinte resultado.

## PROBLEMAS DA APLICAÇÃO E SOLUÇÕES

Falta de manejo para lidar com emoções desafiadoras durante a aplicação: o psicólogo precisa estar familiarizado com intervenções para regulação emocional em sessão de psicoterapia – técnicas de aterramento, *mindfulness* da emoção no corpo, técnicas de respiração, técnicas de tolerância ao mal-estar, entre outras.

Falta de aprofundamento teórico e técnico com relação às intervenções: há muito material para se aprofundar nos aspectos teóricos das intervenções

**Tabela 1** Folha de descoberta guiada dos múltiplos *selves* de Ana

| Eu raivoso (transgressão) | Eu ansioso (perigo) |
|---|---|
| Motivos: *eu quero ser tratada com respeito* | Motivos: *não quero mais passar por esse tipo de coisa... preciso do emprego.* |
| Atenção: *vejo em seu rosto o prazer em me destruir* | Atenção: *fico atenta a qualquer sinal de que serei demitida.* |
| Pensamentos: *ela sabe que está me desrespeitando e parece gostar disso...ela é sádica.* | Pensamentos: *será que sou incompetente e ela está fazendo isso para ter motivos para me demitir?* |
| Corpo: *muita tensão muscular, respiração ofegante, meu peito arde.* | Corpo: *enjoo, coração acelerado, um suor gelado, mal consigo respirar.* |
| Ações: *sinceramente, eu gostaria de bater nela.* | Ações: *eu fico desesperada e busco formas de entregar o trabalho no tempo que ela quer, mesmo que isso não seja justo.* |
| Memórias: *não é a primeira vez que sou tratada assim no trabalho, parece que as pessoas gostam de me fazer de idiota.* | Memórias: *lembro da minha mãe gritando comigo, furiosa, me mandando ir fazer a tarefa de casa.* |
| Tranquilização: *só o tempo para me tranquilizar... eu rumino por dias quando isso acontece.* | Tranquilização: *não há outra forma de me tranquilizar a não ser entregar o trabalho.* |
| **Eu triste (perda)** | **Eu compassivo** |
| Motivos: *gostaria de ser reconhecida.* | Motivos: *quero encontrar formas de me proteger nessas situações, ser mais assertiva.* |
| Atenção: *eu esperava ser tratada com mais respeito... a expressão dela... parece que não sou digna de amor.* | Atenção: *nós poderíamos produzir muito mais se houvesse colaboração entre nós.* |
| Pensamentos: *por que ela fez isso comigo? Eu já estava confiando mais nela. Por que essas coisas sempre acontecem comigo? O que eu tenho de errado?* | Pensamentos: *ela deve estar com algum problema pessoal. É provável que o chefe dela a esteja pressionando.* |
| Corpo: *sinto meu corpo amolecendo. Não tenho energia.* | Corpo: *me sinto mais confiante... menos acelerada, mais segura, tranquila.* |
| Ações: *quero ir para casa, ficar na cama, abraçada com meus gatos.* | Ações: *me acalmar. E dizer a ela que preciso que ela honre o combinado comigo.* |
| Memórias: *meus pais sempre esperavam demais de mim... mais do que eu podia dar. Isso me deixava arrasada.* | Memórias: *das vezes em que meu pai me acalmava e dizia que ficaria tudo bem.* |
| Tranquilização: *eu só preciso de espaço para chorar.* | Crescimento: *que eu possa ser assertiva, explicar como me sinto e fazer o meu melhor.* |

apresentadas neste capítulo e eles podem ser encontrados nas referências. Além disso, é muito importante que o psicólogo treine a aplicação das intervenções por meio de *role-plays* com seus pares e que sempre esteja realizando supervisão.

## REFERÊNCIAS


1. Gilbert, P. (2024a). Terapia Focada na Compaixão: *uma abordagem biopsicossocial da psicoterapia embasada pela evolução – história e desafios.* In: P. Gilbert, & G. Simos (Eds.), *Terapia Focada na Compaixão: aplicações e prática clínica* (pp. 26-97). Porto Alegre, RS: Artmed.
2. Gilbert, P. (2024b). Enfrentando os desafios de uma multimente e o papel do luto. In: P. Gilbert, & G. Simos (Eds.), *Terapia Focada na Compaixão: aplicações e prática clínica* (pp. 26-97). Porto Alegre: Artmed.
3. Gilbert, P. (2019). *Terapia Focada na Compaixão.* Hoegrefe.
4. Irons, C. (2019). *The compassionate mind approach to difficult emotions – using Compassion Focused Therapy.* Robinson.
5. Kolts, R. L. (2016). *CFT Made Simple: A Clinician's Guide to Practicing Compassion-Focused Therapy.* New Harbinger.

# 35

# Desbloqueando o cuidado: a relação terapêutica no trabalho com medos, bloqueios e resistências à compaixão

Sandiléia Pfeiffer

## DESCRIÇÃO DO PROBLEMA PARA O QUAL A TÉCNICA FOI FORMULADA

Como motivação social de cuidado, a compaixão necessita de uma base de segurança nas relações primárias para que seu desenvolvimento possa acontecer de maneira fluida e saudável (Gilbert, 2022b). Desde o nascimento, sistemas fisiológicos preparados para perceber a motivação das interações sociais respondem rapidamente, preparando o corpo para entrar na "dança" das relações sociais (Gilbert, 2009). Quanto mais o ambiente for percebido como seguro, maiores chances de desenvolvimento de competências sociais de alto nível, como comportamento pró-social e compaixão (Gilbert, 2022b). No entanto, a exposição frequente a relações que não transmitem segurança e tranquilização para o bebê e a criança tendem a criar uma hiperativação dos sistemas de ameaça, que ficam mais sensíveis e podem comprometer o desenvolvimento de vínculos seguros (Kim, Henderson, et al., 2020; Kim, Kent, et al., 2020). Assim, mesmo demonstrando os comprovados benefícios da compaixão, nem todos os clientes conseguem ter abertura para o desenvolvimento de uma postura compassiva. Por isso, medos, bloqueios e resistências à compaixão (MBR) são frequentemente enfrentados no trabalho com a TFC.

MBR podem se desenvolver a partir de experiências sociais de ameaça em relações nas quais o cuidado era esperado (Gilbert, 2022a; Steindl et al., 2022). Experiências precoces de negligência, abuso e humilhação são apontados como base para importantes bloqueios aos sistemas de cuidado recrutados na compaixão (Matos, Duarte, & Pinto-Gouveia, 2017). Gilbert e Mascaro (2017) usam a analogia de um livro: a criança se abre para o cuidado, como se abrisse a página de um livro. No entanto, quando a resposta do ambiente é de negligência ou agressão, esse livro se fecha, como forma de proteção. Na vida adulta, quando relações de cuidado são percebidas, o livro se abre novamente; mas abre na página em que se fechou, revelando uma gama de memórias emocionais de ameaça (Gilbert & Mascaro, 2017). A proximidade nas relações fica, então, associada a perigo, acionando respostas comportamentais de luta, fuga ou congelamento (Gilbert et al., 2011). Esse fenômeno aparece no trabalho clínico com gatilhos comuns, como práticas simples que ativam os sistemas de tranquilização e cuidado ou na postura acolhedora do terapeuta, conforme observado na Figura 1 (Gilbert, 2022a):

Medos, bloqueios e resistências à compaixão (MBR) são definidos por Steindl et al. (2022) como inibidores que impedem a ativação da motivação ou da ação compassiva. Assim, os sinais de sofrimento que provocariam a sensibilidade típica da compaixão podem não ser percebidos ou, em outros casos, a sensibilidade acontece, mas há uma inibição a agir para buscar seu alívio ou prevenção. Os mesmos autores distinguem os MBR: medos são experienciados emocionalmente, com respostas fisiológicas típicas de medo diante das sensações provocadas pela compaixão ou pela ideia de ser compassivo. Bloqueios, por sua vez, são vividos quando a pessoa gostaria de ser compassiva, mas é impossibilitada por restrições

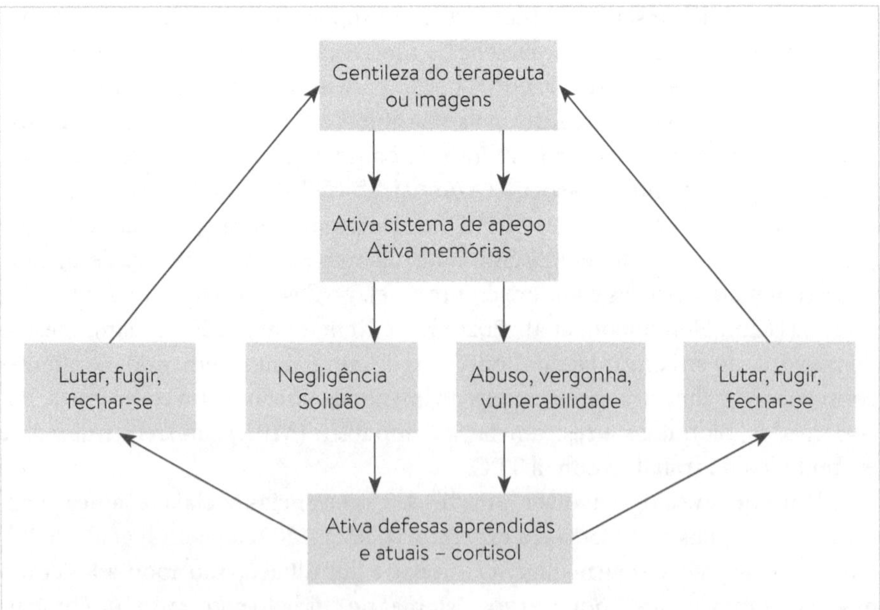


**Figura 1** Sistemas de apego e medos da compaixão.
Fonte: adaptada de Gilbert (2022)

do ambiente, como a falta de recursos ou a falta de abertura das pessoas a sua volta. Já as resistências à compaixão acontecem quando o indivíduo poderia ser compassivo, mas escolhe não ser por valores ou motivações diferentes, como a competição, por exemplo (Steindl et al., 2022).

Outro aspecto importante sobre os MBR se refere aos fluxos da compaixão. A compaixão, como motivação social, pode acontecer em três diferentes fluxos: ser compassivo com outras pessoas, receber compaixão de outras pessoas e na relação interna, conhecida como autocompaixão (Gilbert et al., 2011). Os MBR podem acontecer em qualquer um dos fluxos, podendo ter algum deles mais acessível e outros mais difíceis de acessar (Gilbert, 2022a). Os MBR estão relacionados com sofrimento psicológico, associados com vergonha e autocriticismo, com demonstradas evidências de maiores níveis de estresse, ansiedade e depressão (Kirby et al., 2019). Estudos também apontam maiores dificuldades em transtornos alimentares, além de um importante impacto nos sistemas de apego (Duarte et al., 2020; Joeng et al., 2017). De importante destaque, os MBR parecem impactar o senso de segurança social, estando associados a maiores níveis de isolamento e desconexão social (Best et al., 2021; Matos et al., 2021). Durante a covid-19, pessoas com MBR parecem ter sentido os impactos da pandemia de maneira mais intensa, incluindo maiores dificuldades de regulação emocional e engajamento nas medidas de distanciamento social necessárias para conter o vírus (Matos et al., 2021; Pfeiffer & Lisboa, 2021). Por outro lado, há evidências de melhora a partir do treino da mente compassiva, incluindo bons resultados, inclusive, no ritmo de frequência cardíaca (Matos, Duarte, Duarte, et al., 2017).

## DESCRIÇÃO DA TÉCNICA

Como será discutido a seguir, a relação terapêutica é a melhor ferramenta para o trabalho com os MBR, a começar pela avaliação (Gilbert, 2022a). Porém, o uso de outros instrumentos pode se mostrar válido como auxiliares. As Escalas de Medos da Compaixão, originalmente desenvolvidas por Gilbert et al. (2011) e validadas para uso no Brasil (Pfeiffer et al., 2022), são compostas por três escalas: (1) expressar compaixão por outras pessoas; (2) receber compaixão de outras pessoas; e (3) expressar bondade e compaixão a si mesmo. Apesar de proporcionarem um valor numérico para os níveis de MBR, as escalas são excelentes instrumentos qualitativos quando o terapeuta explora o conteúdo dos itens nos quais o cliente tenha se identificado mais. Contribuindo para isso, um estudo recente explorou itens de maior influência esperada para cada um dos fluxos dos MBR, além de grupos de crenças que podem contribuir para identificar suas origens e função no funcionamento do cliente (Pfeiffer et al., 2023):

- Medo de ser compassivo com outras pessoas: o receio em se tornar um alvo fácil ao ser muito compassivo pode ser indicador da presença do medo de expressar compaixão por outras pessoas. Nesse fluxo dos MBR, dois grupos de crenças são comuns: a ideia de não ser compassivo com outras pessoas porque elas não merecem ou o medo de ter prejuízos ao se dedicar compassivamente a outras pessoas.
- Medo de receber compaixão de outras pessoas: clientes com receio de que as pessoas se aproximem demais ao se abrir para receber cuidados podem indicar a presença de outras crenças que sustentam os MBR. Neste fluxo, três principais medos podem ser identificados: medo de que a outra pessoa possa abusar ou causar algum dano (abuso), medo de ser envergonhado ao se expor (humilhação) e medo de se abrir e contar com o cuidado do outro, mas não o receber (negligência).
- Medo de ser compassivo consigo mesmo: o receio de se tornar uma pessoa fraca caso seja compassivo consigo mesmo é uma ideia que pode indicar a presença de MBR da autocompaixão. Sustentando o medo da autocompaixão, é possível identificar duas ideias principais: o autocriticismo, por um lado, e, por outro, o medo das reações emocionais que a autocompaixão pode suscitar.

Na base do desenvolvimento dos MBR estão experiências de negligência, abuso e humilhação por parte dos cuidadores (Gilbert, 2022b; Matos, Duarte, & Pinto-Gouveia, 2017). Então, a investigação do padrão de apego dos cuidadores primários do cliente pode revelar importantes indícios da presença de medos da compaixão. Ambientes hostis, invalidantes, com ausência de ternura, afeto, encorajamento ou proteção são propensos a desenvolver bloqueios às mentalidades de cuidado, impactando a capacidade de desenvolver o *self* compassivo (Gilbert, 2022b). Nesses ambientes, se fechar, desconfiar da proximidade das outras pessoas e não mostrar as vulnerabilidades tende a ser uma forma de proteção e, para muitos clientes, a única opção (Gilbert, 2022a). Assim, mesmo que causem uma gama de prejuízos sociais, fisiológicos e emocionais, os MBR têm uma função protetiva e o processo de avaliação tem profundo interesse de conhecê-la (Gilbert, 2022a; Steindl et al., 2022).

Na terapia focada na compaixão, é fundamental compreender a função e a origem de todos os processos mentais (Gilbert, 2022a). Assim, investigar as origens e a função dos MBR do cliente é a base para o trabalho com eles. O uso de diagramas de formulação de caso, como a Figura 2, pode ser uma forma de desenvolver mais sabedoria sobre o funcionamento interno do cliente, construindo em parceria.

Tratando-se de inibidores nos sistemas de pertencimento e cuidado, os MBR são dificultadores frequentes para a formação de uma boa relação terapêutica,

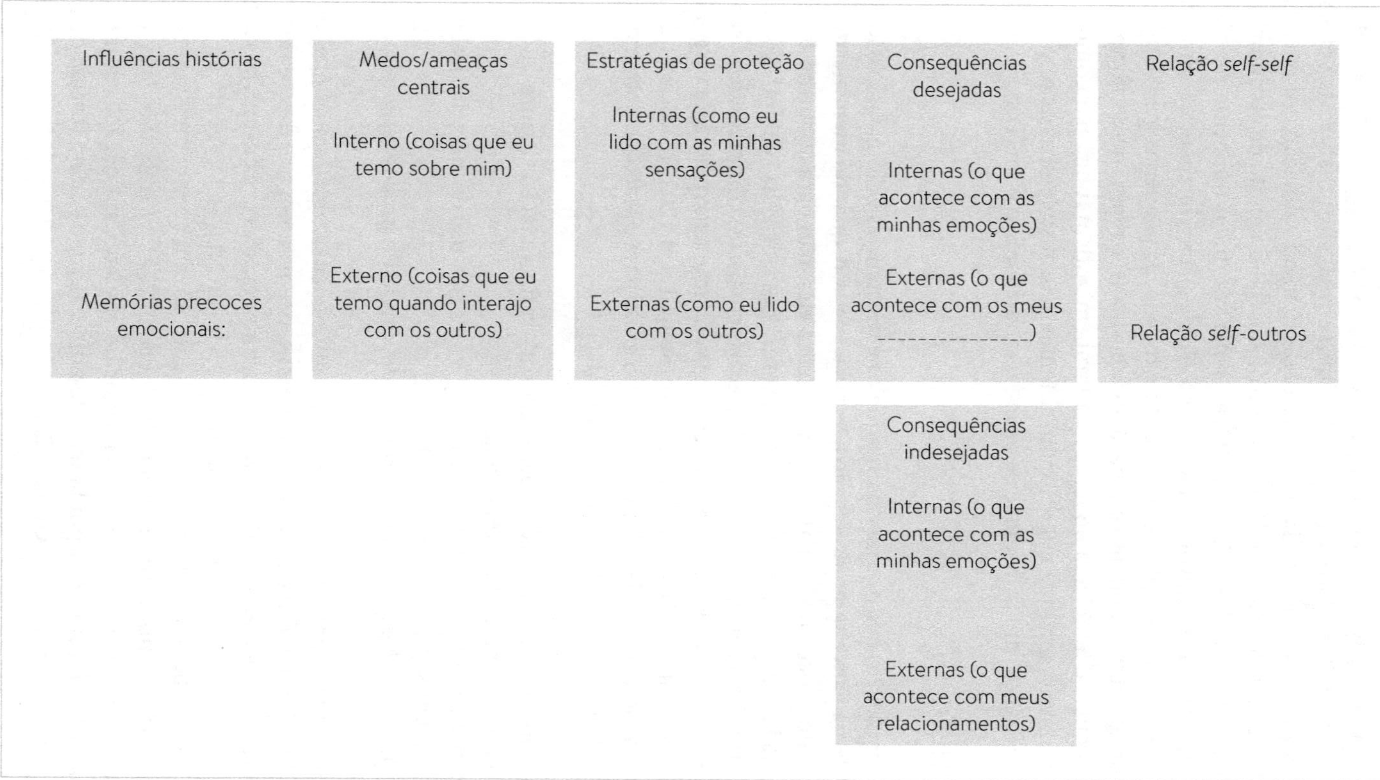


**Figura 2** Formulação de caso.
Fonte: adaptada de Gilbert (2022).

já que causam impacto no senso de segurança nas relações sociais (Best et al., 2021; Gilbert, 2022a). Isso acaba se refletindo em clientes mais resistentes às intervenções, mais reativos diante da oferta de afeto ou validação por parte do terapeuta ou mais fechados, falando pouco ou desviando muito de assuntos que tocam nas suas emoções (Gilbert, 2022a). Uma vez que o terapeuta propõe a construção de uma relação de cuidado por meio da aliança terapêutica, observar as reações do cliente quando esse assunto é tocado, as pequenas gentilezas e a postura do terapeuta enquanto escuta já podem sinalizar alguns desconfortos. As sensações que o cliente gera no terapeuta também podem funcionar como um bom termômetro, uma vez que acionam sistemas neurofisiológicos de resposta a ameaças: a "dança" muda de tom e os sistemas emocionais avisam (Porges, 2021).

## INTERVENÇÃO

Gilbert (2022a) fala que medos, bloqueios e resistências à compaixão não são um problema para a terapia; eles são a terapia. Por isso, quando identificados, o foco total do processo terapêutico se volta para eles, não para contorná-los ou livrar-se deles, mas para compreender suas funções e origens (Gilbert, 2022a). Assim, o trabalho com MBR tem dois focos principais: (a) compreender a sabedoria dos MBR; e (b) trabalhar ativamente na validação e na quebra da vergonha sobre os MBR (Steindl et al., 2022). Para isso, Steindl et al. (2022) indicam quatro recomendações, que podem funcionar como guias para o trabalho com medos, bloqueios e resistências (Steindl et al., 2022):

- Ficar "ao lado" e "por trás": o papel central da formulação (Figura 2).
- "Não é sua culpa": psicoeducação.
- "Ir para a experiência": intervenções experienciais (uso de imagens, trabalho com cadeiras, práticas meditativas...).
- "Respeitar a sabedoria": a importância do tempo do processo terapêutico.

Gilbert (2022) também ressalta que os MBR podem surgir de qualquer parte da compaixão: dos fluxos, das competências, das psicologias, das sensações emocionais provocadas... Então, uma postura atenta, aberta e curiosa aos MBR é passo fundamental para não ser levado por eles na relação terapêutica. Assim como aceitar e lidar, em parceria com o cliente, as emoções contrastantes que os MBR podem causar no terapeuta (Gilbert, 2022a). O trabalho da relação terapêutica vai ser o de prover os aspectos de cuidado, validação, segurança, encorajamento, incentivo, espontaneidade e diversão que podem ter faltado nas suas experiências precoces (Gilbert, 2022b).

## EXEMPLO CLÍNICO

Joaquim, 40 anos, é empresário, casado, sem filhos. Procura a terapia porque se sente muito estressado e não tem conseguido manejar tanto estresse. Tem um padrão de se sobrecarregar de tarefas e não cogitar a possibilidade de pedir ajuda; diz que é mais fácil fazer para garantir que fique bem-feito do que pedir ajuda, não ter garantia de que será entregue e ainda precisar refazer. Outro ponto de estresse para Joaquim é sua equipe, que acaba pedindo muita ajuda dele para resolver problemas, mesmo básicos. Seus familiares, como irmãos, sogros e sobrinhos também o acessam bastante, já que ele tende a tomar frente e buscar soluções quando eles estão passando por alguma dificuldade. Joaquim sempre atende, mas fica muito irritado com isso: "as pessoas não fazem as coisas direito, não prestam atenção e depois dá nisso".

Para iniciar o processo de terapia, Joaquim pesquisou sobre o currículo da terapeuta, mesmo recebendo indicação de alguém de sua confiança. Fala que não é por mal, mas que prefere saber onde está pisando. A terapeuta, por sua vez, nota pequenos desconfortos de Joaquim logo nos primeiros contatos: ele se apresenta formal, educado, mas frio. Fica atrapalhado com as almofadas e a manta do sofá e faz uma pequena expressão de surpresa quando nota o chocolatinho que acompanha o seu café. Fala sobre sua demanda para terapia de maneira curta e direta e facilmente desvia os questionamentos sobre sua experiência para detalhar aspectos práticos da sua vida ou sobre as pessoas à sua volta. A terapeuta nota que o olhar de Joaquim é bem atento enquanto ela fala, mas em um tom quase avaliativo.

Percebendo esses primeiros indícios de MBR, a terapeuta toma ações para buscar diminuir o sistema de ameaça de Joaquim nesse ambiente ainda novo para ele: dosa a profundidade das perguntas, permite mais escapes dos assuntos, monitora suas expressões faciais para pontuar menos o sofrimento que percebe e usa o humor para trazer relaxamento. Essas escolhas ativas de dosagem na relação terapêutica são um bom cuidado para permitir que clientes com MBR possam primeiro se sentir seguros no ambiente terapêutico e, gradativamente, ir desenvolvendo mais condições de tolerância à abertura para a reparação que a relação terapêutica vai propondo.

Com o passar do tempo e com o andamento do vínculo, a terapeuta já pode ir fazendo mais tentativas de entrar na experiência emocional de Joaquim. Em uma situação em que a terapeuta faz um espelhamento da emoção ("imagino que essa situação tenha te deixado bem assustado"), Joaquim reage mudando a expressão facial e diminuindo a importância da situação. A terapeuta intervém:

Terapeuta: Joaquim, eu entendo que tu deu conta dessa situação, mas eu quero te perguntar o que aconteceu aí dentro quando eu te falei sobre poder ter ficado assustado com isso... Meu comentário te deixou desconfortável?

Joaquim: Não, desconfortável não, eu só não concordei. Isso é uma bobagem, não me assustou [ri~]

T: Certo, eu entendi. [Com expressão suave e tom de voz tranquilo e convidativo] Mas sabe que eu fiquei bastante interessada no que meu comentário causou? Será que podemos olhar juntos para isso?

J: Se tu acha importante... [rindo]

T: ah, que bom! Joaquim, eu entendi que tu deu conta da situação, que ela não te tirou do eixo ao ponto de tu perder as estribeiras [sorrindo, trazendo leveza]. Mas sabe que te conhecendo, eu sei que é bem fácil tu nem perceber que alguma coisa possa te incomodar, com tanta coisa que tu precisa dar conta. Tu concorda comigo? [trazendo o cliente junto, cuidando da velocidade e garantindo que ele está tolerando ir junto]

J: Ah, isso é verdade, não tenho tempo nem para respirar.

T: Justamente! E em um momento que eu aqui dentro fiquei pensando em ti, te coloquei por um segundo no centro da minha atenção, fiquei imaginando o que tu poderia estar sentindo... e nem me refiro a tu estar ou não assustado naquele momento, mas mais sobre a ideia de a gente te dar um espaço pra só sentir, sabe? Me parece que isso te deixou meio atrapalhado...

J: É que pra mim isso é meio esquisito.

T: Soa esquisito mesmo, né? O que tu acha que sentiu quando eu fiz o comentário?

[A terapeuta segue com outras perguntas que podem ajudar a explorar] O que o teu corpo te disse quando tu me viu preocupada contigo? O que te deu vontade de fazer? E se tu tivesse sentido, como seria pra ti compartilhar isso comigo?

Mais importante do que o conteúdo das perguntas, é a velocidade em que elas são aprofundadas. Manter a atenção nas microexpressões do cliente, entender onde pode ser uma abertura e aproveitá-la é muito importante. Mas igualmente importante é manter a segurança do vínculo e respeitar o tempo do cliente para conseguir abrir o sistema de cuidados de maneira segura, não agressiva.

## PROBLEMAS DA APLICAÇÃO E SOLUÇÕES

Mesmo compreendendo as funções e origens dos MBR, trabalhar com clientes resistentes tende a ser desafiador e demandar um cuidado extra com o próprio terapeuta (H. Gilbert, 2022). Por isso, alguns cuidados podem ser adotados, como uma prática de respiração tranquilizante e aterramento antes de receber o cliente, por exemplo. Outra estratégia que pode ajudar é pedir uma foto de quando o cliente era criança e olhar para essa foto antes de iniciar a sessão, conectando com a sua história de vida e todas as coisas que aconteceram com essa criança sem que ela pudesse escolher nada diferente. Sentar-se na cadeira do cliente e imaginar-se em seu lugar, tendo vivido as coisas que viveu e aprendendo a viver da forma como aprendeu (Gilbert, 2022). Conectar, por fim, com as coisas que deseja para essa pessoa, considerando todas as dores e sofrimentos de que o terapeuta tem conhecimento. Essas estratégias podem auxiliar na manutenção da motivação compassiva do terapeuta e minimizar a ativação do sistema de ameaça em resposta à postura resistente e fechada desses clientes. É pela ausência de relações de cuidado e afeto que pessoas desenvolvem medos, bloqueios e resistências à compaixão; e é justamente por meio de relações de cuidado e afeto que eles podem ser superados.

## REFERÊNCIAS


1. Best, T., Herring, L., Clarke, C., Kirby, J., & Gilbert, P. (2021). The experience of loneliness: The role of fears of compassion and social safeness. *Personality and Individual Differences, 183*(111161). https://doi.org/10.1016/j.paid.2021.111161
2. Duarte, J. A., Mendes, A. L., Marta-Simões, J., & Ferreira, C. (2020). Striving as a paradoxical strategy to deal with fears of compassion: impact on disordered eating. *Eating and Weight Disorders, 25*(4), 983-990. https://doi.org/10.1007/s40519-019-00715-7
3. Gilbert, H. (2022). The therapeutic relationship in compassion focused therapy. In *Compassion Focused Therapy Clinical Practice and Applications* (pp. 385-400). Taylor and Francis. https://doi.org/10.4324/9781003035879-15
4. Gilbert, P. (2009). The Nature and Basis of Compassion Focused Therapy. In *Hellenic Journal of Psychology*, 6, 273-291.
5. Gilbert, P. (2022a). Formulation and fears, blocks, and resistances. In: P. Gilbert & G. Simos (Eds.), *Compassion Focused Therapy: Clinical Practice and Applications* (Vol. 1). Routledge. https://doi.org/10.4324/9781003035879-7
6. Gilbert, P. (2022b). The evolved functions of caring connections as a basis for compassion. In: P. Gilbert & G. Simos (Eds.), *Compassion Focused Therapy Clinical Practice and Applications* (pp. 90-121). Taylor and Francis. https://doi.org/10.4324/9781003035879-4
7. Gilbert, P., & Mascaro, J. S. (2017). Compassion Fears, Blocks and Resistances: An Evolutionary Investigation. In and J. R. D. Emma M. Seppälä, Emiliana Simon-Thomas, Stephanie L. Brown, Monica C. Worline, C. Daryl Cameron (Ed.), *The Oxford Handbook of Compassion Science* (pp. 399-418). Oxford University Press. https://doi.org/10.1093/oxfordhb/9780190464684.013.29
8. Gilbert, P., McEwan, K., Matos, M., & Rivis, A. (2011). Fears of compassion: Development of three self-report measures. *Psychology and Psychotherapy: Theory, Research and Practice, 84*(3), 239-255. https://doi.org/10.1348/147608310X526511
9. Joeng, J. R., Turner, S. L., Kim, E. Y., Choi, S. A., Lee, Y. J., & Kim, J. K. (2017). Insecure attachment and emotional distress: Fear of self-compassion and self-compassion as mediators. *Personality and Individual Differences, 112*, 6-11. https://doi.org/10.1016/j.paid.2017.02.048
10. Kim, J. J., Henderson, T., Best, T., Cunnington, R., & Kirby, J. N. (2020). Neural and Self-Report Markers of Reassurance: A Generalized Additive Modelling Approach. *Frontiers in Psychiatry, 11*(September), 1-7. https://doi.org/10.3389/fpsyt.2020.566141

11. Kim, J. J., Kent, K. M., Cunnington, R., Gilbert, P., & Kirby, J. N. (2020). Attachment styles modulate neural markers of threat and imagery when engaging in self-criticism. *Scientific Reports*, *10*(1), 1-10. https://doi.org/10.1038/s41598-020-70772-x
12. Kirby, J. N., Day, J., & Sagar, V. (2019). The 'Flow' of Compassion: A Meta-Analysis of the Fears of Compassion Scales and Psychological Functioning. *Clinical Psychology Review*, *70*, 26-39. https://doi.org/10.1016/j.cpr.2019.03.001
13. Matos, M., Duarte, C., Duarte, J., Pinto-Gouveia, J., Petrocchi, N., Basran, J., & Gilbert, P. (2017). Psychological and Physiological Effects of Compassionate Mind Training: a Pilot Randomised Controlled Study. *Mindfulness*, *8*(6), 1699-1712. https://doi.org/10.1007/s12671-017-0745-7
14. Matos, M., Duarte, J., & Pinto-Gouveia, J. (2017). The Origins of Fears of Compassion: Shame and Lack of Safeness Memories, Fears of Compassion and Psychopathology. *Journal of Psychology: Interdisciplinary and Applied*, *151*(8), 804-819. https://doi.org/10.1080/00223980.2017.1393380
15. Matos, M., McEwan, K., Kanovský, M., Halamová, J., Steindl, S. R., Ferreira, N., Linharelhos, M., Rijo, D., Asano, K., Gregório, S., Márquez, M. G., Vilas, S. P., Brito-Pons, G., Lucena-Santos, P., da Silva Oliveira, M., de Souza, E. L., Llobenes, L., Gumiy, N., Costa, M. I., & Gilbert, P. (2021). Fears of compassion magnify the harmful effects of threat of COVID-19 on mental health and social safeness across 21 countries. *Clinical Psychology and Psychotherapy*, *10.1002/cp*, 1-17. https://doi.org/10.1002/cpp.2601
16. Pfeiffer, S., & Lisboa, C. S. de M. (2021). Dificuldades no engajamento às medidas contra a COVID-19: o papel dos medos da compaixão. *PSICO*.
17. Pfeiffer, S., Peixoto Pereira, N., & Saraiva de Macedo Lisboa, C. (2022). Fears of Compassion Scales: Cross-Cultural Adaptation and Validity Evidence for Use in Brazil. In *Trends in Psychology*. https://doi.org/10.1007/s43076-022-00220-4
18. Pfeiffer, S., Saraiva, C., Lisboa, M., De, W., & Machado, L. (2023). Uma análise de rede dos medos, bloqueios e resistências à compaixão: contribuições para aplicação clínica. *Revista Brasileira de Terapias Cognitivas*, *19 esp.*(1808-5687), 10-21. https://doi.org/10.5935/1808-5687.20230030
19. Porges, S. W. (2021). Polyvagal Theory: A biobehavioral journey to sociality. *Comprehensive Psychoneuroendocrinology*, *7*. https://doi.org/10.1016/j.cpnec.2021.100069
20. Steindl, S., Bell, T., Dixon, A., & Kirby, J. N. (2022). Therapist perspectives on working with fears, blocks and resistances to compassion in compassion focused therapy. *Counselling and Psychotherapy Research*, *December 2021*, 1-14. https://doi.org/10.1002/capr.12530

# 36

# *Self* compassivo: preparação para construir conexões afetuosas consigo e com os outros

Jorge Ramirez-Landaeta

## DESCRIÇÃO DO PROBLEMA PARA O QUAL A TÉCNICA FOI FORMULADA

O desenvolvimento do *self* compassivo na terapia focada na compaixão (TFC) desempenha um papel central não apenas como um objetivo terapêutico, mas também como um processo essencial para alcançar todos os objetivos de bem-estar emocional e psicológico dos pacientes. O *self* compassivo pode ser considerado uma parte do eu que demonstra compaixão, bondade e aceitação em relação a si mesmo.

Em contraste com a autocrítica e a autocobrança, o *self* compassivo trata-se de cultivar uma atitude gentil e compassiva em relação às próprias falhas e imperfeições. A motivação central é a busca por uma vida significativa, pautada na compaixão e no tratamento gentil e cuidadoso por si mesmo e para os outros (Gilbert, 2022a, Grün, & Ramirez-Landaeta, 2021).

Os terapeutas procuram que os pacientes aprendam a reconhecer, validar e acolher suas próprias dificuldades com compaixão, em vez de se julgarem severamente. Isso permite que eles enfrentem suas emoções de uma maneira mais equilibrada e construtiva. Enquanto outras abordagens terapêuticas podem se concentrar em reduzir sintomas específicos, resolver conflitos interpessoais ou modificar pensamentos disfuncionais, a TFC propõe cultivar um *self* compassivo, facilitando a compreensão e a aceitação compassiva de si mesmo, independentemente das circunstâncias, funcionando como um recurso interno que promove o bem-estar contínuo e a resiliência emocional para lidar com as dificuldades ao longo da vida.

A TFC ressalta três funções primárias da emoção, sendo fundamental compreendê-las para desenvolver o *self* compassivo (ver Figura 1). A primeira é detectar ameaças e ativar comportamentos defensivos ou protetores (sistema de ameaça). A segunda é detectar oportunidades e ativar comportamentos de obtenção de recursos para enfrentar desafios (sistema de impulso-motivação). A terceira função é detectar oportunidades para descanso seguro e recuperação, ativando comportamentos que promovem a restauração física e mental (sistema afiliação – tranquilidade) (Gilbert, 2022b).

O reconhecimento das emoções e poder gerar estratégias para sua gestão requer o desenvolvimento de dois grandes grupos de competências que o terapeuta precisa promover no cliente – competências de engajamento e competências para a ação –, considerando que muitos clientes podem não ter os insights psicológicos, competências ou infraestruturas fisiológicas de que precisam para progredir para a "estabilidade mental" e o bem-estar. No engajamento, incluem-se a atenção plena, a simpatia, a tolerância ao sofrimento, a empatia e a abertura para experiências difíceis (Gilbert, 2022c), e as ações incluem competências de atenção plena, a imaginação, o pensamento, o comportamento, a conexão com o corpo e o processamento dos sentimentos, promovendo a capacidade de responder de maneira compassiva às próprias necessidades e às dos outros.

Conformando as bases iniciais para o desenvolvimento do *self* compassivo e seguindo a proposta do programa da mente compassiva (CMT), Gilbert e Procter (2006) e Gilbert (2022c) incluem o desenvolvimento de habilidades iniciais associadas ao fluxo da compaixão, que implica expandir compaixão para si mesmo, para os outros e abertura para receber compaixão dos outros. Também requer considerar elementos que podem representar obstáculos para o desenvolvimento do *self* compassivo, bem como facilitadores. Entre os obstáculos, incluem-se o medo, bloqueios emocionais e resistência ou custo emocional associado à prática da compaixão. Estes elementos podem criar barreiras internas que dificultam o cultivo da compaixão por si mesmo e pelos outros.

Por outro lado, focar em aspectos facilitadores, como a coragem, a sabedoria e a disposição em prol do bem-estar dos outros são recursos internos que podem impulsionar o desenvolvimento do *self* compassivo. Ao reconhecer e superar esses obstáculos por meio de práticas específicas direcionadas, como praticar a autocompaixão e o enfrentamento gradual dos medos e bloqueios emocionais, os indivíduos podem fortalecer sua capacidade de vivenciar a compaixão em sua vida diária (Gilbert, 2022c, Grün & Ramirez-Landaeta, 2022).

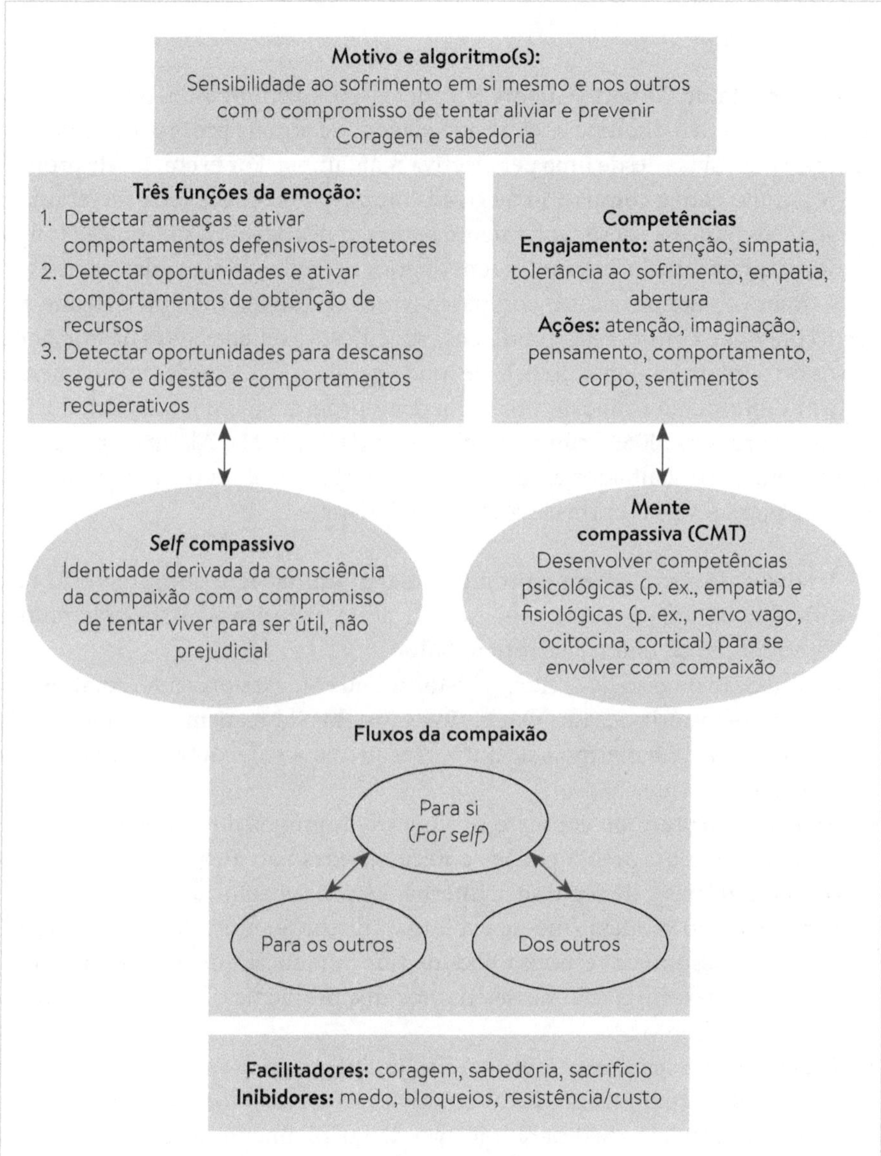


**Figura 1** Visão geral das dimensões básicas da terapia focada na compaixão (Gilbert, 2022a).

## DESCRIÇÃO DA TÉCNICA

A proposta de Gilbert (Gilbert & Procter, 2006) sobre o desenvolvimento do *self* compassivo diferencia-se na abordagem de alguns processos, etapas ou técnicas concebidas desde uma perspectiva mais ampla. Por exemplo, ele propõe que o contato com a compaixão ou o *self* compassivo comece cedo na terapia e que as ações para esse desenvolvimento ocorram de maneira contínua ao longo de toda a terapia, inclusive continuem depois, na vida cotidiana das pessoas.

O desenvolvimento do *self* compassivo requer que o terapeuta trabalhe aspectos prévios e considere as condições específicas do cliente antes de iniciar os passos do desenvolvimento do *self*. De modo geral, as ações de desenvolvimento seguem o protocolo proposto por Gilbert no programa CMT (Gilbert, 2022c; Gilbert & Procter, 2006; Grün & Ramirez-Landaeta, 2021). Alguns pontos prévios devem ser trabalhados antes de iniciar o trabalho com o *self* compassivo, os quais podem variar entre cada caso. Por exemplo:

- Análises do problema e sintomas atuais. Validação e compreensão das dificuldades atuais. Desenvolver a relação terapêutica – estabelecimento e identificação de potenciais dificuldades.
- Formulação de caso no contexto história e no contexto presente. Análises do histórico e história de vida. Obtenção de insights sobre memórias emocionais importantes de si mesmo e de outros (esquema – *self* – outros). Análises do contexto presente.
- Analisar estrutura no contexto dos quatro domínios do modelo: histórico, ameaças, medos, preocupações e necessidades não atendidas, estratégias compensatórias e de segurança interna, uso de substâncias ou autolesões.
- Explicação do modelo (mente evoluída), distinção entre "não é sua culpa" e "precisa assumir a responsabilidade por mudanças", explicação dos "três círculos" e reformulação nesses termos dos problemas. Descrição do "diagrama do cérebro".
- Formulação e seguimento das tarefas terapêuticas (p. ex., monitoramento do pensamento e geração de alternativas, experimentos comportamentais ou tarefas progressivas) para iniciar o desenvolvimento do *self* compassivo e escrita de carta compassiva.
- Revisão constante das formulações anteriores à luz do progresso das tarefas e das novas informações. Desenvolvimento e ajuste de tarefas terapêuticas. Trabalho conjunto futuro e planejamento para após a terapia. Práticas de vida preparatórias para o encerramento.

O trabalho do *self* compassivo serve como um marco para integrar todos os outros aspectos da terapia e como uma perspectiva a partir da qual os clientes podem aprender a abordar corajosamente e trabalhar com suas lutas e sofrimentos. Uma vez desenvolvida essa perspectiva, ela pode ser usada como ponto de referência para (Gilbert, 2022c):

- Solução de problemas: "O que meu *self* compassivo pensaria ou faria nesta situação?"
- Simpatia e empatia: "Como meu *self* compassivo se sentiria ao me ver lutando assim?"; "O que meu *self* compassivo entenderia sobre por que estou me sentindo e me comportando dessa maneira?".
- Motivar o trabalho terapêutico em casa: "O que meu *self* compassivo gostaria de garantir que eu faça na próxima semana?"

A TFC está menos interessada em ensinar técnicas de compaixão aos clientes e mais focada em ajudá-los a cultivar estilos de vida compassivos, corações abertos e corajosos, mentes flexíveis e um repertório de comportamentos eficazes para viver. Dessa forma, não se trata de se livrar de experiências indesejadas, trata-se de cultivar a autocompaixão que é sábia, gentil, confiante, corajosa e comprometida em trabalhar com o que a vida apresenta.

Com o desenvolvimento do *self* compassivo procura-se construir funções internas de base segura e refúgio seguro, de modo que os clientes tenham maneiras de se apoiar, tranquilizar e encorajar a si mesmos, além de maneiras de se regular emocionalmente, enraizar, estabilizar e tranquilizar, orientados a "viver para ser útil e não prejudicial". O treinamento pode variar de acordo com a pessoa e o caso, e pode envolver diversas técnicas (Gilbert & Basran, 2018; Kolts, 2016).

## INTERVENÇÃO

Durante a prática clínica para o desenvolvimento do *self* compassivo, podemos identificar três momentos distintos a serem considerados. Eles serão abordados a seguir.

### Apresentação do *self* compassivo

Neste momento inicial, o terapeuta procura apresentar a noção do *self* compassivo ao cliente e permitir que ele experimente inicialmente. Uma prática comum envolve a combinação de técnicas de atuação e visualização compassiva (Gilbert & Procter, 2006, 2022c) e convidar o cliente a trabalhar como se fosse um ator que vai a interpretar um papel. Assim como atores retratam personagens diferentes de si mesmos, os clientes podem explorar como seria possuir qualidades compassivas, como motivação, sabedoria e coragem emocional. Em vez de debater se já possuem essas qualidades, são incentivados a imaginar como seria tê-las. Por meio da imaginação, eles podem explorar como sentiriam, entenderiam e reagiriam às situações, bem como se relacionariam com suas próprias emoções e diferentes facetas de si mesmos. Essa abordagem visa desenvolver uma mentalidade compassiva sem a necessidade de identificação imediata com essas qualidades.

**Quadro 1** Exemplo de apresentação do *self* compassivo: técnica atuação e visualização

Terapeuta: "Karen, gostaria de apresentar a prática do *self* compassivo. Neste exercício, convido você a imaginar como seria ter várias qualidades compassivas – como um desejo comprometido de ajudar a si mesmo e aos outros, uma profunda sabedoria para entender e lidar com dificuldades, e a confiança e coragem para enfrentar situações desafiadoras. Antes de começarmos, alguma pergunta?"
Karen: "Isso parece exagerado. Não me parece algo com o qual me identifico."
Terapeuta: "Essa é a beleza do exercício. Abordaremos como se fôssemos atores interpretando papéis em um filme, que podem ser completamente diferentes de nossa percepção pessoal. Em vez de nos preocuparmos se realmente somos assim ou não, vamos imaginar como seria se realmente tivéssemos essas qualidades – como nos sentiríamos, o que entenderíamos, como pensaríamos... Você estaria disposta a tentar?"

A dificuldade inicial de sentir compaixão, como observado por Karen, é comum entre os clientes. Essa perspectiva é frequentemente distante de sua experiência diária e pode exigir tempo para adaptação. A chave está na prática contínua dessa perspectiva compassiva.

## Aplicação do *self* compassivo a evento pessoal passado

Em segundo lugar, encoraja-se a cliente a aplicar aspectos do *self* compassivo com técnicas sobre si mesmo (p. ex., refletindo sobre uma situação passada). Uma maneira de ajudar os clientes a fortalecer seu senso de autocompaixão, enquanto aprendem a aplicar a compaixão a si mesmos, é fazê-los lembrar de uma situação passada em que estavam enfrentando dificuldades e incentivá-los a estender compaixão a si mesmos da perspectiva e aprendizado atual de autocompaixão.

O terapeuta procura incentivar a cliente a enfatizar, simpatizar e honrar o eu anterior, lutador, enquanto imagina que está oferecendo compaixão, encorajamento e compreensão a esse eu que estava sofrendo. Vamos explorar como isso pode se desdobrar:

**Quadro 2** Exemplo de aplicação do *self* compassivo

Terapeuta: "Karen, agora que começamos a explorar o *self* compassivo, gostaria de fazer mais um exercício. Vamos aplicar essas qualidades em uma situação específica no passado em que você sofreu. Primeiro, pense em uma situação passada recente em que se sentiu ansiosa, com medo ou autocrítica. Pode compartilhar um pouco sobre essa situação?"
Karen: "Claro. Na semana passada, uma professora anunciou um trabalho em grupo no meu curso de comunicação, e isso me deixou aterrorizada. Trocamos contatos e combinamos de nos encontrar, mas estou ansiosa e com medo."
Terapeuta: "Vamos criar um pensamento alternativo de maneira compassiva para essa situação. Vamos imaginar como seria aplicar as qualidades do *self* compassivo nessa situação. Respire profundamente e imagine-se cheia de bondade, sabedoria e confiança. Agora, visualize a situação do grupo e veja uma versão sua vulnerável. Imagine-se estendendo compaixão e compreensão a essa versão de si mesma. Como se sente ao fazer isso?"

## *Self* compassivo em ação contínua

A ação sinaliza a etapa de prática constante que se estende durante toda a terapia, visando à generalização na vida cotidiana do cliente. Uma vez introduzida a prática do *self* compassivo, é importante fortalecer essa perspectiva compassiva, incentivando os clientes a adotá-la com frequência e em diversas situações. Resulta muito importante enfatizar que o ponto é simplesmente fazer o esforço – tentar imaginar como se sentiria, pensaria, prestaria atenção e se comportaria nesta situação a partir da perspectiva deste eu bondoso, sábio, corajoso e compassivo.

Durante as sessões, pode começar com um breve exercício do *self* compassivo ou pausar para mudar para essa perspectiva quando o cliente está envolvido no sistema emocional de ameaça. Isso não significa evitar o problema, mas sim desacelerar, mudar para a perspectiva compassiva e depois voltar a trabalhar com a situação ou emoção desafiadora. É fundamental o retorno, para evitar estabelecer padrões de evitação experiencial.

Além disso, podemos colaborar com os clientes para desenvolver um plano de prática fora da sessão ou em casa, escolhendo momentos específicos para mudar para o *self* compassivo e registrando, por exemplo, em um formato de monitoramento de emoção de ameaça, que incentiva a reflexão sobre a situação a partir da perspectiva do *self* compassivo. A prática inicial deve ser feita em condições favoráveis, e podemos ajudar os clientes a superar obstáculos potenciais e manter a motivação alta. É importante comunicar que a mudança para essa perspectiva pode ser difícil no início, mas o esforço é o mais importante.

Diversas técnicas podem ser utilizadas para continuar desenvolvendo o *self* compasivo, como trabalho com cadeiras (*chair work*), técnicas de atuação (*acting techniques*) e visualizações de imaginação compassivas (*compassionate visualizations*); entre outras, também está a escrita de carta compassiva (*compassionate letter writing*).

## EXEMPLO CLÍNICO

- Escrita de carta compassiva: esta técnica é uma estratégia terapêutica que pode ser utilizada para desenvolver o *self* compassivo e principalmente utilizada no momento que denominamos *self* compassivo em ação contínua. Ela pode fortalecer padrões mentais que nos ajudam a lidar com experiências difíceis e cultivar um sentimento de paz interior compartilhável. Esta prática envolve escrever uma carta para si mesmo, abordando suas dificuldades a partir da perspectiva do seu *self* compassivo, aquele que é gentil, sábio e comprometido em ajudar. Para realizar essa prática, é recomendado dedicar um tempo para respirações tranquilizadoras e conectar-se com essa parte compassiva de si mesmo. Ao escrever, é importante permitir-se aceitar suas dificuldades e expressar compreensão, cuidado e calor para consigo mesmo.

**Quadro 3** Exemplo de carta compassiva pessoal

Caro Pedro,

Entendo que esta semana tem sido desafiadora para você, e é completamente compreensível que esteja passando por um momento difícil. Lidar com a raiva tem sido um desafio, e sei que pode ser difícil não se sentir frustrado quando não alcança seus padrões. Quero lembrá-lo de que sua raiva não é uma escolha sua, mas sim uma resposta natural do seu cérebro para se proteger. Você aprendeu a lidar com a raiva observando seu pai e enfrentando situações difíceis na escola, mas isso não é culpa sua. Estou orgulhoso de ver o esforço que está fazendo para se tornar uma pessoa melhor, e isso requer uma grande coragem.

Embora possa parecer difícil às vezes e você possa sentir vontade de desistir, quero que saiba que está progredindo. Você teme que as pessoas o ataquem como aconteceu no passado, mas lembre-se de que as coisas são diferentes agora. Seu pai se foi, Maria está ao seu lado e seus filhos olham para você com admiração. Você está fazendo o seu melhor para ser um bom pai para eles, e isso é notável. A compaixão que está cultivando está ajudando-o a perceber que ser forte não significa necessariamente ficar com raiva. Você tem todas as qualidades necessárias para se tornar a pessoa que deseja ser.

Se você está lendo esta carta, é porque provavelmente está passando por um momento difícil. Lembre-se de que os momentos ruins passam, e você é capaz de superá-los. Faça algo que o faça sentir-se bem, como exercitar-se ou sair com um amigo. Respire profundamente e lembre-se do amor e apoio de sua família. Eles o amam incondicionalmente, e você é importante para eles. Esteja tranquilo, pois não há nada de errado com você.

Com carinho, Pedro

Ao reler a carta, o cliente pode procurar identificar qualidades como preocupação genuína, sensibilidade às suas necessidades e uma sensação de aceitação e apoio. Essa prática pode ser uma ferramenta poderosa para promover a autocompaixão e o autocuidado.

A prática da escrita de cartas compassivas serve como um recurso tangível que pode ser lido repetidamente para obter apoio, incentivo e orientação em momentos difíceis. Recomenda-se que os clientes completem a carta em casa, onde podem dedicar o tempo necessário para refletir e escrever uma mensagem significativa para seus eus vulneráveis (Kolts, 2016).

## PROBLEMAS DE APLICAÇÃO E SOLUÇÕES

Desenvolver o *self* compassivo pode representar um desafio singular no contexto terapêutico. Antes de iniciar o processo, é crucial que o terapeuta aborde diversos aspectos prévios e que o cliente adquira conhecimento e desenvolva habilidades para embarcar nessa jornada, como visto no exemplo clínico. Isso pode incluir a compreensão das origens e funções da compaixão dentro da CFT, a exploração das relações entre experiências de sofrimento e o desenvolvimento de empatia e compaixão, a compreensão do funcionamento do cérebro e sua expressão nos sistemas emocionais, a identificação das características e comportamentos de um *self* compassivo, além de abordar bloqueios emocionais e facilitadores ligados à compaixão, e a aprendizagem de técnicas e práticas específicas para cultivar a compaixão, como meditação, autocompaixão e diálogo interno compassivo.

Durante a introdução inicial aos conceitos de *self* compassivo, os clientes podem perceber o ideal de *self* compassivo como algo distante de sua realidade atual, confundir compaixão com passividade, falta de motivação ou até mesmo sentir medo de ser compassivo ou de receber compaixão dos outros. Além disso, outros desafios podem surgir durante a prática do *self* compassivo, como as dificuldades em realizar as práticas em casa, que podem representar uma barreira significativa.

No entanto, as melhores práticas e protocolos da CFT, como o CMT, destacam a importância da psicoeducação inicial ao apresentar as atividades, o desenvolvimento contínuo das habilidades do terapeuta e o monitoramento das forças e características da aliança terapêutica como algumas das principais maneiras de abordar esses desafios.

## REFERÊNCIAS


1. Gilbert, P. (2022a). Meeting the challenges of a multi-mind and the role of grieving. In P. Gilbert & G. Simos (Eds.). Compassion focused therapy: Clinical practice and applications (pp. 313-344). Routledge. https://doi.org/10.4324/9781003035879-11
2. Gilbert, P. (2022b). Compassionate Mind Training. In: P. Gilbert & G. Simos (Eds.), Compassion focused therapy: Clinical practice and applications (pp. 207-239). Routledge. https://doi.org/10.4324/9781003035879-7
3. Gilbert, P. (2022c). Formulation and fears, blocks, and resistances. In: P. Gilbert & G. Simos (Eds.), Compassion focused therapy: Clinical practice and applications (pp. 207-239). Routledge. https://doi.org/10.4324/9781003035879-7
4. Gilbert, P., & Procter, S. (2006). Compassionate mind training for people with high shame and self-criticism: Overview and pilot study of a group therapy approach. *Clinical Psychology & Psychotherapy*, *13*, 353-379. https://doi.org/10.1002/cpp.507
5. Gilbert, P., & Basran, J. (2018). Imagining one's compassionate self and coping with life difficulties. *EC Psychol. Psychiatry*, *7*, 971-978.
6. Grün, T. & Ramirez-Landaeta, J. (2021). Terapia focada na compaixão para a autocrítica: Protocolos para intervenção individual e em grupo. In: Abreu, P. & Abreu, J. *Transtornos Psicológicos: Terapias Baseadas em Evidências* (pp. 91-109). Santana de Parnaíba, SP: Manole.
7. Grün, T. & Ramirez-Landaeta, J. (2022). Terapia focada na compaixão para o transtorno de ansiedade social. In: Abreu, P. & Abreu, J. *Psicopatologia – Tratamento Comportamental Contextual* (pp. 62-77). Santana de Parnaíba: Manole.
8. Kolts, R.L. (2016). *CFT made simple.* New Harbinger.

# 37
# Desenvolvendo o *self* compassivo por meio de imagens mentais

Kênia Izabel David Silva de Resende

## DESCRIÇÃO DO PROBLEMA PARA O QUAL A TÉCNICA FOI CRIADA

O senso de *self* unificado é útil para os seres humanos, pois permite que nos percebamos como seres únicos, portadores de determinadas características relativamente estáveis ao longo do tempo, o que facilita as nossas interações com o mundo e com os outros. Entretanto, na realidade, a ideia de um *self* unificado não se sustenta, visto que, na prática, temos dentro de nós várias versões de nós mesmos, cada uma movida por motivações diferentes (Gilbert, 2024a; 2024d). Essas diferentes versões que coexistem dentro de nós são os nossos múltiplos *selves* que orientam o nosso foco de atenção, emoções, raciocínio e ações. Esta concepção da mente humana como uma multimente é antiga e foi descrita em textos budistas, tratados filosóficos ocidentais como os escritos de Platão e Kant, nos trabalhos psicológicos de Jung e mais recentemente nas teorias evolucionistas (Gilbert, 2024c).

A terapia focada na compaixão (TFC) parte do princípio de que os múltiplos *selves* são versões funcionais do *self* que atuam de modo a organizar a experiência diante de determinado contexto. Logo, cada *self* (a saber, o *self* raivoso, o *self* ansioso e o *self* triste) possui funções e motivações específicas que entram em cena em condições também específicas. Porém, em função de circunstâncias de vida como abuso, violência, negligência e várias outras, as pessoas podem ter vivenciado a maior parte da sua existência em contato com algum desses *selves* de modo a compreender que este *self* é o único ou o que representa quem ela, de fato, é. Uma ação clínica importante da TFC é reconhecer a mente como uma multimente com os seus múltiplos *selves*, compreender como a multimente organiza os padrões de atenção, pensamento e raciocínio, a imagem mental, a emoção sentida, a motivação, o comportamento e desenvolver um quarto *self*, o *self* integrador, denominado *self* compassivo (Gilbert, 2024b; 2024c; 2024d).

O *self* compassivo é um estado cerebral que opera a partir das motivações de cuidado, isto é, este *self* é capaz de reconhecer os estados de sofrimento e mobilizar as funções de cuidado e apoio, criando condições para regular as ameaças e, por consequência, o sofrimento. Segundo Gilbert (2024c), o *self* compassivo está associado ao conceito de uma autoidentidade, um *self* no qual procuramos nos transformar e pelo qual viver. Essencialmente, o processo de desenvolvimento do *self* compassivo estimula o paciente a criar, por meio de imagens, por exemplo, uma versão de si mesmo dotada de qualidades compassivas como sabedoria, coragem, bondade e compromisso com o cuidado. Em seguida, o convite é que o paciente imagine como seria ser, de fato, esse *self* compassivo, imaginando como ele sentiria o seu corpo a partir do *self* compassivo, no que prestaria atenção, que tipo de pensamentos teria, o que estaria motivado a fazer e como estaria motivado a se comportar (Gilbert, 2024c). A ideia central é ajudar o paciente a ir experimentando, se apropriando e corporificando os diferentes aspectos do *self* compassivo em situações de vida distintas (Matos, Duarte, Duarte, Gilbert & Pinto-Gouveia, 2017; Kolts, 2016). Nesse sentido, desenvolver o *self* compassivo não deve ser entendido como uma mera técnica a ser "aplicada" no paciente, mas como um processo de desenvolvimento de um estado cerebral motivado pelo cuidado.

## DESCRIÇÃO DA TÉCNICA

A psicoterapia é um recurso terapêutico que utiliza, dentre outros, o discurso verbal como mecanismo de mudança. Entretanto, muitos psicoterapeutas já reconhecem que é preciso empregar práticas variadas que sejam capazes de abranger as diferentes multidimensões do funcionamento dos indivíduos (Gilbert, 2024; Gilbert, 2020).

A TFC, por exemplo, vem compreendendo o processo psicoterapêutico como uma forma de neuropsicofisioterapia (Cozolino, 2017). A experiência da compaixão opera mudanças no sistema nervoso autônomo, conforme medido pela variabilidade da frequência cardíaca (Di Bello, Ottaviani, & Petrocchi, 2021), no sistema imunológico (Pace, Negi, Adame et al., 2009) e em vários circuitos neurais (Favre, Kanske, Engen, & Singer, 2021). Uma série de sistemas complexos do sistema nervoso central e autônomo operam os princípios da mentalidade de cuidado. Isso significa que, se os processos neuropsicofisiológicos não tiverem sido adequadamente desenvolvidos e fortalecidos, o engajamento e a ação compassiva irão falhar. Em suma, o *self* compassivo não conseguirá atuar nos momentos de necessidade de modo a auxiliar a lidar com o sofrimento (Gilbert, 2024c; Di Bello et al., 2021).

Nesse sentido, é importante compreender que desenvolver o *self* compassivo é um processo que envolve componentes fisiológicos e psicológicos, com fases diferenciadas e relacionadas, com a necessidade de recursos variados e bastante treinamento para a sua corporificação. Segundo Gilbert (2024a; 2024c), há poucas coisas na vida que podemos fazer sem treinar, e recrutar o sistema de cuidado por meio do *self* compassivo não seria uma exceção.

O importante trabalho *Compassion is not a benzo* (Di Bello et al., 2021) apontou que o engajamento no sofrimento pode ativar o sistema de ameaça e que a compaixão envolve a capacidade de se encontrar com o sofrimento, tolerá-lo e permanecer no encalço da intenção compassiva. A ativação do sistema de ameaça não constitui um problema, desde que o paciente tenha a habilidade para perceber a sua ativação e operar a troca de um estado cerebral baseado na ameaça (sofrimento) para outro baseado no cuidado (compaixão). É importante ressaltar que a troca de um estado cerebral pelo outro requer treinamento e corporificação. Para Gilbert (2024b), se tivermos uma mente que tem a coragem e sabedoria para a compaixão com um sistema nervoso autônomo equilibrado, teremos maior probabilidade de sermos capazes de trabalhar com as emoções difíceis. Além disso, poderemos nos recuperar mais rapidamente diante de situações dessa natureza. Por outro lado, se nos faltarem as competências compassivas haverá chances mais elevadas de nos perdermos ou até aumentarmos o sofrimento ao entrar em contato com ele.

Há seis competências para o engajamento e seis para a ação compassiva. As competências de engajamento são estímulos que apoiam a nossa habilidade de nos engajarmos em vez de nos desligarmos do sofrimento (sensibilidade, simpatia, tolerância ao estresse, empatia, abertura e não julgamento). Entretanto, é preciso estar atento ao fato de que a sensibilidade aumentada e engajamento no sofrimento podem estar associados a aumento nos níveis de estresse e na depressão (Gilbert, 2024c). Nesse sentido, enquanto psicoterapeutas, precisamos ir além do desenvolvimento das habilidades de sensibilidade e de observação. São as ações, o que de fato fazemos e como gerenciamos as experiências de sofrimento que serão de importância capital (Gilbert, 2024c). As seis competências que apoiam as ações e respostas compassivas são a competência de dirigir o foco de atenção, de utilizar as imagens mentais, de gerenciar o raciocínio, as emoções, o comportamento e os sentidos (sensorial). Neste capítulo, nos aprofundaremos na competência de utilizar imagens mentais para desenvolver o *self* compassivo.

## INTERVENÇÃO

O trabalho com as imagens mentais se inicia com uma psicoeducação útil acerca do que é e do que não é uma imagem mental (Kosslyn, Thompson, & Ganis, 2006). Caso o paciente não compreenda do que verdadeiramente se trata, todo o trabalho com as imagens pode vir a fracassar. Segundo Gilbert (2024c), uma imagem mental é uma representação mental sem aporte sensorial externo que tem o objetivo de estimular o cérebro e o corpo. Uma forma de psicoeducar os pacientes de maneira que eles possam compreender como as imagens impactam os estados corporais e emocionais é com a recuperação de memórias acerca de fantasias sexuais e vivências de emoções intensas como raiva ou alegria, por exemplo. Na fase psicoeducativa é recomendado utilizar a descoberta guiada a fim de ajudar o paciente a "re-sentir na pele" o que acontece no seu corpo quando determinadas imagens são trazidas intencionalmente à sua mente. Alguns pacientes podem sentir dificuldades com as imagens mentais por acreditarem que a imagem precisa ser perfeita. Isso não é necessário, o trabalho com as imagens mentais não necessita de cenas em alta definição, podem ser imagens fugazes. O mais importante é que as imagens tenham ressonância fisiológica, isso é que demostra que a imagem é significativa e útil (Gilbert, 2024c; Kolts, 2016).

Outro recurso bastante útil para que os pacientes compreendam os efeitos das imagens nos estados corporais e emocionais é explicando que a forma como nos imaginamos interagindo com os outros é fisiologicamente impactante. Segundo Gilbert (2024c), esta ideia pode ser facilmente experenciada na prática clínica ao pedirmos aos nossos pacientes que imaginem interações sociais diferentes, uma de cada vez, explorando com curiosidade cada uma dessas interações. É possível solicitar ao paciente que imagine a interação com um chefe intimidador, com uma pessoa amável ou saindo de férias com um amigo querido, por exemplo, sendo que outras interações podem ser imaginadas a depender do contexto do paciente. Em cada interação é importante explorar como seriam os estados mentais, emocionais e motivacionais. Por exemplo: "O que acha que aconteceria em seu corpo se você se imaginasse se defendendo de um chefe intimidador? O que você estaria pensando? Que tipo de sentimentos estaria experimentando? Que sensações físicas estariam mais evidentes? O que você estaria com vontade de fazer? Qual é a sua maior necessidade diante desta situação?" A mensagem essencial a ser comunicada com este tipo de exercício é sobre a possibilidade de estimular determinados estados corporais por meio do encorajamento de imagens de interação (Gilbert, 2024c; Kolts, 2016).

Os achados neurocientíficos apontam que as imagens mentais de cuidado impactam sistemas fisiológicos correlatos no cérebro e no corpo (Gilbert, 2024b; Di Bello et al., 2021). A TFC emprega o recurso das imagens de maneiras e fins variados, como a prática da cor compassiva, do lugar seguro, do eu compassivo e do ideal compassivo, por exemplo (Matos et al., 2017; Kolts, 2016). Neste capítulo focalizaremos como o trabalho com as imagens mentais de um ideal compassivo pode ser útil para o processo de fortalecimento do *self* compassivo. O ideal compassivo é uma prática em que nos imaginamos numa relação com um ser, humano ou não, dotado de intenções e qualidades que inspiram cuidado e compaixão, como sabedoria, amabilidade, força interior e coragem.

É importante ressaltar que quando nos propomos a auxiliar alguém a desenvolver o *self* compassivo não estamos falando de uma coisa só, mas de diferentes domínios da compaixão e diferentes competências para desenvolvê-la. Segundo Gilbert (2024c), quando estimulamos as pessoas a pensarem em um ser, figura ou personagem dotado de qualidades compassivas (ideal compassivo) ou uma versão de si mesmas com qualidades similares (eu compassivo) estamos encorajando-as a refletir sobre como seria experenciar um *self* compassivo. Como foi dito anteriormente, o desenvolvimento do *self* compassivo é um processo que não começa nem termina neste capítulo. Aqui está presente uma das competências úteis, o uso de imagens como foco no ideal compassivo, para auxiliar nesta construção.

No que se refere à prática clínica, espera-se que psicoeducação sobre as imagens mentais, a descoberta guiada com a recuperação de memórias e a imaginação de interações diferentes tenham criado as condições para que o paciente compreenda que as imagens são recursos poderosos para impactar os estados corporais, emocionais e motivacionais. O próximo passo é convidar o paciente a imaginar outra mente tendo intenções compassivas por ele e explorar a relação com essa mente/imagem por meio da descoberta guiada. Algumas possibilidades de investigação seriam, por exemplo: "Como você gostaria que essa mente ou imagem fosse? Seria uma mente/imagem humana ou não humana? Se humana, ele poderia imaginar uma expressão facial, um tom de voz, como estaria vestida? Se uma figura humana, seria feminina ou masculina? Que idade teria? Se não humana, o que seria: um animal, uma árvore, o que seria? Como você gostaria que sua imagem se relacionasse com você? Como você gostaria que a sua imagem o encorajasse quando as coisas estivessem difíceis? Como você gostaria que a sua imagem o entendesse? Como você gostaria que a sua imagem ajudasse a tranquilizá-lo?" Essas perguntas são ideias que podem ser expandidas e adaptadas para as necessidades de cada paciente. O ponto fundamental é que elas ajudem o paciente a criar sua imagem mental compassiva, única e personalizada para as suas demandas e, a partir disso, praticar a experiência de interação com ela (Gilbert, 2024c).

A imagem do ideal compassivo e a relação estabelecida com ele são construídas ao longo do tempo; é um processo e não um evento, que vai se refinando, se modificando e se completando. As práticas guiadas são oportunidades para promover o encontro do paciente com a sua imagem compassiva em psicoterapia. Esta ação terapêutica, juntamente com as demais descritas ao longo deste capítulo, são recursos úteis para auxiliar o desenvolvimento do *self* compassivo. Os pacientes terão diversas interações compassivas com as suas imagens até encontrarem aquela que melhor atende às suas necessidades. Segundo Gilbert (2024c), quando estamos em dificuldades e recorremos a alguém confiável e amável, a interação passa por diferentes fases, como validação, conexão e engajamento empático, podendo terminar com um abraço aconchegante que promove a tranquilização. Essas diferentes fases podem não ser constituídas todas de uma vez no trabalho com as imagens, por isso o treinamento contínuo é importante. Neste estágio de desenvolvimento do *self* compassivo é bastante útil disponibilizar para o paciente os áudios das práticas guiadas conduzidas em psicoterapia para que ele possa treinar em casa. As estruturas neuropsicofisiológicas da mentalidade de cuidado, como o ramo parassimpático do sistema nervoso autônomo e o nervo vago mielinizado, que promovem estados fisiológicos calmos e que possibilitam afiliações sociais de cuidado e compartilhamento, precisam estar fortalecidas para que o corpo possa apoiar a mente (Gilbert 2024b; Porges, 2017). Se esses processos estiverem imaturos, o *self* compassivo terá dificuldades em atuar nos momentos complicados, de modo a auxiliar a lidar com o sofrimento (Gilbert, 2024c).

É importante ressaltar que a imagem mental construída tenha significado e ressonância fisiológica capaz de estimular estados cerebrais de conexões e de cuidado. Outro aspecto relevante é que as imagens permitam experenciar a compaixão como validante, desenvergonhante, apoiadora e que proteja de ações prejudiciais (Gilbert, 2024c). A compaixão, em essência, se direciona para o comportamento útil e não prejudicial. Isso quer dizer que, ao sentir raiva, ansiedade ou tristeza, podemos intencionalmente buscar a compaixão; e ao nos sentirmos acolhidos e compreendidos podemos encontrar a sabedoria e a coragem para sermos assertivos, mas não prejudicialmente agressivos, amedrontados ou solitários.

## EXEMPLO CLÍNICO

A paciente Sara buscou psicoterapia devido ao sentimento de estar estagnada na vida e com muitos sintomas de ansiedade. Apesar de ser muito competente em sua profissão, ela tinha dificuldades para falar em público nas reuniões, defender os seus projetos e se posicionar, o que contribuía para que não ascendesse aos cargos de liderança para os quais estava tecnicamente preparada. Além disso, ela não conseguia obter a carteira de motorista devido à ansiedade intensa nos

**Quadro 1** Exemplo clínico

Nesta prática, iremos gerar em sua mente a imagem de um ideal compassivo. Comece assumindo uma postura confortável e estável, permitindo que os seus pés toquem o chão, alongue suavemente a coluna, relaxe os ombros e repouse as suas mãos sobre as suas pernas. Respire profundamente algumas vezes, inspirando pelo nariz e expirando pela boca. Respire algumas vezes no seu próprio ritmo, aproveitando-se dessas respirações para suavizar e relaxar o corpo além de refrescar a mente. E agora conecte-se com a sua respiração de calma, com um ritmo de respiração um pouco mais lenta e um pouco mais profunda do que você normalmente respira, descansando aí por alguns momentos. E lembre-se de que toda vez que a sua mente se distrair da respiração, você pode trazê-la de volta sem julgamento e sem lutar com os pensamentos, simplesmente trazendo-a de volta suavemente. Uma vez enraizada no corpo e na respiração, convido você a trazer à sua mente a imagem de algo ou alguém que para você personifica as qualidades da compaixão, pode ser a imagem de um ser humano que conheceu na vida, como um professor, um familiar, um amigo ou alguém muito sábio. Pode ser uma figura espiritual ou religiosa que você admira por sua compaixão e sabedoria, pode ser um símbolo, personagem ou imagem da natureza, como uma árvore frondosa e bem enraizada, o sol, o mar ou qualquer coisa que para você representa as qualidades da compaixão. Não se preocupe em gerar uma imagem perfeita, mas apenas uma imagem que lhe permita trabalhar nesta prática. Conforme você for praticando, essa imagem vai se aperfeiçoando. E pelos próximos instantes procure imaginar essa imagem na sua mente. É importante que você dê a essa imagem certas qualidades. Imagine que esse ser verdadeiramente quer ver você feliz e aliviar o seu sofrimento. Imagine também que esse ser possui grande força interior, que não se oprime por sua dor, mas que é capaz de permanecer presente, te ajudando, sustentando e estando totalmente ao seu lado. Imagine ainda que esse ser possui imensa sabedoria que adquiriu por experiência e pela compreensão profunda das dificuldades que os seres humanos enfrentam na vida. Esse ser, a partir de sua sabedoria compassiva, vê e compreende que todos, inclusive você, estão fazendo o melhor que podem com o que têm e compreendem. Então, imagine esse ser, essa fonte de compaixão, com muito afeto, amabilidade e uma grande capacidade de cuidado e abertura. Imagine-se diante dessa fonte de compaixão, sendo o receptor de toda essa energia compassiva, emanando um sentimento de compaixão incondicional por quem você é e como você é. Diante desse ser, você pode ser completamente compreendida em suas dificuldades e completamente aceita como é. Imagine que dessa fonte de compaixão emana grande motivação para que você esteja bem, que esteja em paz, que esteja feliz e livre do sofrimento. E você pode sentir a presença desse ser compassivo e sentir que ele se relaciona com você com uma profunda aceitação radical e incondicional. Imagine que, do centro desse ser compassivo, surgem as seguintes intenções: que você esteja bem, que esteja em paz, que esteja feliz e livre do sofrimento e que essas intenções vão entrando em você como uma luz, uma energia, uma brisa suave de modo suavizar o seu corpo e a sua mente. Esse ser compassivo habita dentro de si e você pode acessá-lo sempre que quiser ou que precisar ser inspirado pela sua força, sabedoria, amabilidade, coragem e aceitação radical. Permaneça na presença do seu ideal compassivo por alguns instantes, aproveitando o estar com ele. Quando você estiver pronto, você pode fazer algumas respirações profundas, se conectar com o seu corpo como um todo, com o seu ambiente, ir fazendo pequenos movimentos e ir abrindo suavemente os olhos. Você pode ir levando a sua prática para o final, se preparando para continuar o seu dia buscando manter um senso de presença e de compaixão.

exames de direção. Outro problema eram os relacionamentos afetivos, pois acreditava que não era suficientemente atraente e interessante. Na base de todos esses sofrimentos estava uma autocrítica intensa que mantinha o sistema de ameaça de Sara constantemente ativado.

Ao longo do processo terapêutico, Sara tomou conhecimento e experenciou vários recursos importantes da TFC, como os três sistemas de regulação emocional, os múltiplos *selves*, as mentalidades sociais e o ritmo de respiração calmante. Além disso, ela já possuía noções sobre a compaixão, a importância do *self* compassivo e já havia sido iniciada no trabalho com as imagens mentais. Especificamente, em relação ao trabalho com as imagens mentais do ideal compassivo, ela já tinha vivido as seguintes experiências: 1) psicoeducação acerca do que é e o que não é uma imagem mental e a questão da ressonância fisiológica; e 2) exploração da imagem do ideal compassivo via perguntas com descoberta guiada. Esses dois recursos foram úteis para ajudá-la a construir a sua imagem do ideal compassivo. Para Sara, a imagem que lhe foi útil foi a de uma sacerdotisa celta que portava as qualidades da sabedoria, amabilidade, bondade, coragem e compaixão. Sara leu *As Brumas de Avalon*, de Marion Z. Bradley em sua adolescência. Essa obra conta a história do Rei Arthur sob a perspectiva das mulheres, dentre elas, a gran-sacerdotiza Morgana do Lago, que apresentava características físicas similares às de Sara e um senso de protagonismo e coragem que inspirava a paciente.

Ter uma imagem mental, ou pelo menos um senso dela, auxilia na prática do ideal compassivo, que é uma prática de imagem que favorece o encontro do paciente com a sua imagem compassiva. Essa prática deve ser realizada e explorada em psicoterapia e, num segundo momento, o paciente pode receber o áudio da prática conduzida na sessão para praticar em casa. A seguir encontra-se a prática do ideal compassivo, conduzida com Sara (Quadro 1).

## PROBLEMAS DE APLICAÇÃO E SOLUÇÕES

Há pessoas que possuem dificuldades em "fazer" a imagem mental. Essa condição é denominada afantasia e abrange indivíduos com limitada ou nenhuma habilidade para visualizar. Pessoas nessas condições descrevem memórias com menor riqueza de detalhes, reduzida capacidade de imaginar o futuro e sonhos menos vívidos. Se o paciente em tratamento demonstrar dificuldades com a geração de imagens mentais é possível utilizarmos imagens que gerem impressões sensório-motoras em vez de um sistema visual. Por exemplo, para começar você pode perguntar ao seu paciente: "Podemos explorar o que acontece na sua mente quando você tenta trazer certas coisas a ela?". Se o paciente consentir, você pode criar uma experiência lúdica de modo a ajudá-lo a viver uma experiência de curiosidade em relação a sua própria mente. Para fazer isso, na prática, você pode perguntar ao seu paciente: "Em que aspectos o perfume de um lírio é diferente do odor do escapamento de um veículo?"; "Em que aspectos o som de um trovão é diferente do som do vento?"; "Em que aspectos tocar um veludo é diferente de fazer fricção com uma lixa?"; "Em que aspectos andar sobre pedras pontiagudas é diferente de andar sobre a grama?". Você pode adaptar tais questões para o que for mais acessível para o seu paciente e não se esquecer de explorar as sensações que os diferentes estímulos provocam nele. Reflita com o seu paciente que, se ele foi capaz de responder a essas perguntas, é provável que esteja empregando impressões sensório-motoras em vez de um sistema visual. Reforce que ele pode realmente não "visualizar" nada, mas que possui o senso de alguma coisa. Experimentar "um senso de compaixão" pode ser tão útil nessas condições quanto a imaginação de uma imagem (Gilbert, 2024c).

Um outro desafio que pode ocorrer quando nos propomos a trabalhar com as imagens mentais, especialmente a imagem do ideal compassivo, é se deparar com pacientes com um repertório de resposta do tipo "eu realmente não sei". Se isso ocorrer, considere abordar novamente os medos e bloqueios em relação à compaixão. Pode acontecer de alguns pacientes terem dificuldades nos primeiros dias, como experienciar uma imagem mental negativa, crer ser impossível imaginar outra mente sendo compassiva com ele ou improvável conseguir gerar uma imagem compassiva que não o trairia ou decepcionaria. Se isso ocorrer, ajude o paciente a examinar essas questões de maneira gentil e cuidadosa. Geralmente, esse tipo de ocorrência está relacionado a um sentimento de vergonha e desconexão. Nesse caso, a pergunta principal pode se transformar em: "Como você gostaria que sua imagem o ajudasse com a vergonha e o medo de proximidade?". Nesse contexto, Gilbert (2024c) alerta que, quando os terapeutas se deparam com esse tipo de dificuldade clínica, eles podem se tornar coniventes com a evitação, em vez de verem esses medos e bloqueios em ação, tratando-os como um tipo de evitação experiencial.

## REFERÊNCIAS

1. Cozolino, L. (2017). *The neuroscience of psychotherapy: Healing the social brain* (2nd ed.) (Norton Series on Interpersonal Neurobiology). W.W. Norton.
2. Di Bello, M., Ottaviani, C., & Petrocchi, N. (2021). Compassion is not a benzo: Distinctive associations of heart rate variability with its empathic and action components. *Frontiers in Neuroscience, 15*, 223. https://doi.org/10.3389/fnins.2021.617443
3. Favre, P., Kanske, P., Engen, H., & Singer, T. (2021). Decreased emotional reactivity after 3-month socio-affective but not attention-or meta-cognitive-based mental training: A randomized, controlled, longitudinal fMRI study. *NeuroImage, 118132*

4. Gilbert, P. (2024a). Terapia focada na compaixão: uma abordagem biopsicossocial embasada pela evolução. In P. Gilbert, & G. Simos (Orgs.). *Terapia Focada na Compaixão: aplicações e práticas clínicas*. Porto Alegre, RS: Artmed.
5. Gilbert, P. (2024b). As funções evoluídas das conexões de cuidado como uma base para a compaixão. In: P. Gilbert, & G. Simos (Orgs.). *Terapia Focada na Compaixão: aplicações e práticas clínicas*. Porto Alegre, RS: Artmed.
6. Gilbert, P. (2024c). Treino da mente compassiva: temas principais. In: P. Gilbert, & G. Simos (Orgs.), *Terapia Focada na Compaixão: aplicações e práticas clínicas*. Porto Alegre, RS: Artmed.
7. Gilbert, P. (2024d). A verdadeira força: usando a TFC no tratamento da raiva problemática. In P. Gilbert, & G. Simos (Orgs.). *Terapia Focada na Compaixão: aplicações e práticas clínicas*. Porto Alegre, RS: Artmed.
8. Kolts, R. (2016). *CFT made simple: A clinician's guide to practicing compassion-focused therapy*. New Harbinger.
9. Kosslyn, S. M., Thompson, W. L., & Ganis, G. (2006). The case for mental imagery. Oxford University Press. Matos, M., Duarte, C., Duarte, J., Pinto-Gouveia, J., Petrocchi, N., Basran, J., & Gilbert, P. (2017). Psychological and physiological effects of compassionate mind training: A pilot randomised controlled study. *Mindfulness, 8*(6), 1699-1712.
10. Pace, T. W., Negi, L. T., Adame, D. D., Cole, S. P., Sivilli, T. I., Brown, T. D., ... & Raison, C. L. (2009). Effect of compassion meditation on neuroendocrine, innate immune and behavioral responses to psychosocial stress. *Psychoneuroendocrinology, 34*(1), 87-98.
11. Porges, S. W. (2017). Vagal pathways: Portals to compassion. In: E. M. Seppälä, E. Simon Thomas, S. L. Brown, & M. C. Worline (Eds.). *The Oxford handbook of compassion science* (pp. 189-202). Oxford University Press.

# 38

# *Self* compassivo aplicado a dificuldades específicas do cliente

Carlos Alberto Dorneles Nonnenmacher

## DESCRIÇÃO DO PROBLEMA PARA O QUAL A TÉCNICA FOI FORMULADA

À medida que a terapia passa a contemplar o conceito e as práticas de acesso ao *self* compassivo e suas competências psicofisiológicas associadas, essa autoidentidade precisa ser aprofundada e fortalecida ao abordar diretamente as demandas relevantes ao cliente. Direcionar o *self* compassivo aos problemas da vida real é uma forma construtiva e colaborativa de tornar menos abstrato o conceito de compaixão ao cliente, aumentar seu repertório compassivo de acordo com suas necessidades e enriquecer os outros processos que farão parte da jornada terapêutica em terapia focada na compaixão (TFC) (Kolts, 2016; Kolts et al., 2018; Gilbert, 2020).

Enquanto o *self* compassivo do cliente é cultivado durante a psicoterapia, sua aplicação direta no contexto das suas dificuldades de saúde mental favorece oportunidades para se engajar, tolerar, integrar e transformar a experiência do sofrimento a partir da base segura que a motivação compassiva oferece (Gilbert, 2022a). Em vez de ter seu funcionamento centrado em estratégias de segurança (como evitação, agressão ou autocriticismo) ou intensas respostas emocionais (como raiva, ansiedade ou tristeza), o terapeuta busca fomentar, em uma simulação no contexto terapêutico, a alternância a uma mentalidade social focada em cuidado, sensível e responsiva ao sofrimento a partir de uma base psicofisiológica segura (Gilbert, 2020; Irons, 2019). Uma vez que clientes diferentes apresentam problemas diferentes, o intuito terapêutico é que o *self* compassivo seja um ponto de referência estável, acessível e concretamente implementável no contexto das dificuldades e necessidades do cliente e das suas relações (Kolts & Gilbert, 2018;

Kolts, 2016; Gilbert, 2022a, 2022b, 2020). A capacidade de incorporar um *self* compassivo e vê-lo como útil para lidar com dificuldades já esteve associada a maior compaixão por si e pelos outros (Matos et al., 2018), maior empatia, tomada de perspectiva e encorajamento (Basran & Gilbert, 2018).

## DESCRIÇÃO DA TÉCNICA

Existem diversas maneiras de operacionalizar e treinar o *self* compassivo com relação às dificuldades apresentadas pelo cliente, como diálogos clínicos baseados em descoberta guiada, metáforas, planejamento e realização de experimentos comportamentais (Gilbert, 2020; Kolts et al, 2018; Kolts, 2016). Contudo, desde os seus primórdios, a TFC prima pelo treino e veiculação da compaixão de maneira multimodal ao sofrimento, ou seja, a partir de métodos que contemplem diversas facetas da experiência compassiva: tom de voz, postura, expressão facial e pensamentos, atenção, imagens, sensações físicas e comportamentos compassivos (Gilbert, 2000; Irons & Gilbert, 2005). Por conta disso, neste capítulo serão abordadas duas intervenções vivenciais: uso de cadeiras para fornecer compaixão e uso de imagem mental para guiar comportamento compassivo.

Na TFC, tanto o uso de cadeiras como o uso de imagens mentais direcionados a dificuldades específicas possibilitam a maior ativação emocional, representação e aprofundamento de diferentes experiências, com especial ênfase ao *self* compassivo (Bell, 2022; Gilbert, 2020). Dessa forma, ao utilizar essas técnicas, é importante que a terapia já tenha contemplado práticas iniciais de acesso e construção do *self* compassivo. Apesar da existência de variações, ambas as modalidades de intervenção possuem fatores em comum, como a identificação e nomeação do sofrimento e dificuldades específicas, uso de práticas guiadas para corporificação psicofisiológica com o *self* compassivo e seus atributos, tomada de perspectiva e/ou uso de diálogo para auxiliar na integração e transformação da experiência de sofrimento na direção do bem-estar (Bell, 2022; Gilbert, 2022a; Tirch et al., 2014; Kolts, 2016). Vale ressaltar que na TFC essas intervenções não buscam fazer que o *self* compassivo elimine, anestesie, subjugue ou debata com as outras partes do *self* ou as emoções/os pensamentos associados. Em vez disso, o foco está em desenvolver uma postura sensível, validante a essas dificuldades, e uma nova perspectiva focada na diminuição do sofrimento, muitas vezes mais ampla, flexível e corajosa diante das ameaças percebidas (Kolts & Gilbert, 2018; Gilbert, 2020; Irons, 2019).

Durante o percurso dessas intervenções, o terapeuta segue atuando como facilitador, modelo e figura estável e segura para a experimentação e operacionalização da identidade compassiva em desenvolvimento do cliente para com suas dificuldades (Kolts, 2016; Bell et al., 2023). Além disso, o terapeuta fomenta e amplifica ativamente o *self* compassivo, guiando induções compassivas no corpo e mente, mantendo o foco na compaixão, repetindo e expandindo pontos cruciais, explorando as imagens, emoções, intenções, pensamentos e comportamentos compassivos (Bell, 2022; Gilbert, 2022a; Kolts & Gilbert, 2018).

## INTERVENÇÕES

No uso das cadeiras para aplicação do *self* compassivo (baseado em Bell, 2022; Kolts, 2016; Gilbert, 2020), o cliente é instruído a sentar-se em uma cadeira (C1) vazia e reviver um momento de sofrimento. Em seguida, passa para outra cadeira (C2) e é guiado em um exercício de indução ao *self* compassivo. Com o apoio do terapeuta, o *self* compassivo do cliente busca se sensibilizar com o sofrimento expressado na C1, desenvolver uma perspectiva compassiva e comunicar à C1 sua mensagem de cuidado, sabedoria e encorajamento. Em seguida, o cliente retorna à C1 e se imagina recebendo essa compaixão.

No trabalho com imagens mentais para direcionar o comportamento compassivo (baseado em Kolts et al., 2018; Gilbert, 2020; Tirch, 2012; Welford, 2012), após a identificação de uma situação causadora de sofrimento, o cliente é guiado em uma indução ao *self* compassivo. O terapeuta pede que se imagine na situação sendo o *self* compassivo e então explora como essa versão de si se relaciona com a experiência desafiadora. Em seguida, o cliente imagina o *self* compassivo sendo protagonista da situação, agindo motivado pela sua sabedoria e coragem. O terapeuta evoca emoções, intenções, foco atencional, pensamentos e comportamentos do cliente enquanto a imagem prossegue. Por fim, questiona o cliente sobre o impacto de treinar a perspectiva compassiva e busca formas de potencializar a prática para fora da sessão.

## EXEMPLO CLÍNICO

Lara é uma jovem adulta que buscou atendimento psicoterápico após o término de um relacionamento de dois anos. Criada em uma família afetivamente distante, passando por dificuldades em estabelecer amizades e sendo intimidada por colegas de escola, ela sempre se sentiu deslocada e solitária. No início da terapia, Lara sentia-se muito triste e desesperançosa quanto a seu futuro amoroso e, após o término, isolava-se socialmente. Com a progressão dos atendimentos, cliente e terapeuta estabeleceram uma aliança calorosa, um olhar compartilhado das suas dificuldades informado pela teoria subjacente da TFC e Lara já havia começado a realizar práticas compassivas, incluindo o acesso ao *self* compassivo.

## Uso de cadeiras para estender compaixão

No trecho a seguir, Lara chega cabisbaixa à sessão e relata ter experimentado tristeza intensa na noite anterior. Após uma breve validação do sofrimento da cliente, o terapeuta pede a permissão da cliente para fazer um exercício com o objetivo de direcionar seu *self* compassivo ao sofrimento. Após o aceite, sugere que ela se sente em uma cadeira vazia e "dê vida" aos sentimentos da véspera.

Terapeuta: Feche os olhos e tente se reconectar com aquele momento difícil... Lentamente, volte para o seu quarto na noite passada, conecte-se com as emoções no corpo, os pensamentos passando na mente... O que essa Lara quer dizer, o que ela pensa... o que se passa dentro dela?

Cliente: Eu me sinto tão sozinha... tem um peso aqui [aponta o estômago e chora]. Eu não vou ter ninguém, as coisas boas que eu tive no relacionamento, só são o passado... E agora eu só vou ficar aqui, na minha cama... não tem nada para mim lá fora, ninguém...

Terapeuta: Isso é difícil... é difícil se sentir assim, Lara. É um sentimento familiar, conhecido, não é? [Lara assente] [Com voz lenta e calorosa] Eu agradeço muito por compartilhar essa tristeza comigo, algo tão difícil. Podemos experimentar trazer um pouco da Lara Compassiva para esse sofrimento, naquela cadeira? [Aponta para outra cadeira e espera a cliente se sentar] Agora, antes de falarmos com a Lara de ontem, vamos nos conectar com o nosso corpo e mente compassivos, como temos feito. Feche os olhos e vamos começar pela nossa respiração... [Terapeuta guia cliente a acessar seu *self* compassivo – ver capítulos anteriores]. Abrindo os olhos, como Lara Compassiva, tente olhar nos olhos da Lara de ontem, sentada à sua frente [aponta para a cadeira vazia]... Ela se sente tão sozinha, tão desconectada, sem esperança. Como você se sente com relação a ela, o que tem vontade de fazer por ela?

Cliente: Me sinto mal por ela... Eu só queria... só queria ajudar, aliviar esse peso, diminuir essa dor...

Terapeuta: Tem sido difícil para ela, não é? Sendo sábia e cuidadosa, conhecendo-a, você acha que faz sentido esses sentimentos fazerem uma visita e serem difíceis agora? O que você acha que essa Lara está fazendo?

Cliente: Faz muito sentido, sim, ela se sentiu assim há tanto tempo... muitas coisas a fizeram se sentir assim. Como já falamos, até acho que era muito difícil não se sentir assim, com tudo o que já aconteceu... E muitas vezes realmente não teve ninguém a quem recorrer...

Terapeuta: Não é culpa dela se sentir assim... Ela queria tanto se sentir conectada. [cliente assente] O que você acha que ela precisa nesse momento?

Cliente: Um pouco disso que já estamos fazendo, eu acho... [sorri levemente] Sentir que alguém aceita ela se sentindo assim. E acho que se sentir mais conectada, sentir que tem alguém por ela.

Terapeuta: Muito bem, Lara, nós estamos aqui por ela. Agora – vendo como é difícil para a Lara de ontem, como faz sentido ser difícil, o que ela precisa – como você, Lara Compassiva, quer demonstrar essa sensibilidade a ela? Respire fundo e vá com calma, experimentando sua voz compassiva.

Cliente: [pausa, em voz lenta] Lara, eu sei que tem sido difícil. Muita gente se sente mais solitária depois de um término e esse sentimento já veio com coisas muito dolorosas antes. Coisas que não foram culpa sua. E eu sei que isso tira a esperança e a motivação, que você não quer se machucar mais. [pausa] Ter pessoas na vida é importante, e eu quero te ajudar a lembrar que você tem isso e ainda pode ter mais.

Terapeuta: Da sua perspectiva sábia, corajosa e comprometida com o bem-estar dela, o que você gostaria que ela soubesse e/ou se lembrasse nesses momentos difíceis? O que a Lara Compassiva quer encorajar para ela?

Cliente: Lara, as coisas estão difíceis, mas eu estou aqui para te ajudar a lembrar que há pessoas que se importam com você na sua vida. [pausa] Lembra da Joana [amiga que mandou mensagem depois que soube do término]? Ela está ali por ti. E lembra do primeiro término? Você se sentiu assim, mas você ainda conseguiu amigos e namorados. [pausa] Porque tem gente que gosta e se importa contigo.

Terapeuta: Isso é muito bonito, Lara. Faz sentido ela estar receosa, mas tem gente que se importa e quer estar com ela neste momento...

Cliente: Eles querem estar contigo. [vira para terapeuta e sorri] Acho que vou mandar mensagem para a Joana mesmo.

Terapeuta: Você acha que isso seria importante para a Lara de ontem experimentar? [sorri e aponta para a cadeira à frente].

Cliente: [para a cadeira à frente] Nós podemos experimentar, Lara. Mesmo agora, a gente pode ter alguém. [olhos brilham com lágrimas]

Terapeuta: Podemos voltar para a cadeira inicial? [a cliente troca de cadeiras] Feche os olhos e ouça o que a Lara Compassiva diz... Ouça as palavras e as intenções dela, o olhar dela... Como você se sente, Lara?

Cliente: Eu ainda estou receosa, mas... é tão bom ouvir alguém falar assim comigo. [a cliente abre os olhos] A dor ainda está aqui, mas agora tem outra coisa também. Um pouco de coragem, até esperança talvez.

## Imagem mental para guiar comportamento compassivo

Após o ocorrido no exemplo clínico anterior, Lara conseguiu utilizar seu *self* compassivo para diminuir seus comportamentos de isolamento social e ser mais validante e encorajadora diante do sentimento de solidão. Algumas semanas depois, ela saiu pela primeira vez com um rapaz que conheceu on-line. Apesar de considerar um passo importante e desejar um novo relacionamento estável, Lara chega ao atendimento da semana seguinte sentindo-se ansiosa diante da perspectiva de um novo encontro.

Cliente: [cliente sacode a perna] Eu acho que vou fazer papel de trouxa, sabe? Vou ficar falando e de repente vou parecer muito desesperada.

Terapeuta: Uau, deve estar sendo difícil pensar no próximo encontro! [aponta para a perna da cliente] Estamos sendo visitados pela nossa "mente de ameaças"? [a cliente assente] Além dessas preocupações, como é por dentro e por fora?

Cliente: Por dentro ficam essas preocupações, e de que vou me decepcionar e... [tenciona os ombros]. Por fora, dá vontade de fazer como no primeiro encontro: não falar muito de mim e evitar olhar nos olhos.

Terapeuta: Hum, entendo. Quase como se fosse: [tenciona os ombros e ergue as mãos] "melhor tomar cuidado, porque senão vou fazer papel de trouxa, vou me decepcionar"?

Cliente: Pois é. [pausa] E o pior é que eu gostei do primeiro e gosto da ideia de ter um segundo.

Terapeuta: Certo... Parece algo importante, mas é difícil se envolver. Me pergunto se a Lara Compassiva poderia nos trazer uma perspectiva de como seria enfrentar essas preocupações com o seu bem-estar em primeiro lugar. Podemos fazer um exercício de imagens a partir dela? [cliente assente] Certo, vamos começar pela postura e respiração... [Terapeuta guia cliente a acessar seu *self* compassivo – ver capítulos anteriores]. Agora, imagine-se vendo com sua mente compassiva sua versão prestes a ir ao próximo encontro. Respirando fundo, com coragem e sabedoria, como você se sente com relação a ela? O que quer fazer por ela?

Cliente: [pausa] Me sinto angustiada, chateada por ela. Sei que ela está empacada, e eu gostaria de ajudar a dar um passo adiante, sair e experimentar.

Terapeuta: Dessa perspectiva da Lara Compassiva, conhecendo a história e a mente humana da Lara, como você compreende o que está acontecendo?

Cliente: Acho que é mais uma vez o medo de estar sozinha, perder alguém importante. Faz sentido, é algo que está comigo há muito tempo. [pausa] E acho que tem aquilo de que já falamos: tentando me proteger, me afastar de uma possível rejeição quando eu estou envolvida com alguém.

Terapeuta: Nossas mentes podem ser tão complicadas, nos lembrando de medos antigos, tentando nos afastar do que já foi doloroso. Veja como é desafiadora a situação para a Lara. [pausa] Agora, imagine que você, Lara Compassiva, pudesse ser a protagonista da situação, que você é quem está prestes a sair para o próximo encontro. Sábia, forte e cuidadora, foque na sua postura, na respiração. Como você se sente diante do próximo encontro?

Cliente: [pausa enquanto respira profundamente e estabiliza postura] Um pouco menos ansiosa. Ainda sinto a tensão, mas não é a única coisa. Não estou calma, exatamente, mas mais estabilizada.

Terapeuta: Atuando nessa versão de si, o que acontece com sua atenção? Ela fica mais ampliada ou focada em uma coisa só?

Cliente: Eu percebo a tensão e ainda tem as preocupações, mas também tem outras coisas. Eu também lembro que gostei bastante do primeiro encontro e que isso é o que eu quero, conhecer pessoas. Que eu quero me conectar. [pausa, ri um pouco] E, sendo sincera, que eu achei ele bonito e que foi bom beijar alguém de novo.

Terapeuta: [rindo também] Ah, sim, são coisas boas de lembrar! Então, há a ansiedade ali, tudo bem, mas dentro de você também há todas essas outras coisas importantes. Como Lara Compassiva, você leva tudo isso consigo, mas você é quem decide, você quem tem as rédeas. Então, imagine-se dando mais um passo em frente. [pausa] Onde você está e o que você está pensando?

Cliente: Estou indo até onde marcamos o encontro. Quando chego lá, esperando-o, penso que isso é importante para mim, que eu estou sendo corajosa desde que comecei a conversar com ele. Que ele parece legal... e que estou experimentando, tenho o direito de conhecer pessoas sendo eu mesma.

Terapeuta: Excelente, Lara, imagine-se seguindo em frente com a situação. [a cliente narra a chegada do rapaz ao encontro]. Nesse momento, sendo sábia, focada no seu bem-estar e corajosa, qual é sua intenção?

Cliente: Agora a ansiedade aumenta um pouco. [pausa, respira] Quero deixar de ficar empacada e aproveitar para me conectar com alguém, mesmo que talvez não dê certo.

Terapeuta: Imagine-se fazendo isso, sem brigar com a ansiedade, apenas seguindo com sabedoria e coragem na direção que você quer.

Cliente: Eu o cumprimento e olho diretamente para o rosto dele [pausa]. Tento puxar um assunto do meu interesse dessa vez. "Você gosta de algum diretor de cinema? Eu gosto muito do Christopher Nolan." Depois, eu foco no rosto dele, e presto atenção no que ele diz. [pausa] Eu vou fazendo perguntas assim, algumas que havia pensado em fazer no primeiro encontro.

Terapeuta: Excelente, Lara! Vamos seguir um pouco mais adiante. Me conte um pouco mais do que a Lara Compassiva faz no encontro. [A cliente narra novas perguntas e contato visual. Terapeuta segue explorando pensamentos, foco atencional e sensações compassivas]. Como você se sente tendo feito isso tudo, enfrentado o medo? Deixe esse sentimento se espalhar e crescer por um momento.

Cliente: Ufa, foi difícil... mas eu fico feliz, um pouco orgulhosa e esperançosa.

Terapeuta: Você disse que queria se sentir mais conectada e aproveitar mais o encontro. Nós não temos como garantir como as coisas vão acontecer, é claro. Mesmo assim, como você se sente enfrentando esses temores, estando no encontro dessa maneira? Você acha que está de acordo com as suas necessidades?

Cliente: Sim. No final, é bom ter falado o que eu queria e não me "escondido" tanto. Desafiador, mas bom.

Terapeuta: Isso é muito bom de se ouvir, Lara. Podemos abrir os olhos agora. Você reconheceu suas necessidades e suas dificuldades e se encorajou a enfrentar a situação para ir na direção do que é mais importante para você. Isso é compaixão, isso é cuidado sábio e corajoso diante do sofrimento. Você acha que foi mais fácil fazer isso a partir da mentalidade mais "ameaçada" ou da Lara Compassiva?

Cliente: Com certeza da Lara Compassiva.

Terapeuta: Certo. Então, seria interessante planejarmos para se conectar com ela em situações assim fora da sessão. Até mesmo podemos usar nosso "ensaio" aqui como uma referência de compaixão, sabedoria e coragem. O que acha?

## PROBLEMAS E SOLUÇÕES

Muitos clientes podem apresentar, durante essas intervenções, medos, bloqueios e resistências, e a dupla terapêutica abordá-los é uma parte relevante da TFC, normalizando, conceitualizando e explorando (Gilbert, 2020). Pode ser útil evocá-los no trabalho com cadeiras/imagens, permitindo que o *self* compassivo se sensibilize e ampare também essa experiência (Bell, 2020).

Podem surgir problemas em aplicar o *self* compassivo a dificuldades porque o cliente inicialmente não se identifica totalmente com essa versão de si. O terapeuta pode normalizar essa experiência e, concomitantemente, encorajar a prática como parte de treino e experimentos graduais (Gilbert, 2020; Kolts, 2016). Para evitar superficialidade, é importante manter o caráter experiencial das intervenções, evocando imagens, sensações físicas, postura, expressão facial e tom de voz (Bell, 2020; Irons & Gilbert, 2005; Gilbert, 2000), bem como estimular a identificação com essa faceta do *self* como uma força e aliada aos valores de vida (Kolts & Gilbert, 2018; Gilbert, 2020; Tirch et al., 2014). Outros clientes podem sentir-se sobrecarregados pelas suas emoções de ameaça, alternando de cadeiras/*selves*/imagens involuntariamente. Nesse caso, vale a pena abordar esse fenômeno como natural ao processo de enfrentamento e tolerância às dificuldades, identificando-o, gentilmente voltando a atenção ao *self* compassivo quando possível e, quando necessário, dedicando-se a regular a intensidade das emoções (Kolts, 2016; Gilbert, 2020; Irons, 2019).

Alguns clientes podem ter poucas referências do que seu *self* compassivo poderia dizer, fazer ou atentar diante das dificuldades específicas. Por isso, é essencial que essas intervenções sejam aplicadas em um contexto psicoterapêutico no qual psicoeducação, diálogos socráticos e formulação individualizada de caso possam informar o *self* compassivo do cliente sobre as suas necessidades e possibilidades de cuidado efetivo (Gilbert, 2022b, 2020; Kolts & Gilbert, 2018). Durante as intervenções, o terapeuta ativamente ajuda a operacionalizar o *self* compassivo, podendo alternar o fluxo da compaixão (p. ex., "se fosse um amigo à sua frente passando pelo mesmo problema...") e contribuindo ou servindo de modelo compassivo quando necessário na imagem/cadeira (p. ex., "Posso tentar ajudar? Se fizer sentido o que eu disser, gostaria que repetisse ou falasse com as suas palavras...") (Bell, 2022; Bell et al., 2023; Kellogg, 2015; Kolts, 2016).

## REFERÊNCIAS


1. Bell, T. (2022). Compassion focused therapy chair work. In P. Gilbert & G. Simos (Eds.), Compassion focused therapy: Clinical practice and applications (pp. 445-458). Routledge. https://doi.org/10.4324/9781003035879-20
2. Bell, T., Montague, J., Elander, J., Pugh, M., & Gilbert, P. (2023). Bringing the inside out and the outside in: The therapeutic relationship in compassion focused therapy chairwork. *OBM Integrative and Complementary Medicine, 8*(3), 1-21. https://doi.org/10.21926/obm.icm.2303037
3. Gilbert, P. (2000). Social mentalities: Internal "social" conflicts and the role of inner warmth and compassion in cognitive therapy. In P. Gilbert & K. G. Bailey (Eds.). *Genes on the couch: Explorations in evolutionary psychotherapy* (pp. 118-150). Brunner-Routledge.
4. Gilbert, P. (2020). *Terapia focada na compaixão*. Hogrefe.
5. Gilbert, P. (2022a). Meeting the challenges of a multi-mind and the role of grieving. In P. Gilbert & G. Simos (Eds.), Compassion focused therapy: Clinical practice and applications (pp. 313-344). Routledge. https://doi.org/10.4324/9781003035879-11
6. Gilbert, P. (2022b). Formulation and fears, blocks, and resistances. In P. Gilbert & G. Simos (Eds.), Compassion focused therapy: Clinical practice and applications (pp. 207-239). Routledge. https://doi.org/10.4324/9781003035879-7
7. Gilbert, P., and Basran, J. (2018). Imagining one's compassionate self and coping with life difficulties. *EC Psychol. Psychiatry, 7*, 971-978.
8. Gilbert, P., & Irons, C. (2005). Focused therapies and compassionate mind training for shame and self-attacking. In P. Gilbert (Ed.). *Compassion: Conceptualisations, research and practice in psychotherapy* (pp. 263-325). Routledge.
9. Irons, C. (2019). *The compassionate mind approach to difficult emotions*. Hachette UK.
10. Kellogg, S. (2015). *Transformational chairwork: Using psychotherapeutic dialogues in clinical practice*. Rowman & Littlefield.
11. Kolts, R. (2016). *CFT made simple: A clinician's guide to practicing compassion-focused therapy*. New Harbinger.

12. Kolts, R. L., Bell, T., Bennett-Levy, J., & Irons, C. (2018). *Experiencing compassion-focused therapy from the inside out: A self-practice/self-reflection workbook for therapists.* Guilford.
13. Kolts, R., & Gilbert, P. (2018). Understanding and using Compassion-focused therapy in forensic settings. In A. R. Beech, A. J. Carter, R. E. Mann, & P. Rotshtein (Eds.), The Wiley Blackwell handbook of forensic neuroscience (pp. 725-754). Wiley Blackwell. https://doi.org/10.1002/9781118650868.ch28
14. Matos, M., Duarte, J., Duarte, C., Gilbert, P., & Pinto-Gouveia, J. (2018). How one experiences and embodies compassionate mind training influences its effectiveness. *Mindfulness*, 9(4), 1224-1235. https://doi.org/10.1007/s12671-017-0864-1
15. Tirch, D. (2012). *The compassionate-mind guide to overcoming anxiety.* New Harbinger Publications.
16. Tirch, D., Schoendorff, B., & Silberstein, L. R. (2014). *The ACT practitioner's guide to the science of compassion: Tools for fostering psychological flexibility.* New Harbinger.
17. Welford, M. (2012). *The compassionate mind approach to building self-confidence using compassion--focused therapy.* Constable & Robinson.

# 39

# Vergonha e terapia focada na compaixão: o trabalho com memórias emocionais

Bolivar Cibils Filho

## DESCRIÇÃO DO PROBLEMA PARA O QUAL A TÉCNICA FOI FORMULADA

A vergonha é uma emoção complexa e multifacetada, formada por sensações de inadequação, defectividade e rejeição social (Gilbert & Simos, 2022; Goffnett et al., 2020). Tais características são acompanhadas por tendências comportamentais de fuga e tentativas de esconder características tidas como socialmente indesejáveis (Matos & Steindl, 2020). Nesse aspecto, a vergonha é considerada primordialmente uma emoção social, tendo em vista que envolve a percepção de si e dos próprios comportamentos a partir da percepção do julgamento negativo interpessoal (Gilbert, 2009). Essa emoção é um fator de risco para uma série de problemas em saúde mental, sendo considerada um fenômeno transdiagnóstico presente em diferentes quadros clínicos como depressão, transtornos de ansiedade e transtornos alimentares (Goffnett et al., 2020; Gilbert & Miles, 2002). Compreende-se, ainda, que a vergonha pode impactar o curso do trabalho psicoterapêutico, visto que clientes podem esconder aspectos de si relevantes ao tratamento em função de se sentirem envergonhados em relação ao terapeuta (Gilbert & Simos, 2022). Tendo isso em vista, é de extrema importância a inclusão de ferramentas clínicas para trabalhar com esses indivíduos.

A terapia focada na compaixão (TFC) foi originalmente desenvolvida para o trabalho com clientes autocríticos e com níveis elevados de vergonha, compreendendo que o desenvolvimento de compaixão pode operar como um fator atenuante desses fenômenos (Gilbert, 2009). O modelo evolucionista da TFC compreende a função evolutiva da vergonha a partir da necessidade humana de conexão e pertencimento social (Gilbert, 2022). A vergonha teria sido selecionada evolutivamente por possibilitar, a partir do senso de inadequação, uma autorreflexão acerca de comportamentos individuais que poderiam ocasionar perda de atratividade social e exclusão do grupo (Gilbert, 2003). Além disso, essa emoção envolve dinâmicas de perda de hierarquia social e submissão, que, diante de disputas, inibiria comportamentos agressivos e hostis advindos de outros indivíduos. A TFC considera, ainda, o aspecto sociocultural da vergonha, discorrendo sobre a cultura da competição e da imposição de padrões sociais irrealistas que induzem a autocrítica (Gilbert & Simos, 2022).

No modelo teórico da TFC existe uma subdivisão entre dois tipos de vergonha: a vergonha externa, relacionada à percepção de existir negativamente na mente de outros como falho, defectivo e indesejado; e a vergonha interna, que se relaciona ao julgamento negativo direcionado para si e às dinâmicas de autocriticismo (Gilbert, 2009). Ambas as formas de vergonha estão ligadas ao sistema de defesa e foco em ameaças (*threat system*), retroalimentando a ativação desse sistema. Tal aspecto pode fazer que clientes fiquem presos em respostas de ameaça e evitem entrar em contato com suas necessidades, impedindo que tomem responsabilidade por mudar comportamentos que geram sofrimento (Kolts, 2016). Compreende-se que a experiência de altos níveis de vergonha por um prolongado período pode atuar como um bloqueio do sistema de afiliação e segurança (Irons & Beaumont, 2017). Além disso, o fato de que clientes comumente buscam esconder os aspectos dos quais possuem vergonha pode, em muitos contextos, afastá-los de relações significativas com outras pessoas (Irons & Beaumont, 2017). Essa perspectiva vai de encontro aos aspectos trabalhados na TFC, os quais preconizam o desenvolvimento de mentalidades afiliativas e o direcionamento para uma maior conexão social (Gilbert & Simos, 2022).

## DESCRIÇÃO DA TÉCNICA

Existem diferentes técnicas e abordagens para o manejo da vergonha na TFC (Irons & Beaumont, 2017; Kolt, 2016). Todas as técnicas para desenvolvimento de compaixão e do sistema de tranquilização são direta e indiretamente utilizadas no trabalho com clientes envergonhados, tendo em vista que a compaixão pode atenuar as respostas de vergonha e autocriticismo (Gilbert, 2009; Gilbert & Simos, 2022). Levando em consideração os aspectos trabalhados nos capítulos anteriores, optou-se pela descrição de uma técnica de uso do *self* compassivo como alternativa diante de uma experiência de vergonha.

Sugere-se que memórias de vergonha podem atuar de modo similar a memórias traumáticas, relacionando-se a respostas de estresse e ansiedade (Pinto-Gouveia & Matos, 2011). Nessas ocasiões, os exercícios imagísticos são recomendados, por envolverem a ativação perceptual de informações da memória e incluírem o uso de uma série de modalidades sensoriais, como aspectos visuais, auditivos, olfativos, táteis e emocionais (Naismith et al., 2019). Tendo isso em vista, o objetivo dessa técnica é conectar o cliente a uma memória de vergonha e, a partir disso, trazer à experiência o *self* compassivo. Para isso, solicita-se que o cliente possa se conectar com a experiência de vergonha a partir de uma memória, sendo explorados aspectos da própria experiência emocional. A partir disso, trabalha-se de maneira que o indivíduo consiga visualizar a vergonha como uma narrativa interna, ou como um lado de si que sente vergonha, e não como um rótulo generalista sobre si. Por fim, a técnica de imagem também é utilizada para conexão com o *self* compassivo, auxiliando o cliente a utilizar recursos imagísticos para se conectar com experiências sensoriais do seu sistema de tranquilização, possibilitando que este possa fornecer compaixão diante de sua experiência de vergonha (Matos & Steidl, 2020; Naismith et al., 2019).

## INTERVENÇÃO

### Técnica de imagem a partir de uma memória de vergonha e uso de *self* compassivo

- O terapeuta convida o cliente para a técnica e pede que feche os olhos e foque por alguns instantes na sua respiração. Em seguida, o cliente é convidado a trazer para sua mente uma situação na qual se sentiu envergonhado. Pode ser uma experiência do passado ou algo vivido recentemente, mas que necessariamente envolva a sensação de vergonha. O terapeuta pede que o paciente traga a memória de vergonha e se imagine nessa cena.
- Em seguida, o terapeuta pede que o cliente passe algum tempo imaginando essa cena. É indicado que o terapeuta possa fazer algumas perguntas sobre a situação: "Onde você estava? Com quem? O que as pessoas que estavam com você diziam? O que estavam fazendo e como olhavam para você?"
- A partir disso, pede-se que o cliente direcione a sua atenção interna para a experiência de vergonha. Algumas perguntas podem auxiliar:
  - Como e onde você sente a vergonha no seu corpo?
  - Como é a sua postura e expressão facial?
  - Quais pensamentos passam na sua cabeça?
  - O que você tem vontade de fazer?

Em seguida, o terapeuta convida o cliente a experienciar o seu *self* envergonhado – a parte que sente vergonha de si mesmo. Pede-se ao cliente que tente visualizar o seu *self* envergonhado em termos de postura, expressão, sensações, vontades e tente ver o mundo através das lentes do seu *self* envergonhado por alguns instantes. É pontuado para o cliente que a parte envergonhada é um lado e não uma verdade absoluta sobre si.

- Com a continuidade do exercício, o terapeuta pede que o cliente tire alguns minutos para se conectar com o seu *self* compassivo. Sugere-se que o cliente busque encontrar uma postura, ritmo de respiração, expressão facial e um tom de voz interno que sejam congruentes com esse lado, e que possam facilitar esse processo, buscando as qualidades de sabedoria, coragem e comprometimento com o seu bem-estar. Pede-se que o cliente possa adotar a perspectiva do seu lado compassivo.
- A partir disso, o terapeuta pede que o cliente traga novamente a memória de vergonha, mas a partir da perspectiva do *self* compassivo. O terapeuta pode perguntar ao cliente: "Como o seu *self* compassivo vê a sua parte envergonhada? O que o seu eu compassivo diria para a sua experiência de vergonha? Tente reconhecer os aspectos da humanidade compartilhada relacionada à experiência de vergonha, identificando-a como uma experiência natural e humana. Tente olhar para a parte de você que se sente envergonhada com cuidado, sabedoria e encorajamento." Assim, solicita-se que o cliente se conecte com as sensações advindas do *self* compassivo, sabendo que sempre pode acessá-lo em momentos de necessidade.

## EXEMPLO CLÍNICO

Com a finalidade de ilustrar a intervenção supracitada, será abordado um caso clínico. Joana é uma cliente de 20 anos, que buscou terapia por dificuldades nas suas relações interpessoais. A cliente relata ser tímida e ter dificuldade de interagir com os colegas na faculdade, sentindo-se deslocada em relação à turma. A cliente alega sempre ter tido poucos amigos durante a escola e ter experienciado situações de *bullying*, referindo ter sempre se sentido uma pessoa esquisita e desinteressante. Após alguns meses de trabalho, o terapeuta já conseguiu identificar aspectos de autocrítica e vergonha na cliente, bem como trabalhar o desenvolvimento do *self* compassivo. Nessa sessão, Joana refere ter ido a uma festa da faculdade na casa de uma colega e se sentido bastante envergonhada. O terapeuta pergunta se a cliente já havia se sentido dessa forma em outro contexto, e Joana compartilha uma memória de vergonha na escola.

T: Joana, queria lhe convidar a fechar os olhos e, por alguns instantes, focar na sua respiração.

T: Agora, queria pedir que você tente trazer para a mente essa situação na escola. O primeiro impulso pode ser querer evitar essa experiência, mas busque, de uma forma gentil, não evitar. Por mais desconfortável que essa situação tenha sido, tente olhar para ela, permitindo-se sentir o que surgir a partir dela. Estarei junto com você durante esse processo. Podemos tentar?

C: [A paciente assinala que sim com cabeça]

T: Agora que essa cena está em sua mente, gostaria que você visualizasse onde você estava, que pessoas estavam com você, o que você estava sentindo... Tire alguns momentos para isso. O que você vê?

C: Eu estou chegando na entrada do ginásio onde fazíamos a aula de educação física. Minhas colegas já estão ali e ficam me olhando entrar.

T: Elas têm alguma expressão facial ou falam alguma coisa?

C: Elas me olham com uma cara de julgamento. Eu recém tinha colocado a roupa para fazer exercício e parece que elas estão olhando para as minhas pernas. Eu até vejo algumas rindo e comentando algo, que acho que é sobre mim.

T: E elas falam algo?

C: Nenhuma delas fala nada. Mas me olham com uma cara de julgamento. Tenho certeza de que elas estavam pensando que meu corpo é horrível. Minhas pernas são muito brancas e cheias de celulite.

T: Deve ter sido difícil passar por isso, Joana. Queria saber como você estava se sentindo nessa situação.

C: Ah, eu tava morrendo de vergonha. Queria me esconder, fugir dali. Ou colocar uma roupa que cobrisse o meu corpo.

T: Onde você sente isso?

C: Eu sinto um desconforto na região do peito e um calor no rosto. E fico meio com os ombros para dentro de tão tensos, como se eu quisesse esconder o meu peito.

T: Entendi. E tem algo passando pela sua cabeça?

C: Que as pessoas estão olhando para mim. Que eu sou toda desajeitada, não faço o exercício direito. Que meu corpo não é certo para usar essa roupa. As meninas estão olhando e comentando "quem ela pensa que é para estar aqui?".

T: Essa é a experiência de sentir vergonha. Por mais desconfortável que seja, queria pedir que tente senti-la com atenção, percebendo as sensações que isso gera no seu corpo. Percebendo esse lado seu que sente vergonha, tentando ver as coisas por essa parte envergonhada de si. Consegue descrever como é isso?

C: É uma sensação de querer me esconder. Como se eu fosse muito pequena. Só quero fugir.

T: Deve ser desconfortável experienciar isso. Como falamos em outros momentos, esse é apenas um lado que conta essas coisas sobre si e que se sente dessa forma. Agora, aos poucos, queria pedir que você tente mudar a sua postura. Queria pedir a você que tirasse alguns instantes para se conectar com o seu *self* compassivo. Tente lembrar de todos os aspectos que trabalhamos em relação a isso nas nossas sessões. Buscar uma postura gentil, um ritmo de respiração tranquilo e uma expressão facial amigável pode ajudar... Quando você conseguir achar o tom interno do *self* compassivo, tente ver novamente a experiência, mas a partir desse lado de você. Como o seu *self* compassivo enxerga isso?

C: Acho que ele olha para o meu lado envergonhado com cuidado. Ele diria pra Joana envergonhada de 12 anos que a entende por se sentir assim, é um contexto difícil mesmo. As colegas dela podem mesmo agir de maneira complicada, mas que isso não diz nada sobre ela.

T: Entendi. E o que o *self* compassivo sente em relação a ela? Ele quer fazer algo?

C: Algo a ver com cuidado mesmo. Uma vontade de dar um abraço e acalmar. Dizendo que não tem nada de errado com ela, existem pessoas que a amam muito e veem uma série de qualidades nela. Acho que ele diria que ela é uma menina incrível.

T: Como é ouvir isso?

C: Me dá um alívio muito grande. Até me emociona ouvir. Consigo me sentir um pouco menos inadequada e isso me deixa mais calma.

T: Ótimo, Joana. Tente se conectar com essa sensação de calma e encorajamento, sabendo que você sempre pode recorrer a ela quando precisar. Aos poucos, vá focando nos sons do ambiente e pode abrir os olhos.

## PROBLEMAS DE APLICAÇÃO E SOLUÇÕES

Alguns aspectos podem ser observados como dificuldade nessa técnica. O primeiro ponto diz respeito à própria abertura e disposição do cliente para realizá-la. Acredita-se que indivíduos mais inflexíveis e com altos níveis de autocriticismo podem inicialmente achar técnicas imagísticas "bobas" ou pouco úteis. Nesses casos, a própria autocrítica do cliente pode atrapalhar a realização do exercício. Sendo assim, é necessária uma avaliação funcional do *self* crítico do cliente diante da experiência de realização do próprio exercício, concomitantemente ao trabalho com *mindfulness*, visando a uma postura de abertura e não julgamento diante da tentativa de realização do exercício. Além disso, clientes com uma hiperativação do sistema de ameaças podem encontrar dificuldades em se conectar com a prática. Nesse caso, sugere-se que sejam realizados exercícios de respiração e *grounding*, como o ritmo de respiração tranquilizante, antes da prática (Irons & Beaumont, 2017; Gilbert & Simos, 2022). Outro aspecto importante diz respeito à memória trazida pelo cliente. Alguns indivíduos podem ter de fato experienciado situações traumáticas e, ao serem convidados para o exercício, acabam acessando essa memória. É recomendado que experiências traumáticas sejam avaliadas previamente, bem como já se tenha realizado o trabalho com estratégias de regulação emocional. O trabalho com memórias de vergonha é uma técnica para um estágio intermediário do processo psicoterapêutico, demandando que já tenha sido realizada uma boa psicoeducação da vergonha. Isso torna-se essencial, partindo do pressuposto de que clientes podem se autocriticar ou se envergonhar pelo julgamento de sua própria experiência de vergonha (Kolts, 2016). Um dos aspectos principais consiste na compreensão de que a vergonha faz parte da experiência humana compartilhada e no desenvolvimento de compaixão por esse aspecto de si. É essencial a compreensão de que vivemos em uma cultura que estimula competição e padrões irreais, facilitando que vivamos experiências de inadequação, autojulgamento e vergonha. Clarificar isso aos clientes possibilita o estabelecimento de compaixão pelo seu próprio funcionamento e abertura para o trabalho comprometido com direções que estejam alinhadas com seu bem-estar e seus valores. Por fim, alguns clientes podem ter dificuldade em acessar o seu *self* compassivo, após a experiência de vergonha. Nestes contextos, o terapeuta pode auxiliar o cliente, sendo um modelo de compaixão diante da experiência de vergonha e atuando como um guia auxiliar para o seu *self* compassivo.

## REFERÊNCIAS


1. Gilbert, P. (2003). Evolution, social roles, and the differences in shame and guilt. *Social Research: An International Quarterly*, *70*(4), 1205-1230.
2. Gilbert, P. (2009). Introducing compassion-focused therapy. *Advances in psychiatric treatment*, *15*(3), 199-208.
3. Gilbert, P., & Miles, J. (Eds.). (2002). *Body shame: Conceptualisation, research, and treatment.* Psychology Press.
4. Gilbert, P., & Simos, G. (Eds.). (2022). *Compassion focused therapy: Clinical practice and applications.* Routledge.
5. Goffnett, J., Liechty, J. M., & Kidder, E. (2020). Interventions to reduce shame: A systematic review. *Journal of Behavioral and Cognitive Therapy*, *30*(2), 141-160.
6. Irons, C., & Beaumont, E. (2017). *The compassionate mind workbook: A step-by-step guide to developing your compassionate self.* Robinson.
7. Kolts, R. L. (2016). *CFT made simple: A clinician's guide to practicing compassion-focused therapy.* New Harbinger Publications.
8. Matos, M., & Steindl, S. R. (2020). "You are already all you need to be": A case illustration of compassion-focused therapy for shame and perfectionism. *Journal of Clinical Psychology*, *76*(11), 2079-2096.
9. Matos, M., Pinto-Gouveia, J., & Martins, S. (2011). O Impacto Traumático de Experiências de Vergonha: Estudo das propriedades psicométricas da versão portuguesa da Impact of Event Scale-Revised. *Psychologica*, (54), 413-438.
10. Naismith, I., Ferro, C. D., Ingram, G., & Leal, W. J. (2019). Compassion-focused imagery reduces shame and is moderated by shame, self-reassurance and multisensory imagery vividness. *Research in Psychotherapy: Psychopathology, Process, and Outcome*, *22*(1).

# 40

# O trabalho com as cadeiras para a autocrítica a partir da terapia focada na compaixão

Taisa Borges Grün

## DESCRIÇÃO DO PROBLEMA PARA O QUAL A TÉCNICA FOI FORMULADA

A autocrítica é o processo de autoavalição negativa (Wakelin, Perman & Simons, 2021). Tem sido definida como um fenômeno transdiagnóstico que tem um importante papel no desenvolvimento e manutenção de vários problemas de saúde mental (p. ex., Gilbert, 2022; Vidal & Soldevilla, 2023; Kannan & Levitt, 2013).

Segundo Gilbert (2022), a autoavaliação está composta por diferentes processos, incluindo automonitoramento, autoculpa e autocrítica, os quais podem ser úteis ou prejudiciais para nosso desenvolvimento, saúde mental e bem-estar. Dependendo da maneira como os realizamos, estes processos podem nos conduzir ao autoataque, associado a memórias de traumas, medos, vergonha e subordinação. Ou, por outra parte, podem levar a autocorreção compassiva e autoconfiança, associadas a memórias úteis de outras pessoas que nos ajudaram ou a competências pessoais.

Segundo Gilbert (2009, 2022), pessoas que são muito autocríticas ativam continuamente o sistema de ameaça e proteção enquanto hipoativam o sistema de tranquilização. A autocrítica está associada a monitorar situações de risco para o *self*, como, por exemplo, diante da reativação de uma memória de vergonha ou em uma situação potencial para vergonha, rejeição ou exclusão.

Existem duas dimensões da autocrítica propostas por Gilbert et al. (2004) e avaliadas por meio de duas escalas (*Forms of Self-Criticising/Attacking & Self--Reassuring Scale* – FSCRS): uma delas chamada de "*self* inadequado" para indicar uma autocrítica que se concentra em um sentimento de inadequação pessoal, necessidade de se desenvolver e fazer melhor, que está ligada a preocupações competitivas. A segunda forma, chamada de "*self* odiado", é mais prejudicial e está ligada ao ódio por si mesmo e ao desejo de não melhorar aspectos do *self*, mas livrar-se deles (Wakelin, Perman & Simons, 2021).

Além disso, a autocrítica pode assumir diferentes formas, isto é, a maneira como as pessoas expressam suas emoções ligadas à autocrítica pode variar enormemente. Esta expressão pode estar associada à frustração ou à raiva por cometer erros, incluindo gestos como bater as mãos ou quebrar objetos. Outras pessoas podem sentir ansiedade diante de um fracasso por acreditarem que podem e devem ser melhores, podem sentir que se decepcionaram ou decepcionaram a outras pessoas importantes. Não necessariamente as pessoas autocríticas têm uma visão negativa de si mesmas, mas é frequente a crença subjacente de que é importante "ser duro consigo mesmo" para não perder o controle e seguir se desenvolvendo (Gilbert, 2022).

Já as formas de expressão mais severas da autocrítica estão associadas a emoções de ódio e nojo por si mesmas, incluindo o desejo de eliminar partes de si mesmo e/ou comportamentos de automutilação. Esta forma de expressão é mais patogênica e pode estar ligada a história de abuso ao longo da vida. Por isso, clinicamente é importante explorar a natureza da raiva que o paciente apresenta, distinguindo entre frustração, vingança e nojo/raiva. As formas mais severas de autocrítica também estão associadas a vergonha interna, com sentimentos de incompetência, não ser bom o suficiente, inferior ou indesejado (Gilbert, 2022).

A origem destas formas prejudiciais de autocrítica com frequência está relacionada a experiências de vergonha, rejeição e exclusão social ao longo da vida. É comum escutarmos histórias de pacientes que cresceram em famílias críticas, ambientes abusivos ou que tiveram experiências com pares, como ter vivido situações de *bullying*, que podem conduzir a medo de rejeição, perfeccionismo, autocrítica e outros problemas mentais na vida adulta (Gilbert, 2022).

A autocrítica é uma característica central em muitos problemas de saúde mental. Níveis elevados de autocrítica estão associados à psicopatologia e a piores resultados terapêuticos (Wakelin, Perman & Simons, 2021). Werner et al. (2019) realizaram uma revisão que analisa a correlação entre autocrítica e psicopatologia. A autocrítica está positivamente relacionada com sintomas depressivos, psicóticos, ansiedade social, transtornos alimentares e de personalidade. Portanto, a autocrítica é uma forma de relacionamento consigo mesmo que aparece em diversas dificuldades de saúde mental, constituindo um fator de vulnerabilidade para o desenvolvimento desses problemas. Por esta razão tem sido considerada uma dimensão transdiagnóstica.

As intervenções focadas na autocompaixão foram desenvolvidas para abordar explicitamente a autocrítica (Wakelin, Perman & Simons, 2021). Um estudo de metanálise recente (Vidal e Soldevilla, 2023) buscou verificar a eficácia da terapia focada na compaixão em diminuir o autocriticismo. Os resultados apontaram que tanto os ensaios controlados como os estudos observacionais incluídos confirmaram a hipótese inicial: a TFC produz diminuições no nível de autocrítica e aumentos na capacidade de experimentar tranquilização. Os resultados desta metanálise concordam com pesquisas anteriores que mostram que o desenvolvimento da compaixão traz benefícios para a saúde mental (p. ex., Wakelin, Perman & Simons, 2021; Kirby, Tellegen & Steindl, 2017; Andersen & Rasmussen, 2017; Pol et al., 2024).

Via de regra, foram encontradas maiores reduções na autocrítica quando as intervenções relacionadas à autocompaixão foram mais longas e comparadas com controles passivos em vez de ativos (Wakelin, Perman & Simons, 2021). Entretanto, mesmo uma intervenção breve de duas horas em TFC para pais mostrou-se promissora tanto por melhorar a forma como se relacionam consigo, como também para melhorar os estilos parentais e os resultados nas crianças (Kirby, Hoam & Ramos, 2023).

## DESCRIÇÃO DA TÉCNICA

O trabalho com as cadeiras não é exclusivo da terapia focada na compaixão e tem sido utilizado em diferentes abordagens ao longo dos anos, com suas origens no psicodrama, sendo utilizado na Gestalt terapia, terapia do esquema e terapia focada na emoção. O trabalho consiste em solicitar ao cliente que se movimente entre cadeiras com variados objetivos terapêuticos (Bell, 2022).

Para o presente capítulo, apresentaremos o trabalho com as cadeiras para a autocrítica, mas a TFC também adaptou o trabalho com as cadeiras para outros objetivos terapêuticos, a saber: autocompaixão com duas cadeiras e múltiplos *selves* para abordar diferentes emoções baseadas em ameaças. Apesar de abordar diferentes *selves* durante esta prática, o foco central do trabalho com as cadeiras para a TFC é construir os sentimentos, tolerância, sabedoria e fortalezas do *self* compassivo. Estes requisitos são construídos ao longo de todo o processo terapêutico e do treino da mente compassiva, que incluem diferentes estratégias para estimular os sistemas fisiológicos que estão associados ao cuidado em mamíferos, os quais contribuem para a regulação da nossa frequência cardíaca, experiências de segurança interpessoal e estados mentais que conduzem à compaixão. A prática compassiva cria as condições biopsicossociais ideais para abordar e gerir conflitos externos ou internos, a partir de uma base segura que permite explorar e abordar experiências relacionadas a ameaças (Bell, 2022).

Com relação ao trabalho com as cadeiras para a autocrítica, é possível explorar e transformar a natureza das relações internas do cliente por meio de uma estratégia experiencial. Parte importante do exercício envolve evidenciar o *self* crítico e o impacto da autocrítica na relação interna do cliente com ele mesmo por meio da mentalidade social de competição e hierarquia. A troca entre as cadeiras facilita a mudança de uma motivação competitiva do *self* crítico para uma motivação de cuidado a partir do *self* compassivo. Então o cliente pode experimentar esta relação consigo próprio por meio de uma conversa compassiva mesmo em situações nas quais o sistema de ameaça estiver ativado. Todo o exercício, incluindo as diferentes cadeiras, o movimento entre elas e os diálogos a partir das diferentes perspectivas, permite ao cliente uma compreensão pro-

**Quadro 1** Passos para o trabalho com as cadeiras para a autocrítica*

| |
|---|
| 1. Identificar uma situação recente na qual a autocrítica esteve presente. |
| 2. Trazer duas cadeiras extras para a prática, totalizando três cadeiras: uma para o *self* crítico, a segunda para o *self* criticado e a terceira para o *self* compassivo. |
| 3. O exercício começa com a primeira troca de cadeira. O terapeuta solicita que a cliente se conecte com o *self* crítico, adaptando sua postura, tom de voz, emoções e motivações. Por meio da descoberta guiada, o terapeuta faz perguntas para conduzir a prática. |
| 4. O cliente troca para a segunda cadeira e assume a posição do *self* criticado. A terapeuta encoraja o cliente a explorar a experiência de ser criticado. |
| 5. O processo anterior pode ser repetido, retornar ao *self* crítico e ao *self* criticado, para entrar em contato com as experiências uma segunda vez. Lembre-se que aqui, diferentemente de outras terapias, o objetivo não é gerar um diálogo entre o *self* crítico e o *self* criticado, mas compreender o impacto da hostilidade da autocrítica e a mudança nos sistemas motivacionais. |
| 6. O cliente é convidado a passar para a terceira cadeira. Neste momento a terapeuta conduz o acesso ao *self* compassivo por meio de práticas de respiração e compassivas já treinadas anteriormente com o cliente. É importante dedicar mais tempo nesta etapa para permitir que a cliente possa fazer a transição para a motivação compassiva. |
| 7. A partir da perspectiva do *self* compassivo, o cliente é convidado a relatar o que observou da interação entre os outros *selves*, demonstrar empatia, cuidado e suporte ao *self* criticado. |
| 8. A partir do *self* compassivo, o cliente pode ser convidado a reconhecer os medos e seu funcionamento defensivo de maneira compassiva. |
| 9. Nesta etapa é possível construir alternativas para o manejo de situações semelhantes futuras, a partir do *self* compassivo, incluindo frases que possam auxiliar o cliente a recordar a prática no futuro. |
| 10. Finalizar a prática, conversar com a cliente sobre a experiência e aprendizados. Sugere-se que o cliente também tome nota dos pontos importantes ou escreva uma pequena carta compassiva a partir da experiência para consultar no futuro. |

* Este exercício não é indicado se a voz crítica for a voz internalizada de um abusador ou se estiverem presentes memórias traumáticas intrusivas. Em tais casos, avaliar a utilização de outro exercício com cadeiras com objetivos terapêuticos diferentes ou intervenções focadas no trauma. Fonte: adaptado de Bell (2022).

funda da mente e do corpo sobre os impactos da autocrítica e os benefícios de uma abordagem compassiva sobre o sofrimento humano.

O trabalho com as cadeiras pode ser adaptado para uma sessão de terapia on-line, desde que sejam tomados alguns cuidados, a saber: o cliente necessariamente precisa ter disponíveis três cadeiras para o exercício e a câmera do paciente deve ficar posicionada de tal modo que a terapeuta possa visualizar o cliente sentado em todas as cadeiras, bem como suas expressões faciais e corporais. Assim como em qualquer sessão realizada de modo on-line também é necessário que a cliente se encontre em um ambiente reservado, tranquilo e livre de interrupções, com boa conexão à internet, imagem, áudio e iluminação de qualidade suficientes.

## INTERVENÇÃO

O trabalho com a autocrítica teve início quando Gilbert (2009), então terapeuta cognitivo-comportamental, observou que muitos pacientes com altos níveis de autocrítica não melhoravam significativamente com a terapia cognitivo-comportamental porque, embora pudessem trocar suas crenças negativas por outras mais adaptativas, eram incapazes de se sentirem aliviados e tranquilos.

Ao longo dos anos, para o trabalho com a autocrítica foram desenvolvidos diferentes passos e estratégias, mas parte importante do processo é entender a função que ela desempenha na vida da pessoa. A autocrítica pode desempenhar diferentes funções aprendidas em nossa história de vida e, a menos que possamos entender quais são elas, não será possível realizar uma mudança significativa neste sentido. Pode estar relacionada ao autoaprimoramento, ao ódio a si mesmo ou a silenciar-se, para citar alguns exemplos, e deve ser abordada de acordo a sua função (Gilbert, 2022).

Neste sentido, antes de aplicar qualquer técnica, incluindo o trabalho com as cadeiras, é preciso preparar o terreno e ajudar os clientes a dar alguns passos prévios. Inicialmente, reconhecer o grau e a natureza da ameaça que a desencadeia, as emoções envolvidas e a motivação para a autocrítica. E aqui deve-se ter cuidado para não confundir processos de autoataque com autocrítica útil ou com a ideia de que a crítica com base na vergonha pode ser benéfica quando se origina em um sistema de processamento muito diferente ao de cuidar. A capacidade de ver como e por que uma autocrítica hostil não é útil faz parte da terapia. Formas encorajadoras e úteis de autocrítica raramente nos deixam ansiosos ou deprimidos, ao passo que formas hostis podem fazê-lo. Quando é útil, proporciona sabedoria, coragem e apoio para enfrentar dificuldades (p. ex., tem função de base segura). Então ajudamos o cliente a distinguir essas funções e texturas emocionais (Gilbert, 2022).

A partir daí, o trabalho com a autocrítica pode ser pensado em duas frentes: por um lado, a redução da hostilidade autodirigida; e, por outro, o desenvolvimento de habilidades para gerar calma e acolhimento, que podem atuar como um antídoto para o sentimento de ameaça (Gilbert & Procter, 2006; Vidal & Soldevilla, 2023). Com relação à redução da autocrítica, alguns caminhos possíveis são (Gilbert, 2022):

- Psicoeducar o cliente sobre o funcionamento da nossa mente, mentalidades sociais e estados do cérebro a partir da perspectiva evolutiva e das neurociências.
- Psicoeducar o cliente para perceber que a autocrítica pode ser prejudicial (como foco na ameaça) ou útil (com foco no cuidado), dependendo da mentalidade social funcionando naquele momento (p. ex., mentalidade de competição ou de cuidado).
- Fazer uma análise funcional completa atual e da história de aprendizagem dos medos e autocrítica para ajudar os clientes a ver a extensão e a natureza das consequências da autocrítica baseada na vergonha.
- Ajudar o cliente a lidar com frustrações e decepções como parte do processo natural da vida.

Para o desenvolvimento de calma, acolhimento e compaixão, algumas estratégias possíveis são (Gilbert, 2022):

- Comparar o funcionamento e consequências da autocrítica hostil com a autocorreção compassiva para que os clientes realmente tenham uma noção quanto às diferentes nuances, entendam como mudar estados cerebrais e pratiquem a autocorreção compassiva.
- Praticar gradualmente estratégias experienciais e de imagens mentais para desenvolver o *self* compassivo.
- Desenvolver compaixão pelos "medos por trás do processo de autocrítica", incluindo a escrita de cartas compassivas para si mesmo.
- Quando for útil, usar o trabalho com cadeiras e atuação para maior envolvimento emocional.

## EXEMPLO CLÍNICO

O exemplo clínico a seguir está baseado no caso de uma mulher, aqui chamada Marina (nome fictício), 28 anos, estudante de doutorado, solteira, sem filhos.[1] A cliente encontra-se estudando na França e tem sentido dificuldade de se adaptar à cultura e cultivar relações significativas. Ela apresenta uma autocrítica associada a inadequação pessoal e cobrança intensa por ser melhor e se desenvolver, que tem se manifestado em diferentes contextos ao longo da vida, trazendo consequências indesejadas como estresse, conflitos interpessoais e dificuldade de autocuidado. Para o trabalho com as cadeiras para a autocrítica, cliente e terapeuta selecionaram uma situação recente na qual ela recebeu um *feedback* severo de sua orientadora para ser abordado.

Terapeuta: Então, Marina, esta situação que você acaba de relatar com a sua supervisora me parece um bom exemplo pra gente compreender um pouco mais o seu *self* autocrítico e construir estratégias alternativas mais compassivas. Ao longo das nossas sessões já compreendemos a função e as consequências indesejadas da autocrítica na sua história e viemos praticando diferentes exercícios para desenvolver seu *self* compassivo. Na sessão de hoje gostaria de te convidar a praticar o trabalho com as cadeiras para a autocrítica. É uma prática experiencial como outras que já realizamos aqui, na qual vamos utilizar três cadeiras. Você teria três cadeiras disponíveis para praticar o exercício?

Marina: Sim, posso buscar na sala.

Terapeuta: Que bom! Cada cadeira vai ser o lugar para cada um dos *selves* que vamos trabalhar no dia de hoje: o *self* crítico, o *self* criticado e o *self* compassivo. Vou pedir que você mude de lugar entre as cadeiras para o exercício e vou te conduzir por meio de orientações e perguntas para que você possa acessar cada um desses *selves* e possamos juntas compreender seu funcionamento, contribuindo para fortalecer seu *self* compassivo em situações como esta. O que você acha? Faz sentido? Gostaria de realizar esta prática?

Marina: Sim, faz bastante sentido. Hoje entendo o quanto a autocrítica traz sofrimento e estou disposta a fazer o exercício pra me ajudar.

Terapeuta: Por favor, então pode buscar as cadeiras que aguardo para iniciarmos a prática. Antes de iniciarmos, gostaria que você soubesse que não esperamos que o exercício se desenvolva de nenhuma maneira específica ou tenha algum resultado definido. Também você pode interromper o exercício ou pará-lo quando quiser.

Marina: Certo, é bom saber!

Terapeuta: Agora, quando eu te pedir para trocar de cadeira, você já não será a Marina, mas a parte autocrítica da Marina, seu *self* autocrítico. Por favor, pode passar para a cadeira ao lado. Agora tome alguns momentos para se conectar

---

1 Os atendimentos foram realizados de modo on-line e algumas informações foram alteradas para preservar a identidade da cliente.

com o *self* autocrítico. Feche os olhos e imagine que você é o *self* autocrítico. Ajuste sua postura e tom de voz [a terapeuta aguarda alguns instantes]. Você é feminino ou masculino?

Marina: Feminino.

Terapeuta: OK. Vou pedir que você se posicione olhando para a Marina na cadeira ao lado e imagine que ela está fazendo algo – ou não fazendo – que te deixe irritada. Agora fale em voz alta o que você costuma dizer a Marina em situações com esta.

Marina: Você é burra? Só faz coisa errada! Nem sei como você conseguiu chegar neste doutorado! Sua orientadora tem toda razão, nem sei o que ela viu em você e como aceitou te orientar!

Terapeuta: Qual é a emoção que você sente ao dizer isso?

Marina: Muita raiva!

Terapeuta: Alguma outra?

Marina: Frustração... e medo...

Terapeuta: Agora vamos trocar novamente de cadeira e você passará a ser o seu *self* criticado [a terapeuta aguarda a mudança de cadeira].

Terapeuta: Neste momento, você é o *self* criticado. Imagina que está recebendo todas as coisas que o *self* crítico diz e todas as emoções que ele sente [a terapeuta aguarda alguns instantes]. Como você se sente?

Marina: Muito triste... e com medo [chora].

Terapeuta: Vejo que seu corpo se retraiu e você está chorando... [a terapeuta aguarda alguns instantes]. Como está a tua motivação para trabalhar quando você está aí?

Marina: Péssima, não tenho vontade de estudar e acho que nada do que faço possa ser útil...

Terapeuta: O que você faz nestes momentos?

Marina: Tento trabalhar, mas choro, depois me deito ou como... me sinto culpada porque deveria estar trabalhando.

Terapeuta: Como está sua mente e seu corpo?

Marina: Parece que estou totalmente sem energia, sem forças... Minha cabeça não consegue se concentrar.

Terapeuta: Você está indo muito bem até aqui em nossa prática. Como você se sente?

Marina: Um pouco cansada, mas bem.

Terapeuta: Então, antes de continuar, vou pedir que você caminhe um pouco pela casa, tome água, pode lavar o rosto se sentir necessidade e depois seguimos para a última parte. O que você acha?

Marina: Sim, acho uma boa ideia [Marina se levanta e a terapeuta aguarda até que ela esteja pronta para retomar a atividade].

Terapeuta: Vamos fazer alguns exercícios rápidos para relaxar um pouco. Começamos subindo os ombros e soltando. Vamos fazer umas 5 repetições. Agora vamos alongar o corpo da forma que você tenha vontade. E, por último, vamos sacudir um pouco o corpo, mova os braços, deixe toda a tensão ir embora.

Terapeuta: Se você pudesse escolher qualquer lugar para viajar de férias, para onde iria?[2]

Marina: Como voltei recentemente do Brasil, iria para a Croácia! Tenho o sonho de fazer o passeio de balão e conhecer as praias de lá.

Terapeuta: Ah, esta viagem deve ser incrível mesmo! Como você se sente para continuar nossa prática?

Marina: Bem, já mais energizada.

Terapeuta: Bom, para a nossa última cadeira, vamos praticar o *self* compassivo.

A terapeuta então conduz a prática do *self* compassivo [ver capítulo sobre o *self* compassivo].

Terapeuta: Agora você é o *self* compassivo. Como vê a situação da Marina?

Marina: Ela está sofrendo bastante, realmente tem o desejo de contribuir em sua área, mas nestes momentos difíceis fica perdida...

Terapeuta: Entendo. Realmente ela está sofrendo e gostaria de dar o seu melhor em seu doutorado. O que mais você vê sobre a Marina a partir do *self* compassivo?

Marina: Ela já entende, por sua história e situações conversadas na terapia, que a autocrítica não ajuda, mas ainda não consegue agir de modo diferente consigo muitas vezes.

Terapeuta: Agora olhe para o *self* crítico, este *self* que fala coisas cruéis para a Marina, descarrega sua raiva, frustração e medo sobre ela. O que você percebe? O que o move?

Marina: No fundo acho que ele tem muito medo de que ela fracasse em sua vida. É como se ele quisesse sacudi-la para fazer a coisa certa.

Terapeuta: O tom e a forma como ele fala te lembra alguém?

Marina: Sim, lembra um pouco a minha mãe. Muitas vezes ela me disse coisas duras, para que me esforçasse mais.

Terapeuta: A emoção que transmite está relacionada a maltrato?

Marina: Não, acho que é muito medo mesmo, não quer que ela fracasse, não quer que passe pelas coisas que a mãe passou na vida.

---

2 A pausa, caminhada, alongamentos e a pergunta sobre as férias têm a função de ajudar a cliente a se desconectar dos *selves* anteriores, iniciando o processo de tranquilização para o exercício do *self* compassivo que vem a seguir.

Terapeuta: Agora vamos conectar novamente com o *self* compassivo [a terapeuta conduz brevemente a prática do *self* compassivo, relembrando suas habilidades centrais]. Vamos intensificar o tom da coragem. Você tem a Marina com medo bem na sua frente, diga algo a partir do *self* compassivo.

Marina: Você está fazendo o seu melhor, está se dedicando ao doutorado, mas não está pronta, ainda tem coisas a aprender. Lembra que é por isso que você está aqui!

Terapeuta: Sim, a Marina está fazendo o seu melhor e tem se esforçado muito. O *self* compassivo confia na Marina?

Marina: Sim! Eu sei que é mérito dela ter chegado até aqui e que tem as habilidades necessárias para concluir o doutorado.

Terapeuta: Imagine que nesta semana aconteça uma situação parecida com esta com a orientadora e o *self* crítico vem, o que você faria?

Marina: Vou tentar me lembrar desta prática e de que tenho as habilidades necessárias para seguir aprendendo.

Terapeuta: Este problema já não te define, a autocrítica é uma parte sua e não tudo. O que você faria nesta situação?

Marina: Acho que posso conversar com minha orientadora para alinhar os pontos que não estão muito claros no meu projeto ao invés de tentar entender sozinha por acreditar que o problema está comigo.

Terapeuta: Me parece uma ótima ideia! O que você acha de pensarmos em algumas frases para lembrar dessas reflexões e praticar esta semana?

Marina: Acho que pode ajudar: "Respira e confia em você, Marina"; "Antes de assumir a culpa sozinha tenta entender o que está acontecendo".

Terapeuta: Estas frases me parecem refletir nosso trabalho aqui hoje e estar alinhadas com o que você precisa para lidar com esta situação nesta semana. Como se sentiu com a prática de hoje?

Marina: Foi intensa, mas pude ver como o *self* crítico pode me fazer mal. Que apesar de eu achar que a autocrítica pode me ajudar a melhorar, ela faz o contrário, atrapalha e traz sofrimento. Também entendi que posso esclarecer coisas com a orientadora antes de deixar a "bomba explodir".

Terapeuta: São grandes reflexões e aprendizados. Para finalizar nossa prática, vou sugerir que você escreva o que aprendeu e as frases que podem te ajudar ao longo da semana.

## PROBLEMAS DA APLICAÇÃO E SOLUÇÕES

O problema mais comum relacionado à autocrítica está no fato de muitas vezes não ser abordada pelo terapeuta por não se apresentar como uma das queixas principais do cliente. Precisamos lembrar que também estamos imersos em uma cultura competitiva que valoriza alto desempenho e sacrifícios pessoais em prol da conquista de metas ou superação. Então também estamos sujeitos às mesmas crenças e aos mesmos medos que nossos clientes manifestam com respeito à autocrítica. Entretanto, ao não abordar a autocrítica, podemos colocar em risco a relação e o processo terapêutico como um todo. Clientes muito críticos podem não perceber seus avanços ao longo da terapia e ficar presos em ciclos de ameaças e busca por recursos que retroalimentam suas dificuldades. Neste caso, a sugestão principal é investigar ativamente a autocrítica do cliente quando observarmos sua presença. A partir daí, abordar o assunto com o cliente e estabelecer objetivos e intervenções terapêuticas, caso necessário.

Neste sentido, vale uma consideração especial à forma como abordamos a autocrítica e suas consequências na terapia. Estas são discutidas com curiosidade intencional, e não identificando-as como disfunções ou distorções, o que pode aumentar a vergonha e intensificar pensamentos de inadequação, funcionando na contramão ao trabalho realizado (Gilbert, 2022). Para contribuir com a normalização neste ponto, o terapeuta também pode se utilizar de autorrevelação ou exemplos de humanidade compartilhada, fazendo que o cliente perceba que não está só em suas dificuldades, quando observar ser pertinente a partir da formulação de caso.

Outro problema comum está relacionado à ansiedade de terapeutas iniciantes na prática da terapia focada na compaixão por aplicar as estratégias experienciais em seus clientes, sem as quais acreditam que não estão aplicando a TFC. Então aqui o risco está em aplicar o trabalho com as cadeiras, ativando o *self* crítico, sem que o cliente tenha habilidades desenvolvidas do *self* compassivo para regular a experiência emocional e conduzi-la de maneira compassiva. Por isso é fundamental não ter pressa em aplicar estratégias e não saltar os passos prévios, com atenção especial para a relação terapêutica, que servirá de espaço e vínculo seguro para o cliente explorar seus medos e suas ameaças.

Por último, vale ressaltar que, ao conduzir o trabalho com as cadeiras para a autocrítica, o maior tempo da prática deve ser dedicado à exploração e à construção do *self* compassivo, que é o objetivo último desta prática e da terapia focada na compaixão. Não queremos favorecer a sobreidentificação de nosso cliente com o *self* crítico ou *self* criticado, então só utilizaremos o tempo suficiente para que o cliente possa perceber as consequências da autocrítica sobre seu funcionamento.

## REFERÊNCIAS


1. Andersen, B. & Rasmussen, P. H. (2017). Transdiagnostic group therapy for people with self-critic and low self esteem, based on compassion focused therapy principles. *Journal of Compassionate Health Care, 4,* 14. https://doi.org/10.1186/s40639-017-0043-1
2. Bell, T. (2022). Compassion focused therapy for chair work. Em: Gilbert, P. & Simos, G. (Eds.) (2022). *Compassion Focused Therapy: Clinical Practice and Applications*. London: Routledge.
3. Gilbert, P., Clarke, M., Hempel, S., Miles, J.N.V., & Irons, C. (2004). Criticizing and reassuring oneself: An exploration of forms, styles and reasons in female students. *British Journal of Clinical Psychology, 43*(1), 31-50. https://doi.org/10.1348/014466504772812959
4. Gilbert, P., & Procter, S. (2006). Compassionate mind training for people with high shame and self-criticism: Overview and pilot study of a group therapy approach. *Clinical Psychology & Psychotherapy, 13,* 353-379. https://doi.org/10.1002/cpp.507
5. Gilbert, P. (2009). Introducing compassion-focused therapy. *Advances in Psychiatric Treatment, 15,* 199-208. https://doi.org/10.1192/apt.bp.107.005264
6. Gilbert, P. & Simos, G. (Eds.) (2022). *Compassion Focused Therapy: Clinical Practice and Applications.* London: Routledge.
7. Kannan, D., & Levitt, H. M. (2013). A review of client self-criticism in psychotherapy. *Journal of Psychotherapy Integration, 23*(2), 166-178. doi:10.1037/a0032355
8. Kirby, J. N., Hoang, A., & Ramos, N. (2023). A brief compassion focused therapy intervention can help self-critical parents and their children: A randomised controlled trial. *Psychology and Psychotherapy: Theory, Research and Practice, 96,* 608-626. https://doi.org/10.1111/papt.12459
9. Kirby, J. N., Tellegen, C. L., & Steindl, S. R. (2017). A meta-analysis ofcompassion-based interventions: Current state of knowledge andfuture directions. *Behavior Therapy, 48*(6), 778-792. https://doi.org/10.1016/j.beth.2017.06.003
10. Pol, S. M., de Jong, A., Trompetter, H., Bohlmeijer, E. T., & Chakhssi, F. (2024). Effectiveness of compassion-focused therapy for self-criticism in patients with personality disorders: a multiple baseline case series study. *Personality and Mental Health, 18*(1), 69-79. https://doi.org/10.1002/pmh.1597
11. Vidal, J., & Soldevilla, J. M. (2023). Effect of compassion-focused therapy on self-criticism and self--soothing: A meta-analysis. *British Journal of Clinical Psychology, 62,* 70-81. https://doi.org/10.1111/bjc.12394
12. Wakelin, K. E., Perman, G., & Simonds, L. M. (2022). Effectiveness of self-compassion-related interventions for reducing self-criticism: A systematic review and meta-analysis. *Clinical Psychology & Psychotherapy, 29*(1), 1-25. https://doi.org/10.1002/cpp.2586

Seção VII

# TÉCNICAS DA TERAPIA COGNITIVA BASEADA EM *MINDFULNESS* (MBCT)

# 41

# Apresentação da terapia cognitiva baseada em *mindfulness*

Karen Messas Cicuto

O protocolo terapia cognitiva baseada em *mindfulness*, traduzido do inglês *mindfulness-based cognitive therapy* (MBCT), é um programa baseado em *mindfulness* (Crane et al., 2017) desenvolvido por Mark Williams, John Teasdale e Zindel Segal nos anos 1990 para prevenção de recaídas depressivas. Ele se baseia no programa de redução de estresse baseado em *mindfulness* (MBSR), de Jon Kabat-Zinn (Kabat-Zinn, 2004), e na terapia cognitivo-comportamental (TCC) (Beck, 2013). Hoje o MBCT é um programa largamente usado ao redor do mundo, inclusive dentro do Sistema de Saúde do Reino Unido (NHS) como uma intervenção em saúde mental para prevenção de recaída depressiva (Rycroft-Malone et al., 2017) e também como estratégia usada durante episódios depressivos (Tickell et al., 2020), além de ser um dos programas baseados em *mindfulness* com maiores evidências científicas de sua eficácia.

## HISTÓRIA DO MBCT E SEU DESENVOLVIMENTO

Os estudos sobre depressão, sua duração e recorrência foram se desenvolvendo ao longo dos anos. Era considerada uma doença mais frequente em idosos pelos estudos do começo do século XX, o que não permitia um longo acompanhamento pós-diagnóstico, e passou a ser vista em pessoas cada vez mais jovens, sendo estudada por mais tempo. As metodologias de estudo foram se aprimorando, e o *follow-up*, o acompanhamento dos participantes com avaliações periódicas por um período mais longo, começou a ser usado nos anos 1980, o que permitiu compreender melhor o transtorno e seu desenvolvimento (Segal et al., 2013).

No final da década de 1980 e início de 1990 havia tratamentos eficazes disponíveis para o episódio depressivo agudo, como a TCC e o uso de medicamentos antidepressivos, um dos tratamentos mais usados na época e ainda hoje (Fleck et al., 2003; Segal et al., 2013). No entanto, mesmo com eles, os estudos sobre o tema mostravam que a prevalência do transtorno ao redor do mundo ainda era alta, e que o principal colaborador para esses números era a recorrência da depressão, ou seja, novos episódios depressivos em pessoas que já tinham tido um episódio prévio e se recuperado dele. Viu-se que a depressão era uma condição recorrente e, dessa forma, havia uma nova necessidade: pensar não mais em intervenções para serem usadas durante um episódio depressivo, mas sim para prevenir um novo episódio, uma vez que a pessoa se recuperara de um episódio depressivo prévio. Assim começa a história do MBCT (Segal et al., 2013).

Segal foi convidado a desenvolver uma versão da TCC para "manutenção", ou seja, para ajudar as pessoas que saíram de um episódio agudo de depressão a se manterem bem. Para essa tarefa convidou os colegas Williams e Teasdale. Na época do início do desenvolvimento do programa era comum usar-se o mesmo tratamento que tirou a pessoa do episódio como tratamento de manutenção. Mas isso envolvia alguns problemas. Já se sabia que o antidepressivo tinha seus efeitos limitados ao período de seu uso (Hollon et al., 2005), o que obrigava uma pessoa a manter o seu uso continuamente para se manter bem (Fleck et al., 2003). No entanto, isso não era adequado para algumas pessoas, como mulheres grávidas e lactantes, algumas pessoas que não toleram os efeitos colaterais desses medicamentos e algumas pessoas que simplesmente não querem tomá-los. Já a TCC tinha efeitos duradouros (Hollon et al., 2005), ou seja, tinha "algo" nela que quando aplicado durante o episódio depressivo protegia as pessoas de recaírem no futuro. No entanto, não havia número suficiente de terapeutas treinados em TCC para tratar individualmente pessoas com novos episódios de depressão, e ainda fazer o tratamento de manutenção para as pessoas que já melhoraram dos episódios prévios. A alternativa, então, era pensar numa intervenção mais custo-efetiva em grupo e ensinar para as pessoas esse "algo" que era protetor na TCC para que se prevenissem de novos episódios depressivos (Segal et al., 2013). Para isso os autores tinham a tarefa de responder a duas questões:

- Quais são os mecanismos psicológicos envolvidos na recaída depressiva?
- Como a TCC aplicada no episódio agudo da depressão modifica esses mecanismos?

Os autores chegaram a algumas conclusões. Uma delas é que a vulnerabilidade à recaída depressiva está relacionada à reatividade cognitiva, à tendência de reagir a pequenas mudanças no humor com grandes mudanças no padrão de pensamento negativo. Durante o episódio depressivo é formada uma associação entre o humor deprimido, padrões de pensamentos negativos, evitações experienciais e sensações físicas de fadiga. Quando a pessoa está em remissão da depressão, esse padrão de funcionamento cognitivo não é aparente, mas é como se ele pudesse ser reinstalado. Dessa forma, em uma pessoa que já foi previamente deprimida, uma pequena tristeza já pode ativar um padrão de pensamento muito negativo (Crane, 2023; Segal et al., 2013).

A segunda conclusão a que chegaram é que as pessoas mais vulneráveis à recaída depressiva também se diferenciam na forma de lidar com o humor depressivo: elas ruminam. A ruminação é um tiro que sai pela culatra, pois sua motivação é resolver o "problema" do humor deprimido pensando-se muito sobre ele, no geral de maneira autocrítica, autofocada, repetitiva e negativa, mas ao invés de ajudar, ela faz a "manutenção" do humor deprimido. Além disso, outro fator associado à vulnerabilidade à recaída depressiva é a tendência a evitação experiencial, a tendência de evitar o contato com a experiência direta do desconforto que aparece por meio de pensamentos difíceis, emoções e sensações corporais desagradáveis (Crane, 2023; Segal et al., 2013).

Então, a vulnerabilidade à recaída depressiva está associada: (a) à forma como velhos padrões de pensamento negativo que se autoperpetuam e são facilmente ligados em pessoas que já tiveram depressão são reestabelecidos quando o humor cai, e (b) à forma como essa pessoa lida com o humor, por meio da ruminação e evitação experiencial. E como a TCC afeta esses mecanismos no tratamento durante o episódio depressivo, sendo uma protetora para recaídas futuras?

Durante o tratamento tradicional da TCC o paciente é encorajado a observar seus pensamentos difíceis, distanciando-se deles para avaliar sua acurácia (Beck, 2013). Nesse processo de distanciamento do pensamento para avaliação, sua perspectiva com relação ao pensamento muda. Assim, ele passa a vê-lo não mais como uma verdade ou um aspecto particular seu, mas como um evento mental passageiro. Assim, muda-se a relação com o pensamento. Esse mecanismo se chama descentralização. Como ele poderia ser ensinado às pessoas? *Mindfulness* parecia se encaixar perfeitamente no que estavam buscando (Crane, 2023; Segal et al., 2013).

Foi a partir de uma indicação de Marsha Linehan, criadora da terapia comportamental dialética (DBT), que Williams, Teasdale e Segal entraram em contato com o trabalho de Jon Kabat-Zinn pela primeira vez, e foram fazer algumas visitas a ele em Massachussets (Segal et al., 2013).

Williams, Teasdale e Segal aprenderam sobre *mindfulness*, que é definido como o estado mental que emerge a partir de levarmos a atenção ao momento presente com atitudes de abertura, curiosidade e não julgamento, sem a intenção de controlar a experiência, mas a aceitando como ela é (Kabat-Zinn, 2004). Os autores viram como o programa MBSR de Kabat-Zinn ensinava como a mente humana tende a entrar no estado de piloto automático, ou "modo fazer", modo mental em que acontecem as ruminações; e como podemos mudar de marcha e entrarmos no modo mental de *mindfulness*, consciência plena, ou "modo ser", em que estamos conscientes da experiência com as "atitudes *mindful*" de aceitação, abertura, curiosidade, gentileza, dentre outras (falaremos mais sobre esse tema nos próximos capítulos). A partir disso, a prática de *mindfulness* passou a ser a principal ferramenta de seu protocolo para prevenção de recaída depressiva, por isso o nome "baseado em *mindfulness*" (Segal et al., 2013).

## AS EVIDÊNCIAS CIENTÍFICAS AO LONGO DOS ANOS

Os primeiros estudos sobre o MBCT foram ensaios clínicos que tinham o objetivo de comparar a eficácia do "MBCT + o tratamento usual (TAU)" com o "tratamento usual" na prevenção de recaída depressiva em depressivos recorrentes que estavam em remissão. No primeiro estudo (Teasdale et al., 2000), o MBCT + TAU preveniu recaídas pela metade em pacientes que tiveram três ou mais episódios de depressão. Na replicação deste estudo (Ma & Teasdale, 2004), em participantes com três ou mais episódios depressivos, 78% dos participantes do grupo TAU recaíram, enquanto apenas 36% do grupo que participou do MBCT recaiu. Nesse momento o MBCT parecia ser mais eficaz em pessoas com mais episódios depressivos.

Posteriormente, em ensaios clínicos mais robustos, a eficácia do MBCT com relação à prevenção de recaída depressiva começou a ser comparada à eficácia do medicamento antidepressivo. A amostra de pacientes depressivos recorrentes em remissão de sintomas foi aleatorizada entre o grupo que participaria do MBCT e descontinuaria o medicamento antidepressivo depois de 6 meses, e o grupo que apenas continuaria com o uso do medicamento antidepressivo por longo prazo (15 ou 24 meses), sendo comparados periodicamente. Os resultados foram animadores, as pessoas que fizeram o MBCT e pararam de tomar o antidepressivo tiveram resultados parecidos com o grupo de quem se manteve tomando o antidepressivo continuamente. Isso significa que o MBCT é tão efetivo quanto o antidepressivo na prevenção de recaídas depressivas, podendo ser uma alternativa ao medicamento. Além disso, o MBCT apresentou melhores resultados na diminuição de sintomas residuais, comorbidades psiquiátricas e melhora de qualidade de vida (Kuyken et al., 2008, 2015).

O MBCT também mostrou bons resultados em estudos com pacientes durante o episódio depressivo (Goldberg et al., 2019). Alguns estudos mostram uma diminuição significativa de sintomas depressivos tanto para pacientes dentro como fora do episódio (sintomas residuais). Em acompanhamento de 1 ano após a intervenção esse número continuou estável, com uma diminuição maior na ruminação (Van Aalderen et al., 2012; Van Aalderen, Donders, Peffer,

& Speckens, 2015). Em estudo que avalia a eficácia do MBCT no "mundo real", ou seja, nos serviços de saúde e não em um estudo com amostra controlada, viu-se que ele diminuiu sintomas de depressão para pessoas durante o episódio depressivo e fora dele (sintomas residuais), mostrando-se uma intervenção segura, apresentando efeitos adversos iguais a outras intervenções psicoterapêuticas (Tickell et al., 2020).

A maior base de evidências do MBCT e seus efeitos é para depressão e prevenção de sua recorrência; no entanto, hoje estuda-se a aplicação do MBCT para outros transtornos, como transtorno de ansiedade generalizada (Ghahari, Mohammadi-Hasel, Malakouti, & Roshanpajouh, 2020), recorrência de depressão com ideação suicida (Tseng, Chou, Chen, & Chang, 2023), câncer (Chang et al., 2023), dentre outros.

## DEPRESSÃO, UMA CONDIÇÃO RECORRENTE

Segundo a Organização Mundial da Saúde (OMS) (World Health Organization, 2017), a depressão maior é um transtorno mental comum, sendo considerada o transtorno mental mais incapacitante. Caracterizada por humor deprimido, desinteresse, falta de energia, autocrítica aumentada, culpa excessiva, alterações atencionais, pensamentos negativos e eventualmente suicidas, alterações no sono e apetite, isolamento e outros comportamentos, a depressão é uma condição recorrente. Quanto mais episódios depressivos tem um indivíduo, maior sua chance de ter um novo episódio (APA, 2014). Durante um episódio depressivo esse humor deprimido, pensamentos negativos e sensações corporais desconfortáveis são associados. Esse funcionamento não está ativo quando a pessoa está em remissão, mas pode ser religado. As pessoas que já tiveram depressão tendem à reatividade cognitiva, quando uma pequena queda de humor pode reativar fortes padrões de pensamento negativo, que junto com a ruminação e a evitação experiencial, formas ineficazes de manejo emocional, podem começar um novo episódio depressivo (R. Crane, 2023; Segal et al., 2013).

A habilidade principal que o MBCT tem como objetivo ensinar é reconhecer e se desengajar de estados mentais caracterizados por retroalimentarem padrões de pensamentos ruminativos em momentos de potencial recaída, "mudando a marcha" de um estado mental de piloto automático para o estado mental de *mindfulness*. É no estado mental de piloto automático que a ruminação acontece. Durante o programa nem todos os participantes estarão deprimidos e experimentando a ruminação depressiva, mas com certeza todos experimentarão o estado de piloto automático, e é aí que o MBCT trabalha. Durante a prática meditativa de *mindfulness* os participantes são encorajados a levarem a atenção a uma âncora (como a respiração e o corpo) e notarem quando a mente se distraiu com pensamentos (o que vai acontecer certamente, já que essa é a natureza da mente). Nesse momento os participantes são encorajados a lidarem com a divagação mental sem críticas ou julgamentos, e com gentileza direcionar novamente a atenção à âncora. Dessa forma, treina-se o mudar de "marcha mental", o que será útil no momento de potencial recaída (Segal et al., 2013). O estado de atenção plena de si pode introduzir um "espaço" entre a percepção e resposta, para assim haver uma possibilidade mais consciente de responder (Bishop et al., 2004).

Além disso, não é só o treino atencional de se desengajar do pensamento que está sendo praticado, mas também a atitude com que se faz isso. Especialmente com pensamentos difíceis que são acompanhados por emoções e sensações corporais de desconforto, os participantes são encorajados a se abrirem à dificuldade, dando espaço a elas e as abordando com atitudes como bondade, gentileza, curiosidade, aceitação e autocompaixão. Aproximar-se da experiência difícil de modo consciente e aberta é outro aspecto essencial do programa que está associado à prevenção de recaída depressiva (Segal et al., 2013).

Dessa forma, o MBCT tem como objetivo:

- Ensinar a perceber quando se está no estado mental de piloto automático e deliberadamente mudar de marcha para o estado mental de consciência plena.
- Ensinar a se reconectar com o corpo, ouvindo seus sinais, e usá-lo como âncora para se voltar ao momento presente.
- Ensinar a notar e se desengajar de pensamentos negativos ruminativos que estão associados a recaída depressiva.
- Psicoeducar sobre a depressão, seu funcionamento e riscos de recaída.
- Ensinar uma nova forma de se relacionar com a experiência: aproximar-se dela com curiosidade, aceitação e bondade ao invés de se afastar dela (evitação experiencial) ou tentar mudá-la, especialmente útil em momentos de potencial recaída.
- Ensinar a cuidar do humor deprimido de modo mais eficaz e consciente a partir de atividades.

## A ESTRUTURA DO PROGRAMA

O MBCT é um protocolo que tem 8 sessões de 2 horas cada, conduzidas semanalmente. Ele foi idealizado para ser aplicado em grupo, mas hoje já é aplicado também individualmente (Almeida, Demarzo & Neufeld, 2020). Sua construção é em blocos, a cada sessão novas habilidades vão sendo treinadas e vão se complementando.

No início o principal objetivo é ensinar a diferença entre o estado mental de piloto automático e o estado mental de *mindfulness*, a como lidar com a mente que divaga e como voltar ao momento presente, voltando-se ao corpo. Posteriormente vão-se introduzindo novas âncoras, novas práticas e exercícios que, junto com os exercícios de psicoeducação da TCC, vão ensinando ao participante a natureza da nossa mente, como nossas emoções e sensações físicas estão relacionadas aos nossos pensamentos, e como é importante estarmos plenamente conscientes. Próximo ao meio do programa é apresentada uma nova forma de se entrar em contato com a experiência, especialmente com a desagradável: com aceitação. Posteriormente, no curso, trabalham-se formas mais eficazes de se lidar com a queda do humor, e faz-se planos de como se cuidar no futuro em momentos de potenciais recaídas (Crane, 2023; Segal et al., 2013).

Estrutura básica das sessões:

- Prática meditativa de *mindfulness*.
- Discussão sobre a experiência direta na prática.
- Discussão sobre as práticas feitas em casa.
- Atividade psicoeducativa sobre o modelo cognitivo, funcionamento da depressão, dinâmica da recaída depressiva e sobre como cuidar do humor deprimido.
- Proposta de práticas e atividades para a semana.

Os participantes são convidados a praticarem todos os dias em casa. Eles farão a prática formal (meditação guiada por áudio), a prática informal (levar atenção plena a alguma atividade cotidiana, como escovar os dentes, lavar a louça etc.), além de eventualmente fazerem algum exercício da TCC. Eles recebem formulários e orientações sobre como anotar suas observações (Segal et al., 2013).

Na Tabela 1 é apresentado um resumo das oito sessões do MBCT (Segal et al., 2013).

Os próximos capítulos abordarão algumas das técnicas do MBCT, programa desenvolvido e direcionado a pacientes que sofrem de depressão recorrente. É importante salientar que muitos dos processos psicológicos envolvidos no MBCT são transdiagnósticos e podem ser relevantes para outras populações; no entanto, é essencial a análise cuidadosa para garantir adaptações adequadas. Os próximos capítulos não visam ensinar a aplicar o protocolo do MBCT na íntegra, mas sim instrumentalizar os terapeutas com ferramentas úteis do MBCT para uso na prática clínica individual. Em cada capítulo algumas orientações específicas sobre a ordem das intervenções e cuidados de segurança são dadas. Sugere-se fortemente aos terapeutas que queiram aplicar o protocolo na íntegra, tanto em grupo quanto particularmente, que realizem a formação de instrutores de MBCT.

**Tabela 1** Resumo das oito sessões da terapia cognitiva baseada em *mindfulness* (MBCT)

| Sessão | Estrutura da sessão |
|---|---|
| 1. Consciência e piloto automático | Tema da sessão: diferenciar o estado mental de *mindfulness* do estado mental de piloto automático, no qual estamos a maior parte do tempo; perceber que a mente divaga e aprender a lidar com as divagações mentais.<br>Práticas e exercícios:<br>- Prática da uva-passa<br>- Prática do escaneamento corporal |
| 2. Vivendo em nossas cabeças | Tema da sessão: relação entre pensamentos e emoções, como nossas interpretações dos fatos influenciam como nos sentimos.<br>Práticas e exercícios:<br>- Prática do escaneamento corporal<br>- Exercício dos pensamentos e sentimentos ("andando pela rua")<br>- Calendário das experiências agradáveis (introdução para casa) |
| 3. Juntando a mente dispersa | Tema da sessão: aprender a trazer a mente ao momento presente; entrar em contato com o corpo de novas formas.<br>Práticas e exercícios:<br>- Prática sentada longa - corpo e respiração<br>- Prática de alongar e respirar em pé<br>- Prática dos 3 passos<br>- Calendário das experiências desagradáveis (introdução para casa) |
| 4. Reconhecendo a aversão | Tema da sessão: reconhecer o que nos leva ao estado de piloto automático - a aversão ao desconforto.<br>Práticas e exercícios:<br>- 5 minutos da prática de "ver" ou "ouvir"<br>- Prática sentada longa com diversas âncoras - respiração, corpo, sons, pensamentos e monitoramento aberto<br>- Atividade sobre pensamentos automáticos<br>- Prática dos 3 passos<br>- Caminhada com atenção plena |
| 5. Permitindo/ deixando que seja | Tema da sessão: entrar em contato com a experiência de uma nova forma, com abertura, aceitação e bondade.<br>Práticas e exercícios:<br>- Prática sentada longa - Explorando o difícil<br>- Leitura do poema "A casa de hóspedes" de Rumi<br>- Prática dos 3 passos com instruções extra |
| 6. Pensamentos não são fatos | Tema da sessão: relacionar-se de uma forma diferente com os pensamentos, apenas como eventos mentais passageiros, e não verdades.<br>Práticas e exercícios:<br>- Prática sentada longa com diversas âncoras<br>- Exercício sobre o humor e diferentes pontos de vista<br>- Prática dos 3 passos<br>- Atividade sobre primeiros sinais de recaída |

*(continua)*

**Tabela 1** Resumo das oito sessões da terapia cognitiva baseada em *mindfulness* (MBCT) (*continuação*)

| Sessão | Estrutura da sessão |
|---|---|
| 7. Como posso cuidar melhor de mim mesmo? | Tema da sessão: como nos cuidar de modo eficaz diante da queda do humor, aprendendo a usar atividades nutridoras para cuidar do humor.<br>Práticas e exercícios:<br>- Prática sentada longa - respiração e corpo<br>- Exercício sobre ligação entre atividades e o humor - Atividades nutridoras e desgastantes e "funil da exaustão"<br>- Plano de ação para lidar com a ameaça à recaída depressiva<br>- Prática dos 3 passos ou caminhada com atenção plena |
| 8. Mantendo e estendendo novos aprendizados | Tema da sessão: planos para uma nova forma de viver - manutenção dos aprendizados e hábitos adquiridos no programa, especialmente em momentos de potencial recaída.<br>Práticas e exercícios:<br>- Prática do escaneamento corporal<br>- Revisão do curso<br>- Atividades sobre como manter a prática<br>- Prática final |

## REFERÊNCIAS


1. Almeida, N. de O., Demarzo, M., & Neufeld, C. B. (2020). Terapia cognitiva baseada em mindfulness no atendimento clínico individual de depressão. *SMAD Revista Eletrônica Saúde Mental Álcool e Drogas (Edição Em Português)*, *16*(3), 55-63. https://doi.org/10.11606/issn.1806-6976.smad.2020.165509
2. APA, A. P. A. (2014). *Manual Diagnóstico e Estatístico de Transtornos Mentais - DSM-5, estatísticas e ciências humanas: inflexões sobre normalizações e normatizações* (5th ed.). Porto Alegre: Artmed. https://doi.org/10.5007/interthesis.v11i2.34753
3. Beck, J. S. (2013). *Terapia Cognitivo-Comportamental : Teoria e Prática*. Porto Alegre: Artmed.
4. Bishop, S. R., Lau, M. A., Shapiro, S., Carlson, L., Anderson, N. D., Carmody, J., ... Devins, G. (2004). Mindfulness: A Proposed Operational Definition. *Clinical Psychology: Science and Practice*, *11*(3), 230-241. https://doi.org/10.1093/clipsy/bph077
5. Chang, Y. C., Tseng, T. A., Lin, G. M., Hu, W. Y., Wang, C. K., & Chang, Y. M. (2023). Immediate impact of Mindfulness-Based Cognitive Therapy (MBCT) among women with breast cancer: a systematic review and meta-analysis. *BMC Women's Health*, *23*(1), 1-14. https://doi.org/10.1186/s12905-023-02486-x
6. Crane, R. (2023). *Terapia cognitiva baseada em mindfulness*. (2nd ed.). Novo Hamburgo, RS: Sinopsys.
7. Crane, R. S., Brewer, J., Feldman, C., Kabat-Zinn, J., Santorelli, S., Williams, J. M. G., & Kuyken, W. (2017). What defines mindfulness-based programs? the warp and the weft. *Psychological Medicine*, *47*(6), 990-999. https://doi.org/10.1017/S0033291716003317
8. Fleck, M. P. de A., Lafer, B., Sougey, E. B., Del Porto, J. A., Brasil, M. A., & Jurena, M. F. (2003). *Diretrizes da Associação Médica Brasileira para o tratamento da depressão (versão integral). Rev Bras Psiquiatr, 25.*
9. Ghahari, S., Mohammadi-Hasel, K., Malakouti, S. K., & Roshanpajouh, M. (2020). Mindfulness-based Cognitive Therapy for Generalised Anxiety Disorder: a Systematic Review and Meta-analysis.

*East Asian Archives of Psychiatry : Official Journal of the Hong Kong College of Psychiatrists = Dong Ya Jing Shen Ke Xue Zhi: Xianggang Jing Shen Ke Yi Xue Yuan Qi Kan, 30*(2), 52-56. https://doi.org/10.12809/eaap1885

10. Goldberg, S. B., Tucker, R. P., Greene, P. A., Davidson, R. J., Kearney, D. J., & Simpson, T. L. (2019). Mindfulness-based cognitive therapy for the treatment of current depressive symptoms: a meta-analysis. *Cognitive Behaviour Therapy, 00*(00), 1-18. https://doi.org/10.1080/16506073.2018.1556330
11. Hollon, S. D., DeRubeis, R. J., Shelton, R. C., Amsterdam, J. D., Salomon, R. M., O'Reardon, J. P., % Gallop, R. (2005). Prevention of relapse following cognitive therapy vs medications in moderate to severe depression. *Archives of General Psychiatry, 62*(4), 417-422. https://doi.org/10.1001/archpsyc.62.4.417
12. Kabat-Zinn, J. (2004). *Vivir con plenitud las crisis: Cómo utilizar la sabiduria del cuerpo de la mente para afrontar el estrés, el dolor y la enfermedad.* (T. A. de Satrústegui, Ed.). Barcelona: Ed. Kairós.
13. Kuyken, W., Byford, S., Taylor, R. S., Watkins, E., Holden, E., White, K., & Teasdale, J. D. (2008). Mindfulness-Based Cognitive Therapy to Prevent Relapse in Recurrent Depression. *Journal of Consulting and Clinical Psychology, 76*(6), 966-978. https://doi.org/10.1037/a0013786
14. Kuyken, W., Cardy, J., Hayes, R., Watkins, E., Brejcha, C., Causley, A., & Taylor, R. S. (2015). Effectiveness and cost-effectiveness of mindfulness-based cognitive therapy compared with maintenance antidepressant treatment in the prevention of depressive relapse or recurrence (PREVENT): A randomised controlled trial. *The Lancet, 386*(9988), 63-73. https://doi.org/10.1016/S0140-6736(14)62222-4
15. Ma, S. H., & Teasdale, J. D. (2004). Mindfulness-Based Cognitive Therapy for Depression: Replication and Exploration of Differential Relapse Prevention Effects. *Journal of Consulting and Clinical Psychology, 72*(1), 31-40. https://doi.org/10.1037/0022-006X.72.1.31
16. Rycroft-Malone, J., Gradinger, F., Griffiths, H. O., Crane, R., Gibson, A., Mercer, S., & Kuyken, W. (2017). Accessibility and implementation in the UK NHS services of an effective depression relapse prevention programme: learning from mindfulness-based cognitive therapy through a mixed-methods study. *Health Services and Delivery Research, 5*(14), 1-190. https://doi.org/10.3310/hsdr05140
17. Segal, Z., Williams, M., & Teasdale, J. (2013). *Mindfulness-Based Cognitive Therapy for Depression.* New York: The Guilford Press.
18. Teasdale, J. D., Segal, Z. V., Williams, J. M. G., Ridgewaya, V. A., Soulsby, J. M., & Lau, M. A. (2000). Prevention of relapse/recurrence in major depression by mindfulness-based cognitive therapy. *Journal of Consulting and Clinical Psychology, 68*(4), 615-623. https://doi.org/10.1037/0022-006X.68.4.615
19. Tickell, A., Ball, S., Bernard, P., Kuyken, W., Marx, R., Pack, S., & Crane, C. (2020). The Effectiveness of Mindfulness-Based Cognitive Therapy (MBCT) in Real-World Healthcare Services. *Mindfulness, 11*(2), 279-290. https://doi.org/10.1007/s12671-018-1087-9
20. Tseng, H. W., Chou, F. H., Chen, C. H., & Chang, Y. P. (2023). Effects of Mindfulness-Based Cognitive Therapy on Major Depressive Disorder with Multiple Episodes: A Systematic Review and Meta-Analysis. *International Journal of Environmental Research and Public Health, 20*(2). https://doi.org/10.3390/ijerph20021555
21. Van Aalderen, J. R., Donders, A. R. T., Giommi, F., Spinhoven, P., Barendregt, H. P., & Speckens, A. E. M. (2012). The efficacy of mindfulness-based cognitive therapy in recurrent depressed patients with and without a current depressive episode: A randomized controlled trial. *Psychological Medicine, 42*(5), 989-1001. https://doi.org/10.1017/S0033291711002054
22. Van Aalderen, Joël R., Donders, A. R. T., Peffer, K., & Speckens, A. E. M. (2015). Long-term outcome of mindfulness-based cognitive therapy in recurrently depressed patients with and without a depressive episode at baseline. *Depression and Anxiety, 32*(8), 563-569. https://doi.org/10.1002/da.22369
23. World Health Organization. (2017). Depression and other common mental disorders: global health estimates. *World Health Organization*, 1-24. https://doi.org/CC BY-NC-SA 3.0 IGO

# 42
# Saindo do piloto automático: consciência plena

Mariana Ladeira de Azevedo

## DESCRIÇÃO DO PROBLEMA PARA O QUAL A TÉCNICA FOI FORMULADA

A terapia cognitiva baseada em *mindfulness (*MBCT, *mindfulness-based cognitive therapy*) é um programa fundamentado na terapia cognitiva, e também na confluência de tradições contemplativas, ciência e principais disciplinas da medicina, psicologia e educação (Crane et al., 2017). Contudo, os programas baseados de *mindfulness* (MBP) não constituem um modelo psicoterapêutico completo, tampouco são simplesmente um conjunto ordenado de práticas ou técnicas de atenção focada. O MBCT (bem como os demais MBP) posiciona-se mais como uma intervenção breve, estruturada, e com um escopo bem delineado de habilidades a serem aprendidas. Ainda assim, o interesse pelos resultados e efeitos de suas práticas tem aumentado consistentemente ao longo dos anos, sendo percebido por psicoterapeutas brasileiros e no mundo todo como uma importante ferramenta ou técnica a ser incorporada no curso do tratamento clínico (Azevedo et al., 2022).

Para iniciantes, a prática de *mindfulness* pode parecer mística ou estranha. Muitos mitos e equívocos ainda cercam essa prática. Nosso objetivo, então, é tornar acessível a compreensão e a condução dessa prática para que sua utilização possa ser qualificada e adequada, visando beneficiar pacientes em busca de alívio do sofrimento psíquico, e no florescimento da condição humana. Para tanto, os MBP se iniciam com uma prática introdutória e breve de consciência plena, trazendo luz a um dos pontos mais elementares que permeiam todo o programa MBCT: a diferença que existe entre o piloto automático da mente e a escolha consciente.

## Padrão ruminativo e sensações físicas deprimidas

O modelo cognitivo de Aaron Beck postula que nossas reações emocionais, comportamentais e fisiológicas são influenciadas pelo que acreditamos a respeito de nós mesmos, do mundo e do futuro (Beck, 2013). Nos episódios de depressão, bem como na recaída em depressão, predomina um padrão de pensamentos negativos de inadequação, insignificância ou culpa, que são considerados pelo paciente como um reflexo da realidade. Durante a recaída, a reativação desses padrões de pensamentos é automática, acompanhada de sensações físicas e sentimentos associados à depressão (corpo retraído, humor rebaixado, falta de ânimo etc.).

Nestes momentos de "problemas internos", os pensamentos ruminativos se manifestam com uma forma automática de reagir à condição da depressão. Racionalmente, a mente passa a buscar referências anteriores de quando as coisas eram boas ou a questionar por que agora as coisas estão ruins ou parecem erradas. Isso desencadeia um "monitoramento de discrepâncias". Ou seja, cognitivamente avaliamos a situação atual (neste caso, avaliada como "negativa") comparando-a com um modelo ou padrão de como as coisas deveriam parecer (avaliadas como ideais ou "positivas") (Segal et al., 2013).

Essa maneira crítica e racional de tentar "resolver ou consertar" sentimentos e experiências internas demonstra-se improdutiva e ineficaz. Pelo contrário, amplia a percepção de que algo está tão errado que não pode ser logicamente consertado, aumentando também a ruminação mental, e desencadeando uma espiral descendente de pensamentos, emoções e sensações que pode nos levar ao "fundo do poço".

## *Mindfulness* e processos transdiagnósticos

É crucial notar que essa reação ruminativa ocorre mediante qualquer experiência que classificamos como desagradável e ansiogênica, não apenas nos momentos de tristeza profunda, nos gatilhos de depressão ou durante episódios de depressão maior. Baer (2007) cita a atenção autofocada, a ruminação e a evitação experiencial como processos transdiagnósticos comumente observados na depressão, mas também em diversos outros transtornos psicológicos, ou diante de situações cotidianas desafiadoras – mesmo em pessoas sem transtornos específicos. Tais processos transdiagnósticos podem ser modificados e influenciados por meio do desenvolvimento da habilidade de *mindfulness*.

Ou seja, embora o programa MBSR (*Mindfulness-Based Stress Reduction*) tenha sido desenvolvido para manejo do estresse em população não clínica, e o MBCT tenha sido desenvolvido para prevenção de recaída em episódios de depressão, os programas e as práticas de *mindfulness* têm se demonstrado benéficos também para uma série de outras condições de saúde física e mental, para sintomas sem transtornos específicos, ou simplesmente para promover o bem-estar. Da mesma maneira, a prática de *mindfulness* não é uma panaceia, podendo não apresentar efeitos para uma série de outras condições de saúde, ou ainda agravar condições e transtornos cujos sintomas são potencializados pelos mecanismos de *mindfulness*.

Não há um consenso sobre transtornos psicológicos agravados pela prática de *mindfulness*, mas alguns relatos indicam a exacerbação de sintomas – por exemplo, pacientes com transtorno de ansiedade podem experienciar piora dos sintomas ao praticar *mindfulness*. Além disso, memórias de experiências negativas, emoções negativas, ideação suicida ou pensamentos intrusivos podem surgir durante a prática, segundo relato de praticantes, principalmente naqueles com histórico de traumas. Apesar de ainda serem preliminares, existem recomendações para minimizar esses riscos, como a contraindicação da prática por pessoas com ideação suicida, transtornos de personalidade, episódios de mania ou hipomania (Van Dam et al., 2018).

Embora existam recomendações gerais sobre a contraindicação da prática de *mindfulness* para participantes em MBP de oito semanas, não existem especificações claras aplicáveis ao contexto clínico da psicoterapia individual. Por isso, investir em uma conceitualização de caso que considera processos biopsicossociais, além da dimensionalidade, da complexidade e das comorbidades dos problemas de saúde mental, é crucial para identificar a melhor estratégia de *mindfulness* a cada momento do processo psicoterapêutico, respaldada nas respectivas evidências de eficácia.

Como orientação geral, o psicoterapeuta deve buscar atualização constante na literatura científica baseada em evidências, tais como revisões sistemáticas e metanálises, para manter-se atualizado sobre a eficácia das práticas de *mindfulness* nos diversos sintomas, processos psicológicos ou saúde mental em geral.

## Quebrando o ciclo vicioso: modo fazer e modo ser

A mente ruminativa é uma variação de um modo mental mais amplo chamado de Modo Fazer. Este modo é particularmente útil para lidar com experiências do mundo externo, para realizar tarefas do dia a dia, formando hábitos e automatizando atividades que liberam nossa mente para planejar, pensar e resolver problemas concretos. A questão surge quando reduzimos nossa capacidade de perceber que estamos agindo nesse modo, e continuamos alimentando o engajamento com padrões automáticos de reatividade ao sofrimento psicológico (Segal et al., 2013).

Uma maneira de interromper o ciclo vicioso e a espiral descendente dos pensamentos ruminativos e julgadores é exercitando o Modo Ser. Este modo mental opera como uma consciência da experiência presente e a possibilidade de fazer escolhas habilidosas sobre como responder à experiência. Por isso, exercitar a habilidade *mindfulness* oferece a possibilidade de trazer à luz tais padrões automáticos de pensamentos, sentimentos e sensações físicas, possibilitando ao paciente fazer escolhas conscientes para responder a esses momentos e, principalmente, ser capaz de identificar qualquer sinal do declínio do humor em direção à espiral descendente que o levará à exaustão e à depressão (Segal et al., 2013).

É importante notar que o Modo Fazer não é um modo a ser eliminado ou suprimido. A intenção de desenvolver o Modo Ser é colocarmo-nos capazes de perceber e alterar nossa relação com os pensamentos e os sentimentos. Segundo os autores do MBCT, a habilidade-chave a ser ensinada neste programa é a capacidade "de reconhecer e se libertar de estados mentais caracterizados por padrões autoperpetuados de pensamento ruminativo e negativo" (Segal et al., 2013, p. 74). Por meio das práticas de *mindfulness*, o paciente aprende a se desengajar de um modo mental (neste caso, o Modo Fazer) e entrar em outro modo mental (Modo Ser) que lhe permitirá processar informações relacionadas à depressão e situações desconfortáveis de maneiras diferentes, menos propensas a provocar recaídas.

## DESCRIÇÃO DA TÉCNICA

### Definição de *mindfulness* e intenções de aprendizagem

De maneira geral, *mindfulness* (frequentemente traduzido como atenção plena) descreve tanto uma técnica atencional quanto uma qualidade da mente. Assim, a *prática* de *mindfulness* (que envolve sustentar e alternar a atenção de uma maneira específica) é o meio pelo qual a habilidade de *mindfulness* é desenvolvida. Neste sentido, a definição operacional de *mindfulness* (enquanto qualidade da mente) mais utilizada é a de Kabat-Zinn, que descreve *mindfulness* como a consciência que emerge ao se prestar atenção de uma maneira particular: intencionalmente, no momento presente, e de maneira não julgadora (Kabat-Zinn, 2013).

A prática que abordaremos neste capítulo é indicada para conceituar *mindfulness* de maneira experiencial, e também para introduzir *mindfulness* na estrutura da psicoterapia, seja para pacientes com ou sem experiência prévia de *mindfulness*. Mesmo que o paciente declare já ter participado de programas ou treinamentos de *mindfulness*, umas das premissas da aprendizagem em *mindfulness* é a de que nenhuma prática é igual a outra. Ou seja, as instruções podem ser similares em até certo grau, mas a experiência desta prática em particular será sempre única.

As práticas guiadas e estruturadas de *mindfulness* representam uma oportunidade de ensinar ao paciente a habilidade de alternar a atenção desse modo "fazer-pensar" para o modo "ser-sentir", proporcionando um espaço experimental seguro e controlado acompanhado pelo psicoterapeuta. Tal momento estruturado de prática de *mindfulness* oferece a possibilidade de nos relacionarmos diretamente com a nossa experiência no momento presente, trazendo a atenção à fluidez da experiência que se revela momento a momento (Crane et al., 2021).

Para toda prática de *mindfulness* existem intenções de aprendizagem. São temas ou *insights* que esperamos suscitar no paciente por meio da prática e da reflexão que ocorre após ela (chamada de *inquiry* ou investigação da experiência direta). Para esta prática introdutória, as principais intenções são (Kabat-Zinn, 2013; Segal et al., 2013):

- Introduzir *mindfulness* de maneira experiencial.
- Oferecer embasamento para definir e conceituar *mindfulness* por meio da experiência.
- Reforçar as atitudes necessárias para desenvolver a habilidade *mindfulness*.
- Notar o contraste entre consciência plena (Modo Ser) e piloto automático (Modo Fazer).
- Prestar atenção nos detalhes pode revelar coisas que não tínhamos notado ou que tínhamos esquecido – a consciência revela e transforma a experiência.
- Notar a natureza da mente que naturalmente divaga, e ter oportunidade para sair do modo habitual e entrar em contato com a experiência tal como ela é no presente.
- Demonstrar que não há nada particularmente incomum ou místico em estar atento ou *mindful*.

## Aprendizagem por meio da experiência direta

A habilidade de *mindfulness* é acessada e desenvolvida exclusivamente por meio da experiência direta. A teoria ou o conhecimento intelectual a respeito do tema ou da técnica em si (domínio do Modo Fazer) pode ser útil para estabelecer evidências, explicar como funciona ou até contribuir com insights sobre a experiência (Segal et al., 2013). E algumas vezes o conhecimento teórico pode até atrapalhar o aprendizado, ao gerar expectativas de como a prática deveria parecer ou que resultados deveriam ser obtidos. Mas, sem a prática experiencial, o conhecimento de *mindfulness* se torna incompleto.

Fazendo um comparativo com andar de bicicleta – você pode ler um manual de montagem, livros sobre o mecanismo da bicicleta, sobre como pedalar ou sobre como se preparar para percorrer longas distâncias. Mas você realmente aprenderá a andar de bicicleta ao efetivamente pedalar em uma. A repetição vai fazendo que a habilidade de andar de bicicleta se torne cada vez mais acessível. Com o tempo e o treino, ciclistas mais experientes podem até mesmo percorrer os terrenos mais acidentados e circuitos mais desafiadores.

Com *mindfulness* ocorre algo parecido: cada prática torna a habilidade de alternar a atenção entre o Modo Fazer e o Modo Ser mais acessível. Conforme vamos aprofundando e persistindo na prática de *mindfulness*, vamos notando nossos padrões de reações a cada situação. O paciente assume responsabilidade por 99,9% da sua própria prática (Segal et al., 2013), assim como o ciclista é totalmente responsável por pedalar. E a experiência do momento presente, seja agradável, desafiadora ou neutra, se torna o terreno da prática.

## Mecanismo de *mindfulness*

Com base na definição operacional de Kabat-Zinn (2013), Shapiro et al. (2006) propuseram um mecanismo para explicar como *mindfulness* funciona, com base em três axiomas – Intenção (I), Atenção (A) e Atitude (A), chamado de Modelo IAA. Esses axiomas são interligados em um processo cíclico que ocorre simultaneamente e não devem ser considerados como etapas ou estágios separados.

O axioma Intenção, ou propósito, pode assumir duas conotações. Na visão de Shapiro et al. (2006), refere-se ao "porquê" da prática, a motivação ou visão pessoal que impulsiona a prática – alguns exemplos: regulação emocional, redução do estresse, prevenção de recaída em depressão ou bem-estar. Neste sentido, a intenção consiste em um suporte ou guia sobre a razão de se praticar, mais do que um objetivo ou meta a ser atingida. O axioma Atenção envolve observar as experiências internas e externas do momento presente sem julgamento ou interpretação. É como "retornar às coisas em si mesmas", focando na experiência direta e suspendendo o modo habitual de interpretar a realidade. É o que chamamos durante a prática de consciência momento a momento às coisas como elas são (Crane et al., 2021). O axioma Atitude se refere à qualidade dessa atenção. A atenção deve ser permeada por qualidades como abertura, gentileza e aceitação, mesmo diante de experiências desagradáveis ou difíceis. Kabat-Zinn (2013) utiliza a metáfora de que as atitudes são como o solo em que plantamos nossa prática e desenvolvemos a habilidade de *mindfulness*. Sem tais elementos no solo, nossa habilidade não floresce. Sem curiosidade ou abertura, por exemplo, não há disponibilidade para aprender.

Kabat-Zinn (2013) lista sete atitudes, numeradas a seguir, que ele considera como fundamentos para a prática e o desenvolvimento de *mindfulness*. Em resumo, elas implicam vivenciar a prática com uma *mente de principiante* (1), abrindo mão da crença de que "já sabemos" e dando espaço para a curiosidade, aceitando as coisas tais como elas são. *Aceitação* (2) também inclui um senso de amizade, gentileza e acolhimento da experiência no momento presente, sem julgamentos. *Não julgar* (3) implica abrir mão de classificar ou categorizar as experiências apenas como "boas" ou "ruins", e simplesmente *permitir ou deixar que as coisas sejam como são* (4), *sem forçar* (5), tentar consertar, evitar ou afastar o que é classificado como desagradável, nem tentar perpetuar ou manter o que é classificado como agradável. Também é necessário *confiar* (6) na validade da sua experiência, permitindo-se a *paciência* (7) para que as coisas emerjam em seu próprio tempo (Crane et al., 2021; Kabat-Zinn, 2013). Para desenvolver *mindfulness*, o convite é consistentemente trazer tais atitudes ao longo da condução e da prática de *mindfulness*.

Em conjunto, estes três axiomas levam a uma mudança de perspectiva conhecida como repercepção, desfusão ou descentramento, que é a capacidade de desenvolver uma consciência descentrada das narrativas pessoais, expandindo o espaço atencional e gerando um distanciamento da experiência imediata, o que nos possibilita adotar uma maneira diferente de perceber a experiência e de nos relacionarmos com ela (Shapiro et al., 2006).

## INTERVENÇÃO

Antes de iniciar a introdução da prática de *mindfulness* no contexto da psicoterapia individual, precisamos constantemente nos remeter à origem dos MBP (do MBSR e do MBCT em particular), organizados como uma intervenção grupal breve, estruturada e manualizada, e cujas sessões duram dentre 2 e 2,5 horas. Portanto, adaptações são necessárias, e sua inserção no curso da psicoterapia precisa ser respaldada em uma intenção ou propósito terapêutico claro a respeito das habilidades que o paciente pode desenvolver, dos mecanismos que justifiquem a escolha de uma ou outra prática em particular, dos benefícios e das reações adversas potenciais.

### Preparação

Preparar-se pessoalmente para a condução de quaisquer práticas de *mindfulness* é fundamental. A atitude do psicoterapeuta, a linguagem convidativa, a atenção ao conforto e à segurança do paciente, entre outros detalhes, influenciam a maneira como o paciente vivencia a prática. Revisar as intenções e as atitudes que direcionam a prática guiada, ler e conduzir a prática várias vezes para si mesmo, em voz alta, antes de efetivamente guiar o paciente, familiarizar-se com a linguagem e os termos, treinar o tom de voz, são hábitos comuns para os mais experientes professores de MBP. A condução de práticas de *mindfulness* é uma habilidade a ser continuamente desenvolvida, nunca finalizada.

Apresentamos algumas sugestões para o preparo mínimo do psicoterapeuta antes de inserir e conduzir práticas de *mindfulness* no processo psicoterapêutico (Crane et al., 2021; Michalak et al., 2019; Segal et al., 2013):

- Prática pessoal: o psicoterapeuta deve transmitir qualidades como cuidado, compaixão, gentileza e aceitação por meio de suas palavras, silêncios, tom de voz, ritmo e volume. Isso não pode ser ensinado por meio de roteiros escritos. É necessário que o próprio psicoterapeuta esteja genuinamente imbuído dessas qualidades. Para isso, exercitar sua própria prática pessoal e diária de *mindfulness* é premissa para ensinar os outros. É necessário antes experimentar as descobertas, desafios e oportunidades da prática, compartilhando da mesma condição de praticante, assim como seus pacientes.
- Planejamento e tempo: recomenda-se prever a prática de *mindfulness* na conceitualização de caso e no planejamento terapêutico, equilibrando o tempo dedicado para *mindfulness* e para as intervenções previstas no modelo psicológico adotado pelo psicoterapeuta. Considerando que as sessões de psicoterapia individual geralmente duram entre 50 e 60 minutos, as práticas precisam ser ajustadas para uma duração de até 20 minutos aproximadamente, permitindo espaço para a introdução da sessão, temas principais, prática de *mindfulness* e investigação da experiência direta após a prática (*inquiry*).
- Áudios gravados: a preparação também pode incluir o psicoterapeuta gravar seus próprios áudios de *mindfulness* e praticar ouvindo-os. Estes mesmos áudios serão úteis para serem entregues como tarefa de casa entre sessões, como preconizam tanto o método da terapia cognitiva quanto o MBCT. A prática de casa visa ao desenvolvimento e à manutenção dessa habilidade recém-aprendida – afinal, seguindo a metáfora da bicicleta, ninguém realmente sabe andar de bicicleta após apenas uma pedalada.
- *Setting* e ambiente: esta prática em particular pode ser realizada no seu espaço regular de atendimento clínico. Uma cadeira ou poltrona são indicadas para o paciente sentar-se e acomodar-se durante a prática, não sendo necessários nenhum tipo de banco ou posição específicos de meditação.
- Ferramentas: esta prática utiliza um objeto que será o foco da atenção e da experiência. Selecione um objeto simples, como uma bola de tênis ou um seixo pequeno (cerca de três cm). Você pode ter um recipiente com alguns

seixos para que o paciente também possa iniciar a prática já exercitando a escolha consciente sobre qual dos seixos selecionar para a prática.

## Durante a prática

Esta prática possui uma duração estimada de dez minutos, reservando mais dez minutos para o *inquiry*. Para iniciar a prática, convide o paciente a adotar uma postura que seja confortável e autossustentada, com as costas apoiadas na poltrona, cadeira ou sofá, e os pés apoiados no solo. Não é necessária nenhuma postura de meditação em particular, tampouco gestos especiais com as mãos.

Entregue o objeto selecionado ou ofereça a possibilidade de o paciente escolher o objeto, trazendo consciência para a escolha. Solicite claramente que o paciente siga as instruções conforme você vai guiando a prática. Também esclareça que você praticará junto, acompanhando o paciente com o seu próprio objeto.

Antes de iniciar a condução com base no roteiro, considere também estas orientações:

- Estrutura e espontaneidade: os roteiros são um guia, não uma estrutura rígida ou um manual de instrução. Durante a prática, espera-se que ela seja conduzida seguindo os pontos principais da estrutura, mas de maneira espontânea, ao invés de ser lida – o que soaria automatizado. Treinar a condução da prática também ajudará a modelar o ritmo, o tom de voz, as pausas, além de ajudar a dimensionar o tempo adequado para conduzir uma prática de maneira estável e fluida, sem atropelos por conta da falta de tempo dentro da duração de uma sessão.
- Verbos e fluidez de ação: as diretrizes do MBCT recomendam flexionar os verbos no gerúndio para transmitir fluidez e a intenção de uma ação ocorrendo no momento presente – "a respiração acontecendo", "sensações surgindo e mudando".
- Convite e possibilidade: as palavras e termos devem moldar a prática enquanto um convite, não uma ordem. Termos como "quem sabe", "talvez", "se possível" expressam possibilidade e convite, suscitando a curiosidade e deixando espaço para experiências do paciente. Lembre ao paciente de que as orientações são sugestões. Eles podem adaptá-las e até mesmo ignorá-las, sempre priorizando seu autocuidado.
- Instruções abertas e claras: utilize palavras fáceis de compreender e forneça orientações acessíveis sobre onde e como direcionar a atenção. A condução deve ser aberta e neutra, deixando espaço para a experiência, ao invés de induzir a sensação. Não induza a experiência dizendo o que o paciente deveria sentir ou pensar. Expressões como "sentindo tranquilidade" ou

"percebendo alívio e felicidade" geram expectativas e convencionam o que deveria ser experienciado – e, caso o paciente não tenha essa percepção, ele poderá notar um senso de inadequação, incapacidade e frustração, como se estivesse "fazendo errado". Ao invés de dizer: "notando o calor" ou "sentindo a superfície áspera", prefira instruções abertas como "notando a temperatura" ou "sentindo a textura" (sem dizer quais).

**Quadro 1** Prática: consciência plena de um objeto

| Duração estimada: 10 minutos de condução + 10 minutos de *inquiry* |
|---|
| 1. Convido você a segurar esse objeto, cultivando um senso de curiosidade genuína e observando-o como se fosse a primeira vez. Com a mente de principiante, imaginando que nunca tenha visto qualquer coisa parecida com tal objeto, notando os conceitos que a mente imediatamente forma ao ver o objeto. Percebendo nomes, explicações ou histórias que a mente prontamente associa ao objeto e permitindo se abrir à experiência do objeto como se fosse a primeira vez que o vê.<br>[Dê um tempo de cerca de 5 a 10 segundos entre cada instrução, para que o paciente tenha espaço para realizar o que foi dito e notar a experiência direta. Mantenha o ritmo estável e o tom de convite, gentileza e paciência.] |
| 2. Explorando o objeto com os sentidos, trazendo atenção para a visão. Permitindo que seus olhos explorem cada detalhe, observando o formato, o tamanho, a textura e as cores do objeto. Reconhecendo a maneira como a luz se reflete no objeto, e as sombras que se formam. |
| 3. De tempos em tempos, notando a tendência automática da mente em explicar, contar histórias ou trazer memórias associadas ao objeto. E, quando isso acontecer, simplesmente notando os pensamentos na mente, e intencionalmente trazendo sua consciência de volta ao objeto. |
| 4. Explorando o objeto também com o tato nos dedos das mãos. Tocando e sentindo a resistência dele, a textura, o tamanho e o peso. Percebendo as sensações físicas que surgem ao tocar e tatear o objeto. |
| 5. Quem sabe, dedilhando o objeto com a unha ou pontas dos dedos, notando se algum som percute dele. Ou movendo o objeto em sua mão e ouvindo qualquer som surgindo enquanto você o manuseia. Notando os pensamentos e sentimentos surgindo a cada descoberta, de maneira curiosa e aberta. |
| 6. Aproximando o objeto ao nariz, descobrindo se o objeto possui algum odor. Percebendo as características desse cheiro, se houver.<br>[Obs.: mais adiante, veremos uma variação desta prática utilizando alimentos, incluindo o paladar na condução, instruindo a degustar o alimento de maneira consciente e presente.] |
| 7. Aproximando-nos do encerramento desta breve prática, (se desejar, fechando os olhos e) tomando alguns instantes para registrar na mente o que você descobriu sobre esse objeto, quem sabe algo novo que nunca tenha percebido. Notando também se sentimentos ou emoções surgem. E, quando estiver pronto, (abrindo os olhos, se estiverem fechados e) encerrando a prática. |

- Atitudes e intenções: ao longo da prática, integre as atitudes na condução para ajudar o paciente a desenvolver a habilidade *mindfulness*. Expressões como "notando curiosamente essa sensação", "gentilmente trazendo a atenção de volta", "percebendo como se fosse a primeira vez", "notando sensações surgindo, sem julgar", "permitindo que os pensamentos surjam e mudem" são alguns exemplos de atitudes integradas à condução da prática. Relembre que não há uma meta, tampouco um jeito certo de praticar: encoraje a exploração da própria experiência, sem expectativas ou críticas.
- Normalize as experiências comuns: valide a mente inquieta, o tédio, o sono... utilize as atitudes de reconhecer e aceitar esses estados como parte natural da mente. Normalize também a ausência de sensações, com frases como "talvez percebendo a ausência de sensação nesta região, permitindo que seja como é".

## Após a prática

Logo após o término da prática e ainda durante a sessão, seguimos para a investigação da experiência direta, ou *inquiry*. O *inquiry* é uma etapa essencial do processo de aprendizagem em *mindfulness*. O objetivo central deste processo de investigação é proporcionar novas formas de compreender e perceber a experiência, reconhecendo as maneiras como criamos sofrimento e as maneiras como podemos nos libertar desse sofrimento (Segal et al., 2013). Talvez seja no *inquiry* o momento em que a prática pessoal do psicoterapeuta e as atitudes de *mindfulness* do profissional mais se evidenciam. O psicoterapeuta deve conduzir as perguntas de investigação com curiosidade genuína, bondade, gentileza e paciência, normalizando desconfortos e explorando a experiência da maneira como ela se apresenta ao paciente.

Nesta prática introdutória, a investigação da experiência direta pode ser conduzida em torno dos seguintes temas:

- Contraste e alternância entre consciência e piloto automático.
- Definir *mindfulness* (folheto 1) com base na experiência do objeto.
- Prestar atenção pode relevar coisas que não sabíamos ou que tínhamos esquecido.
- Diferença entre o conceito do objeto (Modo Fazer) e a experiência direta do objeto (Modo Ser).
- A mente divaga, sendo algo normal e que não podemos controlar.
- Curiosidade para aprender, percebendo algo novo no objeto que antes parecia trivial.
- Trazer para o concreto, utilizando um simples objeto como uma âncora sólida para a atenção no momento presente.

- Atentar-se a várias sensações (toque, som, olfato, visão) nos permite permanecermos próximos da experiência, em vez de sermos tomados por interpretações e suposições baseadas unicamente no pensamento e no conhecimento intelectual.
- Estar consciente e no momento presente nos dá a possibilidade de escolha – o que fazer com nossa atenção, e para onde direcionar nossa atenção.

### Folhetos de atividades

Como recurso didático adicional, o psicoterapeuta pode entregar folhetos com elementos conceituais que ajudem a consolidar o que foi aprendido por meio da experiência prática.

### Prática em casa

Assim como nos MBP, recomenda-se que os pacientes da psicoterapia individual integrem as práticas de *mindfulness* à sua rotina diária como "tarefa de casa", refletindo sobre as experiências nas sessões seguintes. Um áudio com a gravação da condução pode ser fornecido como recurso adicional para a prática diária.

### Integração contínua

Pode-se inserir micropráticas (como a respiração em três passos, que será abordada em um próximo capítulo) ao início ou término de todas as sessões, com a intenção de normalizar, aproximar e familiarizar o paciente com a prática, promover a consciência do momento presente e facilitar o trabalho em estratégias de resolução de problemas, além marcar a transição entre o momento psicoterapêutico e as atividades do cotidiano antes e após a sessão.

**Quadro 2** Folheto 1

| Conceito: O que é *mindfulness*? |
|---|
| *Mindfulness* (atenção plena) é a consciência que emerge ao se prestar atenção<br>intencionalmente,<br>no momento presente,<br>de maneira gentil e<br>não julgadora,<br>às coisas como elas são. |

*The mindful way through depression: freeing yourself from chronic unhappiness*, por Williams, Teasdale, Segal e Kabat-Zinn (2007).

## Adaptações e variações

Esta prática pode ser adaptada para uma diversidade de âncoras atencionais, desde que as intenções e a estrutura sejam preservadas de maneira geral. Qualquer objeto no seu espaço de atendimento pode ser escolhido pelo paciente, desde que seja seguro de manusear. Esta prática também pode ser realizada utilizando-se de um pequeno alimento. Originalmente, no programa MBSR, o objeto apresentado é uma uva-passa. O alimento não precisa ser algo que desperte desejo ou aversão em particular, embora tais sentimentos – caso surjam – também podem ser explorados durante a investigação.

Outra variação desta prática é realizar atividades cotidianas de maneira consciente, no Modo Ser. Esta variação pode ser realizada também como uma "tarefa de casa" entre sessões ou ser sustentada de maneira contínua. O paciente pode escovar os dentes, arrumar a cama, beber chá, café ou suco, estender ou dobrar roupas, trazendo consciência para os sentidos, para os movimentos do corpo, para a característica dos objetos ou líquidos etc.

## EXEMPLO CLÍNICO

Embora a condução da prática possa ser similar em diversos contextos, as experiências relatadas pelos pacientes são únicas. Por isso, apresentaremos aqui um caso que exemplifica um relato comum de pacientes, com possíveis maneiras de explorar ou aprofundar a experiência direta durante o *inquiry*.

Psicoterapeuta: Você gostaria de comentar sobre a sua experiência? O que descobriu?

Paciente: Eu nunca tinha percebido quantas cores existem em uma pedrinha como essa.

Psicoterapeuta: Isso é realmente interessante. E o que mais você descobriu?

Paciente: Notei que ela era fria no começo e que depois esquentou por causa do calor das minhas mãos. E daí lembrei de quando eu era criança e andava descalço em cima de umas pedras quentes por causa do sol – elas ficavam perto da rua onde eu morava. Meus amigos e eu íamos lá todas as tardes para brincar.

Psicoterapeuta: A sensação da temperatura da pedra levou a sua mente até uma memória passada, uma lembrança. Isso acontece com todos nós – nossa mente é muito boa em buscar associações e contar histórias! E você lembra em que momento sua mente retornou dessa memória de infância para este objeto na sua mão?

Paciente: Ah, sim. Quando comecei a sentir a textura, meio áspera em algumas partes, e um pouco lisa em outras. Acho que fiquei surpreso quando vi que a pedrinha fazia sombra na minha mão. Nunca tinha parado para pensar a respeito da sombra dos objetos.

Psicoterapeuta: Parece que a experiência direta de observar e explorar essa pedrinha revelou algo que você não lembrava ou que não tinha percebido. E, se você não estivesse fazendo essa prática, o que você normalmente teria feito caso recebesse uma pedrinha como essa?

Paciente: Acho que eu teria apenas jogado ela em algum canto, sem nem perceber que ela existe. Que coisa!

Psicoterapeuta: Então, no piloto automático você normalmente teria recebido essa pedrinha e jogado ela de lado. Mas, ao trazer consciência para ela, você mudou sua relação com esse objeto e acabou descobrindo que há muitas coisas nele.

Paciente: Sim, acho que sim. Pensando agora, acho que deve ter um monte de coisas que não estou percebendo em relação à [queixa relacionada ao tratamento].

Neste breve exemplo de investigação, apresentamos as "três camadas" do *inquiry* para o aprendizado de *mindfulness* (Crane et al., 2021; Segal et al., 2013). Na primeira camada, temos a observação direta. O paciente descreve suas percepções em termos de pensamentos, sentimentos e sensações corporais dos quais estava consciente durante a prática. Por exemplo: quando relata a temperatura, a textura e os aspectos visuais do objeto, como cor e sombra, além da descrição da memória de infância.

Na segunda camada, temos diálogo e contexto. Conduzimos um diálogo contínuo sobre as experiências observadas utilizando perguntas abertas e curiosas. As experiências são colocadas em um contexto pessoal de compreensão. Como exemplo, podemos referenciar a pergunta e a reflexão sobre o que o paciente teria feito ao receber o objeto caso agisse no piloto automático, comparando com o que ele fez com o objeto de maneira consciente e presente.

A terceira camada é a de conexão e generalização. Para isso, situamos a experiência em um contexto mais amplo de compreensão. Os temas que emergem da experiência são vinculados aos objetivos finais da psicoterapia e às intenções da prática, fornecendo insight sobre novas formas de lidar com a experiência na vida diária. Por exemplo, ocorre quando o paciente comenta que, assim como ele não percebia algumas características do objeto que sempre estiveram ali, talvez haja elementos que ele não estaria percebendo em relação ao contexto da sua queixa.

## PROBLEMAS DA APLICAÇÃO E SOLUÇÕES

Os desafios mais comuns – e até esperados – no contexto das práticas de *mindfulness* manifestam-se durante a investigação sobre a experiência direta. Considerando esta prática introdutória, algo que ocorre com elevada frequência é a percepção do paciente de que ele está "fazendo algo errado". Esta percepção se manifesta de maneira explícita na fala do paciente, ou implicitamente na maneira como ele relata o que *não* aconteceu durante a prática. Falas como "tive dificuldade de me concentrar" e "era isso o que eu deveria ter sentido?" indicam que uma meta em particular parece não ter sido atingida.

Quando o paciente apresenta esse tipo de resposta, ele está operando no Modo Fazer, tentando explicar racionalmente a experiência, comparando-a com um parâmetro de expectativa sobre o que deveria ter acontecido. O papel do psicoterapeuta é, então, normalizar a divagação mental, trazendo consciência para as tendências da mente e conduzindo a investigação acerca da experiência do momento (Modo Ser) ao invés de aprofundar em teorias e explicações intelectuais sobre os padrões da mente.

Uma maneira de abordar esse senso de crítica a respeito da experiência é reconhecendo o que aconteceu e direcionando a reflexão para o Modo Ser. O psicoterapeuta pode dizer algo como: "Você tinha expectativa de alguma reação em particular durante a prática?" ou "Sua mente parece ter divagado e se engajado em questionamentos e explicações sobre a sua experiência direta; mas isso é normal e até esperado, pois é o que as mentes fazem! Então, você tem a oportunidade de exercitar uma escolha habilidosa: você pode simplesmente reconhecer essa tendência da mente e intencionalmente trazer sua atenção de volta para a experiência do momento presente."

Esta também é uma excelente oportunidade para abordar atitudes como gentileza e autocompaixão com o paciente. Estas atitudes devem estar primeiramente imbuídas no psicoterapeuta, no modo como ele conduz o *inquiry*, acolhendo e explorando a experiência de maneira amigável, bondosa e curiosa. Ao treinar a habilidade de observar a mente com clareza e sem julgamento, o paciente inicia um processo de se tornar "amigo" da própria mente, em vez de "inimigo". Conforme o paciente aprofunda o conhecimento sobre si mesmo, outras qualidades, como curiosidade, gentileza, paciência e estabilidade se fortalecem, formando a base da compaixão (Segal et al., 2013).

## REFERÊNCIAS


1. Azevedo, M. L. de, Xavier, M. C., & Menezes, C. B. (2022). Conhecimento, Recomendação e Uso de Mindfulness por Psicólogos Clínicos Brasileiros. *Psicologia: Ciência e Profissão, 42*, e237527. https://doi.org/10.1590/1982-3703003237527
2. Baer, R. A. (2007). Mindfulness, Assessment, and Transdiagnostic Processes. *Psychological Inquiry, 18*(4), 238-242. https://doi.org/10.1080/10478400701598306
3. Beck, J. S. (2013). *Terapia cognitivo-comportamental* (2ª ed.). Porto Alegre, RS: Artmed.
4. Crane, R. S., Brewer, J., Feldman, C., Kabat-Zinn, J., Santorelli, S., Williams, J. M. G., & Kuyken, W. (2017). What defines mindfulness-based programs? The warp and the weft. *Psychological Medicine, 47*(06), 990-999. https://doi.org/10.1017/S0033291716003317
5. Crane, R. S., Karunavira, & Griffith, G. M. (Orgs.). (2021). *Essential resources for mindfulness teachers*. Routledge.

6. Kabat-Zinn, J. (2013). *Full catastrophe living: Using the wisdom of your body and mind to face stress, pain, and illness* (Revised and updated edition). Bantam.
7. Michalak, J., Crane, C., Germer, C. K., Gold, E., Heidenreich, T., Mander, J., Meibert, P., & Segal, Z. V. (2019). Principles for a responsible integration of mindfulness in individual therapy. *Mindfulness, 10*, 799-811. https://doi.org/10.1007/s12671-019-01142-6
8. Segal, Z. V., Williams, J. M. G., & Teasdale, J. D. (2013). *Mindfulness-based cognitive therapy for depression* (2ª ed). Guilford Press.
9. Shapiro, S. L., Carlson, L. E., Astin, J. A., & Freedman, B. (2006). Mechanisms of mindfulness. *Journal of Clinical Psychology, 62*(3), 373-386. https://doi.org/10.1002/jclp.20237
10. Van Dam, N. T., van Vugt, M. K., Vago, D. R., Schmalzl, L., Saron, C. D., Olendzki, A., Meissner, T., Lazar, S. W., Kerr, C. E., Gorchov, J., Fox, K. C. R., Field, B. A., Britton, W. B., Brefczynski-Lewis, J. A., & Meyer, D. E. (2018). Mind the hype: A critical evaluation and prescriptive agenda for research on mindfulness and meditation. *Perspectives on Psychological Science, 13*(1), 36-61. https://doi.org/10.1177/1745691617709589
11. Williams, J. M. G., Teasdale, J. D., Segal, Z. V., & Kabat-Zinn, J. (Orgs.). (2007). *The mindful way through depression: Freeing yourself from chronic unhappiness*. Guilford Press.

# 43

# O corpo no presente e a experiência direta

Mariana Ladeira de Azevedo

## DESCRIÇÃO DO PROBLEMA PARA O QUAL A TÉCNICA FOI FORMULADA

A prática do escaneamento corporal (*body scan*) ocupa uma posição central nos programas baseados em *mindfulness* (MBP). É a primeira prática formal que os participantes experimentam e ela segue de maneira contínua ao longo do programa. Serve como base para todas as práticas subsequentes, pois o paciente aprende a focar a atenção por períodos prolongados, desenvolvendo estabilidade mental, concentração, paciência e consciência.

O escaneamento corporal aprimora a sensibilidade e a familiaridade com o próprio corpo, além de exercitar habilidades atencionais e as atitudes de *mindfulness* (apresentadas no capítulo anterior). Ao direcionar a atenção para diferentes regiões do corpo e observar as sensações momento a momento, sem julgamentos, os praticantes cultivam a gentileza, a compaixão e a aceitação. A consciência que emerge quando fazemos isso tem o potencial de transformar as maneiras habituais de nos relacionarmos conosco que limitam o nosso potencial ou que nos causam danos (Crane et al., 2021; Kabat-Zinn, 2013).

Embora não existam estudos que recomendem o escaneamento corporal isoladamente para condições de saúde específicas, considerando os processos psicológicos envolvidos na prática, infere-se que sintomas ou transtornos mentais associados a atenção autofocada, ruminação e evitação experiencial podem se beneficiar da prática – tais como transtornos depressivos, transtorno de ansiedade (e fobias), transtorno obsessivo-compulsivo, transtornos do sono, transtornos alimentares, dentre outros (Baer, 2007).

## DESCRIÇÃO DA TÉCNICA

O escaneamento corporal é originalmente apresentado na primeira sessão do programa MBSR (*mindfulness-based stress reduction*), com uma duração aproximada de 45 minutos, sendo a prática central deste programa. Inspirado no MBSR, o programa terapia cognitiva baseada em *mindfulness* (MBCT) também traz o escaneamento corporal em sua sessão inicial como uma oportunidade de aprender a habilidade de levar a atenção para as sensações físicas. A consciência das sensações físicas e corporais é uma habilidade que serve de fundamento para a estabilidade mental e emocional, além de proporcionar uma maneira relativamente segura para acessar e trabalhar vulnerabilidades associadas com o pensamento ruminativo (Crane et al., 2021).

### Mecanismos do escaneamento corporal

Os estudos sobre mecanismos e moderadores das práticas baseadas em *mindfulness* não consideram o escaneamento corporal especificamente, mas avaliam os resultados dos MBP em geral. Contudo, a participação em MBP (que possuem o escaneamento corporal como uma prática que permeia todo o programa ao longo de oito semanas) exerceu efeitos sobre ansiedade e depressão por meio de mecanismos como descentramento, ruminação mental, afeto positivo, autocompaixão, reatividade cognitiva e emocional, processamento atencional e funcionamento cognitivo (Alsubaie et al., 2017).

Existem evidências também a respeito dos efeitos do escaneamento corporal sobre a interocepção e a propriocepção. Interocepção é a capacidade de sentir e processar sinais internos do corpo, como batimento cardíaco, respiração e contrações musculares. Já a propriocepção diz respeito aos sinais oriundos da pele e do sistema musculoesquelético, como a posição dos membros. A união desses sentidos permite a percepção de estados corporais como sede, fome, desejo e dor, além de níveis de energia e estresse.

Segundo Fischer et al. (2017), a importância de ambas, interocepção e propriocepção, está ligada à sua relação com emoções, sentimentos e percepção de sintomas de doenças. Pessoas com maior precisão na detecção de sinais internos tendem a vivenciar emoções mais intensamente, processá-las melhor e regulá-las com mais eficiência. Por outro lado, estudos em populações clínicas revelam alterações na interocepção em quadros como anorexia nervosa, bulimia nervosa, transtorno de somatização e ansiedade, sugerindo que pacientes com diferentes transtornos mentais apresentam baixa interocepção. Uma revisão de literatura realizada pelos autores sobre o aumento da interocepção após intervenção de oito semanas com escaneamento corporal indicou que a interocepção pode ser melhorada por intervenções de longo prazo focadas em sinais corporais (como o escaneamento corporal) e que particularmente pacientes com baixa interocepção podem se beneficiar desta prática.

## Intenções de aprendizagem

O escaneamento corporal utiliza o corpo como uma âncora atencional, e fazemos isso pois as emoções intensas, como tristeza ou desesperança, manifestam-se não apenas mentalmente, mas também fisicamente por meio de sensações corporais. O que ocorre no corpo afeta diretamente a mente, e a consciência das sensações corporais é crucial para interromper ciclos de pensamentos e sentimentos que sustentam hábitos prejudiciais.

Quando a mente está no modo fazer, tendemos a conhecer nossa experiência indireta e conceitualmente por meio do pensamento – algo que acaba alimentando a ruminação e a preocupação. O escaneamento corporal oferece, então, uma nova maneira de conhecer: diretamente, intuitivamente e de modo experiencial. O conhecimento experiencial permite estarmos cientes de experiências desagradáveis sem nos perdermos em pensamentos ruminativos (Segal et al., 2013).

As intenções de aprendizagem do escaneamento corporal são (Crane et al., 2021; Segal et al., 2013):

- Cultivar o conhecimento experiencial direto.
- Qualquer parte do corpo pode ser uma âncora de atenção: mãos, pés, abdome, peito, músculos envolvidos na respiração.
- Desenvolver a habilidade de direcionar e alternar o foco da atenção (ao movê-la entre as partes do corpo, sensações e eventos mentais).
- Perceber e relacionar-se de maneira diferente com estados mentais e divagações mentais.
- Normalizar a divagação mental e enfatizar a importância da paciência, da gentileza e da diligência no retorno ao foco escolhido.
- Aprender a trazer a mente "de volta" ao momento presente, reconhecendo para onde ela divaga e retornando à âncora de atenção. Não importa quantas vezes a mente divaga, ao perceber que isso acontece, paciente e deliberadamente trazemos a atenção de volta à âncora e ao momento presente. É desta maneira que os "músculos" da habilidade de *mindfulness* são treinados.
- Cultivar atitudes de curiosidade, gentileza e bondade consigo, "fazendo amizade" com as sensações, sejam elas quais forem.
- Normalizar e aproximar-se de sensações difíceis ou desconfortáveis, com um incentivo gentil para reconhecê-las e permitir que sejam como são.

## INTERVENÇÃO

O escaneamento corporal é uma prática frequentemente confundida com o relaxamento. Contudo, os mecanismos da resposta de relaxamento e do escaneamento corporal como consciência das sensações físicas são distintos. No escaneamento corporal, a intenção é manter-se desperto e consciente das sensações do corpo, embora alguns pacientes reportem uma sensação de relaxamento ao término da prática ou até mesmo adormeçam durante a condução.

### Preparação

Um dos aspectos mais importantes da preparação para a condução do escaneamento corporal consiste na familiaridade com a linguagem e com a estrutura da prática. É uma prática relativamente complexa de conduzir, com muitas etapas – pois envolve direcionar a consciência parte a parte no corpo.

Apresentamos algumas recomendações de preparo para integrar e conduzir a prática de escaneamento corporal na psicoterapia (Crane et al., 2021; Michalak et al., 2019; Segal et al., 2013):

- Prática pessoal: a experiência direta e a clareza da estrutura da prática podem ser aprimoradas por meio da prática pessoal do psicoterapeuta. Praticar escaneamento corporal com o uso de áudios guiados é a maneira principal de compreender a estrutura da prática e de preparar-se para conduzir o paciente.
- Planejamento e tempo: a versão original do escaneamento corporal no MBCT ou no MBSR possui 45 minutos, além do tempo de investigação da experiência (*inquiry*). Por limitações de tempo de uma sessão de psicoterapia, apresentamos neste capítulo uma versão resumida que pode ser conduzida em cerca de 15 a 20 minutos. Contudo, manter-se dentro do prazo, sem apressar a condução, preservando momentos de pausa para que o paciente tenha oportunidade de notar a experiência direta, requer treinamento por parte do psicoterapeuta.
- *Setting* e ambiente: normalmente o escaneamento corporal é realizado deitado, com as costas apoiadas no solo, mas também pode ser feito sentado. Para isso, é importante assegurar que haja espaço para o paciente em um sofá ou poltrona reclinável. Se houver espaço no consultório, deitar-se no solo também pode ser uma possibilidade. Para isso, tenha disponível um tapete grosso ou um colchonete para esta finalidade. Fornecer uma manta ou coberta ajuda o paciente a se sentir menos exposto, além de se manter aquecido caso a temperatura do ambiente esteja fria. Também garanta que o ambiente esteja seguro e que não haverá entradas abruptas no espaço no

meio da prática. Esteja preparado para limpar o chão e o colchonete entre sessões e assegure a higiene e assepsia dos tapetes, mantas ou cobertas.

## Durante a prática

- Postura: o psicoterapeuta pode ofertar ambas as posições, sentado ou deitado, para que o paciente escolha a que preferir no início da prática – solicite ao paciente que traga consciência para a maneira como essa escolha é feita. Sobre a postura do psicoterapeuta, recomenda-se que também se coloque em uma posição de prática, talvez não deitado – para que possa observar e monitorar o paciente, assegurando sua segurança ao longo da prática. Para tanto, o psicoterapeuta pode realizar a prática sentado ou reclinado em sua poltrona. É importante lembrar que o objetivo não é relaxar ou adormecer, mas despertar e manter-se consciente das experiências ao longo da prática.
- Atitudes e intenções: o escaneamento corporal pode ser particularmente desafiador para alguns pacientes ao entrarem em contato com sensações ou determinadas partes no corpo. Por isso, o psicoterapeuta deve inserir lembretes sobre atitudes de gentileza, amizade e abertura para com a experiência, além de orientações sobre como lidar com experiências difíceis.
- Segurança: considere que alguns pacientes podem experienciar sofrimento associado a áreas do seu corpo devido a alguma deficiência ou limitação física, dor, experiência de abuso ou outro trauma, e trazer a atenção para o corpo pode ser um desencadeador de trauma. Por isso, alguns acordos de segurança podem ser estabelecidos com o paciente. Explicite que ele pode tomar decisões conscientes para cuidar bem de si durante a prática, como praticar sentado ao invés de deitado; movimentar-se durante a prática para buscar conforto na posição; manter os olhos abertos ao invés de fechados. Também pode ser definida uma âncora atencional estável no corpo (como mãos ou costas), e o paciente pode retornar a esse ponto em qualquer momento, caso notando-se ativado ou perdido durante a prática. Da parte do psicoterapeuta, posicione-se de modo que possa observar o paciente e ver o que acontece também no espaço. Mantenha-se atento às reações e às respostas do paciente, mas não excessivamente hipervigilante ou cauteloso, para não gerar ansiedade; equilibre vigilância e consciência gentil. Ao final da prática, alguns pacientes podem estar dormindo. Se isso ocorrer, utilize um sino (soando-o uma única vez) para marcar o término da prática e acordar o paciente, ou combine antecipadamente com o paciente que você o despertará com um toque no tornozelo, por exemplo, ou em outra parte do corpo que seja segura para ele.

- Respiração como veículo para atenção: a respiração tem um papel importante na prática, servindo como guia da atenção. O movimento da inspiração está associado com recolher e direcionar a atenção, e o movimento da expiração está associado com liberar ou deixar ir. Talvez não haja tempo para um detalhamento deste fluxo de respiração durante a condução da prática, mas é importante ter clareza quanto a esse direcionamento, pois uma intenção clara tornará a condução mais fluida.

**Quadro 1** Prática: escaneamento corporal

| Duração estimada: 15 minutos de condução + 10 minutos de *inquiry* |
|---|
| 1. Convido você a se sentar ou se deitar, adotando uma postura confortável. Caso sentado, com as pernas e os pés descruzados, costas e cabeça confortavelmente apoiadas, cabeça alinhada à coluna e ombros descontraídos. Caso deitado, com as costas sobre o tapete ou colchonete, pernas descruzadas, ponta dos pés pendendo naturalmente para fora, braços repousando ao lado e ao longo do tronco com as palmas das mãos voltadas para cima. Se necessário, cobrindo-se com uma manta ou coberta para se manter aquecido. Fechando os olhos, se for confortável, ou mantendo-os entreabertos, sem fixar foco em um ponto em particular.<br>[Dê um espaço de cerca de 5 segundos entre cada instrução para que o paciente tenha oportunidade para realizar o que foi dito e notar a experiência direta. Mantenha o ritmo estável e o tom de convite, gentileza e paciência.] |
| 2. Tomando alguns instantes para sintonizar na consciência das sensações do corpo como um todo. Notando a postura e a posição do corpo sentado ou deitado, a respiração acontecendo, os pontos de contato do corpo com o chão, a cadeira ou a poltrona, e a cada respiração permitindo-se entrar mais em contato com a experiência direta do corpo. |
| 3. Lembrando-se de que não há uma meta a ser alcançada ou nenhum objetivo em particular, como calma ou relaxamento. A intenção é trazer uma consciência curiosa e amigável para todas as sensações físicas conforme for intencionalmente direcionando o foco da atenção para cada parte do corpo. |
| 4. Quando puder, conduzindo a atenção para a respiração, percebendo a respiração por meio das sensações físicas no abdome, notando os movimentos da respiração acontecendo, momento a momento. |
| 5. Com uma inspiração, recolhendo o foco da atenção e conduzindo-a para a região dos pés. Notando que sensações físicas estão aqui: sensações nos dedos dos pés, na planta dos pés, nos calcanhares, no peito dos pés e nos tornozelos.<br>Talvez não haja sensações, ou as sensações sejam muito sutis. Então, abrindo-se também para a ausência de sensações, simplesmente observando o vazio. Não há sensações certas ou erradas. Essa é a sua experiência neste momento, apenas permitindo que seja assim. |
| 6. Deixando as sensações nos pés dissolverem na consciência, e na inspiração movendo o foco da atenção para canelas e panturrilhas, observando o que está aqui por alguns instantes. Notando as sensações mais superficiais e sensações mais internas, sem tentar mudar ou controlar nada. |

*(continua)*

**Quadro 1** Prática: escaneamento corporal (*continuação*)

| **Duração estimada: 15 minutos de condução + 10 minutos de *inquiry*** |
|---|
| 7. Liberando o foco da atenção das canelas e panturrilhas, e com uma inspiração direcionando a consciência para os joelhos e coxas. Não pensando sobre a sensação, mas sentindo diretamente as sensações nos joelhos e coxas. Acolhendo a experiência da sensação de maneira gentil e aberta. |
| 8. Deixando ir as sensações nos joelhos e coxas, inspirando e mudando o foco da atenção para a região pélvica, percebendo órgãos internos, glúteos e quadris. Com paciência e autocuidado, permitindo-se perceber as sensações nesta região. |
| 9. Com uma inspiração, expandindo a atenção e a curiosidade para toda a região inferior do corpo, como se a respiração e a consciência preenchessem as pernas por completo, experimentando essa sensação por alguns momentos.<br>[Ofereça um espaço de 10 a 20 segundos para a experiência, adicionando esta condução durante esse período de tempo:<br>Talvez percebendo que a mente divaga – pensando, lembrando, planejando – ou sentimentos de tédio ou inquietação... Quando isso acontecer, não há nada errado. Esta é simplesmente uma oportunidade para notar os movimentos da mente, reconhecendo-os e percebendo como afetam o corpo. E, sem julgar nem forçar, trazendo a atenção de volta para as sensações na região inferior do corpo como um todo.] |
| 10. Deixando ir as sensações nas pernas e região inferior do corpo, inspirando e conduzindo a atenção para as sensações físicas na região lombar das costas. E a cada inspiração expandindo o foco da atenção para incluir a parte intermediária das costas, a região superior das costas, a região torácica, escápulas e ombros, até que as costas como um todo estejam envolvidas em consciência gentil e cuidadosa. |
| 11. Permitindo que as sensações nas costas se dissolvam, inspirando e movendo a consciência para a região frontal do tronco, para o abdome, notando quais sensações físicas estão presentes. Percebendo as sensações do ar entrando e expandindo o abdome, e do ar saindo e retraindo o abdome. Quando a mente dispersa, apenas notando para onde ela vai, e com gentileza trazendo a atenção de volta para as sensações no abdome. |
| 12. Deixando ir as sensações no abdome, inspirando e movendo a atenção para o peito e tórax. Notando as sensações físicas conforme elas surgem e mudam, momento a momento. |
| 13. Dissolvendo a percepção das sensações no peito, e com a inspiração movendo a consciência para as mãos, os cotovelos, os antebraços e os braços. |
| 14. Deixando ir as sensações dos braços como um todo, inspirando e conduzindo a atenção para os ombros e o pescoço. |
| 15. Caso perceba alguma sensação de tensão nessa região, ou qualquer sensação intensa no corpo, você pode fazer uma escolha consciente, direcionando sua respiração para essa região, utilizando a inspiração para trazer uma consciência gentil "para dentro" da sensação e, da maneira que puder, na expiração deixando ir ou liberando a sensação. |

(*continua*)

**Quadro 1** Prática: escaneamento corporal (*continuação*)

| Duração estimada: 15 minutos de condução + 10 minutos de *inquiry* |
|---|
| 16. Dissolvendo as sensações dos ombros e do pescoço, inspirando e movendo o foco da consciência para a cabeça e o rosto. Iniciando com queixo e maxilares, boca e lábios, narinas, bochechas, orelhas, olhos, pálpebras, sobrancelhas, testa e têmporas, até o topo da cabeça. Respirando e preenchendo toda a cabeça com consciência atenta e curiosa, renovando a consciência a cada respiração. |
| 17. Expandindo a atenção para o corpo todo. Tomando alguns instantes para estar consciente da sensação do corpo inteiro e do fluxo da respiração fluindo livremente para dentro e para fora. [Ofereça um espaço de 30 segundos a dois minutos em silêncio, caso haja tempo.] |
| 18. Nos instantes finais desta prática, deixando ir qualquer intenção sobre a respiração, simplesmente deitando ou sentando aqui, percebendo as sensações do corpo inteiro, com um senso de aceitação. Permitindo que o corpo seja exatamente como ele é, repousando em consciência e despertamento, momento a momento. |

## Após a prática

Durante a prática de escaneamento corporal, as dificuldades e desafios experimentados são uma excelente oportunidade de investigação após a prática. O *inquiry* pode ser conduzido em torno dos seguintes temas:

- Consciência da variedade e dos detalhes das experiências sensoriais no corpo, das mais sutis às mais intensas.
- Corpo como âncora atencional sempre disponível para trazer a mente ao momento presente.
- Possibilidades de ampliar e estreitar intencionalmente o foco de atenção.
- Tendência da mente em divagar – *mindfulness* não se trata de parar ou esvaziar os pensamentos, mas de mudar a nossa relação com eles.
- Importância das atitudes de curiosidade, paciência, gentileza, autocompaixão e autocuidado, percebendo como estas atitudes mudam nossa relação com a experiência.
- Contraste entre o conhecimento intelectual das sensações e o conhecimento experiencial das sensações.
- Ao lidarmos com as dificuldades, notar a tendência natural da mente em ir para a cabeça (pensamento), ao invés de ir para o corpo (sensação).
- Trabalhando com a dificuldade (experiências ou sensações difíceis), mudando do julgamento e autocrítica para a gentileza e bondade.

### Prática em casa

O psicoterapeuta deve incentivar a prática contínua do escaneamento corporal como maneira de aprimorar a sintonia com as sensações físicas, notando alterações emocionais por meio dos primeiros sinais no corpo. Por se tratar de uma prática longa, um áudio gravado pelo psicoterapeuta com a condução da prática é particularmente recomendado como recurso adicional para a atividade diária.

### Integração contínua

De tempos em tempos, e com uma intenção clara integrada à conceitualização de caso, o psicoterapeuta pode revisitar o escaneamento corporal durante a sessão, servindo também como lembrete e reforço do compromisso de desenvolver continuamente as atitudes e habilidades de *mindfulness*.

## Adaptações e variações

Além das possibilidades de alternar posturas (sentado e deitado), uma variação comum do escaneamento corporal é inverter a ordem da condução, iniciando pela região da cabeça e finalizando com a região dos pés, ampliando para o corpo inteiro. Isso possibilita uma nova maneira de experimentar a prática e evitar expectativas ou antecipações do que deveria acontecer durante a condução.

Para reforçar a habilidade de direcionar e alternar o foco da atenção, uma possível variação na condução é adicionar a metáfora da "lanterna da atenção" para ilustrar esse conceito. Neste sentido, orienta-se o paciente a direcionar a atenção para as regiões do corpo como se fosse o facho de luz de uma lanterna. Podemos ajustar o foco dessa luz, tornando-o mais preciso e concentrado em uma parte do corpo, ou mais amplo e difuso iluminando o corpo inteiro.

Também é possível ajustar e experimentar diferentes durações de prática, variando desde cinco a 40 minutos. Também é possível fazer uma prática de escaneamento focando apenas em uma região do corpo: por exemplo, iniciando com consciência do corpo inteiro, recolhendo e detalhando as sensações na região apenas da cabeça, finalizando e ampliando a atenção para o corpo todo novamente.

Um tema comum que gera bastante dúvidas é a respeito da condução em pessoas com deficiência ou algum tipo de limitação sensorial ou de mobilidade. Neste caso, não pule etapas nem presuma o que o paciente sentirá ou deixará de sentir. O convite, então, é trabalhar com a experiência que estiver disponível e acessível ao paciente. Explore a ausência de sensações, e como é isso para o paciente em termos de pensamentos ou emoções que surgem. A ausência de sensações também é uma oportunidade de estar presente, de notar impulsos e os padrões da mente, e de exercitar as atitudes de *mindfulness*.

## EXEMPLO CLÍNICO

A paciente é uma mulher de cerca de 40 anos, casada, com dois filhos. Ela trabalha na área da saúde e passou por três episódios severos de depressão que a mantiveram afastada de seu trabalho por alguns meses em cada episódio. Os momentos de perdas familiares (falecimento e luto) foram os gatilhos dos episódios de depressão anteriores. Ela chegou na psicoterapia para aprender práticas e habilidades de *mindfulness* por indicação do psiquiatra, que a acompanha há cerca de dois anos, visando prevenir uma nova recaída. A medicação está estável há mais de seis meses. A paciente apresenta também uma condição cardíaca crônica, mas controlada. O relato aborda um trecho de um *inquiry* após a prática de escaneamento corporal.

Psicoterapeuta: Você gostaria de comentar sobre a sua experiência nesta prática?

Paciente: Não sei... Acho que não fiz certo, não consegui me concentrar.

Psicoterapeuta: E como você notou isso?

Paciente: Ah, minha cabeça estava agitada, tinha muita coisa acontecendo...

Psicoterapeuta: Você chegou a notar alguma sensação ou emoção enquanto a sua mente estava agitada pensando em tantas coisas?

Paciente: Não que eu me lembre.

Psicoterapeuta: E você notou alguma sensação física em algum momento da prática?

Paciente: Sim, notei o meu peito e os meus ombros. Percebi que eles estavam pesados, apertados.

Psicoterapeuta: Parece que sua mente divagou em alguns momentos – é isso mesmo o que as mentes fazem. Também parece que em outros momentos você esteve consciente das sensações no peito e nos ombros. Você notou outras sensações em mais alguma parte do corpo?

Paciente: Sim, notei várias outras, na verdade [A paciente descreve outras experiências de sensações agradáveis e desagradáveis].

Psicoterapeuta: Não existem sensações certas ou erradas. A intenção aqui é permitir-se notar as sensações conforme elas surgem, sejam elas quais forem, agradáveis ou desagradáveis. Vale lembrar que existe a possibilidade de fazer escolhas conscientes e habilidosas. Você pode aproximar-se das sensações, investigando com curiosidade suas características, percebendo se algo muda. Você pode fazer um ajuste consciente na sua postura e notar o que acontece com a sensação. Ou pode tomar alguma outra decisão habilidosa para cuidar bem de si mesma.

Paciente: Acho que senti sede, fiquei com vontade de beber água. E, também, de alongar as costas e os braços [A paciente faz um movimento de espreguiçar com os braços para acima, e depois gira os ombros para trás, "abrindo" o peito. Logo em seguida, bebe água.]

Neste exemplo, normalizamos a divagação mental e também reconhecemos os momentos em que ela se manteve presente e atenta às sensações. Acolhemos as sensações, sejam agradáveis ou desagradáveis, que naturalmente fazem parte da experiência. Também introduzimos o conceito de decisões habilidosas e autocuidado para consigo, e a paciente opta por realizar algumas ações de cuidado, mudando sua postura.

## PROBLEMAS DA APLICAÇÃO E SOLUÇÕES

Sob a perspectiva do psicoterapeuta, a duração da prática pode ser um desafio. É comum que psicoterapeutas extrapolem a duração da prática, e ao final do tempo acabem correndo ou pulando etapas para encerrar a tempo do término da sessão. A maneira de manejar isso é familiarizando-se previamente com o roteiro da prática, praticando e treinando a condução em voz alta e para si. A prática deve ser conduzida de maneira estruturada e tranquila, preservando pausas e etapas, e também o espaço para o *inquiry* ao final.

Durante a prática, sensações intensas ou dores podem ser experimentadas e relatadas pelo paciente. Nestes casos, os acordos prévios sobre segurança (apresentados na seção anterior deste capítulo) podem se aplicar – fazer um movimento consciente para ajustar a postura e o conforto. Além disso, durante o *inquiry*, o desconforto pode ser explorado, lembrando-o da possibilidade de se permitir aproximar e fazer amizade com as sensações, mesmo as mais difíceis. A investigação ocorre em torno das sensações físicas, utilizando perguntas como: "Em que momento a dor/sensação intensa surgiu?"; "Era constante ou intermitente?"; "Quanto tempo durou?".

Uma reação adversa bastante comum nesta prática é sonolência. Pacientes frequentemente reportam sono ou podem até adormecer no decorrer da prática. Apesar de a intenção da prática não ser o relaxamento, essa reação pode ser particularmente interessante como tarefa de casa para pacientes com insônia associada a padrões ansiosos de pensamento, ajudando-os a interromper o fluxo ruminativo, e até a dormir.

Outros desafios podem ser relatados pelo participante ao final da prática, durante o *inquiry*. Tédio, irritação e inquietação são algumas das reações mais comuns, e acabam gerando dúvidas no paciente. O paciente questiona se está "fazendo certo", se "é isso o que deveria acontecer", ou pode relatar não querer "sentir isso novamente". Estas experiências proporcionam a oportunidade para trabalhar com emoções negativas. Para isso, o psicoterapeuta pode incorporar as atitudes de curiosidade genuína e aceitação, fornecendo um exemplo convincente ao paciente sobre a postura a adotar em relação às emoções negativas. As perguntas do psicoterapeuta não visam "diagnosticar um problema", mas invocar uma postura de investigação sem julgamentos.

Por fim, conforme comentamos, a prática de escaneamento corporal (e de *mindfulness* de maneira geral) pode exacerbar os sintomas do trauma em alguns pacientes. Uma avaliação robusta e uma condução sensível ao trauma são necessários para evitar retraumatização. Ensinar *mindfulness* com sensibilidade ao trauma requer conhecimento dos cinco Rs. Reparar (*realizing*) envolve perceber a possibilidade da existência de traumas ou dos gatilhos de respostas ao trauma. Reconhecer (*recognizing*) envolve identificar os sinais de trauma no paciente. Responder (*responding*) com sensibilidade, gentileza e curiosidade genuína para com o paciente e suas experiências, para resistir a qualquer impulso de diagnosticar ou tentar "consertar" a experiência dele. Resistir à retraumatização do paciente (*resisting re-traumatising*) implica manter uma abordagem receptiva, amigável e convidativa, integrando práticas sensíveis ao trauma (p. ex., oferecer âncoras de atenção mais acessível ou estáveis, praticando sentado ou de olhos abertos). Recursos para referência (*referral*) consideram abastecer-se com recursos terapêuticos para manejar reações de trauma, bem como estar ciente de recursos de ajuda especializada, caso seja necessário o encaminhamento do paciente (Crane et al., 2021).

## REFERÊNCIAS


1. Alsubaie, M., Abbott, R., Dunn, B., Dickens, C., Keil, T. F., Henley, W., & Kuyken, W. (2017). Mechanisms of action in *mindfulness*-based cognitive therapy (MBCT) and *mindfulness*-based stress reduction (MBSR) in people with physical and/or psychological conditions: A systematic review. *Clinical Psychology Review*, *55*, 74-91. https://doi.org/10.1016/j.cpr.2017.04.008
2. Baer, R. A. (2007). Mindfulness, Assessment, and Transdiagnostic Processes. *Psychological Inquiry*, *18*(4), 238-242. https://doi.org/10.1080/10478400701598306
3. Crane, R. S., Karunavira, & Griffith, G. M. (Orgs.). (2021). *Essential resources for mindfulness teachers*. Routledge.
4. Fischer, D., Messner, M., & Pollatos, O. (2017). Improvement of Interoceptive Processes after an 8-Week Body Scan Intervention. *Frontiers in Human Neuroscience*, *11*, 452. https://doi.org/10.3389/fnhum.2017.00452
5. Kabat-Zinn, J. (2013). *Full catastrophe living: Using the wisdom of your body and mind to face stress, pain, and illness* (Revised and updated edition). Bantam.
6. Michalak, J., Crane, C., Germer, C. K., Gold, E., Heidenreich, T., Mander, J., Meibert, P., & Segal, Z. V. (2019). Principles for a responsible integration of *mindfulness* in individual therapy. *Mindfulness*, *10*, 799-811. https://doi.org/10.1007/s12671-019-01142-6
7. Segal, Z. V., Williams, J. M. G., & Teasdale, J. D. (2013). *Mindfulness-based cognitive therapy for depression* (2ª ed.). Guilford Press.

# 44
# O poder da pausa: a prática dos 3 passos

Karen Messas Cicuto

## DESCRIÇÃO DO PROBLEMA PARA O QUAL A TÉCNICA FOI FORMULADA

Imaginemos que estamos indo a um jantar na casa de um amigo e que no meio do caminho nos perdemos. Qual é a primeira coisa a ser feita nesse momento? Se continuarmos andando aleatoriamente é possível que nos percamos ainda mais, ou acabemos em algum lugar perigoso. A primeira coisa a fazer nessa hora é pararmos e descobrirmos onde estamos. A partir do momento em que sabemos onde estamos podemos refazer a rota e irmos na direção correta. Mesmo se estivermos usando um GPS para nos orientar, a primeira coisa que ele faz antes de traçar uma rota é nos localizar. Metaforicamente, essa é a principal função da prática dos 3 passos, nos ajudar a nos "localizar", por isso fala-se que ela é um tipo de "GPS".

Inicialmente chamada de espaço respiratório em 3 minutos (do inglês *3-minute breathing space*) ou de espaço respiratório em 3 passos, ela é mais comumente chamada de prática dos 3 passos aqui no Brasil. Trata-se de uma "minimeditação" estruturada que tem duração de alguns minutos. Foi desenvolvida como uma forma de fazer uma ligação entre o que está sendo aprendido no curso a diferentes situações na vida diária, conectando a prática formal à vida cotidiana. Seu objetivo principal é nos tirar do estado mental de piloto automático e nos levar ao um estado mental de consciência, de volta ao presente momento, nos ajudando a identificarmos qual é nossa experiência e nos ancorarmos no agora. Como o nome original "espaço respiratório" já diz, a ideia é criar um "espaço", fazermos uma pausa, nos reconectarmos com o momento presente, nos desengajando do estado mental de piloto automático ("modo fazer"), que, lembrando do que foi visto nos capítulos anteriores, é o estado mental em que as ruminações e preocupações associadas à recaída depressiva ocorrem, nos levando, então, a um estado mental de presença e consciência ("modo ser"), em que podemos identificar nossos pensamentos, emoções e sensações corporais a partir de outra perspectiva (Segal et al., 2013).

Bastante influenciada pela TCC no sentido de ser estruturada e objetiva, a prática dos 3 passos tem um formato claro em três etapas. No primeiro passo a ideia é sair do piloto automático, identificando qual é nossa experiência, buscando reconhecer quais pensamentos estão presentes na mente, qual emoção está presente, possivelmente acompanhando algum pensamento; e quais sensações físicas estão presentes, especialmente as sensações físicas associadas à emoção ou às emoções presentes. No segundo passo a ideia é focar a mente (que fica "espalhada", desatenta, perdida no piloto automático) em um único objeto, usando a respiração como âncora atencional. Já no terceiro passo expande-se a atenção ao corpo como um todo antes de terminar a prática e retomar as atividades (Crane, 2023; Segal et al., 2013).

## DESCRIÇÃO DA TÉCNICA

Durante o programa terapia cognitiva baseada em *mindfulness (*MBCT) a prática dos 3 passos vai sendo introduzida com diferentes objetivos que vão se complementando. Na primeira vez que é introduzida, na sessão 3, ela é usada apenas como recurso para sair do piloto automático em horários programados, no geral associados a uma atividade. A partir da sessão 4 ela é usada de maneira responsiva; quando emoções desagradáveis forem notadas, ela é usada como uma forma de pausar e ir para um espaço de consciência e só então depois voltar ao que se estava fazendo. Provavelmente a situação continuará igual, mas olhá-la a partir do modo mental de consciência plena pode fazer uma grande diferença na forma de lidar com ela. Mais para a frente no programa (sessão 5) ela é usada de maneira responsiva com uma forma aberta e receptiva para lidar com emoções e sensações difíceis que aparecem no corpo; a partir da sessão 6, como uma forma de lidar com pensamentos difíceis, sendo um "primeiro passo" antes de olhar os pensamentos a partir de uma nova perspectiva; e mais perto do final do programa, na sessão 7, a prática dos 3 passos é usada como um primeiro passo antes de tomar uma decisão sobre como se cuidar (Segal et al., 2013).

A prática dos 3 passos só é introduzida na terceira sessão do programa e tem-se um bom motivo para isso: é necessário que o paciente já tenha um tempo de prática antes de começar a usá-la. É importante que ele já tenha experimentado algumas práticas de escaneamento corporal e/ou atenção à respiração, tendo tido experiência com a mente que rumina, tendo treinado como voltar a atenção ao corpo (saindo do piloto automático) e tendo compreendido melhor o que é *mindfulness* e praticado as atitudes *mindful* nas suas práticas formais e informais. Dessa forma, embora a prática dos 3 passos pareça ser útil para diversas funções, sugere-se que ela não seja usada para introduzir o conceito de *mindfulness*, nem como uma primeira prática introdutória de *mindfulness*. Para isso sugerem-se práticas como a prática da uva-passa e escaneamento corporal (ver capítulos anteriores).

Uma das coisas mais importantes que o MBCT quer ensinar é como responder de maneiras mais sábias e funcionais diante de dificuldades. De modo geral, quando estamos na presença de uma emoção desagradável e não estamos muito conscientes, ou seja, estamos no "modo fazer", tendemos a lidar com ela de acordo com nossos velhos padrões comportamentais, sem estarmos muito cientes disso, frequentemente ruminando sobre a situação, o que quase nunca ajuda, ou nos esquivando dela. A prática dos 3 passos é uma ferramenta para lidarmos com o humor rebaixado ou emoções difíceis dessa "nova forma" proposta pelo MBCT: tomando consciência da nossa experiência, que é desconfortável, e nos abrindo a ela, dando espaço para as emoções difíceis, e lidando com ela com uma atitude de aceitação, autocompaixão e autocuidado. Dessa forma, estando-se em um lugar de consciência plena, é mais difícil sermos levados aos velhos padrões de comportamentos automáticos que são prejudiciais e nos colocam em maior risco de recaída. Permitindo-nos, então, a partir desse espaço de consciência, fazer novas escolhas mais adequadas de como agir (Crane, 2023; Segal et al., 2013). É por isso que Bishop et al. (2004) propõem que esse estado de atenção plena e consciência de si pode introduzir um "espaço" entre estímulo e resposta, possibilitando uma escolha mais consciente no agir.

## INTERVENÇÃO

No contexto clínico individual a prática dos 3 passos vai ter os mesmos objetivos do que no programa MBCT: ser uma ferramenta útil e eficaz para ser usada no dia a dia, para sair do piloto automático, identificar pensamentos, emoções e sensações corporais, ganhando uma nova perspectiva sobre eles, dar espaço à experiência como ela é, com uma atitude de abertura, aceitação e bondade para consigo mesmo, estabilizar a atenção no momento presente por meio de focar na respiração, para então, a partir desse espaço de consciência, voltar às atividades e, se necessário, fazer uma escolha consciente de como melhor agir. Comumente nada precisa ser de fato "feito" após a prática dos 3 passos, apenas a tomada de consciência sobre a experiência, e esse espaço que foi dado para respirar e olhar as coisas sob uma nova perspectiva já é o bastante para mudar a relação com a situação. Eventualmente nota-se uma necessidade de autocuidado maior, então decide-se conscientemente qual atitude tomar (ver mais no capítulo “Recarregando as baterias: como lidar com o humor de modo hábil”) (Segal et al., 2013).

Nos capítulos anteriores já vimos como introduzir *mindfulness* e diferenciarmos os estados mentais de piloto automático e consciência plena, e já vimos uma prática de *mindfulness* de atenção ao corpo, na qual o paciente treina o desengajar das divagações mentais e voltar ao momento presente trazendo a atenção de volta ao corpo. Caso o leitor ainda não os tenha lido e aplicado as técnicas com seu paciente, sugere-se que antes de ensinar-lhe a técnica da prática dos 3 passos use os capítulos anteriores para ensinar-lhe sobre *mindfulness*.

## O terapeuta também é um praticante

Um aspecto essencial de ensinar *mindfulness* é que o próprio terapeuta seja um praticante. Quando se fala que uma intervenção é “baseada em *mindfulness*” isso significa não só que ela tem como principal base de ensino a prática de *mindfulness*, mas também se fala que o instrutor/terapeuta ensina a partir da própria prática de *mindfulness*. Nesse sentido, o terapeuta é um praticante de *mindfulness* que usa as técnicas e práticas no seu dia a dia, incorporando as atitudes *mindful* na sua vida, e não apenas sendo um “professor” que ensina um conteúdo sem praticá-lo. Portanto, caso o leitor não seja já um praticante, recomenda-se usar esses capítulos também como forma de experimentar as práticas por si mesmo, e começar a aplicá-las no seu dia a dia antes de começar a ensiná-las. Ensinando-as, então, a partir de uma base sólida de práticas pessoais (Crane, 2023; Crane et al., 2021, 2017).

Durante a aplicação da técnica é importante que o terapeuta esteja também praticando, e não apenas guiando a prática. Quando ele estiver orientando o paciente a tomar consciência da sua experiência, notando pensamentos, emoções e sensações, recomenda-se que ele mesmo tome consciência da própria experiência. Quando estiver orientando o paciente a levar a atenção à respiração, é importante que ele também ancore a própria atenção em sua respiração. Lembremo-nos: afinal, é uma intervenção baseada em *mindfulness* (Crane, 2023; Crane et al., 2021, 2017)

## Entendendo a estrutura da prática

A prática dos 3 passos foi desenvolvida para ser levada para o dia a dia; portanto, sua aplicação envolve aspectos mais educativos. Não queremos usá-la apenas no contexto da sessão, mas queremos ensiná-la aos pacientes para que a tenham como uma ferramenta no bolso e façam uso dela sempre que necessário.

Portanto, depois de fazermos a prática juntos, vamos discutir um pouco sobre suas funções e estrutura (Segal et al., 2013).

Uma imagem útil para entender a estrutura da prática é a imagem da ampulheta, que tem um formato que guia a abertura da atenção na prática. A parte de cima da ampulheta, mais aberta, simboliza o primeiro passo, em que o foco atencional é mais amplo, incluindo a experiência ampla de pensamentos, emoções e sensações corporais. Depois que se ganha consciência de qual é a experiência no momento, passa-se ao segundo passo, estreitando-se o foco atencional às sensações das respirações, representado pelo centro mais estreito da ampulheta; e no terceiro passo amplia-se novamente a atenção ao corpo como um todo, representada pela outra base larga da ampulheta. Ao ensinar ao paciente a estrutura da prática, pode-se desenhar uma ampulheta e anotar no seu topo, meio e base os números 1, 2 e 3 para facilitar a memorização da prática (Segal et al., 2013).

Embora o nome da prática seja prática dos 3 passos, na verdade podemos dizer que ela tem 5 passos. Uma etapa importante da prática é o início dela, o ajuste na postura corporal. Não é necessário se colocar em nenhuma postura especial, mas é importante fazer um ajuste de postura se colocando em uma postura estável, mas não rígida, talvez deixando a coluna em uma posição ereta mas confortável, que de alguma forma marque a intenção de sair do piloto automático e vir ao momento presente. Apenas após esse pequeno ajuste na postura iniciamos o primeiro passo (Segal et al., 2013).

Outra etapa importante é a forma de terminarmos a prática; após o terceiro passo, nós a terminamos com uma intenção: de continuarmos conscientes pelos próximos momentos do dia. A ideia não é terminarmos a prática e voltarmos ao piloto automático, mas sim terminarmos a prática e reentrarmos nas nossas atividades nesse estado de consciência e presença. Não conseguimos ficar por um longo período sem sairmos dele e voltarmos ao piloto automático, por isso não finalizamos a prática com a intenção de nos mantermos naquele estado o resto do dia. Esse é o motivo de se recomendar que façamos a prática dos 3 passos várias vezes ao dia (Segal et al., 2013).

## A aplicação da técnica

Ambos vão fazer a prática: o terapeuta, que estará guiando em voz alta, e o paciente. Cada um pode estar sentado em sua cadeira, dentro do consultório ou outro *setting* terapêutico. Sugere-se que seja um lugar silencioso. Nenhum recurso extra é necessário. O terapeuta deve falar em um tom de voz natural, de maneira clara. Nenhum tom de voz especial é necessário para que se conduza uma meditação. Como a esta altura o paciente já praticou algumas vezes, as instruções da prática são bem objetivas e pontuais, sem a necessidade de se dar grandes orientações durante a prática.

A seguir há um exemplo de condução da prática dos 3 passos. Ele não é um roteiro rígido, mas um bom exemplo de como funciona e de como ela deve ser conduzida. Não se preocupe em repetir exatamente as mesmas palavras na sua condução, incorporar a estrutura da prática e o objetivo de cada passo é o mais importante. Observe que a prática está sendo conduzida no gerúndio, a conjugação no verbo desta forma é intencional no MBCT, dando a ideia de que a ação está acontecendo no momento presente (Crane et al., 2021).

### Prática dos 3 passos – exemplo de condução

"Fazendo um ajuste na postura, se colocando numa postura que marque a intenção de estar presente. A coluna pode estar ereta, mas não rígida, os olhos podem estar fechados ou semiabertos. As mãos podem estar apoiadas no colo.

Começando a prática pelo primeiro passo, identificando qual é a experiência nesse momento. Sem a intenção de consertar nada, de mudar nada. O convite é se abrir a ela e perceber o que já está aqui. Então, notando quais pensamentos estão aqui... e talvez mentalmente dizendo 'ah, um pensamento de preocupação está aqui' ou algo assim... e percebendo qual ou quais emoções estão aqui presentes... e talvez mentalmente nomeando a emoção, algo como 'ah, a ansiedade está aqui, ou a raiva está aqui'. Sem tentar se afastar delas, mas dando espaço a elas, trazendo curiosidade... E notando também as sensações corporais presentes, que acompanham as emoções e pensamentos, se abrindo a elas. OK, é assim a experiência nesse momento.

Então, agora que já temos uma noção de qual é nossa experiência, que saímos do piloto automático, caminhando para o segundo passo, estreitando o foco da atenção nas sensações da respiração, onde ela se mostrar mais nítida, onde for mais fácil sentir a respiração. Isso pode ser no nariz, no peito ou no abdome. E então apenas acompanhando algumas respirações. Inspirando... expirando. Inspirando... expirando. Apenas respirando.

E então, aos poucos passando ao terceiro passo da prática, ampliando o foco de atenção ao corpo como um todo, sentado aqui, respirando. Notando o peso do corpo nos pontos de apoio... notando a temperatura... percebendo o espaço que o corpo ocupa, a expressão facial...

Então aos poucos se preparando para finalizar essa prática, levando como intenção manter essa consciência expandida, essa presença para os próximos momentos do dia.

Aos poucos devolvendo os movimentos aos dedos das mãos e dos pés, devolvendo os movimentos ao corpo, e quando estiver pronto abrindo os olhos."

Depois do término da prática temos um tempo para conversar com o paciente sobre sua experiência direta, o que ele notou na própria prática em termos de pensamentos, emoções, sensações corporais, divagações mentais e com quais atitudes lidou com o que foi surgindo na prática. Após essa discussão podemos perguntar ao paciente qual ele acha ser a intenção dessa prática a partir da experiência dele, e então discute-se sobre esse tema e faz-se a psicoeducação sobre a prática dos 3 passos: falamos sobre sua intenção, sua estrutura e sobre como ela pode e deve ser usada no seu dia a dia como forma de se cuidar. Na primeira vez que a prática dos 3 passos é introduzida, pode-se sugerir que o participante escolha 3 horários fixos no dia para fazer a prática e começar a incluí-la na rotina. A partir da segunda semana pode-se orientar o paciente a fazer a prática de maneira responsiva, quando notar que há algum desconforto emocional presente e usá-la como um primeiro passo de autocuidado para ganhar uma nova perspectiva das coisas e assim tomar uma decisão adequada (Segal et al., 2013).

## EXEMPLO CLÍNICO

Juliana, 38 anos, fonoaudióloga. Juliana sofria de depressão leve e ansiedade. Apresentava sintomas como desânimo e baixa autoestima. Com frequência se preocupava excessivamente com como se sairia nas tarefas do trabalho, e sobre o que os outros pensariam dela. Tinha a tendência de interpretar falas de colegas como algo com relação a sua capacidade intelectual. Com frequência ficava ruminando sobre o que foi falado em uma reunião de equipe, sempre pensando sobre o que poderia ter feito melhor, tendo seu humor piorado sempre depois desses pensamentos. Além disso, Juliana também usava a distração nas redes sociais como forma de esquiva experiencial quando estava ansiosa com algo do trabalho, como um relatório desafiador, por exemplo, procrastinando com frequência. Juliana foi encaminhada para psicoterapia para tratar esses sintomas e começou a praticar *mindfulness* com a terapeuta.

Depois de algumas semanas começando a praticar, lhe foi introduzida a prática dos 3 passos como ferramenta para manejo emocional na hora em que as emoções difíceis estavam presentes. No início era difícil Juliana incluir a prática na rotina, pois sentia que seria uma perda de tempo; como ela era muito ocupada, pensar em parar o que estava fazendo por alguns minutos lhe trazia ansiedade. Isso foi trazido à terapia e discutiu-se como, na verdade, parar esses minutos poderia ajudar Juliana a ser ainda mais produtiva, pois ela estaria mais presente e consciente para fazer suas atividades; então, resolveu tentar mais uma semana.

Durante essa semana Juliana teve um momento de ansiedade, tinha que escrever um relatório desafiador, e passou parte da tarde pulando de rede social em rede social no telefone celular, e procrastinando de outras formas. Percebeu que já tinha perdido muito tempo, ficou ainda mais ansiosa e, percebendo o desconforto emocional, resolveu parar e fazer uma prática dos 3 passos. Percebeu então, no primeiro passo, que estava ansiosa e sua mente estava bagunçada com tantos pensamentos. Notou que seu peito estava apertado, tinha um nó na garganta e tensão nos ombros. Notou que a ansiedade estava ali e deu espaço a ela. No segundo passo, ao levar a atenção à respiração por um tempo, foi percebendo sua frequência cardíaca desacelerar e uma sensação mais leve aparecer no peito. A mente divagou, mas ela conseguiu levar a atenção de volta à respiração. No fim do terceiro passo estava se sentindo mais tranquila e organizada. Ainda estava com receio de fazer o relatório, mas resolveu tentar mesmo assim. Lembrou que normalmente consegue fazer as tarefas uma vez que as começa.

Juliana depois disso começou a aplicar mais vezes a prática dos 3 passos no dia a dia, sempre antes de começar uma tarefa desafiadora, quando percebe que está se sentindo mal ou antes de uma reunião desafiadora; segundo ela, para ficar bem atenta aos pensamentos que a deixam para baixo.

Esse é um bom exemplo de como a prática dos 3 passos pode ser útil no dia a dia. Ela não é um passe de mágica que conserta as coisas, mas sair do piloto automático e enxergar as coisas a partir de uma nova perspectiva pode fazer toda a diferença.

## PROBLEMAS DE APLICAÇÃO E SOLUÇÕES

Um dos problemas que podem surgir com o uso da prática dos 3 passos é usá-la erroneamente como forma de esquiva experiencial, não se passando adequadamente pelo primeiro passo. Esse não é um erro incomum e pode ser evitado com adequada orientação não só durante sua explicação, mas também nas práticas que são feitas com o paciente previamente, na exploração da prática, identificando a nossa tendência natural de nos esquivar do desconforto e nos apegar ao prazeroso. Não é incomum que algumas pessoas já passem diretamente para o segundo passo, ficando um tempo com a atenção focada na respiração e, depois de um alívio emocional momentâneo, voltem ao que estavam fazendo. No entanto, esse alívio emocional não é duradouro, e também não se treinou a habilidade que realmente vai ajudar a longo prazo: a atitude de trazer abertura e aceitação ao que está lá, ao desconforto. Assim, é importante ajudar o paciente a enxergar quando está se esquivando de algum desconforto e tentar promover uma nova forma de lidar com ele, mostrando a importância de se passar adequadamente pelo primeiro passo. Uma estratégia útil na psicoeducação da prática é falar sobre como ela pode ser um GPS, assim como foi falado no começo do capítulo.

## REFERÊNCIAS


1. Bishop, S. R., Lau, M. A., Shapiro, S., Carlson, L., Anderson, N. D., Carmody, J., Segal, Z. V., Abbey, S., Speca, M., Velting, D., & Devins, G. (2004). Mindfulness: A Proposed Operational Definition. *Clin. Psychol. Sci. Pract. 11*, 230-241. https://doi.org/10.1093/clipsy/bph077
2. Crane, R. (2023). *Terapia cognitiva baseada em mindfulness*, 2nd ed. Novo Hamburgo: Sinopsys.
3. Crane, R., Bartley, T., Evans, A., Karunavira, Sansom, S., Silverton, S., Soulsby, J., Williams, V., Kuyken, W., Williams, M., Yiangou, A., Fennel, M., Surway, C., Eames, C., Fletcher, M., Hastings, R., Koerbel, L., & Octigan, K. (2021). Mindfulness-Based Interventions : Teaching Assessment (MBI: TAC).
4. Crane, R.S., Brewer, J., Feldman, C., Kabat-Zinn, J., Santorelli, S., Williams, J.M.G., & Kuyken, W. (2017). What defines *mindfulness*-based programs? the warp and the weft. *Psychol. Med. 47*, 990-999. https://doi.org/10.1017/S0033291716003317
5. Segal, Z., Williams, M., Teasdale, J., 2013. *Mindfulness*-Based Cognitive Therapy for Depression (2nd ed.). London: The Guilford Press.

# 45
# Uma nova forma de lidar com a experiência

Karen Messas Cicuto

## DESCRIÇÃO DO PROBLEMA PARA O QUAL A TÉCNICA FOI FORMULADA

Existe um antigo conto budista que fala sobre as duas flechas do sofrimento. Ele diz que se uma pessoa for atingida por uma flecha ela sentirá uma dor física, uma dor pura associada ao machucado da flecha (um sofrimento inevitável). Mas que, dependendo de como ela reagir à dor da primeira flechada, por exemplo, com medo e pensamentos de preocupação, ela estará somando ao sofrimento já existente da dor da primeira flecha, agindo então como se ela atingisse a si mesma com uma segunda flechada (um sofrimento evitável). Talvez essa história hoje em dia nos pareça estranha, já que não corremos muito risco de levarmos flechadas na rua, mas a psicologia moderna fala do mesmo ensinamento de outra forma, sobre como nossas reações aos fatos podem ser determinantes para a forma como nos sentimos, especialmente a forma como lidamos com nosso sofrimento pode nos trazer mais ou menos sofrimento (Feldman & Kuyken, 2019).

A prática Explorando o Difícil, que será abordada no presente capítulo, está no âmago do programa terapia cognitiva baseada em *mindfulness (*MBCT) e trata justamente da "segunda flecha", permitindo o exercício de uma nova forma de lidar com a experiência, especialmente a difícil. Na primeira parte do programa a essência do treinamento é identificar quando a mente saiu do estado de consciência plena, indo para o estado de piloto automático, e como trazê-la de volta e estabilizá-la no momento presente. Mas tão importante quanto notar isso é entender o porquê a mente foi levada ao piloto automático em primeiro lugar. Nossa mente está o tempo todo monitorando nossa experiência e automaticamente classificando estímulos como agradáveis, desagradáveis ou neutros.

No geral, reagimos com a tendência de nos apegar aos agradáveis, tentando mantê-los presentes por mais tempo; a nos entediar com os estímulos neutros, desconectando-nos da experiência; e a reagir com aversão aos estímulos classificados como desagradáveis. Com a aversão vem um desejo de nos afastarmos do desconforto ou de consertarmos o que acreditamos que não deveria estar acontecendo, ou seja, de mudar a experiência. Na maioria das vezes isso acontece rapidamente e de modo não consciente (Crane, 2023; Feldman & Kuyken, 2019; Segal et al., 2013).

É natural o impulso de nos afastarmos de experiências desagradáveis. Esse impulso é instintivo e humano, e serviu muito bem à nossa espécie para nos proteger de estímulos externos perigosos (p. ex., quando rapidamente tiramos a mão do fogo quando sentimos o calor na chama). No entanto, essa aversão não funciona da mesma forma para estímulos desagradáveis internos; afinal de contas, não podemos fugir de nossos próprios pensamentos e sentimentos. Como diz Sêneca (2013, p. 29) citando Sócrates ao falar com o amigo Lucílio: "por que te admiras de que em nada as viagens te beneficiem quando te levas contigo? Vai atrás de ti a mesma causa que te faz fugir". Aonde quer que vamos, "nos levamos" junto, e conosco, nossos pensamentos e reações às experiências difíceis. Dessa forma, a fuga da experiência interna desagradável acaba sendo a "segunda flecha", trazendo-nos mais sofrimento (Crane, 2023).

Esse "não querer" que a experiência seja como é, a reação de aversão diante dela, com o desejo de exterminá-la ou mudá-la, aparece de duas maneiras principais, ambas acontecendo no estado de piloto automático. A primeira é a evitação experiencial, que é a tentativa de se afastar, de se desconectar da experiência interna difícil (pensamentos, sentimentos ou sensações corporais desagradáveis). Essa forma de lidar com o desconforto tem um efeito imediato e temporário de alívio. No entanto, a longo prazo a evitação experiencial nos impede de lidarmos de modo mais eficaz com as dificuldades, não nos permitindo encarar as emoções difíceis e desenvolvermos estratégias adequadas e criativas de regulação emocional que serão eficazes futuramente. A segunda forma é a ruminação, que também está interligada à evitação experiencial. Ao se manter engajado em pensamentos sobre o desconforto emocional parece que o indivíduo está em contato com a emoção desagradável, mas ele está entrando em contato com ela pensando sobre ela, e não diretamente a sentindo. A proposta do MBCT é ensinar uma nova forma de lidar com as experiências difíceis, aproximando-se delas com atitudes de abertura, curiosidade, bondade e aceitação (Crane, 2023; Segal et al., 2013).

O conceito da aceitação não é fácil de ser ensinado, já que com frequência a aceitação é confundida com resignação ou desistência, embora paradoxalmente seja o processo da aceitação o promotor da possibilidade de mudança. Aceitar uma experiência significa dar espaço a ela, permitir que o que é que esteja presente simplesmente esteja presente, sem tentarmos mudar nada ou criar outro estado emocional. Ter uma atitude de aceitação com a experiência não é passar a "gostar" dela ou passar a "querer" que as coisas sejam como são. Nessa abordagem, esse "não querer" e esse sentimento de "não gostar" são entendidos como *parte* da experiência e acolhidos bondosamente. O grande poeta sufi Jalaladim Rumi retrata o processo de aceitação em seu lindo poema "A casa de Hóspedes", em que descreve o ser humano como sendo uma casa de hóspedes onde a cada manhã há uma chegada de um novo pensamento ou emoção (hóspedes), orientando-nos a receber a todos na porta sorrindo e acolhê-los bondosamente, mesmo que sejam emoções e pensamentos desagradáveis que fazem uma bagunça na casa. Ao chamá-los de hóspedes e não moradores, Rumi aponta a natureza transitória das emoções e pensamentos humanos, mostrando-nos que eles chegam e vão embora. O convite do MBCT é justamente fazer o que Rumi sugere, dar espaço aos nossos "hóspedes" e acolhê-los bondosamente até que se vão (Segal et al., 2013; Teasdale et al., 2016).

## Reagir é diferente de responder

A reatividade normalmente é automática, impulsiva, e se apoia nos padrões habituais de resposta. Não é consciente, e entre ela e o estímulo não existe espaço para se fazer escolhas. É algo automático, que pode ser funcional (ter aversão ao odor de comida estragada) ou disfuncional (esquiva experiencial ou ruminação ao sentir uma tristeza). Já a responsividade se refere a uma forma mais flexível e consciente de responder, na qual necessariamente existe um espaço entre estímulo e resposta, e assim a possibilidade de se fazer escolhas mais adequadas e responder de maneira mais criativa. O MBCT visa promover o responder sabiamente às emoções desconfortáveis, abrindo-se a elas com atitudes de bondade e aceitação, ao invés de reagirmos da forma "clássica", tentando transformar a experiência a todo custo (Feldman & Kuyken, 2019).

A ideia do programa MBCT não é acabar com a aversão, mas ensinar a lidar com ela e promover uma nova forma de lidarmos com o desconforto emocional. Ao entrarmos em contato com o difícil desta forma, dando espaço a ele, evitamos a "segunda flecha", que normalmente é responsável pela maior parte do sofrimento. Depois que a experiência difícil é acolhida e mantida nesse espaço de consciência, com bondade, autocompaixão e aceitação, aí é possível tomar uma decisão sábia quanto ao que fazer, *se* for necessário (Segal et al., 2013; Teasdale et al., 2016).

## DESCRIÇÃO DA TÉCNICA

Como foi já falado, no geral reagimos de maneira automática e aversiva a sensações, emoções e pensamentos desagradáveis, e frequentemente nos afastamos deles por meio da esquiva experiencial (p. ex., quando estamos entediados pegamos nossos *smartphones* e entramos nas redes sociais, quando estamos tristes podemos comer algo saboroso mesmo sem estarmos com fome ou quando estamos angustiados podemos nos engajar em uma atividade para nos distrairmos); e também por meio da ruminação, quando entramos em contato com a experiência da emoção difícil por meio do *pensar* e não do *sentir*, da experiência direta. O MBCT tem como objetivo promover uma nova forma de entrar em contato com a experiência direta e difícil; para isso, levamos a atenção às sensações corporais que estão envolvidas nesse desconforto. Quando vivenciamos fortes emoções desconfortáveis, a resistência ou aversão a elas normalmente aparecem no corpo em forma de tensão, contração ou pressão, além das sensações da própria emoção. Podemos usar o corpo para trabalharmos sabiamente com isso, levando uma atenção curiosa e gentil às partes do corpo que estão envolvidas no momento, abrindo-nos a essas sensações e trazendo a elas uma atitude bondosa. Por exemplo, se a angústia está presente, notamos como ela aparece no corpo, às vezes como uma sensação de aperto no peito, então damos espaço a ela, permitimos que esteja ali e investigamos essa sensação, respirando gentilmente com ela. Depois de um tempo, é possível que a sensação de tensão seja aliviada. A situação ainda será a mesma, difícil. Mas a nossa perspectiva sobre ela mudou. E todo aquele peso de que não se pode sentir essa ou aquela emoção, ou de que isso "não deveria" estar acontecendo, se vai (Segal et al., 2013).

## INTERVENÇÃO

A prática Explorando o Difícil é uma meditação que é dada na quinta sessão do programa MBCT. Ela pode fazer parte de uma prática mais longa em que várias âncoras são usadas ou de uma forma mais curta, como foi apresentado a seguir (Segal et al., 2013).

É realmente muito importante que o terapeuta apenas introduza essa prática quando se sentir seguro para fazê-lo e que o faça apenas depois de um tempo aplicando as técnicas do programa com seu paciente. Essa é uma prática desafiadora, e é necessário que o paciente já tenha tido uma boa experiência prévia de *mindfulness* e do treinamento de suas atitudes para que possa usufruir de seus benefícios.

Algumas instruções prévias a essa prática são necessárias. Primeiramente, assim como todas as outras intervenções de *mindfulness*, ela é um convite e, assim como a TCC trabalha no *setting*, o terapeuta e o paciente devem discutir e decidir colaborativamente sobre o momento certo de aplicá-la. Uma atitude gentil e aberta do terapeuta é especialmente importante aqui, e a orientação sobre essas mesmas atitudes deve ser dada ao paciente para que ele as traga. É necessário explicar ao paciente que a ideia não é entrar em contato com seu maior sofrimento e aceitá-lo de uma vez, mas começar a treinar uma atitude de abertura em direção ao sofrimento em geral. Por isso, é importante nesta prática falar um pouco sobre a sua estrutura. Começar falando que ele poderá escolher entrar em contato com um desconforto físico caso haja um desconforto leve presente. Caso não haja um desconforto físico, mas sim um emocional, apontar que ele pode usar esse desconforto para praticar essa nova forma de estar presente com o difícil, e que, caso não haja nenhum desconforto na prática, que ele poderá trazer à mente uma situação de dificuldade leve para poder fazer esse treino. A orientação de que deve ser uma dificuldade leve é importante, já que o mais importante aqui é o treino dessa habilidade, que futuramente será levada a situações mais difíceis. Outra orientação importante é que se em qualquer momento o paciente se sentir sobrecarregado, pode sempre voltar a atenção à respiração e ao corpo, ancorando-se no momento presente novamente, ou se necessário, até interromper a prática. Reforçando aqui a necessidade de se aplicar essa técnica apenas quando o paciente já tiver experiência com *mindfulness* (Segal et al., 2013).

Ambos estarão sentados em suas cadeiras no *setting* terapêutico. O terapeuta conduzirá a prática em voz alta, enquanto também faz uma prática de atenção plena. Permita espaços de silêncio para que o paciente entre em contato com a própria experiência. No geral, essa prática tem duração de 15 minutos. Ela começa com uma prática de atenção plena a respiração, e depois a atenção é ampliada ao corpo. O início, meio e fim da prática estão descritos a seguir (Crane, Bartley & Evans, 2021).

## Prática Explorando o Difícil – Exemplo de condução

"Começando essa prática levando atenção à postura. Sentando-se de uma forma confortável, com a coluna ereta, os ombros relaxados, as mãos podem estar apoiadas nas coxas. A cabeça numa posição neutra, e os olhos podem estar fechados ou semiabertos. Percebendo o corpo nessa nova posição.

Aos poucos trazendo a atenção à respiração nesse momento, notando o ar entrando e saindo do corpo. Acompanhando cada respiração. Sem a necessidade de controlar a respiração, apenas deixando que ela flua naturalmente e percebendo cada respiração. Notando a respiração nas narinas... notando a respiração no peito... notando a respiração no abdome. E então escolhendo um desses pontos para focar a atenção, de preferência o ponto onde for mais fácil sentir a respiração, onde ela se mostrar de maneira mais nítida... no abdome, no peito ou nas narinas.

Em algum momento a mente vai divagar, e a atenção será levada por pensamentos. Isso é esperado e absolutamente normal. Nada saiu errado. O convite é notar que a mente se distraiu, notar onde ela foi, e com uma atitude gentil, sem brigar consigo mesmo, simplesmente levar o foco da atenção novamente ao ponto da respiração que você escolheu. Inspirando... expirando.... inspirando... expirando... (permitir espaços de silêncio para o paciente estar com sua experiência).

Então aos poucos, ampliando o foco da atenção ao corpo como um todo... abrindo-se às sensações presentes no corpo agora. Notando que o corpo respira... notando os pontos de contato do corpo com a superfície onde você está sentado, notando o peso do corpo nesses pontos de apoio, percebendo a temperatura na pele ou percebendo quaisquer sensações que estejam presentes nesse momento. Mantendo-se aberto às sensações do corpo, estando presente no corpo.

E ao entrar em contato com o corpo desta forma, talvez você note alguma sensação mais intensa, como uma dor ou um desconforto. E se esse for o caso, saiba que há duas formas de lidarmos com uma sensação assim. A primeira é deliberadamente mover o corpo com a intenção de aliviarmos essa sensação, movendo-nos, então, de maneira consciente, de modo que o movimento faça parte da prática. E a segunda opção é uma nova forma de lidarmos com o desconforto que queremos treinar hoje, se você quiser. Se essa sensação de desconforto físico não for grande, se não estiver próxima de seus limites, se for apenas um pequeno desconforto, como uma pequena tensão ou coceira, talvez você queira se aproximar dela, dar espaço a ela, permitindo que ela esteja aí por alguns instantes, levando a atenção à sensação. Observando como ela é, sua intensidade, sua extensão... e eventualmente, se quiser, respirando nessa sensação, imaginando ou sentindo que pode inspirar até ela e expirar a partir dela. Levando essa respiração gentil até essa sensação de intensidade, suavizando diante dela.... O objetivo aqui é treinarmos uma atitude de abertura, curiosidade e aceitação diante da experiência, deixando que ela seja do jeito que é.... Então ficando com a sensação de desconforto até quando for o bastante, e então se abrindo novamente às sensações do corpo como um todo, aqui sentado, respirando.

Caso você não tenha nenhuma sensação de desconforto presente no corpo no momento, mas tem algum pensamento difícil que é acompanhado de uma emoção desagradável, o convite é o mesmo. Permitir que ele esteja aí por alguns instantes e observar como essa emoção aparece no corpo. Levando a atenção até essas sensações, abrindo-se a elas, trazendo a elas uma atitude de gentileza e bondade, se quiser, respirando nelas... e fazendo isso até quando for o bastante, e então se abrindo novamente ao corpo como um todo.

E se caso não existir nenhum desconforto presente, e você quiser praticar essa nova forma de entrar em contato com o difícil, talvez você queira trazer à mente uma situação difícil que vivenciou recentemente. Não traga a situação mais difícil à mente, convide uma situação de dificuldade leve à mente e permita que ela esteja aí por alguns instantes. Então percebendo qual emoção surge com esses pensamentos.... e notando também, especialmente, quais sensações corporais acompanham essas emoções. Abrindo-se a elas, investigando como elas são, com uma atitude curiosa e também gentil e amigável, se quiser gentilmente respirando nessas sensações... Talvez dizendo mentalmente a si mesmo: "OK, tudo bem eu estar sentindo isso; deixe eu me abrir para isso, é isso que está aqui agora". E então se permitindo gentilmente sentir no corpo o que estiver presente... e aos poucos novamente ampliando a atenção ao corpo como um todo, esse corpo sentado aqui, respirando. Notando o espaço que o corpo ocupa, o peso do corpo nos pontos de apoio, a temperatura, a expressão facial. Preparando-se então para finalizar esta prática."

Após o fim da prática uma conversa deve ser liderada pelo terapeuta com a intenção de compreender qual foi a experiência do paciente, investigando-se especialmente sobre as atitudes por ele trazidas e reações diante das experiências de "conseguir" ou não se abrir para o difícil, investigando se o paciente pode estar sentindo algo parecido com "ter falhado" por ter tido dificuldade, e então desmistificando o tema.

## EXEMPLO CLÍNICO

Paciente Paula, 52 anos, advogada. Com frequência trazia às sessões suas dificuldades com o filho Lucas, de 22 anos, estudante de veterinária. Lucas tinha uma personalidade bastante diferente daquela da mãe, e frequentemente os dois entravam em conflito. No geral, Paula reclamava da pouca proatividade de Lucas em sua vida; dizia que ele não se responsabilizava por nada, que nunca fazia algo "extra", apenas o que era pedido. Já Lucas reclamava do excesso de controle da mãe.

Em uma sessão, depois de um tempo praticando *mindfulness*, a terapeuta sugeriu fazerem a prática Explorando o Difícil, e depois tiveram uma discussão sobre aceitação.

P: Quando você me pediu que eu pensasse numa dificuldade lembrei de uma pequena discussão que tive com o Lucas nessa semana. Ele nunca me escuta e faz tudo errado. Na prática me veio isso à cabeça, e me perguntei o que fiz de errado como mãe?

T: E quando você notou esse pensamento, percebeu alguma emoção que o acompanhava?

P: Sim, uma raiva, decepção, vergonha...

T: Ótimo, que bom que percebeu suas emoções. E o que notou no corpo? Como essas emoções apareceram no seu corpo?

P: Numa sensação de aperto no peito, de queimação, e também um rubor no rosto.

T: E foi possível dar espaço a essas sensações? Respirar com elas?

P: Sim, de início deu aflição sentir, e deu vontade de parar a prática. Mas depois tentei imaginar que respirava lá e foi aliviando um pouco. No fim já estava mais fácil.

Depois dessa exploração da prática a paciente traz o tema de como lidar com o filho e seus comportamentos e como usar a aceitação, já que era tão difícil "simplesmente aceitar" [*sic.*].

T: Paula, aceitar uma situação não significa gostar dela ou se resignar. Se estiver pegando fogo aqui na minha mesa eu vou ver que está pegando fogo, rapidamente aceitar, e sair correndo para apagá-lo. Nesse momento, "aceitar" que está pegando fogo não é ficar sentada vendo a casa pegar fogo, é reconhecer que o fogo está lá e logo tomar uma atitude para apagá-lo. Mas nem sempre é assim, e às vezes tem situações em que não podemos fazer nada. Vamos tentar entender o que é uma atitude de aceitação e não aceitação em outro exemplo. Vamos imaginar que você tinha planejado de se encontrar com uma amiga no parque hoje para caminharem e baterem um papo. Você colocou sua roupa, e quando foi sair se deu conta de que estava começando a chover. E aí, o que você faz? Uma atitude de não aceitação poderia ser ficar reclamando que está chovendo, pensar que acabou o seu dia por isso e ficar esbravejando, paralisada. Ou, ainda, você poderia ignorar a chuva, ir com a mesma roupa e sapato que estava e ficar completamente ensopada. Mas nessa situação uma atitude de aceitação poderia ser: reconhecer que está chovendo, ficar chateada porque está chovendo, pois isso afeta seus planos, se acolher por estar chateada – afinal, você esperou a semana toda por esse encontro no parque com sua amiga – e refazer os planos. Pensar algo como: "já que está chovendo, e eu não posso fazer nada sobre isso. Vou trocar de roupa e pegar um guarda-chuva, ou vou de táxi para não me molhar, ou vou ligar para minha amiga e mudar nosso encontro para um café", ou qualquer outra possibilidade que, se você estivesse na não aceitação, não enxergaria. Não é necessário ficar feliz porque está chovendo, mas se abrir para isso, aceitar a emoção de frustração e chateação por isso, acolher-se, e aí fazer algo criativo. Fazer uma limonada com os limões. Faz sentido? O que você acha desse exemplo?

P: Faz muito sentido. Estou percebendo que tenho lidado com meu filho por meio da não aceitação; é como se todos os dias eu saísse sem o guarda-chuva, mesmo sabendo que ia chover, mas não aceitando. Não preciso "gostar" da chuva, mas posso aceitá-la e pelo menos levar um guarda-chuva. Talvez eu possa só aceitar o jeito dele, me adaptar a isso.

T: Isso me parece algo realmente positivo e na direção do que estamos trabalhando aqui.

## PROBLEMAS DA APLICAÇÃO E SOLUÇÕES

Uma das maiores dificuldades na aplicação dessa técnica é a incompreensão do conceito de aceitação. Esse é um conceito complicado, e é muito importante que o terapeuta esteja treinando essa atitude em sua própria vida pessoal para que possa conduzir o paciente. Além disso, é necessário que o terapeuta faça essa prática algumas vezes sozinho, em sua prática pessoal, ganhando intimidade com ela, antes de aplicá-la com seu paciente. Dessa forma, a prática será mais fluida e o terapeuta falará de um lugar mais seguro e conhecido.

## REFERÊNCIAS


1. Crane, R. (2023). *Terapia cognitiva baseada em mindfulness*, 2nd ed. Novo Hamburgo, RS: Sinopsys.
2. Crane, R., Bartley, T., Evans, A., Karunavira, Sansom, S., Silverton, S., Soulsby, J., Williams, V., Kuyken, W., Williams, M., Yiangou, A., Fennel, M., Surway, C., Eames, C., Fletcher, M., Hastings, R., Koerbel, L., & Octigan, K. (2021). *Mindfulness-Based Interventions : Teaching Assessment (MBI: TAC).*
3. Feldman, C., & Kuyken, W. (2019). *Mindfulness: Ancient Wisdom Meets Modern Psychology* (1st ed.). New York: Guilford.
4. Segal, Z., Williams, M., & Teasdale, J. (2013). *Mindfulness-Based Cognitive Therapy for Depression.* New York: Guilford.
5. Sêneca (2013). *Aprendendo a Viver* (2nd ed.). Porto Alegre, RS: L&PM Pocket.
6. Teasdale, J., Williams, M., & Segal, Z. (2016). *Manual prático de Mindfulness (meditação da atenção plena): um programa de oito semanas para libertar você da depressão, da ansiedade e do estresse emocional.* São Paulo, SP: Pensamento.

# 46

# Recarregando as baterias: como lidar com o humor de modo hábil

Maria Claudia Rodrigues

## DESCRIÇÃO DO PROBLEMA PARA O QUAL A TÉCNICA FOI FORMULADA

Como temos visto nesta seção, *mindfulness* se refere à abertura consciente às experiências do momento em sua totalidade, sejam elas confortáveis ou desconfortáveis. Mas e quando percebemos que as experiências do paciente o estão deixando exausto? Como ajudá-lo a gerenciar o humor diante de uma rotina cansativa? Seria possível haver respostas mais habilidosas a esse contexto?

Imagine o seguinte cenário: em um dia de trabalho habitual, começam a surgir imprevistos e seu trabalho começa a demandar muito de você. Nesse mesmo dia, você havia agendado ir tomar um café com um amigo no final da tarde, o que, de maneira automática, você faria nessa situação? Seguiria seus planos ou mudaria para dar conta do seu trabalho? Como você se sentiria com sua escolha? Agora imagine essa situação se repetindo toda semana ou por um mês, ou por um ano.

Nossas escolhas de comportamento e a forma como gerenciamos o nosso tempo, momento a momento, podem influenciar diretamente o nosso estado mental, modificando nossas emoções e humor. Mark Williams e Denny Penman (2011) discutem sobre esse tipo de escolha de comportamento por meio do conceito chamado funil da exaustão (Figura 1), desenvolvido pela psiquiatra sueca Marie Åsberg, especialista em transtorno de exaustão e esgotamento. Esse conceito trata-se de um processo em que somos arrastados para a exaustão quando paramos de dar atenção às chamadas atividades nutridoras em nossas vidas, aquelas atividades que nos reabastecem e nos dão prazer, e nos vemos

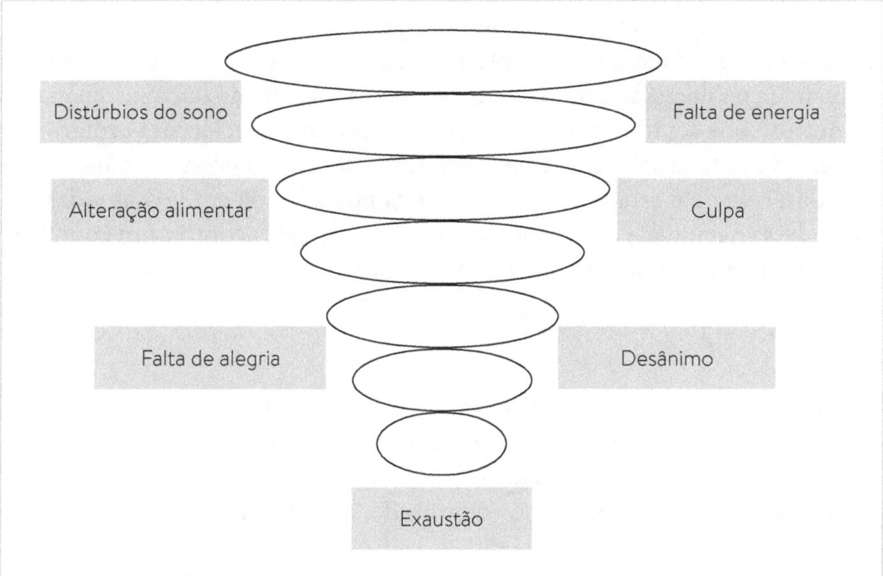


**Figura 1** Funil da exaustão adaptado do conceito de Marie Åsberg.
Fonte: adaptada de William & Penman (2011).

priorizando as chamadas atividades desgastantes, aquelas que nos esgotam, que gastam energia.

## DESCRIÇÃO DA TÉCNICA

Nessa representação adaptada (William & Penman, 2011), o círculo superior representa uma situação em que a pessoa leva uma vida equilibrada e possivelmente saudável, em que suas escolhas de comportamento são investidas entre atividades nutridoras e desgastantes. Quando o indivíduo começa a se afastar das atividades nutridoras, priorizando apenas assuntos relacionados, por exemplo, às obrigações de trabalho, as outras áreas da vida acabam sendo negligenciadas, influenciando diretamente na qualidade de vida e no humor. Caso nenhuma ação seja tomada, sintomas como desregulação do sono, desregulação alimentar e alteração de humor podem começar a aparecer, e a dedicação às atividades que reabastecem e nutrem nossa energia diminui ainda mais. Consequentemente, esses círculos se estreitam, o que é denominado por Marie Åsberg como "o estreitamento das nossas vidas" (William & Penman, 2011), levando assim a um episódio de exaustão que pode evoluir para outros transtornos mentais, como o transtorno depressivo.

No cenário apresentado, em que há imprevistos no trabalho e um compromisso social agendado, é importante avaliar a situação com cuidado. Em alguns casos, pode ser necessário priorizar as demandas urgentes do trabalho, enquanto em outros pode ser importante manter o compromisso social para promover o equilíbrio e evitar a sobrecarga e os possíveis sintomas. É necessário consciência para observar qual está sendo o impacto da nossa rotina em nossas vidas e, a partir dessa habilidade de autopercepção, ser possível encontrar um equilíbrio saudável entre as atividades nutridoras e as atividades desgastantes.

## INTERVENÇÃO

Uma forma de trabalharmos com essa ampliação da autopercepção do paciente sobre sua rotina e o impacto dela em seu humor é por meio da atividade do funil da exaustão (Quadro 1). Podemos trabalhar essa atividade com pacientes já em estado de humor deprimido, ansioso ou de esgotamento, ou

**Quadro 1** Exercício prático: funil da exaustão

| |
|---|
| 1. Lista de atividades da rotina: convide o paciente a pensar sobre as atividades desenvolvidas em um dia típico. Tanto atividades de trabalho ou responsabilidades quanto atividades de descanso ou prazer. Solicite que o paciente faça uma lista com no mínimo 8 dessas atividades. |
| 2. Categorização: convide o paciente a categorizar essas atividades entre nutridoras (N) – atividades que podem dar prazer ou aumentar a energia – ou desgastantes (D) – atividades que podem diminuir a energia. |
| • Das coisas que eu faço, o que me revigora (me nutre), o que melhora minha sensação de estar presente? (atividades nutridoras) |
| • Das coisas que eu faço, o que me esgota (me desgasta), o que reduz minha sensação de estar presente? (atividades desgaste) |
| Em seguida, verifique a quantidade de atividades N e D listadas. |
| 3. Plano de ação: junto com o paciente, elabore uma lista de atividades nutridoras (N) e verifiquem o que pode ser ajustado nessa balança para favorecer essas atividades e buscar o equilíbrio e o cuidado necessário com as atividades da rotina. Elabore um plano de ação "antecipatório", para ser usado quando o paciente perceber seus primeiros sinais de alerta para exaustão (pensamentos, emoções, sensações corporais, ações). |
| • Aceitando o fato de que há alguns aspectos da vida que não consigo mudar, como posso conscientemente dedicar mais do meu tempo e energia às atividades nutridoras e diminuir o tempo e energia com as atividades desgastantes? |
| • Quais são os primeiros sinais da minha exaustão? (pensamentos, emoções, sensações corporais, ações?) |
| • O que posso fazer quando percebo esses primeiros sinais de exaustão e mudança de humor? |

simplesmente para avaliar a qualidade da rotina dele, podendo ser eficaz para eliciar a modificação de padrões de comportamentos automáticos (Teasdale et al., 2014). O objetivo dessa atividade é auxiliar o paciente no engajamento de comportamentos que possam ser coerentes com a pessoa que ele deseja ser, e assim buscar um equilíbrio entre diferentes tipos de atividades que podem ser fundamentais para uma melhor habilidade na regulação do humor e melhora da qualidade de vida.

Em uma sociedade em que frequentemente priorizamos a produtividade exagerada, esse funil pode passar despercebido em nossas vidas, e só o percebermos quando as coisas já estão difíceis. Os pacientes podem procurar a psicoterapia quando já se encontram no final do funil, exaustos e sintomáticos, e muitas vezes podem apresentar dificuldades em modificar padrões de comportamento, como aprender a se priorizar em uma rotina do excesso.

*Mindfulness* pode ajudar o paciente na consciência dos acontecimentos desses eventos. Por meio de uma postura mais aberta e compassiva e o auxiliando a trazer mais atenção para onde ele se encontra nesse funil, o paciente pode ter a possibilidade de ter uma maior habilidade de cuidado com as suas escolhas de atividades do dia a dia, sendo mais coerente com a pessoa que deseja ser, talvez menos reativo e mais lúcido, e se engajando em comportamentos nutridores para sair do quadro de exaustão.

Estando presente, de fato, em mais de nossos momentos e tomando decisões com consciência acerca do que realmente precisamos em cada um desses momentos, podemos olhar para nossa rotina com mais atenção e alerta, e assim termos mais habilidades e cuidado com a regulação do nosso humor – mais atenção ao que sentimos, acolhimento a cada uma dessas emoções e respostas mais funcionais e adaptativas.

Isto é válido tanto para quando lidamos com o padrão usual de nossas vidas cotidianas quanto nos períodos de queda de humor. Questões disparadoras como: “Do que preciso neste exato momento? De que maneira posso cuidar melhor de mim mesmo nesse momento?” podem nos ajudar, por meio da experiência da rotina, a descobrir e cultivar atividades que podem ser usadas como ferramentas para melhor lidar com os períodos de queda do humor. Tendo essas ferramentas à disposição (plano de ação), estaremos mais propensos ao autocuidado.

## EXEMPLO CLÍNICO

Joana (nome fictício), 32 anos, médica, solteira, sem filhos. Procurou ajuda devido a um quadro de esgotamento e episódio depressivo. Relatou estar apresentando queda de concentração no trabalho, insônia e desânimo. Joana é filha única, perdeu a mãe aos 16 anos em decorrência de um câncer, viveu com o pai, ex-militar, até o ingresso na faculdade pública de medicina. Apresenta pensamentos muito rígidos consigo mesma: "*Não* posso falhar"; "Se eu não fizer [atividades de trabalho], então não tem quem faça"; "*Não sei dizer não*".

O tratamento de Joana seguiu por meio das abordagens cognitivo-comportamental e contextuais, principalmente com estratégias de reestruturação cognitiva, cultivo de compaixão e habilidades atencionais em *mindfulness*. Juntamente com o tratamento psicoterápico, a paciente iniciou o programa de 8 semanas em terapia cognitiva baseada em *mindfulness* (MBCT).

No início do tratamento psicoterápico, buscando entender a rotina de Joana, observou-se um excesso de trabalho e baixo repertório de atividades de nutridoras. A paciente referiu "não ter tempo" para outras atividades além do trabalho, mas também relatou ter dificuldades em se permitir vivenciar outras atividades não laborais.

Em sessão, foi realizada a atividade do funil da exaustão (Quadro 2), com o objetivo de aumentar a consciência de Joana sobre as suas atividades da rotina e aumentar seu repertório de cuidado.

**Quadro 2** Exemplo da lista de atividade da rotina de Joana

| |
|---|
| Passear com o cachorro (N) |
| Atender pacientes (D) |
| Evoluir prontuários (D) |
| Discutir caso (D) |
| Dar aulas (D) |
| Organizar aula (D) |
| Estudar casos (D) |
| Discutir casos (D) |

O que se percebe de imediato em sua lista é a falta de qualquer atividade nutridora nessa rápida autopercepção da sua rotina. Ela se lembrou imediatamente das atividades de trabalho e do quanto se sente triste, cansada e desanimada. Relatou ter aumentado as demandas de trabalho após a saída de uma colega do hospital, indicando também sua dificuldade em observar os prejuízos em assumir novas demandas na rotina. Antes desse aumento da demanda de trabalho, Joana relatou que estava se sentindo um pouco menos exausta e que, conforme se viu sobrecarregada, começou a deixar de ir à academia, sair com as amigas, visitar seu pai e ir à natação. Com isso, percebeu que sua autocobrança aumentou, além da sua irritabilidade e seu desânimo.

Seguindo a atividade do funil da exaustão, começamos então a pensar nas atividades que possam ser nutridoras e prazerosas para Joana (Quadro 3). Ela fez uma nova lista com essas possíveis atividades.

**Quadro 3** Exemplo da lista de atividades nutridoras de Joana

| |
|---|
| Atividade física |
| Ler livros |
| Tomar café com as amigas |
| Estudar em cafeteria |
| Ir ao cinema |
| Estar com a família |
| Contato com a natureza |

Joana conseguiu ter uma maior percepção sobre o quanto está negligenciando atividades importantes e nutridoras em seu repertório e o quanto a sobrecarga de trabalho está modificando seu humor. Para o plano de ação inicial foi sugerido que aumentasse a ativação de comportamentos nutridores, incluindo diariamente pausas (como a prática dos 3 passos – ver Capítulo 39) e ao menos uma atividade nutridora por dia. Foi sugerido também o plano de ação "antecipatório" para momentos de humor difícil (Quadro 4), quando ela percebesse os primeiros sinais de ameaça de sobrecarga.

**Quadro 4** Exemplo do plano de ação de Joana

| Quais são os primeiros sinais da minha exaustão? |
|---|
| • Não dormir direito |
| • Aumento de autocobrança |
| • Irritar-me facilmente |
| • Não me alimentar direito |
| **O que posso fazer quando percebo esses primeiros sinais de exaustão e mudança de humor?** |
| • Prática formal de *mindfulness* dos 3 passos |
| • Escolher um item da lista das atividades nutridoras |
| • Contato com rede de apoio |
| • Contato com a terapeuta |

Joana seguiu usando seu plano de ação para modificar padrões automáticos de funcionamento. Na fase intermediária do tratamento, foi trabalhado a redução das atividades de trabalho com a modificação das crenças de autorresponsabilidade intensa e autocobrança. Já na fase final, apresentou remissão dos sintomas depressivos e uma maior consciência e conexão com sua vida e suas escolhas.

O que podemos observar no caso de Joana é que sua sobrecarga na rotina, somada à negligência de atividades nutridoras e autopercepção cognitiva distorcida, a arrastaram para a exaustão, junto com sintomas de um humor deprimido. Sua consciência sobre suas atividades proporcionou um caminho de abertura para pequenas, porém significativas, mudanças em seu dia a dia, o que possibilitou uma melhora no seu quadro de humor.

Em *mindfulness*, essa abertura com uma atitude compassiva pode ser muito útil para os pacientes desenvolverem uma maior consciência quanto aos acontecimentos em suas vidas e, consequentemente, promoverem um cuidado mais atento em relação às suas atividades diárias e escolhas. Ao estar consciente do seu estado mental e emocional, os pacientes podem começar a fazer escolhas mais coerentes e alinhadas com seus valores e objetivos pessoais. Eles podem aprender a reconhecer os sinais de estresse e exaustão e responder a eles de um modo mais saudável, ativando comportamentos que promovam o bem-estar e a recuperação.

## PROBLEMAS DA APLICAÇÃO E SOLUÇÕES

Apesar de ser uma intervenção simples, um problema que podemos observar na aplicação dessa estratégia pode estar ligado à possibilidade de um repertório comportamental reduzido do paciente no momento da intervenção. Pacientes, por exemplo, com humor deprimido, tendem a ter uma redução de seu repertório de atividades e a ter uma redução da sensação de prazer, podendo assim ser difícil a identificação das atividades nutridoras, e até mesmo uma generalização das atividades desgastantes. Nesses casos, o terapeuta pode trazer exemplos bem simples e concretos, de acordo com o contexto real do paciente, como: ficar na cama, escovar os dentes, tomar banho. E a partir desses exemplos irem explorando o que pode ser desgastante e nutridor no dia a dia dele, mesmo com repertório reduzido. O mesmo movimento pode ser feito com a lista de atividades nutridoras, em que podem ser levantadas atividades que faziam sentido para a vida do paciente e eliciavam prazer, antes da redução de repertório.

Em resumo, auxiliar o paciente no aumento da sua capacidade de autopercepção, ou seja, a atenção intencional ao funcionamento cognitivo, emocional e comportamental, se torna importante para poder ampliar sua capacidade de atenção às suas reais necessidades, e assim aumentar a possibilidade da habilidade de autocuidado, podendo lidar de maneira mais consciente e não reativa com suas escolhas na rotina, auxiliando também, assim, na habilidade de regulação do humor. *Mindfulness* pode ser uma ferramenta valiosa para ajudar os pacientes a saírem do ciclo de exaustão, cultivando essa maior consciência e autocompaixão.

## REFERÊNCIAS

1. Kabat-Zinn J. (1990). *Full catastrophe living: How to cope with stress, pain and illness using mindfulness meditation*. New York: Dell.
2. Segal Z. V., Williams J. M. G., & Teasdale J. D. (2002). *Mindfulness-based cognitive therapy for depression: A new approach to preventing relapse*. New York: Guilford.
3. Teasdale, J. D., Williams, M., & Segal, Z. (2014). *The mindful way workbook: An 8-week program to free yourself from depression and emotional distress*. New York: Guilford.
4. Williams, M. & Penman, D. (2011) *Mindfulness. A Practical Guide to Finding Peace in a Frantic World*. Piaktus.

# 47

# Pensamentos, eles são apenas pensamentos

Gabriela Reis de Salles

## DESCRIÇÃO DO PROBLEMA PARA O QUAL A TÉCNICA FOI FORMULADA

"Todo pensamento é um evento mental que contém uma semente de realidade envolvida por uma casca de inferências". A frase de Segal et al. (2002), evidencia a importância dada pelos autores do programa de terapia cognitiva baseada em *mindfulness* (*mindfulness based cognitive therapy* – MBCT) para a necessária mudança na relação com os pensamentos e os processos de pensar, especialmente para pacientes depressivos.

No modelo cognitivo da depressão, as cognições disfuncionais são entendidas como um dos fatores de vulnerabilidade à depressão, influenciando tanto o surgimento inicial quanto as recaídas e recorrências da condição (Beck, 1967; Clark et al., 1999; Teasdale, 1988;). Embora inativas durante períodos de remissão, essas cognições permanecem latentes e podem ser rapidamente reativadas por estados de humor negativos (Kuyken et al., 2010; Teasdale, 1988). A este fácil acesso a materiais negativos (memórias, pensamentos e atitudes) dá-se o nome de reatividade cognitiva (Cladder-Micus et al., 2018). Já na presença de humor negativo é frequente que pessoas que já passaram por episódios depressivos adotem a ruminação, processo de pensamento passivo e repetitivo sobre possíveis causas, significados e implicações de determinados eventos da vida, como estratégia de regulação emocional desadaptativa (Joormann & Quinn, 2014; Segal et al., 2002).

Considerando que o MBCT foi desenvolvido para prevenção de recaída depressiva, e dadas as características de pensamentos e processos de pensar – como a reatividade cognitiva e a ruminação –, apresentados anteriormente, a máxima "pensamentos não são fatos" resume o incentivo ao longo de todo o programa para o aprendizado de habilidades que ajudem os pacientes a não tomarem automaticamente cada pensamento como verdadeiro, a se desengajarem de processos de pensamentos disfuncionais e a aceitarem pensamentos como eventos mentais passageiros sem buscar mudá-los a todo momento (Segal et al., 2002).

O presente capítulo tem como objetivo apresentar ao psicólogo algumas práticas e exercícios derivados do programa de MBCT para o cultivo de habilidades que contribuem com a mudança na relação com os pensamentos e os processos de pensar, uma vez que pensamentos, eles são apenas pensamentos (mesmo aqueles que dizem que não são).

## DESCRIÇÃO DA TÉCNICA

Nas práticas ensinadas nos capítulos anteriores, o paciente é conduzido a perceber quando a mente se afasta do momento presente e a redirecionar a atenção focando no corpo, na respiração ou em outro ponto específico. Em contraste, a prática principal deste capítulo é uma meditação formal que foca diretamente nos pensamentos. Ela visa desenvolver a habilidade de "descentramento" que, segundo Bennett et al. (2021), é a capacidade de "observar e soltar" pensamentos negativos e processos cognitivos disfuncionais, em vez de evitá-los ou se identificar em demasia com eles.

A principal prática meditativa aqui apresentada é denominada meditação de atenção aos sons e pensamentos e baseia-se nas técnicas de meditação formal do programa de redução de estresse baseado em *mindfulness*, desenvolvido por Jon Kabat-Zinn (1990, 2013). Ao tratar os sons como eventos externos e os pensamentos como internos de maneira neutra, os pacientes cultivam uma relação menos reativa com seus pensamentos, para não se identificarem com eles, tentarem evitá-los ou consertá-los, particularmente aqueles que levam a ciclos de ruminação.

Serão introduzidos brevemente outros dois exercícios de psicoeducação derivados de Segal et al. (2002), chamados "Caminhando pela rua" e "O escritório", que ampliam a compreensão sobre o "pacote completo da experiência", destacando como pensamentos, emoções, sensações físicas, impulsos e o contexto se interconectam. Esses exercícios proporcionam uma experiência direta do modelo cognitivo, enriquecendo o aprendizado dos participantes e ajudando-os a reconhecer que têm escolhas sobre como se relacionar com os pensamentos. Estes exercícios são exemplos de como ocorre no MBCT a integração entre princípios centrais da terapia cognitivo-comportamental com práticas formais de *mindfulness*.

## INTERVENÇÃO

A prática de atenção aos sons e pensamentos é uma meditação formal sentada que pode ser usada durante a sessão e entre as sessões. Para este caso é necessário que o psicólogo forneça ao paciente uma gravação com a meditação guiada e, sempre que possível, convide-o a compartilhar o que notou durante as práticas. A seção no Quadro 1 destina-se a servir como um roteiro inicial. É recomendado que siga a estrutura, mas adapte a abordagem às necessidades únicas de cada paciente. Isso pode incluir personalizar a duração da meditação, a posição em que é feita, utilizar diferentes metáforas para facilitar a compreensão ou combinar outras práticas de *mindfulness*. Durante a condução da meditação é importante manter uma comunicação pausada e clara.

**Quadro 1** Prática de atenção aos sons e pensamentos

1. Sentando-se confortavelmente, com os pés firmes no chão, a coluna ereta, mas não rígida e as mãos repousando suavemente no colo. Fechando os olhos gentilmente, se isso lhe for confortável, ou mantendo um olhar suave, desfocado, alguns centímetros à frente. Percebendo as sensações nos pontos de contato entre o corpo e onde você estiver sentado.
2. Quando você estiver pronto, trazendo a atenção ao ouvir, aos sons. Não há necessidade de buscar sons ativamente, apenas deixando que eles cheguem até você. Trazendo consciência às características físicas dos sons. Volume, tom, duração. Percebendo o intervalo entre os sons. Pode ser que note a tendência da mente a rotular sons, a decidir se gosta ou não deles. Se isso acontecer, vendo se é possível apenas ouvir os sons sem reagir a eles, permitindo-os ser como são. Estando com o ouvir. Estando com os sons.
3. Aos poucos, permitindo que os sons se dissipem ao fundo e levando a atenção aos pensamentos. Podem ser memórias, preocupações, planos ou imagens. Assim como os sons, eles vêm e vão. Pode ser útil imaginar cada pensamento passando em uma tela de cinema, enquanto você está sentado na cadeira, observando. Alguns pensamentos podem ser envolventes e vir com sentimentos intensos. Da melhor maneira possível, observando-os sem se envolver, julgar ou reagir. Assim como os sons, é possível que certos pensamentos captem mais sua atenção e você se veja imerso na história. Quando notar que isso aconteceu, gentilmente retorne à cadeira, ao seu lugar de observador, pronto para reconhecer o próximo pensamento. Permitindo que eles sejam como são. Surgindo e passando.
4. Para os últimos momentos da prática, redirecionando a atenção de volta para as sensações no corpo, reconhecendo a postura, os pontos de contato, o espaço que o corpo ocupa. Então, quando se sentir pronto, abrindo os olhos suavemente, levando essa qualidade de atenção para o restante do dia.

Imagens e metáforas, como a da "tela do cinema", podem ter ressonâncias específicas para cada indivíduo e auxiliam na observação de pensamentos como eventos mentais transitórios. Eles podem ser usados na meditação formal e em outros momentos da terapia para fazer referência ao aprendizado do descentramento. Considere estas outras opções para levar consciência aos pensamentos (Teasdale et al., 2013):

- Como se a mente fosse um vasto e amplo céu, e os pensamentos fossem nuvens ou pássaros que passam por ele.
- Como se os pensamentos fossem folhas se deslocando em um riacho, levadas pela correnteza.
- Como se eles entrassem em um palco vazio e saíssem pelo bastidor oposto.

Após a meditação é realizado um momento de compartilhamento. Ele pode ser iniciado com perguntas abertas, como "O que você notou durante a prática?", para encorajar o paciente a refletir sobre suas experiências. O psicólogo deve manter uma postura de curiosidade e aceitação. Os objetivos desse processo, segundo Segal et al. (2003), podem ser:

- Investigar a experiência de meditação, explorando e aumentando a consciência sobre os "movimentos da mente", como os pensamentos, sensações, sentimentos e tendências de ação percebidas durante a prática. A conversa deve ser guiada pelo psicólogo para ser uma descrição das experiências do paciente e não análises qualitativas como "bom" ou "ruim", "sucesso ou fracasso".
- Em etapas mais avançadas da terapia, o psicólogo pode relacionar as observações feitas durante a meditação com o contexto pessoal do paciente, como a conceitualização cognitiva ou situações já relatadas. Também pode expandir a discussão para uma compreensão mais ampla sobre o funcionamento da mente, incentivando o paciente a refletir sobre como esse conhecimento pode ser aplicado em situações futuras ou em momentos de dificuldade. Por exemplo, se o paciente perceber uma tendência a julgar seus próprios pensamentos, isso pode abrir espaço para discutir padrões de autocrítica mais profundos. O momento de compartilhamento também deve incluir os desafios encontrados e os aprendizados adquiridos.

## Exercício Caminhando pela Rua

Para este exercício, o paciente é convidado a fechar os olhos e imaginar a seguinte cena, lida pausadamente pelo psicólogo: "Você está caminhando pela rua e, do outro lado, vê alguém que conhece. Você sorri e acena para a pessoa. A pessoa não tem nenhuma reação e continua caminhando". Ainda de olhos fechados, ele é orientado a perceber como se sente, quais pensamentos surgiram, o que teve vontade de fazer e quais sensações corporais reconhece. Após abrir os olhos, o psicólogo incentiva o paciente a compartilhar o que notou durante o exercício, ajudando-o a completar um quadro em que estão separadas as categorias: pensamentos, sentimentos, sensações corporais e impulsos. O psicólogo pode apresentar um quadro auxiliar com exemplos de outras pessoas que já fizeram o exercício, como no Quadro 2, para complementar a prática. Em seguida, deve guiar a conversa para que o paciente chegue, com autonomia, aos principais pontos de aprendizado do exercício, que podem ser:

- As nossas emoções são mais influenciadas pela maneira como interpretamos os eventos do que pelos próprios eventos em si.
- Uma única situação pode ser percebida de maneiras distintas por diferentes pessoas, ou até pela mesma pessoa em momentos diferentes.
- Não existe uma única "interpretação correta" dos eventos.
- A maneira como interpretamos os eventos tem um impacto direto sobre os nossos sentimentos, as sensações corporais e os impulsos que experimentamos em resposta a esses eventos.

**Quadro 2** Respostas ao exercício Caminhando pela Rua

| | Pensamentos | Sentimentos |
|---|---|---|
| Ana | Não quis falar comigo. O que eu fiz de errado? | Tristeza |
| Maria | Ele me pareceu distraído e preocupado. Será que aconteceu algo ruim? | Ansiedade |
| Pedro | Que falta de respeito e consideração comigo. | Raiva |

Como complemento ao exercício, há a possibilidade de explicar o modelo ABC, no qual A corresponde à situação, B corresponde à interpretação sobre a situação e C corresponde à reação (sentimentos, sensações e impulsos). Reconhecer B (interpretações/pensamentos) quando ele acontece, sabendo que não necessariamente corresponde ao fato, abre ao paciente um espaço de escolha sobre como se relacionar com eventos internos e externos de maneira adaptativa.

## Exercício O Escritório

Neste exercício, o paciente é instruído a fechar os olhos e notar as reações do corpo ao ouvir a descrição de dois cenários distintos, apresentados pelo psicólogo. Após cada cenário, o paciente deve abrir os olhos brevemente para registrar suas observações sobre pensamentos, emoções, sensações físicas e impulsos comportamentais. Essas anotações serão fundamentais para extrair os aprendizados do exercício.

Cenário 1: "Você está se sentindo para baixo porque acabou de discutir com um colega no trabalho. Pouco tempo depois, encontra outro colega no corredor e ele passa rápido por você, dizendo que não pode parar agora".

Cenário 2: "Você está se sentindo feliz porque você e um colega de trabalho acabaram de receber um elogio por um trabalho bem realizado. Pouco tempo depois, você encontra outro colega no corredor e ele passa rápido por você, dizendo que não pode parar agora".

Finalizando os cenários, o paciente é encorajado a compartilhar suas anotações, refletindo sobre:

- Como o estado emocional influencia a interpretação das situações, gerando padrões de pensamento específicos.
- O impacto do contexto recente nas interpretações pessoais.
- A interação entre pensamentos e estado emocional, tornando os pensamentos mais persuasivos e desafiadores de serem vistos apenas como pensamentos.
- A importância de reconhecer a conexão entre situação, pensamento, emoção, sensação física e impulso para romper ciclos negativos.

O psicólogo pode usar a Figura 1 para ilustrar os principais aprendizados obtidos nos dois exercícios, reforçando que a consciência sobre essas interações é importante para escolher com sabedoria como se relacionar com cada componente.

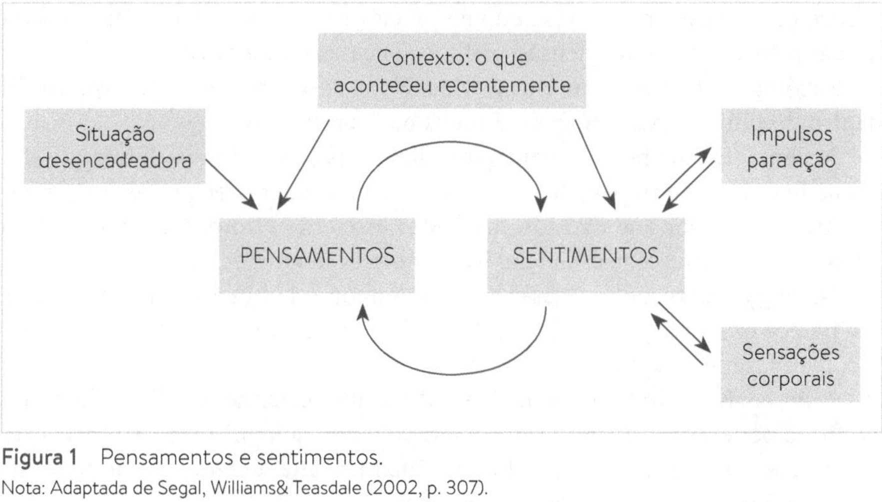


**Figura 1** Pensamentos e sentimentos.
Nota: Adaptada de Segal, Williams& Teasdale (2002, p. 307).

## EXEMPLO CLÍNICO

Este trecho descreve parte de uma sessão terapêutica quando psicólogo e paciente compartilham as percepções e aprendizados adquiridos pela prática de atenção aos sons e pensamentos. O paciente, diagnosticado com transtorno de ansiedade generalizada, foi introduzido ao conceito do modelo cognitivo em sessões anteriores com o exercício "Caminhando pela rua" e, em momentos de incerteza e de sobrecarga emocional, encontrou dificuldade para "soltar pensamentos".

Psicólogo: João, o que você notou?

Paciente: No começo, eu conseguia me concentrar nos sons ao redor, mas depois meus pensamentos começaram a me distrair.

Psicólogo: Quais pensamentos apareceram para você nesse momento?

Paciente: Pensamentos sobre o trabalho e algumas preocupações que tenho. Também pensei que talvez não estivesse fazendo a meditação direito. Pensei que não conseguiria.

Psicólogo: Como você se sentiu ao notar esses pensamentos surgirem?

Paciente: Fiquei frustrado, meio triste e tenso. Depois, continuando a prática, você falou sobre colocar os pensamentos na tela do cinema, então aproveitei para fazer isso e observá-los. Muitas vezes me vi dentro do filme, e precisei sair e voltar à poltrona [rindo].

Psicólogo: Que interessante. Você notou alguma mudança nas sensações do corpo quando estava sentado na poltrona e observando os pensamentos?

Paciente: Sim, achei diferente. Não sei se faz sentido, mas é como se eles perdessem o peso. Foi como se eu não precisasse fazer algo para mudá-los ou mudar a vida. Acho que a tensão melhorou nesses momentos.

Psicólogo: Sim, isso faz muito sentido. Notei você rindo ao contar que se viu dentro do filme e precisou voltar à poltrona. Como foi isso?

Paciente: Eu me percebi dentro do filme nos pensamentos sobre não dar conta do trabalho e ao perceber que entrei no pensamento eu pensei "que mente intrometida. Por que não sossega?" Mas esse era outro pensamento que eu precisava também colocar na tela. Nessa hora fiquei meio tenso.

Psicólogo: Ao reconhecer esse novo pensamento sentiu novamente a tensão. Me parece que essa consciência te possibilitou fazer uma escolha. O que você escolheu fazer em seguida?

Paciente: Foi bem na hora que você disse que se eu me percebesse perdido no filme poderia, com gentileza, apenas voltar para a poltrona quantas vezes fossem necessárias. Então eu voltei. É difícil não me julgar, mas foi diferente colocar o julgamento lá na tela e deixar passar.

Psicólogo: Diferente como?

Paciente: É como se ele não fosse importante. É só um pensamento mesmo, como falamos antes. Então eu não preciso ficar obedecendo e fazendo coisas para me controlar o tempo todo.

Psicólogo: Isso é uma grande percepção. Veja se entendi: você reconheceu que, mesmo os pensamentos mais persistentes – como esse de não dar conta – são apenas pensamentos e não precisam dirigir as suas ações. E que, quando você os observa da cadeira do cinema, sente menos tensão. Entendi bem?

Paciente: Sim. Foi isso.

Psicóloga: Como você se sente em relação a essa descoberta?

Paciente: Parece que um pouco aliviado. Porque são muitos os pensamentos que me dizem o que fazer. Me sinto um pouco mais leve.

Psicólogo: Como esse aprendizado pode ser útil durante a semana?

Paciente: Vou colocar vários pensamentos na tela. Se eu não precisar resolver tanta coisa como minha mente normalmente diz para eu fazer, posso relaxar.

Psicólogo: Isso é muito especial. Não controlamos os pensamentos que surgem na cabeça, certo? Mas podemos decidir o que fazer em seguida, e desta vez você escolheu soltar.

## PROBLEMAS DA APLICAÇÃO E SOLUÇÕES

Ver pensamentos como eventos mentais transitórios pode ser desafiador, especialmente para pessoas com histórico de depressão. Isso ocorre, pois alguns pensamentos surgem com uma carga emocional intensa, dificultando a tarefa de observá-los sem reagir. É importante que o psicólogo ajude o paciente a reconhecer os padrões de pensamento que tendem a "grudar" e persistir, sinalizando-os como frutos do humor baixo. A partir disso, a primeira decisão do paciente deve ser realizar a prática dos 3 passos. Como visto no capítulo anterior, ela ajuda a tomar consciência sobre o "pacote da experiência" – pensamentos, sentimentos e sensações corporais – e assim cultiva clareza sobre a melhor forma de responder a eles. Após finalizada a prática, o paciente poderá reconhecer que tem opções:

Direcionar a atenção de volta ao processo de pensar, tomando-o como uma atividade, sem se perder no conteúdo ou obedecer aos pensamentos e escolhendo aqueles sobre os quais agir e aqueles que pode simplesmente deixar passar.

Redirecionar a atenção para as sensações do corpo com cuidado e compaixão para investigar e suavizar as sensações que estão ativando o padrão de pensamento.

Cuidar dos pensamentos e sentimentos por meio de ação externa.

## REFERÊNCIAS


1. Beck, A. T. (1967). *Depression: Clinical, experimental, and theoretical aspects.* Harper & Row.
2. Bennett, K., & Dorjee, D. (2021). The impact of Mindfulness and compassion meditation training on cognitive and affective functioning: A systematic review and meta-analysis. *Frontiers in Psychology, 12*, 651609. https://doi.org/10.3389/fpsyg.2021.651609
3. Cladder-Micus, M. B., van Aalderen, J., Donders, A. R. T., Spijker, J., Vrijsen, J. N., & Speckens, A. E. M. (2018). Cognitive reactivity as outcome and working mechanism of *Mindfulness*-based cognitive therapy for recurrently depressed patients in remission. *Cognition and Emotion, 32*(2), 371-378. https://doi.org/10.1080/02699931.2017.1285753
4. Clark, D. A., Beck, A. T., & Alford, B. A. (1999). *Scientific foundations of cognitive theory and therapy of depression.* John Wiley & Sons.
5. Joormann, J., & Quinn, M. E. (2014). Cognitive processes and emotion regulation in depression. *Depression and anxiety*, 31(4), 308-315.
6. Kabat-Zinn, J. (1990, 2013). Full catastrophe living*: Using the wisdom of your body and mind to face stress, pain, and illness.* Delta.
7. Kuyken, W., Watkins, E., Holden, E., White, K., Taylor, R. S., Byford, S., ... & Dalgleish, T. (2010). How does *Mindfulness*-based cognitive therapy work?. *Behaviour research and therapy, 48*(11), 1105-1112. https://doi.org/10.1016/j.brat.2010.08.003
8. Segal, Z. V., Williams, J. M. G., & Teasdale, J. D. (2002). *Mindfulness-based cognitive therapy for depression: a new approach to preventing relapse.* New York: The Guilford Press.
9. Teasdale, J. D. (1988). Cognitive vulnerability to persistent depression. *Cognition & Emotion, 2*(3), 247-274. https://doi.org/10.1080/02699938808410927
10. Teasdale, J., Williams, M., & Segal, Z. (2013). *The mindful way workbook: An 8-week program to free yourself from depression and emotional distress.* New York: Guilford Publications.

# Índice remissivo